MANUAL DE
CONDUTAS
DA UNIDADE DE URGÊNCIA E EMERGÊNCIA
DO HOSPITAL UNIVERSITÁRIO DA USP

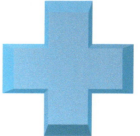

Carla Romagnolli Quintino
Francisco Garcia Soriano
Paulo Andrade Lotufo

MANUAL DE CONDUTAS
DA UNIDADE DE URGÊNCIA E EMERGÊNCIA DO HOSPITAL UNIVERSITÁRIO DA USP

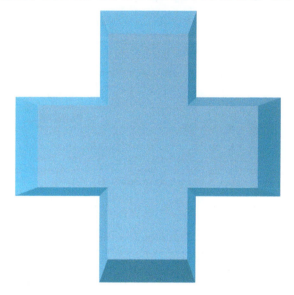

2024

MANUAL DE CONDUTAS DA UNIDADE DE URGÊNCIA E EMERGÊNCIA DO HOSPITAL UNIVERSITÁRIO DA USP

Produção editorial, projeto gráfico, diagramação e capa: MKX EDITORIAL

© 2024 Editora dos Editores
Todos os direitos reservados. Nenhuma parte deste livro poderá ser reproduzida, sejam quais forem os meios empregados, sem a permissão, por escrito, das editoras.
Aos infratores aplicam-se as sanções previstas nos artigos 102, 104, 106 e 107 da Lei no 9.610, de 19 de fevereiro de 998.

Editora dos Editores
São Paulo: Rua Marquês de Itu, 408 - sala 104
             Centro.
             (11) 2538-3117
Rio de Janeiro: Rua Visconde de Pirajá, 547 - sala 1121
             Ipanema.
             www.editoradoseditores.com.br

Impresso no Brasil
Printed in Brazil
1ª impressão – 2024

Este livro foi criteriosamente selecionado e aprovado por um Editor científico da área em que se inclui. A Editora dos Editores assume o compromisso de delegar a decisão da publicação de seus livros a professores e formadores de opinião com notório saber em suas respectivas áreas de atuação profissional e acadêmica, sem a interferência de seus controladores e gestores, cujo objetivo é lhe entregar o melhor conteúdo para sua formação e atualização profissional.

Desejamos-lhe uma boa leitura!

Dados Internacionais de Catalogação na Publicação (CIP)
(Câmara Brasileira de Livro, SP, Brasil)

Manual de condutas da Unidade de Urgência e Emergência do Hospital Universitário da USP / organização Carla Romagnolli Quintino , Francisco Garcia Soriano , Paulo Andrade Lotufo. -- São Paulo : Editora dos Editores, 2024.

Vários autores.
Vários colaboradores.
Bibliografia.
ISBN 978-65-6103-018-2

1. Atendimento médico 2. Conduta médica 3. Emergências médicas - Manuais, guias, etc. 4. Hospital Universitário da USP 5. Pronto-socorro 6. Protocolos médicos 7. Triagem (Medicina) 8. Urgências médicas I. Quintino, Carla Romagnolli. II. Soriano, Francisco Garcia. III. Lotufo, Paulo Andrade.

24-207971   CDD-610.73

Índices para catálogo sistemático:
1. Conduta médica : Urgência e emergência : Ciências médicas 610.73

Aline Graziele Benitez - Bibliotecária - CRB-1/3129

Editores

Carla Romagnolli Quintino

Médica pela Universidade de São Paulo (USP). Residência Médica em Clínica Médica no Hospital das Clínicas da Faculdade de Medicina da USP (HCFMUSP). Doutorado em Ciências Médicas pela Faculdade de Medicina da USP (FMUSP) – Centro de Pesquisa Clínica Epidemiológica - Estudo Longitudinal da Saúde do Adulto (ELSA-Brasil). Especialista em Educação na Saúde pela FMUSP. Médica Assistente da Divisão de Clínica Médica do Hospital Universitário da USP (HU-USP). Docente dos cursos de Medicina da Universidade Nove de Julho (Uninove) e da Universidade Municipal de São Caetano do Sul (USCS). Criadora de conteúdo digital @medisinar.

Francisco Garcia Soriano

Médico pela Faculdade de Medicina da Universidade de São Paulo (FMUSP). Residência em Clínica Médica do Hospital das Clínicas da FMUSP (HCFMUSP). Pós-Graduação em Fisiologia e Biofísica pelo Instituto de Ciências Biomédicas da USP (ICB-USP). Docente como Professor Associado do Departamento de Clínica Médica da FMUSP.

Paulo Andrade Lotufo

Médico pela Faculdade de Medicina da Universidade de São Paulo (FMUSP). Residência em Clínica Médica Geral no Hospital das Clínicas da FMUSP (HCFMUSP). Epecialização em Administração Hospitalar pela Fundação Getulio Vargas (FGV). Mestre e Doutor pela Faculdade de Saúde Pública da USP (FSP-USP). Pós-Doutor no Brigham and Women's Hospital/Harvard Medical School. Livre-Docência em Clínica Médica na USP. Professor Titular de Clínica Médica da FMUSP. Organizador de Estudos Epidemiológicos (Estudo Longitudinal de Saúde do Adulto [Elsa-Brasil], Estratégia de Registro da Insuficiência Coronariana Aguda [Erico] e Estudo de Morbidade e Mortalidade do Acidente Vascular Cerebral [Emma]). Coordenador do Curso de Graduação em Medicina e a Pós-Graduação em Bioestatística e Epidemiologia. Responsável pelo Internato em Clínica Médica no Sexto Ano de Graduação. Dirige o Centro de Pesquisa Clínica e Epidemiológica da USP, integrante dos Núcleos de Apoio à Pesquisa da USP e da Rede Nacional de Pesquisa Clínica do Ministério da Saúde. Coordenador do Projeto Recovida. Iniciador da Rede Colaborativa Infovid. Assessor do Centro de Classificação de Doenças do Ministério da Saúde.

Colaboradores

Alessandra Carvalho Goulart

Livre-Docente do Departamento de Clínica Médica da Faculdade de Medicina da Universidade de São Paulo (FMUSP). Clínica Geral e Epidemiologista da Divisão de Clínica Médica do Hospital Universitário da USP (HU-USP). Professora Titular da Faculdade de Saúde Pública da USP (FSP-USP).

Armando Carneiro Furtado

Médico pela Faculdade de Medicina da Universidade de São Paulo (FMUSP). Clínica Médica pelo Hospital das Clínicas da FMUSP (HCFMUSP). Cardiologia pelo Instituto do Coração do HCFMUSP (InCor-HCFMUSP). Preceptor em Cardiologia do InCor (2022). Médico plantonista do Pronto-Socorro do InCor (PS-InCor-HCFMUSP). Especialista em Aterosclerose pelo InCor-HCFMUSP.

Braian Valério Cassiano de Castro

Graduação em Medicina pela Faculdade de Ciências Médicas da Santa Casa de São Paulo. Residência Médica em Medicina de Emergência pelo Hospital das Clínicas da Faculdade de Medicina da Universidade de São Paulo (HCFMUSP). MBA Executivo em Administração: Gestão em Saúde pela Fundação Getulio Vargas (FGV). Mestrando do Programa de Pós-Graduação em Saúde Baseada em Evidências da Escola Paulista de Medicina da Universidade Federal de São Paulo (EPM/UNIFESP). Membro da Diretoria da Sociedade Brasileira de Simulação na Saúde (SOBRASSIM). Docente da Disciplina de Emergências Clínicas da Faculdade de Ciências Médicas da Santa Casa de São Paulo (FCMSCSP). Chefe de Plantão da Unidade de Emergência Referenciada do Hospital de Clínicas da Universidade Estadual de Campinas (UNICAMP). Médico de Emergência do Pronto-Socorro Municipal Vila Maria Baixa. Regulador de Urgência da Central de Regulação de Ofertas e Serviços de Saúde (CROSS).

Brenda Margatho Ramos Martines

Graduada pela Faculdade de Medicina de Ribeirão Preto da Universidade de São Paulo (FMRP-USP). Residência Médica pelo Hospital das Clínicas da FMRP-USP (HC-FMRP-USP). Médica-Assistente do HU-USP. Radiologista pelo Instituto do Câncer do Estado de São Paulo (ICESP).

Camila Eleuterio Rodrigues

Nefrologista pelo Hospital das Clínicas da Faculdade de Medicina da Universidade de São Paulo (HCFMUSP). Médica Assistente do Grupo de Injúria Renal Aguda do HCFMUSP. Doutora em Nefrologia pela FMUSP.

Caterina Lure Nema Paiva

Médica formada pela Faculdade de Medicina da Universidade de São Paulo (FMUSP). Residência em Clínica Médica e Medicina Intensiva pelo Hospital das Clínicas da FMUSP (HCFMUSP).

Cícero Nardini Querido

Médico pela Faculdade de Medicina da Universidade de São Paulo (FMUSP). Especialista em Clínica Médica pelo Hospital das Clínicas da FMUSP. Médico-Assistente do Pronto-Socorro do Hospital Universitário da USP (HU-USP) – Divisão de Clínica Médica.

Dante Raglione

Médico pela Faculdade de Medicina da Universidade de São Paulo (FMUSP). Residência em Clínica Médica e em Medicina Intensiva pelo Hospital das Clínicas da FMUSP (HCFMUSP). Médico Intensivista no Hospital Samaritano Paulista, Hospital Universitário da USP (HU-USP) e Instituto do Câncer do Estado de São Paulo (ICESP).

Fernando Arturo Effio Solis

Médico pela Faculdade de Medicina da Universidade de São Paulo (FMUSP). Especialista em Cardiologia e Ecocardiografia pelo Instituto do Coração do Hospital das Clínicas da FMUSP (InCor-HCFMUSP) e pela Sociedade Brasileira de Cardiologia (SBC). Médico-Assistente da Divisão de Clínica Médica do Hospital Universitário da USP (HU-USP). Médico do Corpo Clínico e Ecocardiografista do Hospital Israelita Albert Einstein (HIAE). Médico Ecocardiografista do Grupo DASA.

Fernando Galassi Stocco Neto

Médico pela Faculdade de Medicina da Universidade de São Paulo (FMUSP). Especialista em Clínica Médica pelo Hospital das Clínicas da FMUSP (HCFMUSP). Médico hospitalista no Hospital Alemão Oswaldo Cruz e do corpo clínico do Hospital Sírio-Libanês.

Flávio Luengo Gimenez

Graduado em Medicina na Faculdade de Medicina da USP (FMUSP). Residência em Moléstias Infecciosas e Parasitárias pela FMUSP. Médico Assistente da Divisão de Clínica Médica do Hospital Universitário da USP (HU-USP), atuando no setores de Emergência e de Ambulatório. Médico Clínico da Prefeitura de Mairinque-SP, atuando em Unidade Básica de Saúde (UBS).

Gabriel Luiz Bueno

Graduação em Medicina pela Faculdade pela Faculdade de Medicina da Universidade de São Paulo (FMUSP). Residência em Clínica Médica no Hospital das Clínicas das FMUSP (HCFMUSP). Preceptor da Graduação do Hospital Universitário da USP (HU-USP).

Gabriela Segura

Nefrologista pelo Hospital das Clínicas da Faculdade de Medicina da Universidade de São Paulo (HCFMUSP). Pós-graduanda em Nefrologia pela FMUSP.

Gerson Sobrinho Salvador de Oliveira

Especialista em Infectologia pela Faculdade de Medicina da Universidade de São Paulo (FMUSP). Especialista em Saúde Pública pela Faculdade de Saúde Pública da USP (FSP-USP).

Guilherme Aquarone Salzstein

Graduação em Medicina pela Universidade de Mogi das Cruzes (UMC). Residência em Clínica Médica pelo Instituto de Assistência Médica ao Servidor Público Estadual (IAMSPE). Residência em Clínica Médica pelo Hospital das Clínicas da Faculdade de Medicina da Universidade de São Paulo (HCFMUSP). Médico-Assistente da Enfermaria de Medicina Hospitalar do HCFMUSP. Médico Socorrista do Hospital 9 de Julho. Médico Assistente da Divisão de Clínica Médica do Hospital Universitário da USP (HU-USP).

Iago Navas Perissinotti

Médico pela Faculdade de Medicina da Universidade de São Paulo (FMUSP). Residência Médica em Neurologia pelo Hospital das Clínicas da FMUSP (HCFMUSP). Especialização em Doenças Cerebrovasculares pelo HCFMUSP.

Ingrid Alkmim Beltrão Tenório

Graduada em Ciências Médicas pela Escola Latinoamericana de Medicina (ELAM). Especialização em Cuidados Paliativos pelo Hospital das Clínicas da Faculdade de Medicina da Universidade de São Paulo (HCFMUSP). Assistente do Ambulatório de Cuidados Paliativos do Hospital Universitário da USP (HU-USP). Especialização em Medicina da Família pela Universidade Federal de São Paulo (UNIFESP). Residência de Clínica Médica Secretaria Municipal de Saúde de (SMS) Guarulhos.

Isabella Bordim Rosa

Graduação em Medicina no Centro Universitário São Camilo (CUSC). Residência em Clínica Médica no Hospital Municipal Pimentas Bonsucesso. Residência em Medicina Paliativa pelo Hospital das Clínicas da Faculdade de Medicina da Universidade de São Paulo (HCFMUSP).

José Pedro Soares Baima

Neurologista pelo Hospital das Clínicas da Faculdade de Medicina da Universidade de São Paulo (HCFMUSP). *Fellow* em Doenças Neuromusculares no HCFMUSP.

Juliana Farhat

Médica formada pela Faculdade de Medicina da Universidade de São Paulo (FMUSP). Residência de Clínica Médica pelo Hospital das Clínicas da FMUSP (HCFMUSP). *Master of public health* pela Johns Hopkins University. Ex-preceptora do Estágio de Clínica Médica do Hospital Universitário da USP (HU-USP).

Leonardo da Costa Lopes

Médico graduado pela Universidade Estadual do Rio de Janeiro (UERJ). Residência Médica em Clínica Médica e Geriatria pela Faculdade de Medicina da Universidade de São Paulo (FMUSP). Médico Geriatra titulado pela Sociedade Brasileira de Geriatria e Gerontologia (SBGG). Doutor em Ciências pela FMUSP. Médico Assistente da Divisão de Clínica Médica do Hospital Universitário da USP (HU-USP). Coordenador do Curso de Pós Graduação em Geriatria na Afya Educação Médica.

Leonardo Mateus de Lima

Graduado em Medicina e Especislista em Medicina Interna pela Faculdade de Medicina da USP (FMUSP). Médico-Assistente do Pronto-Socorro do Hospital Universitário da Universidade de São Paulo (HU-USP) e do Corpo Clínico do Hospital Israelita Albert Einstein (HIAE).

Leonardo Pereira Santana

Médico pela Escola Bahiana de Medicina e Saúde Pública (EBMSP). Especislista em Clínica Médica pelo Hospital das Clínicas da Faculdade de Medicina da Universidade de São Paulo (HCFMUSP).

Lívia da Mata Lara

Médica pelo Centro Universitário São Camilo (CUSC). Especialista em Clínica Médica pelo Hospital Municipal Pimentas Bonsucesso. Especialista em Cardiologia pelo Hospital do Coração (HCor). Aprimoramento em Cardiogeriatria pelo Instituto Dante Pazzanese de Cardiologia (IDPC).

Lívia Grigoriitchuk Herbst

Médica formada pela Faculdade de Medicina do ABC (FMABC). Especialista em Medicina Interna pelo Hospital das Clínicas da Faculdade de Medicina da Universidade de São Paulo (HCFMUSP). Área de atualização em Cuidados Paliativos pelo Instituto Pallium Latinamérica com título de especialista pela Associação Médica Brasileira (AMB). Médica da Equipe de Cuidados Paliativos do Instituto do Câncer do Estado de São Paulo (ICESP).

Liz Andréa Kawabata Yoshihara

Residência em Clínica Médica, Geriatria e Gerontologia pela Faculdade de Medicina da Universidade de São Paulo (FMUSP). Especialização em Acupuntura. Médica do Hospital Universitário da USP (HU-USP). Doutorado em Emergências Clinicas pela FMUSP.

Luciana Andrea Avena Smeili

Médica formada pela Faculdade de Medicina da Universidade de São Paulo (FMUSP). Residência em Clínica Médica pelo Hospital das Clínicas da FMUSP (HCFMUSP) e Cardiologia pelo Instituto do Coração do HCFMUSP (InCor-HCFMUSP). Doutora em Ciências da Saúde pela FMUSP. Médica Assistente da Divisão de Clínica Médica do Hospital Universitário da USP (HU-USP). Professora de Medicina na FMUSP, na Universidade Nove de Julho (Uninove) e na Universidade Municipal de São Caetano do Sul (USCS).

Luciana Maragno

Médica pela Faculdade de Medicina da Universidade de São Paulo (FMUSP). Residência Médica e Preceptora em Dermatologia no Hospital das Clínicas da FMUSP (HCFMUSP). Médica Dermatologista pela Sociedade Brasileira de Dermatologia (SBD). Mestra em Dermatologia pela FMUSP. Pós-Graduada em Oncologia Cutânea pelo Instituto de Ensino e Pesquisa do Hospital Sírio-Libanês (IEP-HSL).

Maíra Solange Camara dos Santos

Formada em Medicina pela Faculdade de Medicina da Universidade Federal da Bahia (UFBA). Residência em Clínica Médica e Gastroenterologia pelo Hospital das Clínicas da Faculdade de Medicina da Universidade de São Paulo (HCFMUSP). Doutora em Gastroenterologia pela FMUSP. Assistente da Divisão de Clínica Médica do Hospital Universitário da USP (HU-USP). Médica Voluntária do Serviço de Gastroenterologia do HCFMUSP.

Marcelo Arlindo Vasconcelos Miranda Rodrigues

Graduação em Medicina pela Faculdade de Medicina da Universidade de São Paulo (FMUSP). Doutorado na área de Educação e Saúde pela USP. Gestor do Curso de Medicina do Campus São Paulo da Universidade Municipal de São Caetano do Sul (USCS). Médico Assistente do Hospital Universitário da USP (HU-USP). Residência Médica em Clínica Médica pelo Hospital das Clínicas FMUSP (HCFMUSP).

Marco Aurélio Campanha Sartori

Médico pela Faculdade de Medicina da Universidade de São Paulo (FMUSP). Especialista em Clínica Médica pelo Hospital das Clínicas da FMUSP (HCFMUSP). Preceptor da Disciplina de Clínica Médica do Hospital Universitário da USP (HU-USP).

Matheus Silva Koike

Médico pela Universidade Federal do Paraná (UFPR). Residência de Clínica Médica pelo Hospital das Clínicas da Faculdade de Medicina da Universidade de São Paulo (HCFMUSP). Residência de Reumatologia pelo HCFMUSP. Ex-preceptor do Estágio de Clínica Médica do Hospital Universitário da USP (HU-USP).

Rodrigo Díaz Olmos

Residência em Clínica Médica pela Faculdade de Medicina da Universidade de São Paulo (FMUSP). Doutor em Medicina pela FMUSP. Professor Doutor pelo Departamento de Clínica Médica da FMUSP. Médico Assistente da Divisão de Clínica Médica do Hospital Universitário da USP (HU-USP).

Roger Santana de Araújo

Médico pela Faculdade de Medicina da Universidade de São Paulo (FMUSP). Residência em Neurologia (em curso) no Hospital das Clínicas da FMUSP (HCFMUSP).

Sandro Vestri

Mestrado e Doutorado em Fisiologia Médica pelo Instituto de Ciências Biomédicas da Universidade de São Paulo (ICB-USP). Médico Clínico Assistente do Hospital Universitário da USP (HU-USP). Coordenador Médico do Pronto Socorro do HU-USP.

Valéria Cassettari

Graduação pela Faculdade de Medicina da Universidade de São Paulo (FMUSP). Médica Infectologista. Especialização pela Divisão de Moléstias Infecciosas e Parasitárias do Hospital das Clínicas da FMUSP (DMIP-HCFMUSP). Coordenadora da Comissão de Controle de Infecções Hospitalares do Hospital Universitário da USP (HU-USP). Mestrado pelo Departamento de Medicina Preventiva da FMUSP (DMP-FMUSP).

Victor Van Vaisberg

Médico e Especialista em Clínica Médica pela Faculdade de Medicina da Universidade de São Paulo (FMUSP). Preceptor da Disciplina de Emergência Clínica do Hospital das Clínicas da FMUSP (HCFMUSP). Médico-Assistente do Hospital Universitário da USP (HU-USP) e do Centro de Atendimento Oncológico do Instituto do Câncer do Estado de São Paulo (ICESP).

Apresentação

A concepção do livro "Manual de Condutas da Unidade de Urgência e Emergência do Hospital Universitário da USP" ocorreu após o levantamento das principais causas de atendimento nesta unidade.

Estas causas englobam os sintomas e as doenças mais prevalentes no serviços de urgência e emergência de hospitais secundários. Desta forma, contém conteúdo relevante para munir estudantes de medicina, médicos residentes e médicos emergencistas no dia a dia da prática profissional.

A maioria dos capítulos possui quadros, tabelas e fluxogramas de atendimento, objetivando tornar mais dinâmica a visualização do conteúdo. Além disso, muito capítulos têm QR codes, possibilitando fácil acesso a material complementar de relevância.

O capítulo inicial "Classificação de risco e triagem médica na unidade de emergência referenciada" evidencia um aspecto fundamental para a organização do atendimento dos pacientes. Dois capítulos se seguem ressaltando a importância da comunicação nos serviços de urgência e emergência: "Informações ao paciente e familiares" e "Comunicação de más notícias na unidade de urgência". O capítulo "Cuidados Paliativos no departamento de emergência" aborda tema importantíssimo visto que muitos pacientes com doenças crônicas avançadas procuram o departamento de emergência nos últimos dias de vida.

Todos os capítulos foram elaborados por médicos assistentes do Hospital Universitário da USP, que se pautaram em evidências científicas atualizadas, disponibilizadas nas referências bibliográficas.

O atendimento médico nos serviços de urgência e emergência é extremamente desafiador, pois lidamos com situações complexas, com tempo e recursos limitados e com a sobrecarga do sistema de saúde. Assim, termos um material que nos auxilie com diretrizes claras e atualizadas, além do treinamento contínuo, pode nos levar a atingir os mais elevados padrões de qualidade.

Os editores

Prefácio

O Hospital Universitário da Universidade de São Paulo foi inaugurado em 1981, com a finalidade de ser um hospital geral que prestasse atendimento à saúde de uma população delimitada, da região do Butantã do Município de São Paulo e fosse local de formação para estudantes e profissionais das profissões da saúde.

Durante estes mais de quarenta anos, este hospital contribuiu de forma notável com os moradores da região e a comunidade dos que estudam e trabalham na Universidade de São Paulo e para a formação de várias gerações de médicos, sempre com uma visão de formação geral, que permitisse que os profissionais tivessem competência para atender aos principais problemas de saúde da comunidade.

Dentro do Hospital Universitário, o atendimento de emergência sempre teve destaque e o corpo clínico deste hospital adquiriu enorme experiência no atendimento a urgências e emergências médicas.

Como professor de Clínica Médica da Faculdade de Medicina da Universidade de São Paulo, acompanho o crescimento do Hospital Universitário desde a sua fundação e tenho muita satisfação em escrever este prefácio do "Primeiro Manual de Condutas da Unidade de Urgência e Emergência do Hospital Universitário da USP". O manual registra as condutas mais adequadas nas diferentes situações de urgência e emergência em adultos, combinando a experiência dos autores com as melhores evidências existentes.

Os editores, Carla Romagnolli Quintino, Francisco Garcia Soriano e Paulo Andrade Lotufo são professores da Universidade de São Paulo e médicos do Hospital Universitário. O manual tem uma estrutura inovadora, se inicia com capítulos gerais, que são fundamentais para todos que trabalham em serviços de urgência e emergência, como "Classificação de risco e triagem médica na unidade de emergência referenciada", "Informações ao paciente e familiares" e "Comunicação de más notícias na unidade de urgência", inclui os temas específicos de emergência mais relevantes, e capítulos inovadores, nem sempre presentes em livros e manuais de emergência, como "Uso inadequado dos serviços de urgência/emergência", "Indicação de transporte do doente para a unidade crítica". "Resumo de alta ou de transferência da unidade de urgência" e "Pesquisa científica na unidade de urgência".

Este manual, com certeza, será muito útil para estudantes de medicina, médicos residentes, médicos emergencistas e todos que trabalham em Unidades de Pronto Atendimento, Unidades de Emergência ou de Cuidados Intensivos.

Milton de Arruda Martins
Professor Titular de Clínica Médica
Faculdade de Medicina da Universidade de São Paulo

Sumário

1. Classificação de risco e triagem médica na unidade de emergência referenciada, 1
   Sandro Vestri
   Carla Romagnolli Quintino

2. Informações ao paciente e familiares, 13
   Lívia da Mata Lara

3. Comunicação de Más Notícias no Departamento de Emergência, 21
   Ingrid Alkmim Beltrão Tenório
   Lívia Grigoriitchuk Herbst

4. Abordagem da Dor na Unidade de Urgência, 27
   Isabella Bordim Rosa

5. Febre e dor na Unidade de Urgência – Uso de antitérmicos e analgésicos não injetáveis, 39
   Liz Andréa Kawabata Yoshihara

6. Abordagem da Dor Torácica Aguda na Emergência, 53
   Braian Valério Cassiano de Castro
   Luciana Andrea Avena Smeili

7. Síndrome Coronariana Aguda sem Supradesnivelamento do Segmento ST, 67
   Fernando Arturo Effio Solis
   Armando Carneiro Furtado

8 Síndrome Coronariana Aguda com Supradesnivelamento do Segmento ST, 75
Fernando Arturo Effio Solis
Armando Carneiro Furtado

9 Insuficiência Cardíaca Descompensada e Choque Cardiogênico, 85
Dante Raglione

10 Sepse, 93
Francisco Garcia Soriano

11 Infecção das Vias Aéreas Superiores (inclui: resfriados comuns ou rinofaringites, rinossinusite e faringite agudas), 103
Gerson Sobrinho Salvador de Oliveira

12 Celulite e Erisipela, 111
Valéria Cassettari

13 Infecção do Trato Urinário, 119
Valéria Cassettari

14 Pneumonia Adquirida na Comunidade, 127
Valéria Cassettari

15 Covid-19 no Departamento de Emergência, 135
Caterina Lure Nema Paiva
Fernando Galassi Stocco Neto

16 Tosse, 153
Gabriel Luiz Bueno

17 Asma, 167
Marcelo Arlindo Vasconcelos Miranda Rodrigues
Juliana Farhat

18 Doença Pulmonar Obstrutiva Crônica Exacerbada, 175
Rodrigo Díaz Olmos

19 Tromboembolismo Venoso, 183
Matheus Silva Koike
Marcelo Arlindo Vasconcelos Miranda Rodrigues

20 Cefaleia na Unidade de Urgência, 197
José Pedro Soares Baima
Iago Navas Perissinotti

21 Rebaixamento de Nível de Consciência, 203
Marco Aurélio Campanha Sartori

22 Crise Convulsiva na Emergência, 221
Iago Navas Perissinotti

23 Abordagem da Síncope no Pronto-Socorro, 227
Luciana Andrea Avena Smeili

24 Vertigem no Pronto-Socorro, 239
Roger Santana de Araújo
Iago Navas Perissinotti

25 Ataque Isquêmico Transitório, 255
Leonardo Mateus de Lima

26 Acidente Vascular Cerebral Isquêmico, 261
Leonardo Mateus de Lima

27 Acidente Vascular Cerebral Hemorrágico, 273
Leonardo Mateus de Lima

28 Injúria Renal Aguda no Departamento de Emergência, 287
Gabriela Segura
Camila Eleuterio Rodrigues

29 Cetoacidose Diabética no Adulto, 305
Leonardo Pereira Santana

30 Dermatoses na Unidade de Urgência, 313
Luciana Maragno

31 Cirrose Hepática e suas Complicações, 331
Guilherme Aquarone Salzstein

32 Diarreia Aguda, 347
Maíra Solange Camara dos Santos

33 Dor Abdominal, 359
Flávio Luengo Gimenez

34 Dispepsia, 373
Victor Van Vaisberg

35 Particularidades do Atendimento ao Idoso na Unidade de Urgência, 379
Leonardo da Costa Lopes

36 Cuidados Paliativos do Departamento de Emergência, 391
Carla Romagnolli Quintino

37 Uso Inadequado dos Serviços de Urgência/Emergência, 413
Rodrigo Díaz Olmos

38 Indicação e Transporte do Doente para a Unidade Crítica, 423
Cícero Nardini Querido

39 Resumo de Alta da Unidade de Urgência, 427
Paulo Andrade Lotufo

40 Pesquisa Científica na Unidade de Urgência, 431
Alessandra Carvalho Goulart
Rodrigo Díaz Olmos

41 Ultrasson *Point-of-Care* na Unidade de Urgência, 441
Brenda Margatho Ramos Martines
Fernando Arturo Effio Solis

Classificação de risco e triagem médica na unidade de emergência referenciada

Sandro Vestri
Carla Romagnolli Quintino

A assistência médica aos casos de urgência e emergência é uma das tarefas mais importantes em saúde pública e no Brasil passou a ser uma das principais ações do Sistema Único de Saúde, o SUS.

Nos últimos 20 anos, houve muitos esforços na busca de soluções para a conhecida sobrecarga dos serviços de urgência públicos, principalmente em decorrência do aumento crescente dos casos de acidentes e da violência, como pode ser verificado pelo aumento dos gastos realizados com internações hospitalares, assistência em UTI e a alta taxa de permanência hospitalar.

Ainda predomina na sociedade a ideia de que a assistência às urgências se dá nos tradicionais prontos-socorros. Muitos desses serviços têm problemas organizacionais, como a falta de triagem de risco. As urgências sangrantes ou mesmo as mais ruidosas são eventualmente priorizadas, o que nem sempre é o mais adequado se houver na fila de espera um doente potencialmente muito mais grave e urgente.

Outra situação preocupante é que, nos últimos anos, proliferaram unidades de pronto atendimento, facilitando o acesso ao atendimento das urgências pela população, mas com limitações de recursos.

Diante do exposto, verificamos que o pronto-socorro (PS) do Hospital Universitário da Universidade de São Paulo (HU-USP) é uma unidade fundamental para a região Oeste da cidade de São Paulo. A partir de sua inclusão na rede de atendimento às urgências e emergências do SUS, o PS do HU passou por modificações em sua organização, visando a melhorias progressivas da assistência e do ensino.

Durante todo o processo ocorreram mudanças fundamentais, até que se chegou ao modelo atual de atendimento, que é denominado UUERA – Unidade de Urgência e Emergência Referenciada Adulto – do Hospital Universitário.

Mas, para chegar a esse modelo, o HU precisou modificar bastante o seu modo de atendimento no pronto-socorro a partir de 2010. O primeiro aspecto que sofreu grande modificação foi o fluxo dos pacientes que chegavam ao serviço procurando o atendimento de urgência, que até então era realizado de modo burocrático com atendimento pela triagem médica por ordem de chegada.

A descrição a seguir mostra como o fluxo de pacientes que chegam ao Pronto-socorro do HU mudou para, hoje, ser unidade referenciada da Rede de Atenção às Urgências e Emergências do Sistema Único de Saúde (SUS).

Triagem médica

Triagem é um vocábulo de origem francesa e é definido em língua portuguesa como escolha, seleção ou mesmo separação. Nos acostumamos com o termo trabalhando como médicos em unidades de pronto-socorro, embora provavelmente poucos tenhamos obtido treinamento para tal atividade durante nossa formação acadêmica.

A história da triagem na emergência tem origem, muito provavelmente, nos campos de batalha, criada pelos médicos em campo.

Documentos do século 18 atestam como cirurgiões de campo rapidamente determinavam, ao visualizar os soldados caídos, se ainda haveria algo que pudessem fazer.

O cirurgião militar francês Baron Dominique Jean Lawrey, cirurgião-chefe da Guarda Imperial de Napoleão Bonaparte, desenvolveu um sistema baseado na necessidade de avaliar e categorizar rapidamente os soldados feridos no campo de batalha.

O sistema de triagem foi inicialmente implantado em hospitais em 1964, quando Weinerman et al publicaram uma interpretação sistemática do uso da triagem em departamentos de atendimento médico de emergência civis.[1]

Naquela época, esses autores perceberam que os serviços de emergência hospitalares estavam sendo cada vez mais procurados por pessoas na busca pelo atendimento médico imediato, sem programação ou agendamento. Além disso, em seu trabalho demonstraram que os serviços realizados pelas unidades de emergência eram de um terço a metade classificados como não urgentes.

Como resultado de estudos realizados em Yale-New Haven, os autores propuseram um novo sistema para interromper o crescente uso inapropriado desses complexos e muito caros serviços. Deram a esse novo sistema o nome de triagem médica e sua primeira instalação ocorreu em 01 de julho de 1963, no serviço de emergência do Grace-New Haven Community Hospital.[2]

Desde então, a triagem médica foi ocupando seu lugar nos serviços de emergência. Nesse sistema cada paciente que procura o serviço de emergência é prontamente avaliado por um médico que então determina a prioridade para aquele atendimento, direcionando o paciente para o serviço apropriado ao seu caso, dentro ou fora do hospital.

Mas, para a maioria dos serviços de emergência de hospitais públicos no Brasil, isso não se deu dessa maneira. Há 35 anos, quando comecei a trabalhar em pronto-socorro, ainda predominava nos serviços de PS o atendimento burocrático, por "ordem de chegada", sem qualquer triagem ou determinação de prioridade para o atendimento médico de um paciente.

Um caso muito marcante para mim foi de um senhor que se encaminhou para meu consultório quando o chamei pelo nome. Ao iniciar meu plantão, abri a porta do consultório com uma pilha de fichas de pacientes na mão, organizadas pela ordem de chegada conforme era estabelecido na instituição, e gritei o nome do primeiro paciente. Sim, gritei, pois ele não ouviria de outra maneira devido ao ruído no local. Havia muitas pessoas naquela sala de espera, difícil lembrar quantas, talvez 30 ou 60, não me lembro. Mas eram muitas numa sala onde, certamente, deveriam ter muito menos pessoas, principalmente se considerarmos que algumas poderiam estar com algum doença contagiosa. O paciente ouviu, não sei há quanto tempo estava lá esperando. Levantou-se do banco e veio na minha direção calmamente desviando com cuidado de outras pessoas. Ao chegar à porta e atravessá-la, enquanto eu aguardava sua passagem para fechá-la, subitamente ele caiu ao solo, totalmente sem defesa, na minha frente.

Resumindo, o patologista verificou que havia infarto do miocárdio.

Esse e muitos outros casos me mostraram a necessidade de não aceitarmos e nem mesmo permitirmos que pacientes aguardem por um atendimento realmente necessário e de extrema urgência porque não há organização que priorize os atendimentos pela sua gravidade. Obviamente, cabe aos gestores organizarem seus serviços. Mas cabe aos médicos e à equipe de saúde executarem o serviço, agindo sempre pelos princípios éticos.

Passados alguns anos, iniciei minha atividade como médico-assistente do Hospital Universitário da USP. Um dos modos de organização que utilizamos por muitos anos no HU foi a triagem médica. Ainda hoje, a utilizamos de certo modo. Assim, as fichas abertas eram enfileiradas por ordem de chegada para serem triadas em salas próximas à entrada do hospital, próximas à recepção. Durante os primeiros anos de funcionamento do HU, entre 1985 até mais ou menos o ano 2000, predominou esse modelo, pois o movimento de procura espontânea do PS ainda não era muito elevado. Os clínicos, cirurgiões e ortopedistas deslocavam-se alternadamente do setor de urgência para "fazer a triagem". Nesse processo, definiam quais pacientes seriam atendidos no setor de urgência e eventualmente percebiam e determinavam uma ordem de prioridade para o atendimento, aí sim, pelo setor de urgência.

Outro detalhe é que, a partir do início do funcionamento do HU, em meados da década de 1980, até mais ou menos o ano 2000, o PS do HU e o hospital como um todo não estavam totalmente integrados ao SUS, restringindo muito a entrada de pacientes de acordo com a regionalização a que está inserido, compreendendo a comunidade da própria USP e do bairro do Butantã, e após essa inserção, por volta de 2000, o movimento foi sendo ampliando na medida que a população e as demais unidades de saúde da região passaram a poder utilizar os serviços. A triagem médica, então realizada por ordem de chegada para atendimentos que, nos horários de pico, podiam chegar a 50 pacientes por hora (abertura de fichas de atendimento, não o atendimento médico em si), já tinha aumentado muito a frequência de situações desagradáveis tanto para os pacientes quanto para os profissionais envolvidos, desde a recepção até o médico do PS. Sabemos que o trabalho em serviço de urgência e emergência é, pela sua natureza, estressante; no entanto, ele pode ter seu grau de intranquilidade para trabalhar diminuído ou aumentado pelas decisões de gestão do serviço. A mudança do sistema de triagem no HU era muito necessária e tinha como objetivo melhorar o serviço e o atendimento no nosso PS.

Um passo muito importante nesse sentido foi a implantação do conceito de atendimento humanizado, no início dos anos 2000, culminando então com uma total transformação da triagem no HU, por volta de 2012.

A Política Nacional de Humanização (PNH) foi lançada pelo Ministério da Saúde em março de 2003.

Humanização é um conceito que aborda uma maneira de atendimento mais acolhedor e menos burocrático da pessoa que procura o serviço. Envolve questões éticas, porque implica a atitude de usuários, gestores e trabalhadores da saúde comprometidos e corresponsáveis; questões estéticas, porque acarreta um processo criativo e sensível de produção de saúde e de subjetividades autônomas e protagonistas; e questões políticas, porque se refere à organização social e institucional das práticas de atenção e gestão na rede do SUS.

O que ocorre, na prática, é um tipo de atendimento que pode ser implantado em qualquer serviço de saúde. Não é necessária uma equipe ou um local específicos para esse modo de acolhimento ao usuário; é necessário, sim, compromisso para reorganização do serviço por adesão à proposta da PNH.

As diretrizes para qualificar e humanizar a atenção e gestão na saúde se dão por vários dispositivos, como Grupo de Trabalho de Humanização; Colegiado Gestor, Escuta Qualificada, dentre outros e, para o foco desse texto, o Acolhimento com Classificação de Risco.

O acolhimento é fundamental dentro das diretrizes da PNH, pois incorpora o aspecto ético (é responsabilidade de toda equipe) e político (porque é direito do cidadão e dever do estado), além de constituir uma ferramenta tecnológica relacional de intervenção na escuta, na construção de vínculo, na garantia de acesso com responsabilização e na resolutividade do serviço. Trata-se de uma ação que deve ocorrer em todos os locais e em todos os momentos no serviço de saúde, desde o horário que o usuário chega até a sua saída.

Obviamente, existe diferença entre triagem e acolhimento.

Na triagem, há seleção de quem será atendido no serviço, ao passo que, no acolhimento, todas as pessoas são recebidas/acolhidas, o que envolve uma escuta qualificada, atendimento e, se necessário, encaminhamento responsável. O acolhimento não constitui uma etapa do atendimento, pois ele está presente em todas as ações desenvolvidas pelo serviço de saúde.

Um ponto fundamental que precisava ser resolvido naquela época era o sistema de triagem em nosso pronto-socorro. A alta demanda fazia com que filas se formassem na triagem médica, com fichas de atendimento organizadas por ordem de chegada dos pacientes. Eventualmente, um paciente era triado após mais de uma hora de sua chegada, o que o colocava em risco e não era compatível com a política de humanização pretendida.

Buscou-se, então, um sistema mais moderno de triagem, como vinha ocorrendo em outros serviços. Hoje conhecemos vários desses sistemas, que levam em conta principalmente o rápido atendimento inicial do paciente e sua classificação de prioridade para o atendimento médico, de acordo com a gravidade que apresenta.

Dentre esses sistemas, temos alguns aplicados em situações pré-hospitalares:

- START (simple triage and rapid treatment, or transport): algoritmo que avalia em menos de 60s e usa parâmetros como pulso, frequência respiratória, tempo de enchimento capilar, presença de sangramento, dentre outros.
- SALT (sort, assess, life-saving interventions, and treatment/transport): para triagem no campo ou desastre, catástrofe, basicamente cria área de menos graves e de mais graves, quem pode andar vai para área de menos graves. Para os que não podem andar, observa-se quem obedece a comandos e move ou não as mãos, fazendo ondulações com as mãos se conseguir. Prioriza-se atendimento no grupo mais grave primeiro, para quem obedece aos comandos mas não mexe as mãos, depois para quem mexe as mãos e então para quem consegue andar. As cinco categorias determinadas pela triagem são para atendimento imediato, expectante, mais demorado, mínimo e liberado.

E outros sistemas aplicados em serviços de atendimento de urgência e emergência, hospitalares ou não, e que são de cinco níveis:

- Escala de Triagem Australiana (ATS): utilizada desde o ano 2000 e tem 5 níveis. Era utilizada em formato original desde 1993, com a nomenclatura NTS (National Triage System). Cada nível de prioridade define um tempo limite para iniciar o atendimento pelo médico da emergência.
- CTAS (Canadian Triage and Acuity Scale): foi desenvolvida nos anos 1990 por emergencistas em New Brunswick - Canadá e, basicamente, consiste em determinar o nível de prioridade definindo o tempo previsto para o atendimento pelo médico da emergência. Para isso, a triagem utiliza uma extensa lista de queixas clínicas.
- ESI (Emergency Severity Index Triage Algorithm): é um algoritmo de triagem de cinco níveis que foi desenvolvido nos USA nos anos 1990. A prioridade para o tratamento é decidida com base na gravidade da doença e dos recursos necessários. O algoritmo de triagem consiste de quatro pontos de decisão nos quais o profissional de enfermagem treinado faz perguntas específicas ao paciente.
- MTS (Manchester Triage System): segue uma abordagem específica, alocando a queixa principal do paciente em um dos 52 diagramas pré-definidos no sistema.

Todos esses sistemas têm sido bastante estudados e validados, sendo que maiores detalhes de cada um podem ser encontrados na literatura.[3-5]

Para nosso serviço, adotamos o sistema Manchester. Consideramos um sistema eficaz e o utilizamos há vários anos, sendo que observamos na prática sua utilidade, também atestada na literatura.[6]

O sistema Manchester de classificação de risco

Em 1994, foi formado um grupo em Manchester para estabelecer um consenso entre médicos e enfermeiros do serviço de urgência, baseando-se em cinco tópicos:

1. Desenvolvimento de uma nomenclatura comum.
2. Desenvolvimento de definições comuns.
3. Desenvolvimento de uma sólida metodologia de triagem.
4. Desenvolvimento de um programa de capacitação.
5. Desenvolvimento de um guia de auditoria para a triagem.

Levando-se em conta nomes e definições que eram de uso comum até então, como associação de tempo-resposta a uma cor ou termos indicativos de prioridades, como vermelho para ação imediata e assim por diante, rapidamente chegou-se a um acordo quanto a um novo sistema de nomenclatura e definições. Seguiram-se reuniões por todo Reino Unido entre os representantes das equipes de urgência que então resultou na escala nacional de triagem, apresentada na Tabela 1.1.[7]

Tabela 1.1. Escala de classificação de risco utilizada pelo Sistema Manchester

Classe por cor	Classe por significado de prioridade	Tempo-resposta máximo sugerido (min)
Vermelho	Emergência	0
Laranja	Muito urgente	10
Amarelo	Urgente	60
Verde	Pouco urgente	120
Azul	Não urgente	240

Uma outra cor que atualmente existe no sistema, que foi introduzida em Portugal, é a cor Branca, que é utilizada para classificar pacientes que procuram o atendimento no serviço de urgência/emergência por motivos não compatíveis com o serviço, como por exemplo pacientes admitidos para procedimentos eletivos ou programados, retornos, atestados, etc. Nesses casos, não se determina nível de prioridade para atendimento nem tempo resposta, o que eventualmente gera possíveis situações indesejadas, dependendo muitas vezes do modo de informação ao paciente ou de seu comportamento diante da indefinição do tempo para atendimento.

Muitas vezes enfrentamos, no serviço, conflitos com pacientes, ou mesmo com seus acompanhantes, quando essas variáveis são colocadas. Cabe sempre ao profissional evitar, ao máximo, que um conflito se transforme em confronto.

A utilização desse sistema de classificação de risco, o de Manchester, pelo pronto-socorro do HU, foi adotada, então, pela necessidade que se tornou óbvia, conforme a demanda pelo PS atingiu níveis muito maiores do que a capacidade de oferta do serviço de boa qualidade pretendida, por volta de 2010. Foram chamados enfermeiros e médicos para treinamento e capacitação no sistema. A partir de então, a enfermagem montou equipe específica para o serviço de classificação de risco e o processo começou.

Nessa época, estavam ocorrendo em nível nacional, no Ministério da Saúde e no SUS, processos com vistas a uma efetiva melhora no acesso dos pacientes aos serviços de urgência e emergência.[8]

Esses processos incluíram várias ações, como implantação de salas de estabilização nas unidades básicas de saúde, implantação do Serviço de Atendimento Móvel de Urgência (SAMU) nos municípios brasileiros e a criação das Unidades de Pronto Atendimento (UPAS) por todo o país. Não temos espaço neste capítulo para descrever tudo que ocorreu nesses últimos 20 anos no SUS visando a real efetivação da Rede Nacional de Atenção às Urgências e Emergências. Mas vale a pena atentarmos para a participação do hospital, com seu pronto-socorro, nesse processo.

O pronto-socorro hospitalar como unidade referenciada

O Ministério da Saúde adotou várias medidas com o objetivo de melhorar o atendimento das urgências e emergências médicas no SUS. Dentre elas, uma das mais importantes foi o Programa de Apoio à Implantação de Sistemas Estaduais de Referência Hospitalar em Atendimento de Urgência e Emergência. Isso ocorreu no início dos anos 2000 e foi fundamental, pois a implantação de redes regionalizadas e hierarquizadas de atendimento permitiu uma melhor organização da assistência.

O sistema passou, então, a se estruturar de modo a envolver toda a rede assistencial, desde a rede pré-hospitalar, quais sejam as unidades básicas de saúde, o programa de saúde da família, os ambulatórios especializados, os serviços de diagnóstico e terapia, as unidades não-hospitalares como as UPAs e prontos-socorros municipais, os serviços móveis, como SAMU e Resgate, até a rede hospitalar de alta complexidade, capacitando e responsabilizando cada um desses componentes da rede assistencial pela atenção a uma determinada parcela da demanda de urgência, respeitando os limites de sua complexidade e capacidade de resolução.

As normas técnicas para um hospital fazer parte da rede como hospital de referência estão detalhadas em portaria ministerial[9] e, assim, seguindo essas normas, hoje o pronto-socorro do HU está referenciado e faz parte da rede de atenção às Urgências e Emergências do SUS.

O componente de Atenção Hospitalar (AH) no SUS foi instituído pela Portaria MS/GM 2.395, de 11 de outubro de 2011, sendo constituído por:
- Portas Hospitalares de Urgências e Emergências.
- Enfermaria de retaguarda clínica.
- Leitos de terapia intensiva.
- Organização das linhas de cuidados (LC) prioritários:
    - LC do Infarto do Miocárdio.
    - LC do Acidente Vascular Cerebral.
    - LC da traumatologia.

São objetivos da AH nesta Rede:

- Organizar a atenção às urgências nos hospitais de modo que atendam à demanda espontânea e/ou referenciada e funcionem como retaguarda para os outros pontos de atenção às urgências de menor complexidade.
- Garantir retaguarda de atendimento de média e alta complexidade, procedimentos diagnósticos e leitos clínicos, cirúrgicos, de cuidados prolongados e de terapia intensiva para a Rede.
- Garantir a atenção hospitalar nas linhas de cuidados prioritários em articulação com os demais pontos de atenção.

O HU foi, assim, a partir fundamentalmente do período entre 2010-2015, se tornando o hospital de referência da região oeste da capital paulista. Devido às suas características bastante singulares, de ser um hospital universitário, e estar sob a administração da Reitoria da Universidade de São Paulo, o HU passou por etapas de organização para se adequar às normas estabelecidas pelo SUS.

Na Figura 1.1 está a representação gráfica do espaço físic da UUERA (Unidade de Emergência Referenciada de Adultos) do HU.

Evidentemente, a prioridade do pronto-socorro é o atendimento para casos mais graves e que necessitam da atenção hospitalar em média a alta complexidade, assim, no HU existem três entradas possíveis para o paciente em situação de urgência/emergência. Denominamos cada uma delas como Porta.

A Porta 3 é a de entrada para emergências médicas, conforme se vê no diagrama. Nela, a prioridade é para SAMU/Resgate e para pacientes trazidos inconscientes. O paciente é rapidamente recepcionado pela enfermagem da emergência que comunica a equipe médica e leva o paciente para a sala de emergência/estabilização/setor vermelho. Na sequência, o paciente pode ser reclassificado pela equipe médica para setor laranja, pode ser deixado em observação no setor vermelho sob monitoração contínua ou mesmo pode ter outro destino que seja apropriado ao caso (UTI, centro cirúrgico, etc.).

A Porta 2 é a entrada para os casos que correspondem à próxima prioridade de atendimento na UERA: pacientes que vêm encaminhados de outros serviços e para aqueles que a classificação de risco/triagem médica encaminhou para a Porta 2, como classificação laranja. A Porta 2 também é muito importante para o PS, sendo que nela existe uma sala de espera, consultórios para atendimento, setor de medicação e de coleta de exames. Se o paciente chega encaminhado por serviço de saúde da rede ele entra pela Porta 2 pelo lado externo, é recepcionado e, em seguida, atendido pelo médico numa triagem rápida inicial (deve ser prontamente triado, pois não há classificação de risco nessa entrada). Se o paciente chega pelo lado interno (vindo da Porta 1, da 3 ou mesmo de outros setores internos do hospital), encontra um escaninho no qual deposita sua ficha de atendimento e acomoda-se na sala de espera aguardando a chamada, que nesse setor é por ordem de chegada pois, com certeza, o paciente já foi de algum modo triado e teve seu risco classificado.

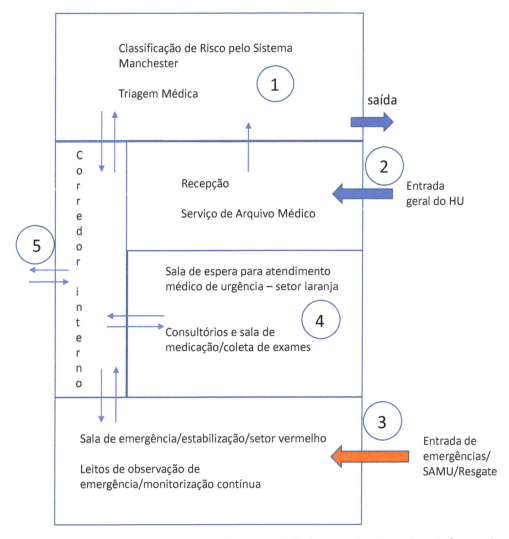

Figura 1.1. Diagrama da organização da UUERA (Unidade de Urgência e Emergência Referenciada de Adultos) do Hospital Universitário da USP

1- Enfermagem realiza a Classificação de Risco pelo Sistema de Manchester, reforçando ao paciente a orientação sobre o referenciamento do PS do HU e segue o encaminhamento conforme a classificação:

- Azul, Verde e Amarelo: paciente permanece no setor para triagem médica,

- Laranja ou Vermelho: a enfermagem leva pessoalmente o paciente pelo corredor interno até o setor vermelho, aonde passa o caso para um dos médicos da emergência. Esse avalia rapidamente o paciente e decide se o paciente aguardará atendimento no setor laranja ou se já será atendido na sala de emergência/ estabilização.

2- Porta de entrada geral do HU. Inclusive pacientes que procuram atendimento do PS, encaminhados de outros serviços ou que chegam por procura espontânea. Recepção realiza ficha de atendimento e orienta paciente sobre o referenciamento, salientando que o HU atende pacientes encaminhados das unidades de atenção primária e prioriza os atendimentos que necessitem do serviço de atenção de média e alta complexidade de urgência médica e em seguida o paciente segue para a classificação de risco;

3- Porta de entrada para emergências médicas. Prioridade para SAMU/Resgate ou pacientes trazidos inconscientes. Recepcionados diretamente pela enfermagem da emergência que comunica equipe médica e leva o paciente para sala de emergência/estabilização/setor vermelho. Na sequência os pacientes podem ser reclassificados para setor laranja, podem ser deixados em observação no setor vermelho sob monitoração contínua ou mesmo outro destino que seja apropriado ao caso (UTI, centro cirúrgico, etc);

4- Setor laranja - os pacientes que aguardam atendimento médico/reavaliação na sala de espera são chamados pela ordem de chegada de acordo com a prioridade estabelecida pela classificação de risco. Este setor possui consultórios de atendimento médico.

5- Acesso aos serviços hospitalares, tais como: internação nas enfermarias, centro cirúrgico, diálise, radiologia, métodos gráficos, entre outros.

A importância desse setor foi ainda mais posta à prova na pandemia da Covid-19. Logo após o início da Pandemia de Covid-19, em meados do primeiro semestre de 2020, os gestores transformaram a parte da Porta 2 voltada para o lado externo em gripário. Essa medida foi fundamental pois, para a rede, o HU é um hospital referenciado "Não Covid", ou seja, os casos de Covid-19 que precisavam de atenção hospitalar, seja em enfermaria ou UTI, eram transferidos ou encaminhados para os hospitais de campanha ou outros determinados e regulados pela Secretaria de Saúde, via CROSS (Central de Regulação de Oferta de Serviços de Saúde). Assim, o paciente que procurava a UERA, encaminhado ou por procura espontânea, com sintomas que podem sugerir Síndrome Gripal era orientado, já pela equipe de segurança na entrada do HU, a se dirigir ao gripário. Pelas características críticas da Pandemia, não foi montada na Porta 2 a Classificação de Risco. Pela entrada externa da Porta 2 então, durante este processo, apenas pacientes suspeitos de Covid-19 passaram a ser recepcionados. Feita a ficha de atendimento, prontamente o paciente é triado por médico que utiliza o protocolo estabelecido para atendimento na UERA do HU. Neste, a prioridade absoluta é para $SatO_2$ < 93% em ar ambiente. Outros critérios incluem a frequência respiratória, temperatura corporal, tempo de enchimento capilar e outros que o médico triador considerar pertinente em cada caso. Os pacientes que não correspondem aos critérios de atendimento na UERA por serem de baixa complexidade são rapidamente orientados a procurarem o atendimento pertinente na rede do SUS, na atenção primária (geralmente UBS ou AMA do bairro). Já os de maior complexidade são avaliados com exames e medidas médicas cabíveis e, imediatamente, incluídos no CROSS para transferência. O gripário contava com 2 leitos de emergência com respiradores e 4 leitos de observação, além de todo apoio de diagnóstico e terapia do HU.

A Porta 1 é a entrada geral do HU, por onde chegam os pacientes que vem por procura espontânea. Pode ser que a procura dos pacientes seja para atendimento de PS, encaminhados de outros serviços com carta de encaminhamento, mas que tiveram condições de transporte pelos seus próprios meios, ou mesmo por procura espontânea sem antes terem sido atendidos na atenção primária. Nessa entrada é fundamental o papel da Recepção (Entrada A no diagrama da Figura 1.1), que realiza ficha de atendimento e orienta o paciente sobre o referenciamento, salientando que o HU atende pacientes encaminhados das unidades de atenção primária e prioriza os atendimentos que necessitem do serviço de atenção de média e alta complexidade de urgência médica e em seguida o paciente segue para a classificação de risco. A Enfermagem realiza a Classificação de Risco pelo Sistema de Manchester, reforçando ao paciente a orientação sobre o referenciamento do PS do HU e segue o encaminhamento conforme a classificação:

- Azul, Verde e Amarelo: paciente permanece no setor para triagem médica.
- Laranja ou Vermelho: a enfermagem leva pessoalmente o paciente pelo corredor interno até a Porta 3, aonde passa o caso para um dos médicos da emergência. Esse avalia rapidamente o paciente e decide se o paciente aguardará atendimento na Porta 2 ou se já será atendido na sala de emergência/estabilização.

Conclusão

Concluindo, o Pronto-Socorro de Adultos do HU hoje é denominado UERA e faz parte da Rede de Atenção às Urgências e Emergências do SUS, sendo o hospital de referência na zona Oeste da cidade de São Paulo. A busca de atendimento de urgência e emergência pelos pacientes que utilizam o SUS obriga o sistema a ser organizado e obriga também a que haja divulgação e esclarecimento da população para um aproveitamento otimizado desse importantíssimo recurso público. Para isso, são cruciais o acolhimento humanizado, a classificação de risco e a triagem médica, numa instituição que está inserida numa rede de atenção a um dos aspectos mais importantes da Saúde Pública, o atendimento das urgências e emergências.

Referências bibliográficas

1. Yancey CC, O'Rourke M. Emergency Department Triage. In: StatPearls (Internet) last update:june 5, 2020.
2. Weinerman ER, Rutzen SR, Pearson DA. Effects of Medical "Triage" in Hospital Emergency Service. In: Yale Studies in Ambulatory Medical Care. Public Health Reports, 80(5): 389-399, 1965.
3. Christ M, Grossmann F, Winter D, Bingisser R, PLatz E. Modern Triage in the Emergency Department. In: Dtsch Arztebl Int 107(90):892-8, 2010.
4. Kuriyama A, Urushidani S, Nakayama T. Five-level emergency triage systems: variation inassessment of validity. In: Emerg Med J 34:703-10, 2017.
5. Tam HL, Chung SF, Lou CK. A review of triage accuracy and future direction. In: BMC Emergency Medicine. 18:58, 2018.
6. Azeredo TRM, Guedes HM, Almeida RAR, Chianca TCM, Martins JCA. Efficacy of the Manchester Triage System: a systematic review. In: International Emergency Nursing 23:47-52, 2015.
7. Mackway-Jones K, Mardsen J, Windle J. Sistema Manchester de Classificação de Risco. Manchester Triage Group. BMJ Publishing Group. 1. ed. brasileira, 2010.

8. Ministério da Saúde. Brasil. Secretaria de Atenção à Saúde. Departamento de Atenção Especializada. Manual instrutivo da Rede de Atenção às Urgências e Emergências no Sistema Único de Saúde (SUS). Brasília, Editora do Ministério da Saúde, 2013.

9. Portaria n° 2048. Comissão Intergestores Tripartite. Ministério da Saúde. Brasil. 2002.

10. Oliveira OVM. Política Nacional de Humanização: o que é? Como implementar (uma síntese das diretrizes e dispositivos da PNH em perguntas e respostas). Publicado pelo Ministério da Saúde. Brasília, 2010.

Informações ao paciente e familiares

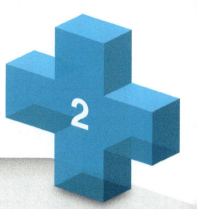

Lívia da Mata Lara

Introdução

Desde os tempos de Hipócrates, sabe-se da importância do médico se comunicar bem com pacientes e familiares para obter melhores desfechos, de modo que a comunicação figura como um instrumento central para uma prática médica eficaz.[1]

As barreiras da comunicação efetiva

Problemas de comunicação podem resultar de diferenças entre os objetivos do médico, focado na doença, e os objetivos do paciente, que frequentemente considera outros aspectos como de grande importância.[2]

Os principais problemas que podem ocorrer na transmissão da informação são: informação insuficiente, imprecisa ou ambígua, excessivamente técnica e tempo escasso dedicado à informação.[2]

Em estudo realizado por Plaja e colaboradores, observou-se que muitos pacientes tiveram dificuldades em compreender as orientações médias e, no entanto, por inibição ou timidez, afirmaram estar entendendo perfeitamente o que lhes era explicado. O grau de incompreensão acompanha as diferenças socioculturais entre médico e paciente.[3]

Observa-se que apenas 40-60% das informações fornecidas pelos médicos são entendidas claramente e lembradas após o término da conversa.[4]

Outro estudo indicou que falhas de comunicação estão ligadas a mais de 1.700 mortes de pacientes em 5 anos nos Estados Unidos, culminando em custos elevados, em torno de 1,7 bilhão de dólares. Outra análise demonstrou que mais de 1/4 das readmissões hospitalares poderiam ser evitadas caso houvesse melhor comunicação entre equipes de saúde e pacientes.[5]

Ao avaliar a aderência às prescrições médicas, observa-se que uma proporção considerável de pacientes (20-50%) não segue as recomendações com relação ao uso de medicamentos. Essa falta de aderência é ainda maior (75%) quanto às recomendações dietéticas.[4,6]

Diversas são as razões para a não-aderência, entre elas, a dificuldade em compreender as instruções médicas, questões relativas à memorização (o que foi retido dessas informações) e as características psicológicas e culturais do paciente. A não compreensão dos termos médicos utilizados também afeta a aderência.[6]

Outro ponto fortemente relacionado é a satisfação do paciente, que depende de múltiplos fatores, a maioria relacionados à comunicação. A satisfação está fortemente relacionada à importância dada pelo médico às preocupações dos doentes, ao sentimento de escuta e compreensão, à confiança, bem como à expressão de sentimentos calorosos e positivos, à cortesia e à simpatia. A quantidade de informação influencia positivamente a satisfação, porém se o médico fornecer pouca informação ou se esta for excessiva, há influência negativa na satisfação.[6]

Comunicação entre médico, paciente e familiares

A comunicação entre o médico, o paciente e seus familiares é fundamental desde o primeiro contato.[2]

Comunicação entre médico e paciente

O processo de comunicação, especialmente durante o planejamento diagnóstico-terapêutico junto ao paciente, envolve:
- Avaliar o problema principal do paciente e os impactos físicos, sociais e emocionais gerados por ele.
- Identificar o ponto de partida do paciente, verificando seu conhecimento preliminar sobre o assunto.
- Direcionar as informações para aquilo que o paciente quer saber.
- Perguntar qual informação adicional o paciente gostaria de receber.
- Avaliar as reações e preocupações do paciente diante das informações fornecidas.
- Determinar quanto o paciente quer participar do processo decisório e discussão das opções, com a certeza de que ele as esteja entendendo.
- Fornecer quantidades assimiláveis de informação em cada etapa.
- Fornecer as informações no tempo apropriado, evitando informações ou conselhos prematuros, antes de se ter uma visão detalhada do problema.
- Organizar a informação, dividindo-a em partes definidas e em sequência lógica.
- Classificar ou enumerar as informações a serem fornecidas.
- Usar a repetição e o resumo.
- Verificar se o paciente compreendeu as informações fornecidas e o plano proposto. Solicitar que ele repita com suas próprias palavras o que ele efetivamente entendeu.[2,4]

Informações ao paciente e familiares

Comunicação verbal × não verbal

Todo processo de comunicação acontece de maneira verbal e não verbal, sendo a segunda, na maioria das vezes, mais expressiva que a primeira.[1]

A linguagem não verbal permite transmitir sentimentos e emoções e estabelece relações. Inclui modo e tom de voz com que as palavras são ditas, gestos que acompanham o discurso, olhares e expressões faciais, realização de contato visual na medida certa, movimentos de confirmação com a cabeça, postura corporal, distância física que as pessoas mantêm umas das outras e, até mesmo, apresentação pessoal (roupas, acessórios e características físicas). Podem ser identificados mais de 80 tipos de linguagens não verbais. A linguagem não verbal qualifica a linguagem verbal.[2,3,6,7]

A comunicação verbal, por sua vez, ocorre por meio de palavras e serve essencialmente para transmitir conteúdos e informações, incluindo expressar um pensamento, esclarecer um fato ou validar a compreensão de algo. Porém, ela é insuficiente para caracterizar a complexa interação que ocorre no relacionamento interpessoal, como já discutido acima.[6,7]

Deve-se usar linguagem adequada, preferencialmente fácil e comum, adaptada ao nível cultural e cognitivo do paciente, evitando expressões técnicas, e transmitir informações de maneira clara, compreensível, aceitável, possível de ser recordada, consistente ao longo do tempo e, principalmente, personalizada. Deve-se, ainda, estar atento aos indícios subliminares (hesitações, gestos e expressões) que possam indicar incompreensão, receio, defesa, insegurança ou desconfiança.[2,3,7]

Os silêncios também devem ser valorizados, pois indicam reflexão. Nesses momentos, a frase pode ser substituída por um toque afetivo.[7]

Quando se trata de idosos, a comunicação mostra-se um desafio, principalmente quando esses pacientes são portadores de deficiência auditiva, visual e/ou alterações da função mental. Muitas vezes é necessário um cuidador ou familiar para auxiliar na comunicação.[3]

Interrupções, como telefonemas e mensagens, devem ser evitadas.[2]

Comunicação e empatia

Quando o médico se comunica com pacientes, deve estar preparado para acionar emoções, pois a comunicação empática envolve a influência das emoções no modo de expressar a mensagem proferida. O processo de comunicação afetiva tem grande interferência na qualidade da relação estabelecida.[1]

Empatia consiste na capacidade de uma pessoa entender o que a outra sente e pensa no momento em que estão na presença uma da outra. É um instrumento fundamental e deve ser treinada e aperfeiçoada constantemente.[6]

Comportamento empático envolve, dentre outros parâmetros, diversos aspectos da comunicação não verbal, como: manter contato visual boa parte do tempo; ouvir atentamente; permanecer em silêncio enquanto o outro fala; utilizando gestos positivos; utilizar sorrisos; manter tom de voz suave; voltar o corpo na direção de quem fala; manter membros descruzados; utilizar, eventualmente, toque afetivos nos braços, mãos e ombros.[6,7]

Comunicação entre médico e familiares

Especialmente em nossa sociedade, a família do paciente tem papel significativo. Sempre que possível, e com respeito às vontades do paciente, os familiares devem ser incluídos no planejamento do cuidado. Sua participação deve ocorrer de modo adicional – e não excludente – da autonomia e do desejo de informação do paciente. Deve-se tomar cuidado com a omissão de diagnósticos e prognósticos, mesmo com a justificativa "de proteção" ao paciente.[1,2]

Quando os pacientes estão incapazes de tomar decisões, seus familiares passam a ter o poder legal e ético de tomar decisões em seu lugar.[2]

É fundamental criar um espaço para que o paciente e seus familiares expressem com segurança e confiança seus sentimentos e pensamentos. Poder compartilhar essas angústias pode amenizar o sofrimento e a dor.[2]

Reunião familiar

A reunião familiar é um encontro agendado entre equipe de saúde e família, na presença ou não do paciente. Trata-se de um espaço de comunicação para discussões sobre diagnóstico, prognóstico, opções de tratamento, preferências e planejamento de cuidado, definições com relação a medidas de suporte avançado e decisões de fim de vida. Possibilita a tomada de decisão de maneira compartilhada, permitindo uma compreensão mais abrangente do quadro e auxiliando na resolução de problemas.[2]

O compartilhamento de informações com diversos familiares ao mesmo tempo e a oportunidade de fazer perguntas à equipe são pontos muito valorizados pelas famílias.[2]

Os princípios da comunicação não mudam, mas o fato de reunir diversos familiares significa também que será necessário lidar com diferentes agendas, emoções e valores. As famílias trazem toda a complexidade das suas relações e interações para a reunião, o que pode tornar sua condução desafiadora em diversos momentos.[2]

É fundamental avaliar o que a família sabe e espera. O médico deve perguntar o que já lhes foi dito sobre a doença e o tratamento, e o que eles têm observado com relação ao paciente. Isso permite que se descubra como está a compreensão do quadro e como eles estão lidando com isso emocionalmente, indicando como apresentar a situação atual.[2]

Comunicação em situações de emergência

Plantonistas, especialmente em pronto socorro, enfrentam uma dificuldade a mais quando tem que dar informações a pacientes e familiares: a falta de relação médico-paciente estabelecida previamente, uma vez que, na imensa maioria das vezes, é seu primeiro contato com paciente e familiares. Também é preciso lidar com a descontinuidade de cuidados e de comunicação, pois a equipe se renova a cada período e, frequentemente, os familiares presentes no momento do plantão não são os mesmos que se relacionaram com a equipe no contato habitual.[2]

Comunicação em situações de crise – o contexto da Covid-19

Em situações de crise grave, como na pandemia de COVID-19, a comunicação ganha ainda mais importância, no entanto, muitas são as barreiras a serem superadas para manter uma comunicação efetiva nesse cenário.[8,9]

Perde-se importantes componentes da comunicação não verbal neste modo de informar. Máscaras faciais, uma necessidade para reduzir a transmissão, levam a menos pistas faciais e pode impedir a capacidade de expressar e reconhecer sinais emocionais em pacientes e profissionais. Um estudo com mais de 1.000 pacientes randomizado para médicos que usaram e que não usaram máscara revelou um efeito significativo e negativo na percepção do paciente sobre a empatia do médico. Além disso, apertos de mãos simples que transmitem respeito e apreciação não são mais praticados.[8,9]

A comunicação verbal também é afetada. A máscara e a proteção facial diminuem o volume e a clareza das palavras faladas. Isso é particularmente problemático para pacientes com distúrbios sensoriais, como deficiência auditiva. Além disso, esses pacientes perdem a estratégia da leitura labial para a compreensão da conversa.[8,9]

Os profissionais de saúde podem responder aos impedimentos da comunicação não verbal, mudando explicitamente para a comunicação verbal. O médico pode expressar empatia por meio de declarações verbais, como reconhecer, validar e respeitar as emoções do paciente; fazer declarações de apoio; ou explorar os sentimentos do paciente. Também pode-se agradecer ao paciente por fornecer sua contribuição para a conversa.[8,9]

Ao se comunicar, o médico deve articular, enunciar e aumentar o volume da voz para superar a barreira física criada pela máscara. Deve-se falar devagar, usar uma linguagem simples e fazer uma pausa intencional para verificar a compreensão.[8,9]

Orienta-se que os médicos se apresentem no início de cada contato diário com o paciente, pois pode haver poucas características acima da máscara para distinguir os vários indivíduos da equipe. Algumas equipes forneceram "folhas de rostos" com fotos e informações sobre cada membro da equipe, enquanto outras, ampliaram as fotos em crachás, trazendo imagens mais nítidas e sorridentes, em um esforço para humanizar a equipe e se conectar de maneira mais genuína com o paciente. Em alguns casos, pode ser a única maneira do paciente ver os rostos de seus profissionais de saúde.[8,9]

Considerando tratar-se de uma doença de grande transmissibilidade, que tem como base do controle de sua disseminação o distanciamento e isolamento social, a maioria dos sistemas de saúde suspendeu visitas e boletins médicos presenciais para pacientes hospitalizados, levando a um sentimento de isolamento entre pacientes e famílias.[8,9]

Discussões sobre diagnósticos e metas de tratamento tornaram-se ainda mais difíceis. A comunicação envolvendo médicos e familiares passou a se dar à distância, seja por telefone ou em um ambiente virtual (videochamadas, aplicativos de mensagem), algo totalmente novo para a grande maioria dos profissionais e familiares. Os membros da família não puderam testemunhar como o paciente se tornou doente, nem como evoluíram, e os médicos não puderam, na maioria das vezes, se comunicar virtualmente com vários membros da família ao mesmo tempo.[8,9]

Diversas estratégias podem ser usadas para melhorar a comunicação virtual com as famílias. Sugere-se ao menos uma intervenção diária. Cada paciente deve ter um cuidador principal de referência, esse familiar receberá a informação e será responsável por transmiti-la aos demais. A informação deve ser fornecida após a visita médica a beira leito, de maneira breve e resumida, sendo baseada nos fatos vigentes. Isso reduz o potencial de mensagens desconexas ou discrepantes. Também demonstra aumentar a satisfação com o atendimento. Tais boletins não envolvem o paciente que, muitas vezes, encontra-se impossibilitado de se comunicar.[8,9]

As reuniões familiares também podem ser realizadas por meio de plataformas de vídeo, quando possível, especialmente quando ocorrem eventos significativos. A conexão por vídeo permite o contato visual e o reconhecimento de outras pistas não verbais, além de permitir que imagens diagnósticas, por exemplo, sejam compartilhadas.[8,9]

Todo contato a distância deve ser registrado no prontuário do paciente.[8,9]

Conclusão

A comunicação é a base da relação entre médico, paciente e familiares, melhora a adesão à terapêutica proposta, melhora a satisfação quanto ao atendimento e reduz a ansiedade relacionada a doença e seu tratamento. Diversas são as barreiras para uma comunicação efetiva e o cenário atual de pandemia contribui ainda mais para essas dificuldades. O treinamento em comunicação, contínuo, desde a faculdade, é de suma importância para médicos e demais profissionais de saúde.

Pontos-chave

- A comunicação é a base da relação entre médicos, pacientes e familiares.
- Observa-se forte influência da comunicação na adesão ao tratamento e na satisfação do paciente.
- Sempre certificar-se de que o paciente compreendeu as informações fornecidas.
- Usar linguagem clara, fácil e comum, adaptada ao nível cultural e cognitivo de cada paciente.
- Deve-se dar especial atenção à linguagem não verbal.
- A pandemia de covid-19 contribuiu de maneira significativa para as dificuldades de comunicação, tanto com pacientes quanto com familiares.

Referências bibliográficas

1. Carvalho RT, et al. Manual da Residência de Cuidados Paliativos: Abordagem multidisciplinar. 1a ed. Barueri, SP: Manole, 2018.

2. Martins MA, et al. Manual do Residente de Clínica Média. 1a ed. Barueri, SP: Manole, 2015.

3. Porto CC. Semiologia Médica. 6a ed. Rio de Janeiro: Guanabara Koogan, 2011.

4. Covas DM. A comunicação médico-paciente. Ribeirão Preto-SP, 2017. Disponível em: https://edisciplinas.usp.br/pluginfile.php/4377294/mod_folder/content/0/A%20Comunicação%20Médico%20Paciente.pdf?forcedownload=1.

5. Starmer AJ, et al. Changes in Medical Errors After Implementation of Handoff Program. N Engl J Med. 2014; 371(19): 1803-12.

6. Silva PR. A comunicação na prática médica: seu papel como componente terapêutico. Rev Port Clin Geral. 2008; 24:505-12. Disponível em: https://www.rpmgf.pt/ojs/index.php/rpmgf/article/download/10531/10267.

7. Carvalho RT, Parsons HA. Manual de Cuidados Paliativos da Academia Nacional de Cuidados Paliativos. 2a ed. Rio de Janeiro: Diagraphic; 2012. Disponível em: http://biblioteca.cofen.gov.br/wp-content/uploads/2017/05/Manual-de-cuidados-paliativos-ANCP.pdf.

8. Crispim D, et al. Comunicação difícil e COVID-19: Recomendações práticas e acolhimento em diferentes cenários da pandemia. 2020. Disponível em: https://ammg.org.br/wp-content/uploads/comunicação-COVID-19.pdf.pdf.

9. Houchens N, Tipirnene R. Compassionate Communication Amid the COVID-19 Pandemic. Journal of Hospital Medicine. 2020; 15(7):437-9. Disponível em: https://www.journalofhospitalmedicine.com/jhospmed/article/223583/hospital-medicine/compassionate-communication-amid-covid-19-pandemic.

Comunicação de Más Notícias no Departamento de Emergência

3

Ingrid Alkmim Beltrão Tenório
Lívia Grigoriitchuk Herbst

Objetivo

- Abordar conceitos sobre comunicação de más notícias com ênfase no ambiente urgência e emergência.
- Auxiliar na capacitação do profissional de saúde por meio de técnicas e estratégias de comunicação.

Introdução

No ambiente de urgência e emergência é frequente que o profissional de saúde seja exposto a situações graves que ameacem a vida de seus pacientes. Além disso, o fluxo de pacientes é grande e o período de permanência neste setor costuma ser breve, necessitando de alta resolutividade da equipe de trabalho. Tudo isso gera um ambiente propenso a grande estresse.

Muitas serão as situações em que o profissional terá que lidar com casos graves, instáveis e até com o óbito de pacientes. Por isso, faz-se necessário uma capacitação em comunicação de más notícias e exercício de empatia, para garantir que o cuidado ao paciente e à família seja o mais adequado possível nesta situação de grande sofrimento.

Quando a comunicação não ocorre de maneira adequada pode haver quebra da relação médico paciente que muitas vezes já é frágil pela ausência de vínculo prévio com a equipe do setor de emergência. Há ainda risco de não se respeitar os desejos do paciente na tomada de decisões e de que a família desenvolva um luto complicado em caso de óbito.

> **DEFINIÇÃO DE MÁ NOTÍCIA**
> A má notícia é considerada aquela que é capaz de alterar drástica e negativamente a percepção do paciente sobre seu futuro, reflexo do afastamento entre as expectativas do paciente sobre seu tratamento e a realidade que lhe é oferecida (Buckman, 1992).

Métodos de comunicação

Comunicar má notícia exige do profissional técnica, tempo, envolvimento com a situação e empatia. É um momento em que sentimentos podem surgir tanto de quem dá a notícia quanto de quem a recebe. Por isso, é importante que a pessoa esteja preparada.

Estudos realizados sobre a comunicação na área de saúde evidenciam a dificuldade da realização de comunicação de más notícias pelos profissionais da saúde, assim foram desenvolvidas técnicas de comunicação, como ferramentas que instrumentalizam o profissional de saúde.

Uma das ferramentas de comunicação mais conhecidas internacionalmente é o protocolo SPIKES criado por Baile et al (Quadro 3.1).

Existe algumas outras ferramentas, como o protocolo PACIENTE (Quadro 3.2), que foi criado por estudiosos brasileiros visando melhorar possíveis barreiras culturais.

Quadro 3.1. Protocolo SPIKES

S - *Setting up* (Preparar o cenário)	• Realizar uma preparação mental: revisar o caso e avaliar como vai ser realizada a comunicação
	• Buscar local que permita privacidade e não exista interrupções
	• Conversar com paciente e verificar se o mesmo gostaria que tenha participação de outras pessoas que fossem importantes durante a comunicação
	• O profissional deve estar sentado e manter contato visual com o paciente e evitar barreiras físicas
P - *Perception* (Percepção)	• Verificar com paciente e acompanhantes presentes o que os mesmos sabem sobre a situação
	• Pode ser usado frases como: "O que o senhor (a) foi informado até o momento sobre seu quadro clínico"
	• "Qual a sua compreensão sobre as razões por que fizemos este exame?"
I - *Invitation* (convite)	• Identificar com paciente e familiares o tanto que o mesmo quer saber
	• Nessa etapa realizar perguntas diretas como: "O senhor gostaria de saber todas informações do seu quadro clínico"? ou "gostaria que fosse direcionada a um familiar ou pessoas escolhidas pelo senhor(a)?" "prefere que lhe dê a informação detalhada acerca do exame ou que passemos mais tempo a discutir o plano de tratamento?"; "Como gostaria que eu lhe transmitisse a informação?"
	• Caso o paciente não queira saber informações fique a disposição para conversas futuras

(continua)

Quadro 3.1. Protocolo SPIKES (continuação)

K - *Knowledge* (conhecimento)	• Com base no que se identificou nas etapas anteriores, realizar a comunicação da notícia
	• Iniciar a comunicação com frase que preparem o paciente como: "Infelizmente as notícias que tenho não são boas", pode ajudar no processamento das informações
	• Evitar jargões médicos, utilizar linguagem que seja compreensível para o paciente
	• Dê a informação em pequenas partes e confira periodicamente a sua compreensão
E - *Emotions* (emoções)	• Acolher as emoções do paciente e familiares
	• Mantenha um período de observação
	• Realize um momento de pausa, ajude-os a nomear as emoções, valide as emoções do paciente e familiar
	• Empatizar com a situação, usando frases como: "eu imagino que essa não era a notícia que você gostaria de ouvir, sinto muito" ou "eu também queria que as notícias fossem melhores"
S - *Strategy* (estratégia e resumo)	• Resumir o que foi conversado anteriormente
	• Elaborar um plano terapêutico junto com o paciente e familiares
	• A equipe deve colocar-se à disposição para o paciente e os familiares

Quadro 3.2. Protocolo PACIENTE

P	Prepare-se
A	Avalie o quanto o paciente sabe o quanto quer saber
C	Convite à verdade
I	Informe
E	Emoções
N	Não abandone o paciente
TE	Trace uma Estratégia

A morte no hospital geralmente ocorre em uma de duas circunstâncias. A primeira é a morte esperada, onde familiares e amigos sabem que o paciente está em processo de morte e tiveram tempo de se preparar para a perda. A outra é a morte súbita e inesperada, que é muito frequente no departamento de emergência.[6]

O protocolo GRIEV_ING (Quadro 3.3) é uma ferramenta que pode auxiliar na comunicação de óbito no departamento de emergência. As instruções de intervenção e ensino estão disponíveis no site do American College of Emergency Physicians (ACEP).[10]

Quadro 3.3. Protocolo GRIEV_ING

G	*Gather* (**reunir**)	Reunir os familiares do paciente falecido
R	*Resources* (**recursos**)	Chamar recursos de apoio disponíveis para ajudar os familiares: assistente social, psicóloga, enfermagem e permitir presença de amigos e de familiares do paciente
I	*Identify* (**identificar**)	Identificar-se, chamar o paciente falecido pelo seu nome, identificar os conhecimentos dos familiares sobre o paciente
E	*Educate* (**educar**)	Dar informações sobre os eventos ocorridos com o paciente em serviço de urgência, informar a morte para os familiares. Não usar eufemismo, como "partiu" ou "já não está mais conosco", usar palavras como morreu
V	*Verify* (**verificar**)	Verificar o entendimento dos familiares
_	*Space* (**espaço**)	Dar espaço e tempo para as emoções dos familiares
I	*Inquire* (**preguntar**)	Perguntar se há dúvidas e respondê-las
N	*Nuts and bolts* (**princípios básicos**)	Quando pertinente verificar com familiares sobre a possibilidade de cremação (no Brasil, necessita que dois médicos assinem o atestado de óbito), em caso de encaminhamento para o IML ou serviço SVO orientar familiares os protocolos a realizar e motivo da indicação de encaminhamento
		Oferecer a família a oportunidade de ver o corpo
G	*Give* (**dar**)	Dar ajudar a familiares caso necessitem realizar chamadas
		Responder qualquer pergunta que possa surgir mais à frente

Além do uso de protocolos de comunicação, é importante sempre nos preocuparmos em individualizar a comunicação conforme cada situação e acolher os familiares, assim como respeitarmos a expressões de emoção de cada indivíduo frente a situação tão difícil para os mesmos inclusive em casos de pacientes que se encontravam seriamente doentes e que familiares tinham conhecimento prévio da proximidade da finitude.

É importante salientar que a comunicação é composta de 3 dimensões: verbal, não verbal e paraverbal (Figura 3.1 e Quadro 3.4).

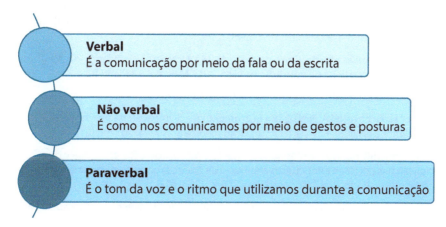

Figura 3.1. As três dimensões da comunicação.

Quadro 3.4. Ponto chaves para uma comunicação adequada de más notícias em ambiente de urgência e emergência

Reserve um tempo para conversar com os pacientes e familiares
Tente realizar essa comunicação em ambiente reservado
Se possível tenha participação de outros membros da equipe, como enfermagem
Procure saber o que paciente e familiares já tem conhecimento sobre a situação e escute-os
Lembre-se por todas as dimensões da comunicação

Conclusão

A comunicação na área de saúde é uma ferramenta importante para uma boa relação médico/paciente/família. A comunicação de más notícias e um evento de grande estresse não somente para familiares mais também para profissionais de saúde, devido devido a diversos fatores, entre eles: a falta de preparação durante período acadêmico para realização da mesma e o conflito com seus próprios sentimentos. No ambiente de urgência e emergência essa comunicação se torna mais complicada ainda devido a rotina destes ambientes.

A utilização de ferramentas que auxilia e guia essa comunicação, vem melhorando e tornando a comunicação mais efetiva e menos danosa ao paciente. Porém e importante ressaltar que cada indivíduo reagirá de maneira diferente à situação, sendo necessário adequar a informação a cada pessoa, não existindo um protocolo que possa servir a todos.

Referências bibliográficas

1. Baile WF, Buckman R, Lenzi R, Glober G, Beale EA, Kudelka AP. SPIKES-A six-step protocol for delivering bad news: application to the patient with cancer. Oncologist. 2000;5(4):302-11. doi: 10.1634/theoncologist.5-4-302. PMID: 10964998.

2. Neto Luis, et al. Habilidade de Comunicação da Má Notícia: o Estudante de Medicina está Preparado?. Revista brasileira de educação medica. 2017 Mar 04;41(41):260-8.

3. Kubler-Ross E. Sobre a morte e o morrer. São Paulo: Martins Fontes, 1992.

4. Pereira CR, et al. Protocolo PACIENTE: um instrumento de divulgação de más notícias adaptado à realidade médica brasileira. Revista da Associação Médica Brasileira. 2017;63(01).

5. Gulinelli A, Aisawa RK, Konno SN, Morinaga CV, Costardi WL, Antonio RO, et al.Desejo de informação e participação nas decisões terapêuticas e em caso de doenças graves em pacientes atendidos em um hospital universitário. Rev Assoc Med Bras. 2004; 50 (1): 41-7.

6. Bogle AM, GO S. Breaking Bad (News) Death-Telling in the Emergency Department. Missouri Medicine. 2015;112(01):12-6.

7. Fallowfield L, Jenkins V. Communicating sad, bad, and difficult news in medicine. Lancet. 2004 Jan 24;363(9405):312-9. doi: 10.1016/S0140-6736(03)15392-5. PMID: 14751707.

8. Knopp R, Rosenzweig S, Bernstein E, Totten V. Physician-patient communication in the emergency department, part 1. Acad Emerg Med. 1996 Nov;3(11):1065-9. doi: 10.1111/j.1553-2712.1996.tb03357.x. PMID: 8922019.

9. Harrison ME, Walling A. O que sabemos sobre dar más notícias? Uma revisão. Clin Pediatr (Phila) 2010; 49 (7): 619-26.

10. Hobgood, C. (2005). Delivering The News With Compassion: The GRIEV_ING Death Notification Protocol [PDF]. URL http://www.acep.org/workarea/DownloadAsset.aspx?id=29088.

Abordagem da Dor na Unidade de Urgência

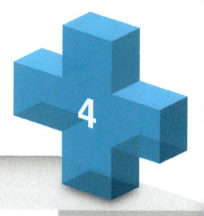

Isabella Bordim Rosa

Objetivos

Guiar manejo do paciente com dor no pronto-socorro, direcionando a abordagem terapêutica, conforme definição etiológica e fisiopatológica da dor.

Definições e contextualização

Segundo a Associação Internacional para o Estudo da Dor (IASP): "a dor é uma experiência sensorial ou emocional desagradável associada a lesão tecidual, real ou potencial, ou descrita em termos de tal lesão.[1] Esta definição estabelece que a dor também está associada a fatores emocionais corroborando o conceito de "dor total" definido por Ciceley Sauderns, pioneira do Cuidados Paliativos, em 1967. A dor total engloba as dimensões físicas, psíquicas, espirituais e sociais.

A dor é a principal causa de procura por serviço de saúde, sendo responsável por mais de dois terços das admissões aos departamentos de emergência.[2] Dados norte-americanos mostram que 31% da população têm dor crônica, acarretando incapacidade total ou parcial em 75% dos casos.[3]

Principais categorias médicas de procura ao serviço de emergência por dor:
- Lombalgia.
- Cervicalgia.
- Dor abdominal.
- Cefaleia.
- Dor torácica.
- Dor secundária a infecções respiratórias altas.

É de extrema importância determinar o mecanismo fisiopatológico subjacente para correto manejo clínico.[3]

Classificação

A classificação da dor envolve o tempo de instalação, a etiologia e a caracterização.[4]

Tempo de duração:

- Aguda: até um mês de duração.
- Subaguda: entre um a três meses.
- Crônica: mais de três meses.

Do ponto de vista fisiopatológico a dor pode ter predomínio nociceptivo, neuropático ou misto.

A dor nociceptiva é consequente à lesão de tecidos não neurais, sendo categorizada em somática e visceral. Comumente tem boa resposta ao tratamento sintomático com analgésicos ou anti-inflamatórios não esteroides (AINEs).[5]

- Dor nociceptiva somática: acomete articulações, ossos, músculos e outros tecidos moles. Tem caráter constante, pulsátil e é bem delimitada.
- Dor nociceptiva visceral: compromete órgãos internos e vísceras ocas, aspecto mal delimitado e com característica de aperto, pressão, tipo cólica ou inespecífica.

Já a dor neuropática é iniciada por lesão ou disfunção do sistema nervoso periférico ou central.[6,7]

O paciente com dor neuropática, normalmente encontra dificuldade em descrevê-la e suas principais descrições incluem: dor em fisgada, queimação, dor lancinante e prurido. Pode estar ou não associada à parestesias e distúrbios da sensibilidade.

- Dor neuropática central: secundária à danos que acometem sistema nervoso central, como por exemplo: lesões neurodegenerativas, trauma, neoplasias, doença de Parkinson, doenças estruturais ou insulto isquêmico.
    - Se desenvolve em, aproximadamente, 8% dos pacientes com acidente vascular encefálico (aumento da incidência para 11% nos idosos acima de 80 anos que sofreram AVE).[11]
    - Ampla caracterização, porém, a maioria dos pacientes apresenta-se com alodínia e hiperalgesia.

Existem questionários que auxiliam no diagnóstico de dor neuropática, um deles é o DN4 (*Douler Neuropatique en 4 questions*) (Tabela 4.1).[8]

A respeito da anamnese guiada para avaliação da dor, é necessário abordar a localização, modo de instalação, caracterização, irradiação, fatores associados, tempo de duração, fatores de melhora ou de piora e intensidade. O mnemônico SOCRATES (em inglês), pode ajudar a recordar todos as peculiaridades envolvidas (Tabela 4.2).[10]

Uma das maneiras de se avaliar a percepção da dor pelo doente é por meio de escalas, como a escala visual analógica (EVA), escala visual numérica (EVN) ou escala visual de faces (Figura 4.1).

Tabela 4.1. Questionário DN4 *(Douler Neuropatique)*

A sua dor tem as seguintes características: ■ Queimação - sim/não ■ Frio doloroso - sim/não ■ Choque elétrico - sim/não
Há presença de um ou mais dos seguintes sintomas na mesma área de sua dor? ■ Formigamento – sim/não ■ Alfinetada ou agulhada – sim/não ■ Adormecimento – sim/não ■ Coceira – sim/não
A dor está localizada numa área onde o exame físico pode revelar uma ou mais das seguintes características? ■ Hipoestesia ao toque – sim/não ■ Hipoestesia a picada de agulha – sim/não
Na área dolorosa a dor pode ser aumentada por: ■ Escovação – sim/não
**Escore 0/10 (sim =1 ponto/não = zero ponto) 0 a 4 – dor não neuropática/5 a 10 – dor neuropática

Tabela 4.2. Mnemônico SOCRATES para anamnese da dor. Fonte: Oxford Textbook of Palliative Medicine, Fifth edition, Oxford University Press 2015.[11]

S	Site	Sítio de localização
O	Onset	Início
C	Character	Caracterização
R	Radiation	Irradiação
A	Associated factors	Fatores associados
T	Timing	Tempo de duração
E	Exacerbating/relieving factors	Fatores de exacerbação e alívio
S	Severity	Intensidade

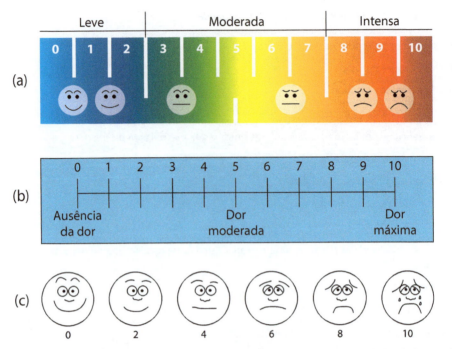

Figura 4.1. Escalas de dor. Escala visual analógica (a). Escala visual numérica (b). Escala visual de faces – Wong Baker Faces (c).

A dor intensa não controlada é caracterizada como emergência médica e requer intervenção imediata. Além das emergências clínicas, as emergências oncológicas, como fratura óssea ou iminência de fratura óssea em ossos que suportam peso, metástases em sistema nervoso central com ameaça de lesão neural, infecção e obstrução ou perfuração de vísceras causando dor abdominal, são exemplos de dor aguda que requerem atenção imediata.[3]

Tratamento

Tratamento farmacológico da dor

Segundo a Organização Mundial da Saúde (OMS), os princípios para o tratamento da dor incluem:
- O uso preferencial da via oral.
- A prescrição de doses fixas, de horário.
- Utilização da escada analgésica para a escolha correta do analgésico (Figura 4.2).
- Individualização de doses.
- Uso de adjuvantes.
- Atenção aos detalhes, incluindo profilaxia de efeitos, como prescrição de laxativos para constipação induzida por opioide, por exemplo.
- Reavaliação recorrente do controle analgésico.[4]

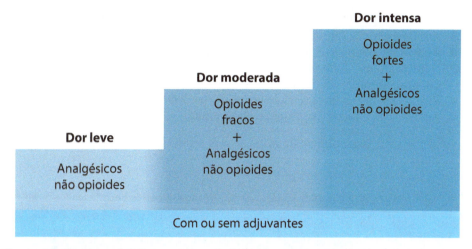

Figura 4.2. Escada analgésica proposta pela OMS. Imagem retirada do Manual do Residente de Cuidados Paliativos.[4]

Analgésicos não opioides

Grupo representado pelos anti-inflamatórios não esteroidais (AINEs), dipirona e paracetamol (acetaminfoeno). Podem ser usados isoladamente no tratamento da dor leve ou associados aos opioides na dor moderada ou grave (Tabela 4.3). A Sociedade Americana de Geriatria (AGS), em suas diretrizes, recomenda que o acetaminofeno deva ser considerado para o tratamento inicial e contínuo de dor persistente em idosos.[12]

Tabela 4.3. Analgésicos não opioides

Medicamento	Vias possíveis de administração	Dose terapêutica/intervalo	Efeito (início/pico/fim)	Dose máxima
Dipirona	VO, IM, EV, SC	500 a 1000 mg/4 a 6 h	30'/2h/8 h	6 g
Paracetamol	VO	500 a 1000 mg/4 a 6 h	30'/2h/8 h	6 g
Diclofenaco	EV, IM, VO	50 a 100 mg/6 a 8 h	15'/3h/10 h	200 mg

Adaptado de: <https://sbgg.org.br/wp-content/uploads/2018/08/SBGG_-_Guia_de_Dor_-_final_site.pdf>

Adjuvantes

Medicações denominadas adjuvantes são drogas que não tem como indicação primária o controle de dor, mas que podem atuar como analgésicos em algumas condições.

Pode ser utilizada em conjunto com os opioides e também estão indicadas em qualquer degrau da escada analgésica da OMS.[9,12]

Os principais fármacos incluídos nesta categoria são:[9]
- Antidepressivos (amitriptilina, nortriptilina, duloxetina e venlafaxina).
- Anticonvulsivantes (carbamazepina, gabapentina, pregabalina, lamotrigina).
- Neurolépticos (clorpromazina, levopromazina, quetiapina, risperidona, olanzapina).
- Relaxantes musculares (ciclobenzaprina, baclofeno, carisoprodol, tizanidina).
- Analgésicos tópicos (capsaicina e lidocaína).

A Tabela 4.4 exemplifica algumas drogas adjuvantes, com doses, cuidados e contra-indicações.

Tabela 4.4. Medicações adjuvantes. Tabela retirada do Manual do Residente de Cuidados Paliativos.[4]

Droga	Dose inicial	Dose usual	Cuidados (I) e contraindicações (II)
Antidepressivos			
Amitriptilina e Nortriptilina (VO)	10 a 25 mg/dia	50 a 150 mg	(I) Idosos, doença cardíaca, retenção urinária e convulsão; (II) Glaucoma de ângulo estreito e infarto recente
Duloxetina (VO)	30 mg/dia	60 mg/dia	(I) Hipertensão/convulsões
Venlafaxina XR (VO)	75 mg	75 a 150 mg	(I) Hipertensão; reduzir 25% em doença renal leve a moderada e 50% em dialíticos
Anticonvulsivantes			
Gabepentina (VO)	100-300 mg, titulando 100-300 mg a cada 1-3 dias até dose eficaz	300-1200 mg, 1-3 x/dia	(I) Reduzir dose em disfunção renal; retirada rápida: cefaleia, náuseas, insônia e diarreia
Pregabalina (VO)	25-75 mg/dia	150-300 mg	
Carbamazepina (VO)	100-200 mg 2 x/dia	300-800 mg, 2 x/dia	(I) Insuficiência cardíaca, renal e hepática; monitorar leucócitos, plaquetas, função renal/hepática e sódio; (II) depressão medular
Oxcarbamazepina (VO)	150 mg/dia; titular 150-300 mg a cada 3-5 dias	150-600 mg, a cada 12 h	(I) Monitorar sódio
Bisfosfonatos			
Pamidronato (IV)	60 mg em 4 h, a cada 4 semanas	90 mg	(II) Creatinina > 3
Ácido zoledrônico (IV)	4 mg em 15 minutos, a cada 3-4 semanas		

IV: intravenoso; VO: via oral.

Abordagem da Dor na Unidade de Urgência

Analgésicos opioides

Opioides são reservados para dor de intensidade moderada a forte. Segundo escada da OMS, no segundo degrau equivalente a dor moderada (intensidade 4 a 6), deve-se iniciar o uso dos chamados opioides fracos (codeína, tramadol), além dos medicamentos utilizados no degrau anterior. No terceiro degrau (intensidade 7 a 10) é indicado o uso de opioides fortes (morfina, metadona, oxicodona, fentanil, hidromorfona).[7]

Opioides podem ser administrados via endovenosa, intramuscular, subcutânea, intranasal e oral e sublingual. A escolha da via e da medicação irá depender das condições clínicas do doente e de suas comorbidades (Tabela 4.5 e Figura 4.3).

Tabela 4.5. Manejo farmacológico de dor aguda em adultos. Adaptado de Guideline for the management of acute pain in emergency situations.[13]

Dor leve (EVA 1-3)
Paracetamol 1 g VO
Ibuprofeno 400 mg VO
Naproxeno 500 mg VO
Diclofenaco sódico 50 mg VO
Celecoxib 200 mg VO
Dor moderada (EVA 4-6)
Paracetamol 1 g VO +
▪ Ibuprofeno 400 mg VO ou 400-800 mg EV (dose máxima 3,200 mg)
▪ Naproxeno 500 mg VO
▪ Diclofenaco sódico 50 mg VO ou 75 mg EV
▪ Cetorolaco EV 0,25 mg/kg (máximo 10 mg)
▪ Celecoxib 200 mg VO
+
Dipirona 8-16 mg/kg VO como dose única ou 1 g EV infusão lenta (máximo dose 2 g)
+
Codeína 30-60 mg VO
Tramadol 50 mg VO
Dor intensa (EVA 7-10)
Primeira linha
Morfina EV 2 - 3 mg (titular a cada 5 minutos)
Fentanil EV 0,05 mg
Segunda linha
Paracetamol EV 1 g + Codeína 30-60 mg VO
Tramadol 50 mg VO
Terceira linha
Cetamina EV 0,1 mg/kg (repetir dose 1 × após mais de 10 min)

A dose iniciada deve ser a menor possível, sendo necessário titulá-la até que seja atingida a melhor resposta sobre a dor, com menos efeitos adversos.[12]

Doses baixas de opioide estão indicadas em idosos, pacientes virgens de opioide e também em pacientes com disfunção renal (1/3 da dose). Considerar uso de metadona para pacientes com disfunção renal grave por tratar-se de opioide seguro por não produzir metabólitos ativos e não ter excreção renal.

> Importante: Opioides podem causar efeitos adversos sabidos e indesejáveis como náuseas, vômitos, prurido, tontura, xerostomia, retenção urinária, confusão mental, euforia ou sonolência e constipação. Espera-se que com o decorrer das semanas esses sintomas fiquem com a frequência e intensidade menores, exceto a constipação que exige a prescrição de laxativos irritativos em associado ao uso do opioide.

Os analgésicos simples quando utilizados em conjunto com os opioides podem otimizar a analgesia e estão atrelados à melhores índices de controle de dor.[4]

Os opioides possuem equivalência entre si e todo paciente em uso crônico de opioide deve ter sua dose diária ajustada levando em consideração a dose utilizada previamente. O cálculo das doses se baseia em tabelas específicas de conversão opioide (Tabela 4.6).

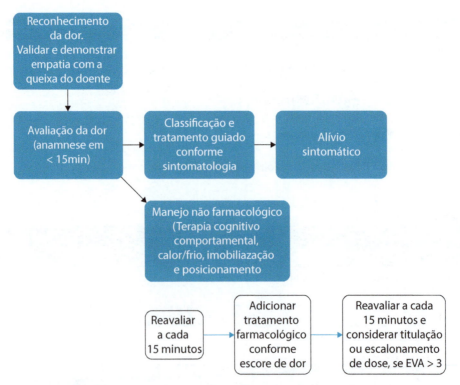

Figura 4.3. Algoritmo para o tratamento de dor aguda no departamento de emergência. Adaptado de Guideline for the management of acute pain in emergency situations.[13]

Conclusão

- Correta abordagem da dor acarreta melhores desfechos e maior chance de resolução do quadro.
- Planejar manejo se guiando pela sensação e experiência do paciente diante da queixa álgica, com reavaliações subsequentes.
- Conforme orientação da American Academy of Emergency Medicine (2018)[14], cabe ao emergencista manejar a dor de maneira centrada no paciente, favorecendo comunicação empática, objetivando alívio sintomático e ganho funcional. Além disso, inserindo o paciente no processo de tomada de decisão, expondo expectativas e efeitos adversos do tratamento instituído.
- O reconhecimento e abordagem impecável do sintoma no departamento de emergência otimiza rotinas, evita complicações associadas ao quadro de dor e aumenta o índice de satisfação do doente e família com relação ao serviço de saúde.

Pontos-chave

- Dor.
- Analgesia.
- Classificação da dor.
- Diagnóstico de dor neuropática.
- Uso de opioides.
- Equipotência de opioides.

Tabela 4.6. Equipotência analgésica. Retirado do Manual do Residente de Cuidados Paliativos do Hospital das Clínicas da Faculdade de Medicina da Universidade de São Paulo (HCFMUSP)[4]

Medicamento		Tempo de ação (horas)	Doses unitárias				
Fraco	Codeína oral, 4 h	4	30 mg	45 mg	60 mg		
	Tramadol parenteral, SC ou IV, intermitente	6	50 mg	75 mg	100 mg		
	Tramadol parenteral contínuo	24	200 mg	300 mg	400 mg		
	Tramadol oral	6	25 mg	37,5 mg	50 mg	75 mg	400 mg
Forte	Morfina oral de ação rápida	4		2,5 mg	5 mg	10 mg	15 mg
	Morfina oral de longa duração	12				30 mg	
	Morfina parenteral, SC, intermitente	4		1 mg	2 mg	3 mg	5 mg
	Morfina parenteral, IV, ou contínua, SC	24		10 mg	15 mg	20 mg	30 mg
	Oxicodona oral	12				10 mg	10 mg	20 mg
	Fentanil transdérmico/adesivo, uso adulto	72		25 mcg/h	25 mcg/h	25 mcg/h	25 mcg/h
	Fentanil transdérmico/adesivo, uso pediátrico (acima 2 anos)	72				32-25 mcg/h	12-25 mcg/h

Linha horizontal: passos seguidos para o ajuste de doses; Linha vertical: equipotência entre analgésicos. IV: intravenoso; SC: subcutâneo.

Referências bibliográficas

1. International Association for the Study of Pain (2011). IASP Taxonomy. Disponível em: http://www.iasp-pain.org/Content/NavigationMenu/GeneralResourceLinks/PainDefinitions/default.htm
2. Principles of Emergency Department Pain Management for Patients with Acutely Painful Medical Conditions. Global year against acute pain, 2010 – 2011. Disponível em <https://www.aped-dor.org/images/FactSheets/DorAguda/en/8-Emergency-EN.pdf≥
3. Wiermann, et al. Consenso Brasileiro sobre Manejo da Dor Relacionada ao Câncer. Brazilian Cancer

20 mg	30 mg	40 mg	60 mg	75 mg	90 mg	120 mg	150 mg	180 mg
60 mg	90 mg	120 mg	180 mg	240 mg	270 mg	360 mg	460 mg	540 mg
7 mg	10 mg	15 mg	20 mg	25 mg	30 mg	40 mg	50 mg	60 mg
40 mg	60 mg	90 mg	120 mg	150 mg	180 mg	240 mg	300 mg	350 mg
30 mg	40 mg	60 mg	90 mg	120 mg	140 mg	180 mg	240 mg	280 mg
25 mcg/h	50 mcg/h	75 mcg/h	100 mcg/h	125 mcg/h	150 mcg/h	200 mcg/h	250 mcg/h	300 mcg/h
12-25 mcg/h	50 mcg/h	75 mcg/h	100 mcg/h	125 mcg/h	150 mcg/h	200 mcg/h	250 mcg/h	300 mcg/h

Pain Management Consensus. Revista Brasileira de Oncologia Clínica < Vol. 10, no 38 < outubro/novembro/dezembro. 2014.

4. Carvalho RT, Souza MRB, Franck EM, Polastrini RTV, Crispim D, Jales SMCP, Barbosa SMM, et al. (eds). Manual da residência de cuidados paliativos. BARUERI: Manole, 2018.

5. Bennett MI, Smith BH, Torrance N, Lee AJ. Can pain can be more or less neuropathic? Comparison of symptom assessment tools with ratings of certainty by clinicians. Pain. 2006;122(3):289-94.

6. Merskey H, Bogduk N. Classification of chronic pain: descriptions of chronic pain syndromes and definitions of pain terms. Seattle: IASP Press; 1994.

7. Protocolo Clínico e Diretrizes Terapêuticas Dor Crônica Portaria SAS/MS nº 1083, de 02 de outubro de 2012. Retificada em 27 de novembro de 2015 Revoga a Portaria nº 859/SAS/MS, de 04 de novembro de 2002.

8. Miranda, et al. Nova classificação fisiológica das dores: o atual conceito de dor neuropática. Rev. dor vol.17 supl.1 São Paulo 2016. Disponível em: <https://doi.org/10.5935/1806-0013.20160037>

9. Merskey H, Bogduk N. Classification of chronic pain: descriptions of chronic pain syndromes and definitions of pain terms. Seattle: IASP Press; 1994.

10. Cherny N, Fallon M, Kansas S, Portenoy R, Currow DC (eds). Oxford Textbook of Palliative Medicine, 5.ed. Oxford: University Press; 2015.

11. Galvão ACR. Dor neuropática: tratamento com anticonvulsivantes. São Paulo: Segmento Farma, 2005.

12. Dor: o quinto sinal vital. Abordagem prática no idoso. Comissão de dor da Sociedade Brasileiria de Geriatria e Gerontologia. 2018. Acessado em <https://sbgg.org.br/wp-content/uploads/2018/08/SBGG_-_Guia_de_Dor_-_final_site.pdf>

13. Idrissi SH. Guidelines for the management of acute pain in emergency situations. March 2020. Project: European Initiatives for pain management. Disponível em: <https://www.researchgate.net/publication/339901016_Guidelines_for_the_management_of_acute_pain_in_emergency_situations>.

14. Motov, et al. The treatment of acute pain in the emergency department: a white paper position statement prepared for the american academy of emergency medicine. The Journal of Emergency Medicine, 2018. Elsevier Inc.

Febre e dor na Unidade de Urgência – Uso de antitérmicos e analgésicos não injetáveis

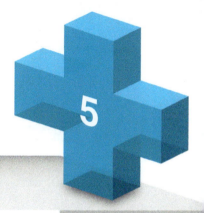

5

Liz Andréa Kawabata Yoshihara

Objetivos

- Identificar e mensurar o quadro álgico e/ou febril
- Como fazer a investigação
- Como escolher o melhor tratamento

Introdução

A dor é um sintoma e a febre é um sinal que incomodam muito (Figura 5.1). Ambas, pelo desconforto que causam, e pelos sintomas concomitantes causados por uma descarga adrenérgica que as acompanham e que são bem desagradáveis. Além disso, estão associadas a sinais de alerta, "há algo errado comigo". Quando estão presentes simultaneamente trazem consigo uma preocupação maior.

Histórico (epidemiologia)

A febre e a dor são muito prevalentes na emergência. São marcadores de quadros agudos e, para a população. tem sempre a conotação de gravidade. Esta percepção depende muito da intensidade e duração.

Conceito (e etiologia)

Febre é uma temperatura corporal elevada, superior aos 38 °C. É parte integrante do processo inflamatório e tem um importante papel no combate às infecções, mas ainda não se sabe se deve ou não ser combatida.

Febre

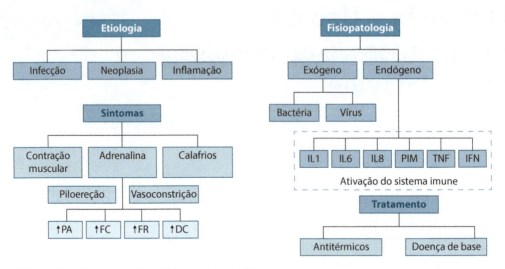

Figura 5.1. Sistematização da febre: etiologia, fisiopatologia, sintomas e tratamento

Dor: sensação e experiência emocional desagradável associada à lesão tecidual, real ou potencial, ou descrita em termos dessa lesão. Ocorre em diferentes graus de intensidade – do desconforto leve à agonia – e é produzida pela excitação de terminações nervosas sensíveis a esses estímulos, em decorrência de lesão, doença ou distúrbio emocional. É subjetiva, depende das experiências prévias. Pode e deve ser classificada de acordo com o seu lugar, tipo, intensidade, periodicidade, difusão e caráter. É uma experiência mental, que ocorre apenas no estado consciente.

Fisiopatologia

Febre

A temperatura corporal é determinada, em grande parte, pelo metabolismo do organismo, predominantemente o muscular e, internamente, pelo metabolismo hepático e pelo funcionamento cardíaco. E a perda de temperatura é efetuada pela pele (90%) e pela respiração (10%). Quando a temperatura sobe, o hipotálamo vai desencadear a vasodilatação e sudorese fazendo com que a temperatura retorne ao seu basal. Quando está frio, o hipotálamo vai levar a contratura muscular, vasoconstrição e aumento do da frequência cardíaca e tremor.

A hipertermia ocorre quando há uma falha neste sistema homeostático. Ocorre quando o organismo produz ou absorve mais calor do que consegue dissipar. O exemplo típico é a exposição ambiental ou a medicamentos que prejudiquem a termorregulação como os anticolinérgicos. Estes casos não respondem a antitérmicos.

Já a febre, ocorre de outra maneira. Todos os organismos vivos possuem resposta a estímulos agressivos. Agentes ou produtos microbianos são fagocitados pelo macrófago que vai liberar pirógenos endógenos que por sua vez causam uma série de alterações bioquímicas fisiológicas e imunológicas denominadas inflamação. Estas substâncias levam a um aumento do "*set point*" no hipotálamo. Isso causará a elevação do metabolismo para alcançar este novo patamar de temperatura. Dependendo da magnitude do estímulo agressor ou da quantidade de citocinas liberadas, teremos a manifestação sistêmica, causando a febre.

A temperatura corporal circadiana durante o dia, sendo seu nível mais alto entre as 16:00 e 22:00 e seu menor valor das 4:00 as 6:00, e pode ter uma elevação de 0,5 °C na época após a ovulação. Extremos de idade podem apresentar dificuldade na aferição da temperatura.

Além dos quadros infecciosos, precisam ser lembradas as doenças auto imune: arterite de células gigantes, doença de Still, doença de Wegener, lúpus eritematoso sistêmico, doenças inflamatórias intestinais dentre outras.

As neoplasias também pode ser causa de febre, principalmente os linfomas e tumores sólidos, mas também quadros metastáticos.

E outras causas mais raras: doenças como as granulomatosas, tromboses, por drogas e medicamentos.

Em pacientes com HIV positivos as causas são diferentes, daí a importância de fazer questionamento ativo e/ou solicitar a sorologia na investigação.

Dor

É resultado de atividades sensitiva, emocional e cognitiva no sistema nervoso central e periférico, determinada por experiências prévias vivenciadas desde a infância e influenciada por fatores familiares, sociais e culturais. Sensação importante na sobrevivência e integridade do organismo, permitindo mecanismo de defesa ou fuga para a preservação da espécie. Historicamente, acreditava-se de tratar-se de uma punição pelos pecados e prenúncio da morte. Há várias maneiras de avaliar a dor (Figura 5.2).

Possuímos receptores por todo organismo, na pele, ossos e músculos. O estímulo recebido gera um potencial de ação (variação de voltagem), que passivamente caminha pelo neurônio e que vai conectar a um segundo neurônio no corno posterior da medula espinal, onde poderá ser modulado, e fará sinapse com um outro que levará o estímulo até o sistema nervoso central via mesencéfalo e projetará este estímulo às amígdalas e córtex límbico, que contribuem para a resposta emocional à dor. Também nesta localização pode ocorrer o arco reflexo com a contração, e consequente retirada do membro do estímulo provocado, evitando lesões permanentes.

Os fatores psicológicos modulam a dor num grau altamente variável. Pensamentos e emoções desempenham um papel importante na percepção da dor. Muitos pacientes com dor crônica também têm depressão e ansiedade. A dor pode levar a comprometimento da atenção, memória, concentração e conteúdo do pensamento. Pode ainda levar a perda ponderal, isolamento, insônia, inatividade, perda de força a aumento de risco de quedas.

Existem vários tipos de receptores e que diferem na sua distribuição por todo corpo. Eles podem ser: térmicos, mecânicos, químicos ou poli modais. Eles se dividem em quatro tipos:

- Aα - Rápidas e grossas (mecânicos e pressóricos).
- Aβ - Presentes em músculos, tendões e articulações.
- Aδ - Lentas e finas (químicos, térmicos e mecânicos).
- C - Presentes por toda pele.

A classificação da dor pode ser vista na Tabela 5.1 e a taxonomia na Tabela 5.2.

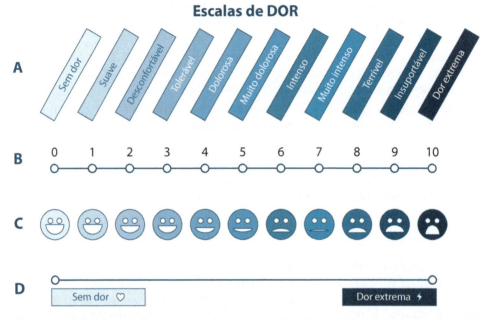

Figura 5.2. Diferentes escalas de dor. A - descritores verbais, B - numérica, C - escala de Wong Baker de faces e D - escala visual analógica

Tabela 5.1. Classificação da dor

Mecanismo	Nociceptiva	Dor percebida pelo sistema nervoso em resposta a lesão inflamatória ou não, de tecidos não nervosos e por ativação de nociceptores. Localizada, constante, pulsátil ou dolorosa.
	Neuropática	Dor causada por lesão ou doença do sistema nervoso somato sensitivo, periférico ou central, descrito como ardência dormência ou choque. Localização imprecisa, pode ser intensa.
Tempo	Aguda	Curta duração, relacionada a lesão tecidual
	Crônica	Mais de três meses, causada por estímulos nociceptivos ou neuropáticos contínuos, nem sempre relacionada e/ou proporcional ao estímulo que o causou.
Subtipos de dor nociceptiva	Somática	Pode ser superficial ou profunda e é mais precisa e localizada.
	Visceral	Episódica, mal localizada, pode ter reações autonômicas.

Febre e dor na Unidade de Urgência- Uso de antitérmicos e analgésicos não injetáveis

Tabela 5.2. Taxonomia da dor

Hiperestesia	Sensibilidade aumentada ao estímulo	Aumento da resposta	
Alodinia	Dor provocada por um estímulo que normalmente não provoca dor (toque, pressão, calor ou frio leve)	Diminuição do limiar	Estímulo e modo de resposta podem diferir
Hiperalgesia	Dor aumentada por estímulo normalmente doloroso	Aumento da resposta	Estímulo e modo de resposta são os mesmos
Hiperpatia	Resposta anormal a um estímulo doloroso, principalmente um estímulo repetitivo, assim como um limiar aumentado	Limiar aumentado: resposta aumentado	Estímulo e modo da resposta pode ser o mesmo ou diferir
Hipoalgesia	Diminuição da dor em resposta a um estímulo normalmente doloroso	Aumento do limiar: resposta diminuída	Estímulo e modo da resposta são os mesmos

Diagnóstico

A temperatura corporal pode ser monitorada de diversas maneiras. Pode ser medida na periferia: oral, axilar, cutânea, timpânica e na artéria temporal, ou central (com maior acurácia): retal, bexiga urinária, cateter central ou termômetro esofágico. Os termômetros infravermelhos são mais imprecisos, sujeitos a sudorese e a alterações vasculares.

Existem vários modos de fazer o diagnóstico de dor, pela fácies e postura do paciente ou pelo seu relato verbal. É importante realizar uma boa anamnese dos pacientes que apresentam febre.

ANAMNESE DA FEBRE (DADOS QUE PRECISAM SER COLETADOS)
- Viagens
- Contato com doenças contagiosas
- Hábitos sexuais
- Contato com os animais
- Picadas de insetos
- Hábitos alimentares
- Profissão
- Uso de drogas injetáveis e álcool
- Medicamentos
- Antecedentes pessoais e familiares
- Transfusões

É muito importante realizar uma boa anamnese da dor.

ANAMNESE DA DOR
- Localização
- Irradiação
- Presença de trauma
- Qual trauma (direto, queimadura, FAF, FAB, mordedura...)
- Início: abrupto ou insidioso
- Duração
- Temporalidade: contínuo ou intermitente
- Fatores de melhora
- Fatores de piora
- Tipo: cólica, aperto, peso, queimor
- Febre

Tratamento

Febre

A febre é um sintoma e não uma doença. Ainda não há um consenso se a febre deve ser tratada. Com relação aos benefícios podemos citar: redução do crescimento e proliferação de bactérias e vírus (por diminuição do nível sérico de ferro), melhor resposta imunológica e aumento da atividade de alguns antimicrobianos. E com relação aos malefícios: desconforto, aumento da taxa metabólica, consumo de oxigênio, produção de CO_2 e maior demanda do sistema cardíaco e pulmonar. Está associada a pior evolução de lesões cerebrais com aumento do risco neurológico ou de sequelas.[15] Altas temperaturas raramente desenvolvem convulsões, contrário à crendice popular, e as que ocorrem tem caráter benigno. As convulsões febris ocorrem em crianças até 6 anos com temperaturas maiores que 38 °C e também não deixam sequelas. Há diversos padrões de febre, conforme a Figura 5.3.

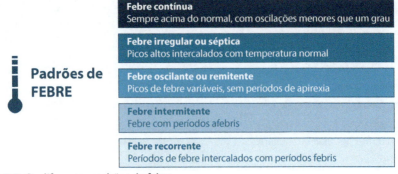

Figura 5.3. Os diferentes padrões de febre

Importante lembrar que, mais do que tratar a febre, deve-se pesquisar sua etiologia. Uma boa anamnese e um exame físico completo são essenciais. Podem ser necessários exames complementares, principalmente com a febre persistente. Nos pacientes toxemiados ou com algum sinal de instabilidade, a investigação precisa ser rápida e a intervenção também. A própria presença de febre pode simular um quadro de sepse com taquicardia e hipotensão do indivíduo. Os imunossuprimidos são grupos de risco. A coleta de culturas (sangue, urina, fezes, líquor, secreções) antes da introdução do antibiótico é essencial.

Em casos específicos indica-se o tratamento a curto prazo: choque, doença cardiopulmonar ou neurológica ou condições de aumento da taxa metabólica como pós operatório e queimados), distúrbios hidroeletrolíticos, quando acima de 40°C, e após parada cardiorrespiratória.[19]

O tratamento pode ser farmacológico e não farmacológico. O não farmacológico consiste basicamente em intervenções de esfriamento de superfície por condução (troca de temperatura pelo contato de duas superfícies), convecção (transferência de calor da pele para fluxo de líquido ou ar frios) e evaporação (quando o líquido frio em contato com a pele quente evapora, diminuindo a temperatura na superfície),[18] mas todas elas não diminuem o "*set point*", podendo levar a um aumento da produção de calor, do consumo de oxigênio e da taxa metabólica.[18] Para esse esfriamento muitas vezes é necessário sedação, analgésicos, relaxantes musculares e antipiréticos. Pode também ser feito por diálise ou infusão de líquidos frios intravasculares.

Intervenções farmacológica para diminuir a temperatura devem ser feitas com o uso de antitérmicos ou antipiréticos, drogas capazes de inibir a cicloxigenase (Cox 1 ou Cox 2), interrompendo a síntese de prostaglandinas, levando assim a diminuição do *set point*. O tratamento rápido deve ser importante nos pacientes em que o aumento do metabolismo pode piorar seu quadro de base: demência, insuficiência cardíaca, coronariopata mal controlado, pacientes em delirium ou com quadro neurológico prévio podem piorar seu déficit. Outro tópico a ser lembrado é que muitas vezes a febre vem com desidratação.

Analgésicos não opioides e antitérmicos

Estas medicações são basicamente: dipirona, paracetamol e o anti-inflamatório não hormonal (salicilatos e ibuprofeno). Todas estas têm dose teto, onde aumentar a dosagem aumenta apenas os efeitos colaterais sem aumentar sua eficácia.[20]

Dipirona ou metamizol: é um ótimo antipirético e analgésico, derivado da pirazolona.

Mecanismo de Ação: atua no centro termorregulador hipotalâmico nos pacientes com hipertermia provocando redução da temperatura corporal. A queda da temperatura decorre de maior perda de calor, possivelmente por aumentar a irradiação de calor através da pele. O efeito analgésico pode ser decorrente da capacidade que a dipirona tem de bloquear a síntese e a liberação de prostaglandinas, substâncias envolvidas diretamente na fisiopatologia do processo doloroso. Além, desse efeito periférico, a dipirona pode atuar diretamente no tálamo, diminuindo a passagem de impulsos dolorosos (potenciais de ação), e, através dessa estrutura, reduzir a chegada de impulsos dolorosos ao nível do córtex sensitivo.

Contraindicações: hipersensibilidade à droga. Não deve ser administrada a pacientes com intolerância conhecida aos derivados de pirazolônicos ou com determinadas doenças metabólicas, tais como porfiria hepática e deficiência congênita de glicose-6 fosfato desidrogenase.

Reações Adversas: choque e discrasias sanguíneas, tais como agranulocitose, leucopenia e trombocitopenia (muito raras).[17]

Paracetamol ou acetaminofen: são preferidos em crianças por serem seguros na dose correta. Inibe a Cox3, variante da Cox 1.

Mecanismo de Ação: promove analgesia pela elevação do limiar da dor e controle térmico através de ação no centro hipotalâmico que regula a temperatura.

Contraindicações: alérgicos ao ácido acetilsalicílico (aspirina) devem ter cuidado ao usar o paracetamol. E pacientes com hepatopatia.

Reações Adversas: cefaleia, hepatotoxicidade e disfunção hepática, icterícia, insuficiência renal aguda, necrose renal tubular, cianose, anemia hemolítica, hematúria, anuria, neutropenia, leucopenia, pancitopenia, trombocitopenia, hipoglicemia, *rash*.

Está indicada para aliviar dores leves ou moderadas, além da febre. Só proporcionam alívio sintomático, mas efetivo, não necessitando de associações.

AAS e outros anti-inflamatórios não hormonais (AINH): são grupos de fármacos com estruturas químicas frequentemente diferentes e que, mesmo assim, compartilham de efeitos terapêuticos e efeitos adversos. Também conhecidos como anti-inflamatórios não esteroidais. O protótipo é a AAS. Dos anti-inflamatórios, o ibuprofeno tem ação analgésica e antitérmica potente com menor risco de sangramento gastrointestinal.

Para entender o efeito anti-inflamatório, precisamos entender a inflamação. O estímulo lesivo, independentemente de sua natureza, química, física ou biológica, desencadeia uma série de alterações funcionais e morfológicas em células, tecidos, vasos sanguíneos e linfáticos na área afetada, que caracterizam os sinais cardinais da inflamação: calor, rubor, tumor (edema) e dor. O calor é resultado do aumento do fluxo sanguíneo e metabolismo celular. O eritema (rubor) é oriundo da vasodilatação, que leva ao aumento de permeabilidade vascular, levando ao edema (tumor). E, por fim, a dor, consequência da liberação de mediadores que afetam diretamente os receptores periféricos da dor (nociceptores). Adicionalmente, o acúmulo de líquidos e células comprime o tecido conjuntivo, que pode estimular as terminações nervosas sensoriais, exacerbando o quadro.

O aumento de leucócitos polimorfonucleares e mononucleares no local da lesão é um dado morfológico de grande utilidade para caracterizar a reação inflamatória.

Alguns efeitos sistêmicos podem ser deflagrados como: aumento do número de leucócitos circulantes (leucocitose) e de proteínas inflamatórias, além da febre.

Os analgésicos e anti-inflamatórios não hormonais estão entre os medicamentos mais utilizados com e sem prescrição médica, sendo também empregados na profilaxia de doenças cardiovasculares (AAS).

Dor

Para o tratamento da dor, podemos utilizar todas as medicações listadas como antitérmicas acima e outras que mencionamos abaixo. Entre elas, os AINE entram com um papel essencial. Novamente uma anamnese acurada é importante.

Os AINEs e os anti-inflamatórios esteroidais possuem como estratégia terapêutica básica retardar ou inibir o processo responsável pela lesão, no sentido de aliviar a dor e reduzir o edema presente em algumas patologias inflamatórias como as doenças reumáticas, osteoarticulares e outras. Entretanto, somente os AINEs possuem a propriedade de reduzir a febre oriunda da destruição tecidual ou infecções induzidas por microrganismos.

Em virtude da alta toxicidade dos compostos esteroidais, o uso terapêutico desses fármacos, embora mais potentes que os AINEs, é limitado.

A aspirina, considerada o protótipo dos AINES, foi até pouco tempo um dos fármacos mais utilizados, sem prescrição no tratamento da inflamação. Atualmente, outros AINEs com ação terapêutica e segurança superior vêm substituindo o papel da aspirina.

À semelhança de outros grupos farmacológicos, os AINES são divididos em várias classes químicas, denominados ainda de seletivo e não seletivo para COX. Em geral, os AINEs são representados por ácidos fracos (exceto a nabumetona) e, com exceção da aspirina, são inibidores reversíveis da COX, sendo que a duração de ação inibitória depende de suas propriedades farmacocinéticas. Nesse sentido, os AINEs podem ser divididos em fármacos de curta (< 6 h) e longa duração (> 10 h). Na emergência, o uso do cetorolaco sublingual tem sido de grande valia pela potência e facilidade na via de administração. O uso tópico dos AINEs na forma de gel, spray ou creme pode aliviar dores musculoesqueléticas agudas.

Mecanismo de Ação: Esta substância tem a propriedade de baixar a febre (antitérmico), aliviar a dor (analgésico) e reduzir a inflamação (anti-inflamatório). Por isso, é utilizado para alívio dos sintomas de várias doenças como gripes, resfriados e outros tipos de infecções.

Contraindicações: úlcera e sangramento gastrointestinal, hipersensibilidade à aspirina, síndrome de Reye (pacientes com gripe ou catapora) e acidose metabólica. Use cuidadosamente em paciente com disfunção renal, hipoprotrombinemia, deficiência de vitamina K, asmático e no idoso. Deve ser evitado durante a gravidez (pode aumentar o risco de hemorragia na mãe e no feto). Pode causar malformações.

Reações Adversas: zumbido, perda da audição, náusea, vômito, desconforto gastrinstestinal (GI), sangramento oculto, *rash*, hematoma, disfunção hepática, Síndrome de Reye.

As complicações estão relacionadas às medicações em uso e doenças prévias.

Anti-inflamatórios esteroidais

Raramente são utilizados na emergência. Por serem mais potentes que os AINES, têm bom efeito analgésicos, mas não antitérmicos. Possuem efeitos colaterais importantes, exceto se usado por poucos dias. Pode levar a alterações da resposta imunológica devendo ser avaliada cuidadosamente sua introdução. Para algumas patologias tem indicação certa: asmáticos, faringites graves, reações alérgicas, D. de Addison, mas não para analgesia isolada. Nas crises de gota podem ser utilizados já que estes pacientes são usuários crônicos de AINEs e podem ter acometimento renal.

Analgésicos opioides

São conhecidos também como analgésicos narcóticos e são potentes para o alívio da dor, mas geralmente a prescrição inicial dá prioridade para os outros analgésicos que podem se mostrar tão potentes quanto. Indicação: Dor intensa; sedação pré-operatória e adjuvante da anestesia; dor associada ao infarto do miocárdio; tratamento adjuvante do edema pulmonar agudo.

Mecanismo de Ação: Exerce efeito primário no SNC e na musculatura lisa. A morfina, como outros opioides, age como um antagonista que se liga a sítios receptores estereoespecíficos e saturáveis no cérebro, medula espinhal e outros tecidos.

Contra indicações: a morfina é contra indicada nas seguintes situações: hipertensão craniana, meningite e tumor cerebral; gravidez; insuficiência renal; insuficiência hepática; Hipotireoidismo; Hipersensibilidade às drogas; pressão arterial baixa; Doença de Addison (ou outra desordem da glândula adrenérgica); problemas na tireoide; problemas respiratórios, asma ou DPOC; reações alérgicas a medicamentos narcóticos, como a codeína, metadona, vicodin.

Reações Adversas: SNC: tontura, sedação, euforia, delírio, insônia, agitação, ansiedade, medo, alucinação, desorientação, sonolência, letargia, coma, mudança no humor, fraqueza, cefaleia, tremor, convulsão, diminuição do reflexo da tosse, distúrbio visual, miose, rubor facial, colapso na circulação periférica, taquicardia, bradicardia, arritmia, palpitação, hipertensão, hipotensão postural, hipotensão, síncope, náusea, vômito, boca seca, anorexia, constipação, espasmo no trato biliar, espasmo uretral e do esfíncter vesical, retenção urinária, oligúria, efeito anti diurético, diminui a libido ou potência, prurido, urticária, laringoespasmo, broncoespasmo, edema, depressão respiratória, apneia, depressão circulatória, parada respiratória e cardíaca, choque, irritação no local da injeção, sudorese, dependência física e psicológica.

O tramadol tem forte afinidade ao receptor opioide e inibe a recaptação de serotonina e norepinefrina no SNC. Codeína tem ação muito lenta. Sua ação, metabolismo e efeitos adversos são muito variáveis entre os pacientes. Oxicodona ou hidrocodona são mais estáveis. Não deve ser a primeira opção, apesar da analgesia potente, sempre na menor dose e menor tempo possível. Sempre dar preferência para medicações de curta duração, pelo risco de uso crônico, abuso e dependência, mesmo no período pós operatório. Não fazer prescrições com números de comprimidos além do estritamente necessário.

Mecanismo de Ação: analgésico de ação central, inibe a norepinefrina e serotonina, causa muitos efeitos como opioide, tais como tontura, sonolência, náusea, constipação e leve depressão respiratória. Não causa liberação de histamina. Indicação: Dor moderada a grave.

Contra-indicações: paciente hipersensível à droga, gestação, intoxicação aguda pelo álcool, hipnótico, analgésicos e psicofármacos. Pacientes em tratamento com inibidores da monoaminoxidase, antidepressivo tricíclico, antidepressivo inibidor de recaptação da serotonina.

Anticonvulsivantes

Gabapentina, pregabalina e carbamazepina são medicações que são usados para analgesia de origem neuropática. A analgesia é atribuída a vários mecanismos: liberação de neurotransmissores mediados por cálcio, inibição da facilitação serotonérgica descendente, ações anti-inflamatórias e influência no componente afetivo da dor. Também são efetivos os antidepressivos inibidores da recaptação de noradrenalina e serotonina (duloxetina e venlafaxina) e os tricíclicos (amitriptilina e nortriptilina), além de patch de lidocaína e capsaicina 8%. A associação de mais de um medicamento para este tipo de dor é benéfica.

Metoxiflurano

É um anestésico inalatório de ação rápida, que proporciona analgesia potente em doses menores que a anestésica, não narcótico, sem os riscos principalmente de analgesia em idosos,[31] que muitas vezes acabam recebendo menos medicação pelo temor de que podem apresentar.

Escopolamina ou hioscina

Deve ser lembrada nas dores abdominais em cólicas. É um anticolinérgico. Não mascara a gravidade dos casos e é bem efetiva na analgesia destes casos.

Conclusão

No nosso arsenal dispomos de muitas medicações eficazes para o tratamento da dor e da febre com vários locais de ação que permitem a associação entre eles, mesmo assim ainda temos pacientes subtratados.

Referências bibliográficas

1. Sethi N, Naqash AI, Nielsen N, et al. Fever control interventions versus placebo, sham or no intervention in adults: a protocol for a systematic review with meta-analysis and Trial Sequential Analysis. BMJ Open 2019;9:e032389. https://bmjopen.bmj.com/content/9/11/e032389.info

2. IASP Subcommittee on Taxonomy. Pain terms: A list with definitions and notes on usage. Pain 1979; 6: 247-52. https://pubmed.ncbi.nlm.nih.gov/460932/

3. Webb P: The physiology of heat regulation. Am J Physiol 1995;268:R838-R850. https://journals.physiology.org/doi/abs/10.1152/ajpregu.1995.268.4.R838

4. Boulant JA: Role of the preoptic-anterior hypothalamus in thermoregulation and fever. Clin Infect Dis 2000;31:S157-S161. https://academic.oup.com/cid/article/31/Supplement_5/S157/332640

5. Sullivan JE, Frick GS, Maxwell LG, et al. Fever and antipyretic use in children. Pediatrics. 2011 Mar;127(3):580-7. https://pubmed.ncbi.nlm.nih.gov/21357332/.

6. Dinarello CA: Cytokines as endogenous pyrogens. J Infect Dis 1999;179 (suppl 2):S294-S304. https://academic.oup.com/jid/article/179/Supplement_2/S294/2190815

7. Mackowiak PA: Concepts of fever. Arch Intern Med 1998;158:1870.

8. Knockaert DC, Vanderschueren S, Blockmans D: Fever of unknown origin in adults: 40 years on. J Intern Med 253:263, 2003. https://onlinelibrary.wiley.com/doi/full/10.1046/j.1365-2796.2003.01120.x

9. Pasikhova Y., Ludlow S., Baluch A. Fever in Patients with Cancer. Cancer Control. 2017;24:193–197. https://journals.sagepub.com/doi/full/10.1177/107327481702400212.

10. Bond M; Simpson K. Pain – its nature and treatment, Edinburgh, Churchill Livingstone, 2006.

11. Gardner E, Martin J, Jessell T. 2000. The bodily senses. In Principles of Neural Science, ed. ER Kandel, JH Schwartz, TM Jessell, pp. 430–50. New York: McGraw-Hill. 4th ed.

12. Niven DJ, Gaudet JE, Laupland KB, et al. Accuracy of peripheral thermometers for estimating temperature: a systematic review and meta-analysis. Ann Intern Med 2015;163:768–77. https://pubmed.ncbi.nlm.nih.gov/26571241/

13. Ward MA, Hannemann NL. Fever: Pathogenesis and treatment. In: Feigin and Cherry's Textbook of Pediatric Infectious Diseases, 8th ed, Cherry JD, Harrison G, Kaplan SL, et al (Eds), Elsevier, Philadelphia 2018. p.52.

14. Kluger MJ, Kozak W, Conn CA, et al. The adaptive value of fever. Infect Dis Clin North Am 1996;10:1–20. https://pubmed.ncbi.nlm.nih.gov/8698984/

15. Greisman LA, Mackowiak PA. Fever: beneficial and detrimental effects of antipyretics. Curr Opin Infect Dis 2002;15:241–5. https://pubmed.ncbi.nlm.nih.gov/12015457/

16. Mackowiak PA, Ruderman E, Martin RM, et al. Effects of physiologic variations in temperature on the rate of antibiotic-induced bacterial killing. Am J Clin Pathol 1981;76:57–62.

17. Plaisance KI, Mackowiak PA. Antipyretic therapy: physiologic rationale, diagnostic implications, and clinical consequences. Arch Intern Med 2000;160:449–56. https://pubmed.ncbi.nlm.nih.gov/10695685/

18. El-Radhi AS. Why is the evidence not affecting the practice of fever management?. Arch Dis Child. 2008;93(11):918. https://pubmed.ncbi.nlm.nih.gov/18562453/

19. Hesdorffer DC, Shlomo S, Lax DN, et al: Risk factors for subsequent febrile seizures in the FEBSTAT study. Epilepsia 57(7): 1042–1047, 2016. https://pubmed.ncbi.nlm.nih.gov/27265870/

20. Polderman KH. How to stay cool in the intensive care unit? endovascular versus surface cooling. Circulation 2015;132:152–7. https://www.ahajournals.org/doi/full/10.1161/CIRCULATIONAHA.115.017350

21. Doyle JF, Schortgen F. Should we treat pyrexia? and how do we do it? Critical Care 2016;20. https://ccforum.biomedcentral.com/track/pdf/10.1186/s13054-016-1467-2

22. Mackowiak PA: Concepts of fever. Arch Intern Med 158:1870, 1998. https://pubmed.ncbi.nlm.nih.gov/9759682/

23. Wannmacher L. Paracetamol versus dipirona: como mensurar o risco? In: Organização Pan-

Americana da Saúde. Uso Racional de Medicamentos: Temas Selecionados. Brasília: OPAS; 2005. https://www.saudedireta.com.br/docsupload/1340026793novo_paracetamol.pdf

24. Aronoff DM, Neilson EC: Antipyretics: mechanisms of action and clinical use in fever suppression. Am J Med 111:304, 2001. https://pubmed.ncbi.nlm.nih.gov/11566461/

25. Man SY, Woo WK, Lam PKW, et al.Feasibility study comparing oral paracetamol and oral non-steroidal anti-inflammatory drugs for treating pain after musculoskeletal injury: a randomized, double blind, controlled trial. HONG KONG J EMERG ME 2004, 11(2), 78-84. https://www.researchgate.net/publication/251932289/.

26. Gong J, Colligan M, Kirkpatrick C,et al. Oral Paracetamol Versus Combination Oral Analgesics for Acute Musculoskeletal Injuries. Ann. Emerg. Med 2019, 74(4), 521-529. https://doi.org/10.1016/j.annemergmed.2019.05.030.

27. Bjorsson GA; Haanaes HR; Skoglund LA. A randomized, doubleblind crossover trial of paracetamol 1000 mg four times daily vs ibuprofen 600 mg: effect on swelling and other postoperative events after third molar surgery. Br. J. Clin. Pharmacol., Oxford, Inglaterra, 2003, v. 55, n. 4, p. 405-412. https://www.ncbi.nlm.nih.gov/pmc/articles/PMC1884233/.

28. Biarnason I. Ibuprofen and gastrintestinal safety: a dose-duration-dependent phenomenon. J. R. Soc. Med., London, v. 100, Suppl. 48, p. 11-14, 2007. https://pubmed.ncbi.nlm.nih.gov/18335848/.

29. Derry S, Moore RA, Gaskell H, et al. Topical NSAIDs for acute musculoskeletal pain in adults. Cochrane Database Syst Rev. 2015 Jun 11;2015(6):CD007402. https://pubmed.ncbi.nlm.nih.gov/26068955/.

30. Shulman ST, Bisno AL, Clegg HW, et al. Clinical practice guideline for the diagnosis and management of group A streptococcal pharyngitis: 2012 update by the Infectious Diseases Society of America. Clin Infect Dis. 2012 Nov 15;55(10):1279-82. https://pubmed.ncbi.nlm.nih.gov/?term=Shulman+ST&cauthor_id=2309104.

31. Pueyo RC, Alonso CF, Collado SG, et al. Methoxyfurane, an effcient and well tolerated analgesic for elderly patients, compared with standard analgesic treatment: subgroup analysis of a phase IIIb randomised, controlled trial (InMEDIATE). Eur J Emerg Med, 2020, 27(1), 71-72. https://doi.org/10.1097/mej.0000000000000651.

32. Chang AK, Bijur P, Barnaby D, et al. A randomized controlled trial of four oral analgesics in the treatment of acute extremity pain. Acad. emerg. med.b 2017, 24, S21-S22. https://doi.org/10.1111/acem.13203.

Abordagem da Dor Torácica Aguda na Emergência

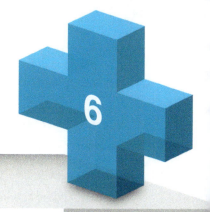

Braian Valério Cassiano de Castro
Luciana Andrea Avena Smeili

Introdução

Dor torácica é a segunda causa mais comum de procura ao Pronto-Socorro (PS) nos EUA (Quadro 6.1), perdendo apenas para os traumatismos[1] e por representar um grande número de possibilidades diagnósticas etiológicas,[2-4] entre elas, causas graves, com risco de vida, é considerada uma síndrome bastante desafiadora (Quadro 6.2).

A sua abordagem requer treinamento apropriado e as habilidades médicas mais importantes para o seu manejo são anamnese e exame físico, acrescidos de uma sistematização investigativa diagnóstica, de modo a não onerar o sistema com exames e internações para quem não se beneficiará disso e também não dar alta hospitalar para casos potencialmente graves.[2-4]

Quadro 6.1. Dor torácica é uma das queixas mais frequentes na emergência

> EUA: 7,6 milhões de procura à emergência ao ano por dor torácica, quase 5% das visitas ao PS.[1] No nosso País não existem números ou estimativas da quantidade de atendimentos por dor torácica nas salas de emergência. Baseado no número de atendimentos anuais por dor torácica nos EUA e na proporção populacional entre esse país e o Brasil, e assumindo a mesma prevalência de doença coronariana, poderíamos estimar 4 milhões de atendimentos anuais por dor torácica no Brasil.[2]

Quadro 6.2. Importância da avaliação adequada da dor torácica na unidade de urgência

Dor torácica pode ser manifestação clínica de uma doença grave - o desafio é diferenciar o paciente que precisa e o que não precisa de investigação e internação.

A síndrome coronária aguda é responsável por quase 1/5 das causas de dor torácica e 2 a 10% dos pacientes com este diagnóstico são, inadvertidamente, liberados e podem apresentar uma evolução clínica desfavorável.[3]

Metade a 2/3 dos pacientes com dor torácica internados acabam não confirmando uma causa cardíaca para os seus sintomas, resultando num gasto desnecessário de 5 a 8 bilhões de dólares por ano nos Estados Unidos.[2]

Embora a dor torácica não cardíaca seja a etiologia mais comum, não podemos esquecer das etiologias com risco de vida, especialmente à síndrome coronária aguda, que permanece a principal causa de óbito nos EUA[4] e no Brasil.[5,6]

É preocupante ainda o fato de que pacientes com etiologia com risco de vida podem parecer bem, sem alterações nos sinais vitais e no exame físico.

Avaliação clínica inicial - identificar as causas com risco imediato de vida

A síndrome "dor torácica aguda" constitui-se de: dor, pressão, aperto, queimação ou mesmo desconforto torácico (Quadro 6.3), nos ombros, nos braços, no pescoço, nas costas, no andar superior do abdome e/ou na mandíbula, assim como sensação de dispneia e fadiga, que podem ser equivalentes anginosos.[4]

Além disso, o quadro é considerado agudo não apenas quando é de início recente (especialmente nos últimos 15 dias) mas também quando há uma mudança de padrão com relação ao quadro crônico, seja na intensidade, na forma ou na duração.[4]

Quadro 6.3. A queixa torácica pode ser inespecífica em alguns pacientes

O paciente pode não descrever os seus sintomas como dor, mas sim como um desconforto torácico.

Inicialmente devemos avaliar se o paciente tem características clínicas que apontam para uma das emergências clínicas causadoras de dor torácica aguda (Quadro 6.4): síndrome coronária aguda, dissecção de aorta, embolia pulmonar, miopericardite, pneumotórax e mediastinite (ex: por rotura de esôfago). Isso deve ser feito pela anamnese, exame físico e avaliação dos sinais vitais, eletrocardiograma, radiografia de tórax e enzimas cardíacas. Complementando com ecocardiograma e tomografia de tórax na dependência da suspeita clínica.

Abordagem da Dor Torácica Aguda na Emergência

Quadro 6.4. A causa da dor torácica pode ser uma emergência clínica

> A maior parte dos pacientes não terão causa cardíaca ou maligna para a sua dor, mas mesmo assim o ponto crucial da abordagem da dor torácica aguda será a identificação precoce de uma emergência clínica subjacente, potencialmente com risco de vida.
>
> Por isso, pacientes com esse diagnóstico sindrômico devem imediatamente procurar avaliação médica e chamar o 192. Uma a cada 300 pessoas com dor torácica aguda transportadas por meio próprio ao PS têm parada cardíaca no caminho (EUA).[4]

Como dito acima, é comum a falta de correlação entre a intensidade dos sintomas e a gravidade da doença e não é incomum à similaridade dos sintomas entre pacientes com diferentes causas de dor torácica.

Embora existam variações individuais, o desconforto torácico induzido por isquemia coronariana é frequentemente característico (Quadro 6.5). Porém, alguns pacientes que parecem ter uma dor não cardíaca podem ter uma dor ter etiologia isquêmica. Podemos dizer que existe um *continuum* de características que colocarão o paciente como mais alta ou mais baixa suspeita clínica de dor de etiologia isquêmica, na dependência de quanto os sintomas se aproximam ou se afastam dos sintomas que costumam caracterizar a dor isquêmica.[4]

O termo dor atípica era usado para pacientes com dor isquêmica e sem as características clássicas descritas acima. Esse termo é atualmente desencorajado porque na prática ele pode ser confundido com dor não cardíaca, o que coloca em risco o diagnóstico de isquemia nesses pacientes. Por isso, recomenda-se o uso dos termos: dor cardíaca, dor possivelmente cardíaca e dor não cardíaca, na dependência do espectro de manifestações clínicas do paciente (Quadro 6.6) e do quão esses se afastam ou se aproximam do quadro típico.[4]

Quadro 6.5. Características mais comuns da dor por angina – Síndrome Coronária Aguda (SCA):4,7

- Localização: sendo uma dor visceral, ela costuma ser difusa, difícil de localizar ou pode ser precordial, retroesternal, epigástrica ou estar presente apenas nos locais típicos de radiação;
- Irradiação: mandíbula, pescoço, ombros, membros superiores, dorso, epigástrio;
- Caráter: em peso ou opressão;
- Desencadeante: pode ser espontânea ou ser desencadeada por estresse físico (exercícios, atividade sexual, frio, alimentação copiosa) ou emocional;
- Instalação: progressiva;
- Sintomas associados: náuseas, vômitos, sudorese, dispneia, tontura ou síncope (esses sintomas podem ser os únicos sintomas do paciente, especialmente em idosos e diabéticos). Idosos podem ter delirium agudo ou queda inexplicada como únicas apresentações clínicas da SCA;
- Intensidade: em geral moderada a intensa;

Continua

Continuação

- Fatores de melhora: a angina pode melhorar com repouso ou com nitroglicerina, mas a melhora com nitroglicerina não necessariamente indica causa isquêmica, podendo ocorrer também em outras situações como no espasmo do esôfago.

- Fatores de risco para doença arterial coronária: tabagismo, hipertensão, diabetes, idade > 60 anos, obesidade, sedentarismo, dislipidemia, antecedente familiar positivo (especialmente evento cardiovascular em parente de primeiro grau: homem < 55 anos e mulher < 65 anos), etilismo, estressores psicossociais.[8]

Mulheres tem dor localizada em dorso, mandíbula ou pescoço e sintomas associados mais frequentemente do que homens, o que pode em parte explicar o fato das mesmas receberem menos diagnóstico e tratamento apropriado para SCA quando comparamos com o sexo masculino.[4]

A angina é considerada estável quando ela existe com um padrão crônico de um desconforto de esforço previsível. Ela é considerada instável quando há uma mudança significativa na frequência, gravidade ou duração dos episódios ou quando ela ocorre com níveis decrescentes de esforço.[7]

Quadro 6.6. A importância da anamnese na avaliação da dor torácica

É essencial conversarmos diretamente com o próprio paciente para acessar as características da sua dor. A história do paciente é o passo mais importante para considerarmos presença ou ausência de isquemia coronária.[4]

Infelizmente a literatura aponta para disparidade na eficiência de atendimento na dependência da raça do paciente, com prejuízo a pacientes de raça negra, hispânicos e asiáticos nos EUA. Por isso preconiza-se que a anamnese seja sempre bem feita, considerando as diferenças étnicas e socioculturais e se necessário com auxílio de tradutores.[4]

Dor em pontada, muito bem localizada, que piora à palpação de um local específico ou com a respiração, que tem posição antálgica ou que seja intermitente com duração de segundos, não sugere dor anginosa.[7]

Na síndrome coronária aguda o exame físico costuma ser normal, podendo ter sinais de liberação adrenérgica como taquicardia e hipertensão ou de ativação vagal como sudorese, bradicardia e hipotensão arterial. Na dependência da extensão da isquemia ainda será possível encontrarmos B3, B4, sinais de congestão pulmonar ou de má perfusão tecidual (choque cardiogênico).

Avaliação das comorbidades e fatores de risco também é importante na avaliação diagnóstica.

Os Quadros de 6.7 a 6.11 apontam as características clínicas mais importantes das outras causas mais graves de dor torácica aguda.

Abordagem da Dor Torácica Aguda na Emergência

Quadro 6.7. Características clínicas sugestivas de dissecção de aorta[4]

- Início súbito de dor intensa
- Iniciada ou irradiada para o dorso
- Diferença de pulso entre os membros (sensibilidade desse achado é de 30%)
- Rx tórax com alargamento do mediastino
- Síncope
- Sopro de insuficiência aórtica (presente em 40 a 75% dos casos de dissecção tipo A);
- Presença de fatores de risco como síndrome de Marfan, hipertensão mal tratada, tabagismo, idade >70 anos, antecedente familiar positivo para aneurismas/dissecção

Dor intensa de início abrupto + diferença de pulsos + alargamento do mediastino no Rx = acima de 80% de probabilidade de se tratar de dissecção de aorta.

Quadro 6.8. Características clínicas sugestivas de embolia pulmonar[4]

- Taquicardia e dispneia (em mais de 90% dos pacientes);
- Hipoxemia;
- Dor que piora com a respiração;
- Hemoptise;
- Exame físico de membros sugestivo de trombose venosa profunda;
- Fatores de risco para tromboembolismo venoso como pós operatório recente, doença neoplásica, doença inflamatória sistêmica e trombose prévia.

Quadro 6.9. Características clínicas sugestivas de pneumotórax[4]

- Dor ventilatório dependente;
- Redução da expansibilidade, redução ou abolição do murmúrio vesicular no hemitórax acometido e percussão timpânica;
- Fatores de risco presentes: homem magro e longilíneo, tabagismo, trauma, enfisematoso com bolhas pulmonares, asma, fibrose cística, ventilação mecânica, acesso venoso central recente.

Quadro 6.10. Características clínicas sugestivas de rotura de esôfago[4]

- Vômitos;
- Enfisema de subcutâneo;
- Pneumotórax associado (20%)
- Fatores de risco como pós procedimento endoscópico ou neoplasia de esôfago.

Quadro 6.11. Características clínica sugestivas de miopericardite

- Dor que alivia com inclinação do tronco para frente;
- Atrito pericárdico;
- Fatores de risco para doença no pericárdio como infecção recente de vias aéreas, lúpus, HIV ou tuberculose;
- Evolução com congestão pulmonar ou arritmias ventriculares - no caso de miocardite associada;
- Evolução com sinais sugestivos de tamponamento cardíaco: hipofonese de bulhas, estase jugular, hipotensão arterial.

Um eletrocardiograma (ECG) deve ser solicitado em até 10 minutos, a menos que uma causa não cardíaca seja evidente, como por exemplo num paciente com herpes zoster. O objetivo principal do ECG será identificar precocemente um possível infarto do miocárdio com supra de ST. Um ECG inicial não diagnóstico indica a realização de ECGs seriados para identificação de alterações dinâmicas do segmento ST sugestivas de isquemia, especialmente em pacientes com elevada suspeita clínica, com sintomas persistentes ou que evolui com instabilidade clínica. O tempo para repetição do ECG é variável e dependerá da evolução clínica e recorrência dos sintomas.[4]

Se o ECG inicial for consistente com SCA (supra de ST, bloqueio de ramo esquerdo novo, onda T hiperaguda ou depressão do segmento ST), o paciente deve ser tratado como tal. Se o ECG for não diagnóstico e o paciente apresentar risco alto ou intermediário, recomenda-se estender o ECG com derivações V7 a V9 e derivações direitas à procura de infarto de parede posterior. Oclusão de circunflexa ou de coronária direita com infarto posterior pode resultar num infarto eletricamente silencioso.[4]

Um ECG normal (Quadro 6.12) ou sem alterações sugestivas de SCA idealmente deve ser comparado com o ECG de base do paciente.

Quadro 6.12. ECG normal não descarta SCA

Um ECG inicial normal não exclui SCA! Até 6% dos pacientes com SCA são liberados do hospital para casa, após realizar um ECG normal (EUA).[4]

Abordagem da Dor Torácica Aguda na Emergência

Em todos os pacientes com dor torácica aguda e suspeita clínica de isquemia, é mandatório a solicitação da troponina (Quadro 6.13) no tempo zero. Sendo a ultrassensível repetir em 1 a 3 horas da primeira dosagem. Se for troponina convencional, repetir em 3 a 6 horas.

Quadro 6.13. Papel da troponina

A troponina ultrassensível é o biomarcador de eleição, ela se eleva mais rapidamente (em 1 hora) com relação aos biomarcadores mais antigos, além de ser muito sensível e específica. No entanto, é "órgão sensível" e não "doença sensível", podendo estar elevada em outras doenças que resultam em injúria miocárdica. Para confirmação diagnóstica de infarto, além do quadro clínico sugestivo, será necessário que ocorra um aumento ou uma elevação (curva) de troponina, nas dosagens seriadas. Também será importante a interpretação correta desse exame, considerando que até mesmo pessoas sem doença aguda poderão ter valores pouco elevados, assim, avaliar qual o ensaio utilizado na sua instituição e calcular um coeficiente de variação potencialmente normal até 10% do limite superior do percentil 99 para aquele método.

De qualquer forma, paciente com dor torácica aguda e troponina positiva, mesmo que não apresente infarto, tem um prognóstico pior.

A indicação da radiografia de tórax deve ser guiada pela suspeita clínica e probabilidade pré teste de achados diagnósticos. Pode ser muito útil na identificação de: cardiomegalia (derrame pericárdico ou cardiopatia prévia), congestão pulmonar, hipertensão pulmonar, pneumotórax, pneumonia, fratura de costela, pneumomediastino, derrame pleural e alargamento do mediastino.

O ecocardiograma pode ser útil, podendo reconhecer causas potencialmente graves como o derrame pericárdico, disfunção de ventrículo direito e hipertensão pulmonar na embolia pulmonar, sinais de dissecção de aorta e doenças valvares, além de hipocontratilidade segmentar e cardiomiopatias.

Na suspeita clínica de dissecção de aorta ou embolia pulmonar, seguir o protocolo de investigação diagnóstica complementar, com angiotomografia e/ou tomografia protocolo TEP. Para as outras emergências clínicas, como pneumotórax, miopericardite, rotura de esôfago, também prosseguir investigação diagnóstica específica para cada uma delas. Lembrar que o paciente em avaliação de uma causa grave de dor torácica deve permanecer monitorizado.

É importante mantermos em mente que em pacientes com dor torácica aguda dentro de poucos dias a semanas após ter realizado um procedimento coronariano, seja percutâneo ou cirúrgico, deve ser abordado como portador de uma coronária ou um enxerto ocluídos até se prove o contrário.

Prosseguindo a investigação diagnóstica da dor torácica

A essa altura da avaliação do paciente, já identificamos uma possível emergência clínica e as causas não graves ou não cardíacas de dor torácica com quadro clínico evidentes como: pneumonia, pleurite, dor osteomuscular, herpes zoster, causas abdominais (Quadro 6.14).

Quadro 6.14. Outras causas de dor torácica (de origem gastrintestinal, cutânea, osteomuscular ou psíquica)

Causas gastrointestinais: 10 a 20% dos pacientes com dor torácica aguda, sendo o refluxo gastrointestinal (RGE) a causa gastrointestinal mais comum.

- A dor torácica do RGE pode mimetizar a dor isquêmica, em geral tem padrão de aperto ou queimação, com duração de minutos a horas e mais frequentemente após a refeição ou à noite, podendo piorar com estresse. Pode ou não melhorar espontaneamente ou com antiácidos.

- Dismotilidade esofageana também pode provocar dor torácica e em geral é acompanhada de disfagia.

Devemos investigar uso de anti-inflamatórios, bifosfonados, suplementação de ferro ou potássio, melhora clínica com antiácidos e antisecretores.

Outras causas de dor torácica de origem gastrointestinal são: doença ulcerosa péptica, colecistite, coledocolitíase, colangite, pancreatite aguda e crônica.

Causas osteomusculares e cutâneas: incluem mialgia, costocondrite, fraturas, metástase óssea, doença discal cervical, fibromialgia, herpes zoster (neuralgia herpética e pós herpética).

A dor do herpes zoster pode iniciar até 24h antes do aparecimento das lesões cutânea. Esta causa deve ser sempre lembrada em pacientes com características de dor neuropática (geralmente em queimação) localizada num dermátomo específico.

Causas psíquicas: são muito prevalentes e consideradas diagnóstico de exclusão. Em pacientes com quadro recorrente de dor torácica aguda, sem evidência de causa fisiológica, incluindo teste negativo para isquemia, é indicado encaminhamento para terapia cognitivo comportamental.

É comum a associação dos sintomas com síndromes psicológicas como ansiedade, ataques de pânico, depressão, distúrbios somatoformes e cardiofobia.

Estes pacientes costumam ser submetidos a múltiplos testes diagnósticos, exposição excessiva à radiação e uma abordagem que envolve um alto custo porque é comum a subvalorização dos fatores psicológicos, até mesmo quando o próprio paciente refere sintomas ansiosos.

No paciente estável clinicamente, sem uma das emergências clínicas acima identificadas e sem um diagnóstico firmado, prosseguiremos a investigação da dor torácica (protocolo de dor torácica), com foco especialmente para dor de etiologia isquêmica (Figuras 6.1 a 6.3), com realização de exames complementares, além da avaliação clínica, eletrocardiográfica e de biomarcadores seriadas.[4]

Os exames indicados dependerão da probabilidade pré teste de SCA e da disponibilidade e experiência do serviço.

A probabilidade pré teste é calculada com base nos sintomas do paciente, fatores de risco, achados no ECG e na dosagem de troponina e utiliza escores de risco para SCA e para eventos adversos cardiovasculares em 30 dias. Esses protocolos podem rapidamente detectar ou excluir SCA (Quadro 6.15).

Abordagem da Dor Torácica Aguda na Emergência

Quadro 6.15. A importância do protocolo de dor torácica no departamento de emergência

A utilização de um protocolo estruturado de dor torácica reduz o número de exames e internações desnecessárias em 21 a 43%, mantendo alta sensibilidade para detecção de SCA e complicações cardiovasculares e também reduz o sub diagnóstico de SCA. Por isso, um protocolo deve ser implementado em todas as emergências.

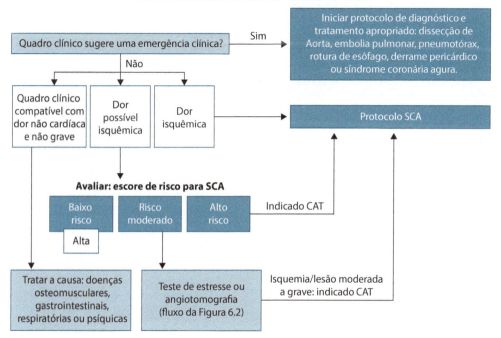

Figura 6.1. Fluxograma avaliação da dor torácica aguda. SCA = Síndrome Coronária Aguda; CAT= Cateterismo Cardíaco.

Podemos utilizar protocolos disponíveis para estratificação do risco do paciente que procura o serviço de urgência por dor torácica (Quadro 6.16). Todos eles têm elevada sensibilidade para o diagnóstico de infarto e permitem liberação mais rápida do paciente de risco baixo e intermediário.[10-14]

Pacientes com sinais objetivos de isquemia, como alterações do segmento ST e pacientes com história de doença cardíaca isquêmica, não devem ser manejados por esses protocolos.[12]

Quadro 6.16. Protocolos para estratificação de risco de pacientes que procuram o serviço de urgência por dor torácica

- Escore HEART - utiliza história, ECG, idade (age), fatores de risco (risk) e troponina de alta sensibilidade com 0 e 3h.
- EDACS - Emergency Department Acute Coronary Syndrome - troponina com 0 e 2h.
- ADAPT- protocolo de troponina com 0 e 2h. - Accelerated Diagnostic Protocol to Acess Patients with Chest Pain Symptoms using contemporany troponins
- mADAPT - protocolo de troponina com 0 e 2h. modificado
- NOTR - No objective test rule: idade, fatores de risco, doença arterial coronária prévia, troponina em 0 e 2h.
- 2020 ESC- história, ECG, troponina ultrassensível com 0 e 1 ou 2h.
- 2016 ESC/Grace- idade, frequência cardíaca, pressão arterial, creatinina, parada cardíaca, ECG, biomarcadores e classificação Killip

Quadro 6.17. Escore Heart

História	suspeita alta	2
	suspeita moderada	1
	suspeita leve	0
ECG	depressão significativa de ST	2
	distúrbio de repolarização inespecífica	1
	normal	0
Age	> igual 65 anos	2
	45-65 anos	1
	< 45 anos	0
Risk factor	> igual a 3 fatores de risco	2
	1 a 2 fatores de risco	1
	0 fatores de risco	0
Troponina	> 2x o limite normal	2
	1 a 2x o limite normal	1
	<igual ao limite normal	0

Abordagem da Dor Torácica Aguda na Emergência

Pacientes com baixa probabilidade pré teste (Quadro 6.18) não tem indicação de exames adicionais. Esses pacientes possuem risco de SCA e de complicações cardiovasculares em 30 dias menores que 1% (Quadro 6.19).[4]

Quadro 6.18. Pacientes estratificados como de baixo risco para SCA

Troponina no tempo zero abaixo do limite considerado normal para pacientes com pelo menos 3h de dor contínua;
■ Troponina seriada em 1 a 2h da entrada sem alterações (valor preditivo negativo > 99%)
■ Escore HEART≤ 3 e troponina inicial e seriada normais;
■ Escore EDACS ≤ 16 e troponina inicial e seriada normais;
■ Escore TIMI zero (ADAPT) e troponina inicial e seriada normais;
■ Escore TIMI 0/1 (mADAPT) e troponina inicial e seriada normais;
■ Escore NOTR zero.
Nesses protocolos, quando o paciente é considerado de risco baixo, a ponto de poder ser liberado sem exames adicionais, o valor predito negativo para SCA e eventos em 30 dias é bastante elevado (99%).

Quadro 6.19. Pacientes de baixo risco para SCA e troponina convencional x ultrassensível

Protocolos de liberação rápida do paciente com uma única troponina de alta sensibilidade no tempo zero normal deve ser restrito a pacientes com dor contínua iniciada a pelo menos 3h da admissão. Esse protocolo ainda não foi validado para troponina convencional. Se a apresentação clínica é ainda suspeita para SCA recomenda-se uma nova dosagem de troponina ultrassensível (de 3h) ou de troponina convencional (de 6h).[4]

Em pacientes com risco intermediário (Quadro 6.20) sem diagnóstico prévio e sem avaliação diagnóstica prévia de DAC (doença arterial aterosclerótica), a angiotomografia de coronárias ou um teste de estresse estão indicados. Se o teste de estresse for inconclusivo, podemos solicitar angiotomografia na sequência. E se a angiotomografia mostrar uma estenose moderada, podemos realizar um teste de estresse ou solicitar uma avaliação da FFR (reserva fracionada de fluxo miocárdico) pela tomografia, para melhor avaliação da gravidade da lesão.

Quadro 6.20. Pacientes estratificados como de risco intermediário para SCA

- Escore HEART de 4 a 6; ou
- Escore TIMI de 2 a 4; ou
- Escore ESC 2020: troponina ultra sensível inicial não está nem baixa nem elevada e/ou mudança em 1-2 h em nível intermediário[14]
- 2016 ESC/Grace: troponina inicial entre 12 a 52 ng/L ou troponina de 1h entre 3-5 ng/L[13]

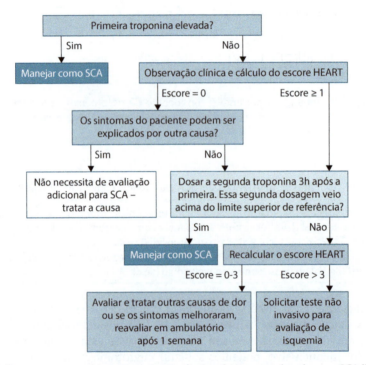

Figura 6.2. fluxograma sugerido para pacientes de risco baixo e moderado para SCA.[12]

Os testes de estresse possíveis são: o teste ergométrico ou avaliação de perfusão miocárdica com: cintilografia, ecocardiograma com stress, tomografia por emissão de pósitron ou ressonância. A escolha do método dependerá da experiência clínica e da disponibilidade do mesmo no serviço.

Pacientes com risco intermediário e exame complementar indicativo de isquemia moderada a grave ou com disfunção ventricular significativa podem realizar angiotomografia ou cateterismo cardíaco diretamente.

Para pacientes com risco intermediário e avaliação coronariana recente, veja o Quadro 6.21.

Abordagem da Dor Torácica Aguda na Emergência

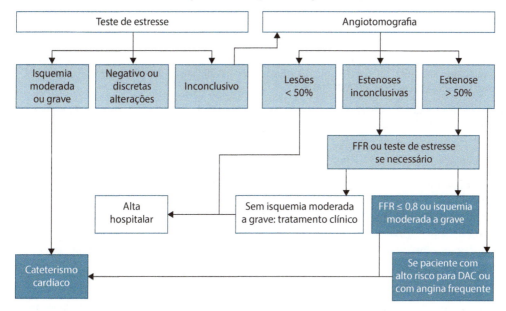

Figura 6.3. Fluxograma avaliação da dor torácica aguda com risco intermediário de isquemia. FFR: reserva fracionada de fluxo miocárdico.

Quadro 6.21. Conduta preconizada para pacientes de risco intermediário e uma avaliação de doença arterial coronária recente

Para pacientes com risco intermediário e uma avaliação de doença arterial coronária recente (até 1 ano para um teste de estresse e até 2 anos para angiotomografia de coronárias):   ■ Teste prévio negativo - não necessita repetir a avaliação: o paciente pode ter alta   ■ Teste prévio de estresse inconclusivo ou com alterações leves - repetir avaliação com angiotomografia   ■ Teste prévio de estresse com alterações moderadas a graves - solicitar cateterismo cardíaco

Pacientes com alto risco (Quadro 6.22): devem ser abordados no protocolo de SCA e encaminhados para cateterismo cardíaco.

Quadro 6.22. Pacientes de alto risco

■ Escore HEART = 7-10; ou   ■ Escore TIMI de 5 a 7; ou   ■ 2020 ESC: troponina inicial alta ou elevação de troponina em 1 ou 2h alta (cutoff variava com a metodologia usada para dosagem de troponina)[14] ou   ■ 2016 ESC/Grace: troponina inicial > 52 ng/L ou troponina de 1 h > 5 ng/L[13]

Referências Bibliográficas

1. National Hospital Ambulatory Medical Care Survey: 2017 Emergency Department Summary Tables- https://www.cdc.gov/nchs/data/nhamcs/web_tables/2017_ed_web_tables-508.pdf
2. Bassan R, Pimenta L, Leães P, Timerman A. I Diretriz de Dor Torácica na Sala de Emergência- Sociedade Brasileira de Cardiologia-Arq. Bras. Cardiol. 79 (suppl 2) • Ago 2002 • https://doi.org/10.1590/S0066-782X2002001700001
3. Elizabete Silva dos Santos1 Ari Timerman- Dor torácica na sala de emergência: quem fica e quem pode ser liberado? Rev Soc Cardiol Estado de São Paulo 2018;28(4):394-402
4. M.Gulati, P. D. Levy, D. Mukkerjee et al. 2021 Chest Pain Guideline-JACC VOL. 78, NO. 22, 2021- NOVEMBER 30, 2021:e187 – e285- https://doi.org/10.1016/j.jacc.2021.07.053
5. Talita Costa Barbosa; Lindemberg Barbosa Júnior; Joseana Gomes Salustiano - Análise sobre a mortalidade por infarto agudo do miocárdio de acordo com o DATASUS: estudo epidemiológico -https://socerj.org.br/trabalhoscientificos/wp-content/uploads/2021/07/ID-64143.pdf
6. DATASUS-Óbitos p/Residênc segundo Categoria CID-10 -Categoria CID-10: I21 Infarto agudo do miocardio- Período: 2021-http://tabnet.datasus.gov.br/cgi/tabcgi.exe?sim/cnv/obt10uf.def
7. Cesar LA, Ferreira JF, Armaganijan D et al. Arquivos Brasileiros de Cardiologia-Diretriz de Doença Coronária Estável-Volume 103, Nº 2, Suplemento 2, Agosto 2014
8. Arquivos Brasileiros de Cardiologia-I Diretriz Brasileira de Prevenção Cardiovascular- Volume 101, Nº 6, Suplemento 2, Dezembro 2013.
9. Six (A), Backus BE, Kelder JC. Chest pain in the emergency room: value of the Heart Score. Neth Heart J. 2008; 16 (6): 191.
10. Backus BE, Six AJ, Kelder JC et al. A prospective validation of the Heart score for chest pain patients at the emergency department. Int J Cardil. 2013; 168 (3):2153.
11. Lee B, Chang AM, Matsuura AC, Marcoom S, Hollander JE. Comparison of cardiac risk scores in ED patients with potential acute coronary syndrome. Crit Pathw Cardiol. 2011; 10 (2):64
12. Mahler SA, Hiestand BC, Goff DC Jr, Hoekstra JW, Miller CD. Can the HEART score safely reduce stress testing and cardiac imaging in patients at low risk for major adverse cardiac events? Crit Pathw Cardiol, 2011, sep; 10 (3): 128-33.
13. Raphael Twerenbold, Juan Pablo Costabel, Thomas Nestelberger et al. Outcome of Applying the ESC 0/1-hour Algorithm in Patients With Suspected Myocardial Infarction. J Am Coll Cardiol. 2019 Jul, 74 (4) 483–494
14. Jean-Philippe Collet, Holger Thiele, Emanuele Barbato, Olivier Barthélémy, Johann Bauersachs et al. 2020 Acute Coronary Syndromes (ACS) in Patients Presenting without Persistent ST-Segment Elevation (Management of) Guidelines-European Heart Journal, Volume 42, Issue 14, 7 April 2021, Pages 1289–1367, https://doi.org/10.1093/eurheartj/ehaa575

Síndrome Coronariana Aguda sem Supradesnivelamento do Segmento ST

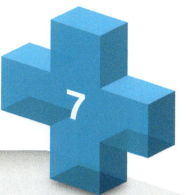

Armando Carneiro Furtado
Fernando Arturo Effio Solis

Introdução

A síndrome coronariana aguda sem supradesnivelamento do segmento ST (SCASSST) engloba duas doenças: o infarto sem supradesnivelamento do segmento ST (IAMSSST) e a angina instável (AI). Essas duas condições são indistinguíveis na avaliação inicial sendo a elevação de marcadores de necrose miocárdica o grande diferencial, presente no IAMSSST.

Fisiopatologia

A patogênese da doença ocorre na maioria das vezes a partir da ruptura de uma placa aterosclerótica instável com formação de trombo sobreposto e suboclusivo, levando a hipoperfusão miocárdica. Outras formas da doença podem ser o espasmo coronariano e também o aumento acentuado da demanda miocárdica com desbalanço com relação a sua oferta (choque, sepse, anemia, estresse cirúrgico etc.). A partir disso, foi definida a classificação dos tipos de infarto como vemos na Tabela 7.1.

Tabela 7.1. Tipos de infarto

Tipo de IAM	Contexto clínico
Tipo I	Complicação de placa aterosclerótica (ex: erosão, ruptura, ulceração)
Tipo II	Desbalanço de oferta e demanda de oxigênio na ausência de complicação de placa aterosclerótica (choque, sepse, anemia, estresse cirúrgico etc.)
Tipo III	Morte súbita na vigência de quadro clínico compatível com infarto
Tipo IVa	Complicação de angioplastia coronariana
Tipo IVb	Relacionado a trombose de *stent*
Tipo V	Relacionado a cirurgia de revascularização miocárdica

Quadro clínico

O sintoma inicial, que leva o paciente ao pronto-socorro, é a dor torácica, descrita como opressão, peso ou queimação retroesternal, podendo irradiar para membros superiores, ombros, pescoço e mandíbula. Diaforese, náusea, dispneia e síncope podem acompanhar o sintoma.

A dor piora geralmente ao esforço físico e melhora ao repouso ou após o uso de nitrato (isso difere do IAMCSST onde a dor tende a melhorar somente com a recanalização da artéria acometida).

Eletrocardiograma

O exame deve ser realizado nos primeiros 10 minutos após a admissão do paciente. Mais da metade dos casos pode ter eletrocardiograma (ECG) normal, por outro lado, as alterações mais comuns são depressão do segmento ST (persistente ou dinâmica) e/ou inversão de onda T. É mais fácil encontrar estas alterações se o paciente estiver sintomático no momento do registro do eletrocardiograma. Em 10% dos casos pode haver ainda elevação transitória de ST (< 20 minutos), neste caso o manejo deve ser feito como a SCASSST.

Troponina

As troponinas são os biomarcadores de escolha para a avaliação diagnóstica dos pacientes com suspeita de infarto agudo do miocárdio por sua acurácia diagnóstica elevada com relação aos outros biomarcadores. Sua elevação é indicativa de lesão miocárdica, porém, sem identificar o mecanismo da lesão (aterosclerose, miocardite, sepse, embolia pulmonar, congestão, etc.).

A maior limitação das troponinas convencionais (TnTc e TnIc) é sua baixa sensibilidade quando coletadas com menos de 6 horas do início da dor, devendo ser repetida após 3 a 6 horas caso normal ou discretamente elevada.

Com a introdução da troponina de alta sensibilidade (Tropo-US) é possível detectar níveis mais baixos e em menor tempo com relação às troponinas convencionais.

Isto permite aguardarmos apenas 3 horas do início da dor para sua coleta em tempo hábil, além de possibilitar nova coleta em apenas 1 a 3 horas conforme protocolo.

Em contrapartida, a troponina se eleva em diversas outras condições que não apenas IAM, e por isso, sua variação ao longo do tempo e o quadro clínico do paciente são fundamentais para sua correta interpretação (Figura 7.1).

Diagnóstico

O diagnóstico de SCASSST é evidente quando temos dor típica e alterações características de ECG. Nestes casos, a troponina serve apenas como marcador de maior gravidade e diferença Angina Instável de IAMSSST.

Já na dúvida diagnóstica (por quadro clínico duvidoso e ECG normal ou inespecífico), a interpretação da curva de troponina é de extrema importância como parâmetro a ser avaliado em protocolo de dor torácica, no pronto-socorro (reavaliação clínica, ECG e troponina seriados) como vemos na Figura 7.1.

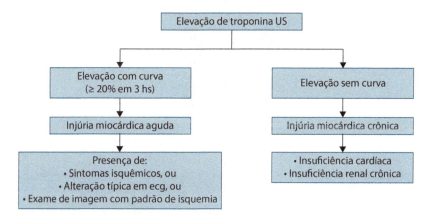

Figura 7.1. Interpretação da elevação da troponina US.

Escores de risco

O próximo passo após o diagnóstico de SCASSST é a estratificação de risco de morte. Vários escores estão estabelecidos para este fim, dentre eles citamos o TIMI, GRACE e HEART. Sugerimos usar o que mostre maior risco (Tabela 7.2).

Tabela 7.2. TIMI score

Idade ≥ 65 anos	1 ponto
≥ 3 fatores de risco para DCV (HAS, DLP, DM, tabagismo, história familiar)	1 ponto
Lesão coronariana > 50%	1 ponto
Angina grave recorrente (< 24 horas)	1 ponto
Uso de AAS nos últimos 7 dias	1 ponto
Depressão de ST ≥ 0,5 mm	1 ponto
Elevação de troponina	1 ponto
0-2 pontos	**3-4 pontos** / **5-7 pontos**
Baixo risco	Médio risco / Alto Risco

GRACE score

O escore de GRACE tem uma pontuação mais complexa, a partir de 8 variáveis. O escore está disponível on-line ou via aplicativos de celular (Tabelas 7.3 e 7.4).

Para acessar a calculadora do Grace Score use o QR code a seguir:

Tabela 7.3. Grace score

Até 108 pontos	109-140 pontos	Maior que 140 pontos
Baixo risco	Médio risco	Alto risco

HEART score

Tabela 7.4. HEART score

História	2 pontos – muito suspeita
	1 ponto – moderadamente suspeita
	0 ponto – pouco suspeita
ECG	2 pontos – depressão de ST
	1 ponto - distúrbios da repolarização
	0 ponto - normal
Anos (idade)	2 pontos - ≥ 65 anos
	1 ponto – entre 45-65 anos
	0 ponto - < 45 anos
Risco (fatores de risco) DLP, DM, HAS, obesidade, tabagismo, antecedente familiar	2 pontos - ≥ 3 ou DAC estabelecida
	1 ponto – 1 ou 2 fatores de risco
	0 ponto – nenhum fator de risco
Troponina	2 pontos - ≥ 3 x o limite superior
	1 ponto – 1 a 3 x o limite superior
	0 ponto – troponina normal
0-3 pontos	**4-6 pontos**	**7-10 pontos**
Baixo risco	Médio risco	Alto risco

CRUSADE score

Outra estratificação importante é a de risco de sangramento, que pode ser realizada pelo score de Crusade (www.crusadebleedingscocre.org). Este dado deve ser levado em consideração para a tomada de decisão quanto a terapêutica e estratificação a ser instituída (Tabela 7.5). Para acessar CRUSADE Score use o QR code a seguir:

Tabela 7.5. CRUSADE score

Menor que 31 pontos	31 a 41 pontos	Maior que 41 pontos
Baixo risco	Médio risco	Alto risco

Tratamento

Após a análise de riscos podemos prosseguir para o tratamento:

Sala de emergência

Monitorização eletrocardiográfica contínua, da pressão arterial e de oximetria, em sala de emergência, são indicados no manejo do paciente com Síndrome Coronariana Aguda tendo em vista possível evolução nas primeiras horas para eventos graves como arritmias ventriculares súbitas e fatais, edema agudo de pulmão e choque cardiogênico.

Oxigênio deve ser ofertado visando saturação de O_2 > 92%.

Antiagregação plaquetária

AAS com ataque de 300 mg VO, mastigado, com início na sala de emergência e mantido por tempo indefinido na dose de 100 mg ao dia para todo paciente com SCA.

Um segundo antiagregante plaquetário (inibidor da P2Y12) deve ser associado em pacientes com SCA de risco moderado ou alto:
- Clopidogrel com ataque de 300 mg, oral, deve ser iniciado na sala de emergência, seguido de 75 mg ao dia como manutenção. Não fazer dose de ataque em pacientes com mais de 75 anos; ou

- Ticagrelor na dose de ataque de 180 mg, oral, com manutenção de 90 mg de 12 em 12 horas deve ser usada como primeira escolha com relação ao clopidogrel nos serviços que disponibilizam essa droga.

Nos pacientes de alto e muito alto risco, que farão cateterismo nas primeiras 24 hs (geralmente em locais com serviço de hemodinâmica disponível), pode-se iniciar o antiagregante plaquetário somente na sala de hemodinâmica.

Heparina

Anticoagulação deve ser iniciada nos pacientes com risco intermediário ou alto.

Deve se preferir heparina de baixo peso molecular (enoxaparina) na dose de 1 mg/kg SC a cada 12 horas por 7 dias ou até a revascularização. Em pacientes com mais de 75 anos, prescrever enoxaparina 0,75 mg/kg SC a cada 12 horas. Utilizar 1 mg/kg ao dia se *clearence* de creatinina ≤ 30 mL/min. Se *clearence* de creatinina ≤ 15 mL/min, optar por heparina não fracionada em bomba de infusão contínua.

Analgesia

Nitratos tem a função de alívio de sintomas, deve se iniciar com dinitrato de isossorbida de 5 a 10 mg sublingual, podendo-se escalonar para nitroglicerina endovenosa em bomba de infusão contínua. São contraindicados se uso de inibidores da fosfodiesterase ou similares nas últimas 24 a 48 horas.

Além da avaliação da dor (que pode melhorar por completo), deve-se realizar ECG antes a após o início do nitrato para identificar possíveis alterações dinâmicas de ST.

Morfina é analgésico de segunda linha, devendo ser usada com cautela, somente em casos refratários a nitrato e beta bloqueador, na dose de 2 a 4 mg, endovenosa, podendo ser repetida em intervalos de 5 a 15 minutos.

Outras drogas

Beta bloqueadores, IECA/BRA, espironolactona e estatinas devem ser iniciadas nas primeiras 24 hs do atendimento. Seu uso está explicado em mais detalhes no capítulo de síndrome coronariana aguda com supradesnivelamento do segmento ST.

Estratificação

Estratégia não invasiva ou invasiva (cineangiocoronariografia) para estratificação da doença coronariana deve ser escolhidas a partir do cálculo dos escores de risco.

- **Estratégia não invasiva:** teste ergométrico, ecocardiograma de estresse e cintilografia de perfusão miocárdica podem ser realizados para estratificação não invasiva de doença coronariana em pacientes de risco intermediário, após 24 a 48 horas de estabilidade clínica. A ausência de isquemia possibilita a alta do paciente com baixa probabilidade (cerca de 1%) de evento cardiovascular grave em 1 ano.
- **Estratégia invasiva:** a cineangiocoronariografia deve ser realizada obrigatoriamente em pacientes de alto ou muito alto risco, e deve ser considerada no risco intermediário. Permite o diagnóstico da DAC subjacente, a identificação da lesão culpada, a orientação para o tratamento com medicamentos antitrombóticos e decisão entre angioplastia primária ou cirurgia de revascularização do miocárdio a partir da anatomia coronariana encontrada.

Fluxograma de tratamento

A seguir descrito na Figura 7.2 o fluxograma de tratamento e estratificação da SCASSST.

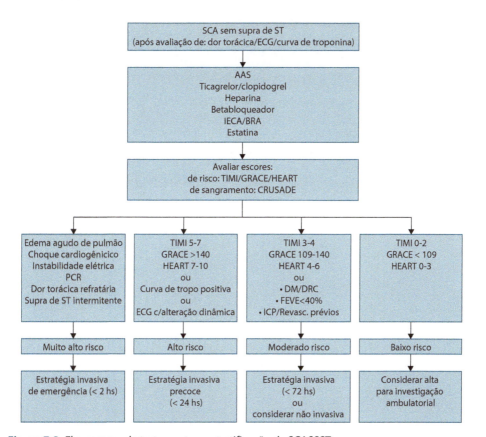

Figura 7.2. Fluxograma de tratamento e estratificação da SCASSST.

Referências bibliográficas

1. Thygesen K, Alpert JS, Jaffe AS, Chaitman BR, Bax JJ, Morrow DA, et al. Fourth universal definition of myocardial infarction (2018). European Heart Journal. 2019 Jan 14;40(3):237-69.

2. Collet J-P, Thiele H, Barbato E, Barthélémy O, Bauersachs J, et al. 2020 ESC guidelines for the management of acute coronary syndromes in patients presenting without persistent ST-segment elevation. Eur. Heart J. 2020:1-79. doi: 10.1093/eurheartj/ehaa575.

3. Nicolau J, Timerman A, Marin-Neto J, Piegas L, Dornas C, Franci A, et al. Diretrizes da Sociedade Brasileira de Cardiologia sobre Angina Instável e Infarto Agudo do Miocárdio sem Supradesnível do Segmento ST (II Edição, 2007) – Atualização 2013/2014. Arquivos Brasileiros de Cardiologia. 2014;102(3).

4. Mann DL et al. Braunwald – Tratado de doenças cardiovasculares –10. ed. Elsevier. Cap. 53.

Síndrome Coronariana Aguda com Supradesnivelamento do Segmento ST

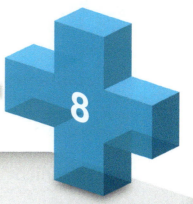

8

Fernando Arturo Effio Solis
Armando Carneiro Furtado

Introdução

A síndrome coronariana aguda com supradesnivelamento do segmento ST também conhecida como infarto agudo do miocárdio com supradesnivelamento do segmento ST (IAMCSST) é definida clinicamente por dor torácica, ou outros sintomas sugestivos de isquemia, associada a eletrocardiograma com elevação do segmento ST persistente em pelo menos duas derivações contíguas.

Epidemiologia

O IAMCSST é um importante problema de saúde pública com aumento significativo da sua incidência. Representa de 29 a 47% dos pacientes admitidos com síndrome coronariana aguda no serviço de emergência. Sua mortalidade chega a 6% durante a admissão inicial e a 18% no primeiro ano.

Fisiopatologia

Isquemia miocárdica e infarto podem resultar de vários eventos coronarianos, que incluem espasmo, necessidades miocárdicas aumentadas sob uma lesão obstrutiva coronariana fixa e erosão ou ruptura de placa aterosclerótica, levando à formação aguda de um trombo. Todas as causas resultam em desbalanço da oferta-demanda de oxigênio no miocárdio e podem precipitar eventos isquêmicos. Quando graves ou prolongados, esses eventos levam a necrose miocárdica (infarto).

Os eventos não trombóticos, ou trombóticos suboclusivos, tipicamente cursam sem elevação do segmento ST e podem ou não causar necrose do músculo cardíaco e subsequente elevação de enzimas cardíacas (angina instável, IAM sem supradesnivelamento de ST).

Já os eventos trombóticos completamente oclusivos (classicamente formados a partir de placa aterosclerótica instável) levam a quadro dramático de isquemia celular e necrose miocárdica em questão de minutos e tipicamente se apresentam com elevação do segmento ST ao eletrocardiograma (IAMCSST).

Quadro clínico

A história clínica é crucial para o diagnóstico de IAMCSST. A dor torácica típica é em opressão/aperto na região precordial. A intensidade varia de caso para caso, podendo ser muito intensa. A duração é prolongada, geralmente maior que 30 minutos, podendo durar horas. Pode haver irradiação para ambos os ombros e membros superiores, além da região cervical e mandibular. Em alguns casos, a dor pode começar na região epigástrica, o que é um fator de confusão para o diagnóstico do infarto. Em pacientes com angina pré existente, a dor do IAMCSST tende a ser semelhante em seu tipo e localização, porém muito mais intensa, duradoura e sem melhora no repouso ou com uso de nitrato (já que temos oclusão total da coronária). Nos pacientes diabéticos, idosos ou do sexo feminino, atenção para manifestações não habituais, como dor atípica, diaforese, náuseas, vômitos ou até síncope.

O exame físico é inespecífico. Na maioria das vezes se encontra normal, mas pode estar alterado quando o paciente evolui com quadro de congestão pulmonar ou de choque cardiogênico, por exemplo.

Thomas Killip, em 1967, propôs um esquema de classificação em classes, se baseando na apresentação clínica dos pacientes com infarto. Essa classificação é utilizada até hoje por ter relação direta com o prognóstico dos pacientes (Tabela 8.1).

Tabela 8.1. Classificação do IAMCSST de Killip*

Killip I	Sem B3 ou estertor pulmonar	Mortalidade de 6%
Killip II	Dispneia e estertor pulmonar em ½ inferior ou B3	Mortalidade de 17%
Killip III	Edema agudo de pulmão	Mortalidade de 38%
Killip IV	Choque cardiogênico	Mortalidade de 81%

* Estima a probabilidade de morte em 7 dias.

Exames complementares

O Eletrocardiograma (ECG) é o primeiro exame a ser solicitado para o paciente com dor torácica no pronto socorro, na mínima suspeita de infarto. Além do seu baixo custo, ampla disponibilidade e registro em tempo real, ele é capaz de definir o diagnóstico a partir da identificação de supradesnivelamento do segmento ST.

A identificação do IAMCSST deve ser realizada de modo imediato por qualquer médico treinado, não havendo necessidade de outro exame complementar (como enzimas cardíacas) e sem atraso ao tratamento.

Manifestações eletrocardiográficas do infarto

Elevação do segmento ST em 1 mm em duas derivações contíguas é a alteração típica do IAMCSST. Nas derivações V2 e V3 o critério de IAMCSST é de 1,5 mm de elevação em mulheres, enquanto em homens acima de 40 anos são necessários 2,0 mm de elevação. Em homens com menos de 40 anos, são necessários 2,5 mm nessas derivações (Tabela 8.2).

Tabela 8.2. Manifestações Eletrocardiográficas de IAMCSST (na ausência de Bloqueio de Ramo Esquerdo)

Elevação do segmento ST no ponto J recorrente em duas derivações contíguas com os seguintes pontos de corte:
▪ ≥ 1 mm em todas as derivações (exceto V2 e V3)
Na derivações V2-V3 aplicam-se os seguintes critérios:
▪ ≥ 2mm em homens com > 40anos
▪ ≥ 2,5mm em homens com < 40 anos
▪ ≥ 1,5mm em mulheres

Na presença de elevação de ST em parede inferior, é recomendada a realização do registro das derivações precordias direitas (V3R e V4R) para identificar infarto do ventrículo direito.

Infradesnivelamento do segmento ST de V1 a V3 sugere imagem em espelho de possível infarto de parede posterior. Deste modo, derivações posteriores (V7 e V8) devem ser registradas. Nestas derivações, elevações acima de 0,5 mm já indicam infarto.

Um padrão eletrocardiográfico que deve ser reconhecido é o supradesnivelamento de segmento ST da derivação aVR, acrescido ou não da derivação V1, associado a infradesnivelamento difuso do segmento ST em pelo menos 6 derivações. Esse achado é indicativo de oclusão do tronco da coronária esquerda, quadro extremamente grave por sua alta mortalidade com evolução frequente para morte súbita.

Na presença de bloqueio de ramo esquerdo, o diagnóstico de supradesnivelamento do segmento ST se torna mais difícil. Nesses casos, a presença de qualquer um dos critérios modificados de Sgarbossa é altamente sugestivo para a presença de infarto. Se ainda permanecer a dúvida diagnóstica, devemos prosseguir com medidas para IAMCSST se o BRE for novo, ou presumidamente novo, na presença de quadro clínico compatível (Tabela 8.3).

Tabela 8.3. Critérios modificados de Sgarbossa para identificação de IAMCSST em vigência de BRE

Elevação do segmento ST em pelo menos 1 mm em derivações com QRS predominante positivo
Depressão do segmento ST em pelo menos 1 mm em derivação com QRS predominantemente negativo nas derivações V1 a V3
Discordância entre segmento ST e complexo QRS acima de 30%. O segmento ST deve ter desvio mínimo de 1 mm. O cálculo é a razão entre o desvio do segmento ST (seja positivo ou negativo) e o tamanho da onda S no caso do QRS predominantemente negativo ou tamanho da onda R no caso de QRS predominantemente positivo.

Troponina

Todo paciente com suspeita de infarto deve ter dosagem de troponina assim que possível e em tempo hábil para sua elevação, porém, no contexto do IAMCSST, é um erro aguardar seu resultado para tomar qualquer conduta já que isto atrasaria o tratamento e por sua vez a reperfusão miocárdica, reduzindo a quantidade de músculo salvo. Desse modo, o ECG com as alterações já mencionadas acima é suficiente para o diagnóstico e tomada de decisão.

Manejo

Todo paciente que chega ao serviço de emergência com dor torácica ou algum sintoma que possa ser interpretado como equivalente isquêmico deve receber atendimento imediato. Esse atendimento consiste em levar o paciente à sala de emergência para monitorização e realização de um eletrocardiograma. A meta para realização desse exame deve ser de até 10 minutos da chegada do paciente ao hospital, podendo ser realizado por qualquer profissional médico ou de enfermagem já na triagem.

Como visto, quadro clínico compatível associado a elevação característica do segmento ST no ECG são suficientes para o diagnóstico de IAMCSST. A partir disso, discutiremos a conduta a seguir:

Sala de emergência

Monitorização eletrocardiográfica contínua, da pressão arterial e de oximetria em sala de emergência, são indicados no manejo do paciente com Síndrome Coronariana Aguda tendo em vista possível evolução nas primeiras horas para eventos graves como arritmias ventriculares súbitas e fatais, edema agudo de pulmão e choque cardiogênico. Recomenda-se manter a monitorização desde a chegada até pelo menos 12 a 24 horas após a estabilização clínica.

Oxigênio deve ser ofertado em pacientes com saturação abaixo de 92%.

Terapia de reperfusão

Terapia de reperfusão é o tratamento prioritário do IAMCSST, visando a recanalização imediata da coronária ocluída e a redução do tamanho do infarto com consequente impacto no prognóstico. Desse modo, deve ser realizada o quanto antes para preservar a maior quantidade de miocárdio em risco.

São dois métodos principais: trombólise química com o uso de fibrinolítico ou angioplastia primária em sala de hemodinâmica.

A decisão de qual estratégia utilizar deve ser tomada em todo IAMCSST com menos de 12 horas do início dos sintomas (Tabela 8.4).

Angioplastia primária é o tratamento de escolha para a recanalização da coronária ocluída, devendo ser realizada o quanto antes, dentro de 120 minutos da chegada do paciente ao serviço de emergência (tempo porta-balão).

Infelizmente a minoria dos serviços tem retaguarda de hemodinâmica que possibilite esta meta. Neste caso, o médico deve estar treinado para o uso de fibrinolíticos em sala de emergência. As contra-indicações para a terapia fibrinolítica estão elencadas na Tabela 8.5.

O alvo para início do fibrinolítico é de 30 minutos após entrada do paciente no serviço (tempo porta-agulha).

Tabela 8.4. Fibrinolíticos no IAMCSST

Fibrinolítico	Dose	Observações
Estreptoquinase	1.500.000 UI em 100 mL de SF 0,9% em 30 a 60 minutos	No caso de hipotensão grave, deve-se diminuir o ritmo de infusão e até suspender temporariamente a infusão. Considerar infusão de volume no caso de hipotensão
Alteplase	15mg EV em bolus seguidos de: Se ≥ 65 kg: 50 mg em 30min e depois 35 mg em 60 min Se < 65kg: 0,75 mg/kg em 30 minutos e, então, 0,50 mg/kg em 60 minutos	
Tenecteplase	Bólus: • 30 mg se < 60 kg • 35 mg entre 60 e 70 kg • 40 mg entre 70 e 80 kg • 45 mg entre 80 e 90 kg • 50 mg se maior que 90 kg de peso	Em pacientes > 75 anos, deve-se considerar o uso de metade da dose calculada de acordo com o peso*

Tabela 8.5. Contraindicações para o uso de fibrinolítico

Contraindicações absolutas	Contraindicações relativas
Qualquer sangramento intracraniano prévio	História de AVC isquêmico > 3 meses ou doenças intracranianas não listadas nas contraindicações absolutas
AVC isquêmico nos últimos 3 meses	Gravidez
Dano ou neoplasia no sistema nervoso central	Uso atual de antagonistas da Vitamina K: quanto maior o INR maior o risco de sangramento
Trauma significativo na cabeça ou rosto nos últimos 3 meses	Sangramento interno recente < 2 – 4 semanas
Sangramento ativo ou diátese hemorrágica (exceto menstruação)	Ressuscitação cardiopulmonar traumática e prolongada ou cirurgia de grande porte < 3 semanas
Qualquer lesão vascular cerebral conhecida (malformação arteriovenosa)	Hipertensão arterial não controlada (pressão arterial sistólica > 180 mmHg ou diastólica > 110 mmHg)
Dissecção aguda de aorta	Punções não compressíveis
Discrasia sanguínea	História de hipertensão arterial crônica importante e não controlada
	Úlcera péptica ativa
	Exposição prévia à estreptoquinase (somente para estreptoquinase)

Os critérios de reperfusão comprovam que a trombólise foi efetiva. Devem ser avaliados após 90 minutos do início do trombolítico (Tabela 8.6).

Tabela 8.6. Critérios de reperfusão após trombólise

Melhora do supradesnivelamento do segmento ST (redução maior que 50% na derivação com maior elevação de ST)
Melhora total da dor
Estabilidade elétrica e hemodinâmica

Angioplastia de resgate deve ser indicada caso não haja critérios de reperfusão.

Antiagregação plaquetária

Dupla antiagregação plaquetária deve ser iniciada já na sala de emergência. Ácido acetilsalicílico é o antiplaquetário de escolha devendo ser associado a outro antiagregante no esquema do Quadro 8.1.

Síndrome Coronariana Aguda com Supradesnivelamento do Segmento ST

Quadro 8.1. Esquema de antiagregação plaquetária

AAS com ataque de 300 mg por via oral, mastigado, com início na sala de emergência e mantido por tempo indefinido na dose de 100 mg ao dia.

+

Clopidogrel com ataque de 300 mg, oral, se paciente submetido a trombólise química, ou com ataque de 600 mg se angioplastia primária. Dose de manutenção de 75 mg ao dia. Não fazer dose de ataque em pacientes com mais de 75 anos.

ou

Ticagrelor na dose de ataque de 180 mg, oral, com manutenção de 90 mg de 12 em 12 horas. Usar como primeira escolha com relação ao clopidogrel apenas se angioplastia primária. Não usar ticagrelor se trombólise química.

Heparina

Anticoagulação com heparina também deve ser iniciada na prescrição inicial do IAMCSST, principalmente se paciente submetido a fibrinólise. No caso de angioplastia primária, o anticoagulante pode ser iniciado na sala de hemodinâmica. (Quadro 8.2)

Quadro 8.2. Anticoagulação com heparina

Enoxaparina 30 mg EV em bólus, seguida de 1 mg/kg SC a cada 12 horas em pacientes com menos de 75 anos. Não administrar a dose de ataque EV em pacientes acima de 75 anos e manter enoxaparina 0,75 mg/kg SC a cada 12 horas. Utilizar 1 mg/kg ao dia se clearence de creatinina ≤ 30 mL/min. Manter anticoagulação até a angioplastia primária ou até 8 dias no caso de tratamento clínico.

Ou

Heparina não fracionada 60 UI/kg EV (ataque), máximo 4.000 UI, seguido por infusão contínua de 12 UI/kg/hora, máximo de 1.000 UI/hora, inicialmente. Manter por um período mínimo de 48 horas com ajustes na infusão para que o TTPa permaneça entre 1,5 e 2,0 vezes o controle.

Pacientes que já fazem uso ambulatorial de anticoagulante devem receber doses normais de AAS, clopidogrel e heparina, independente de quando foi a última dose do anticoagulante. No entanto, deve se dar preferência para a estratégia de angioplastia primária em hemodinâmica com relação ao uso de trombolíticos (contraindicação relativa).

Analgesia

Pacientes com IAM exibem hiperatividade do sistema nervoso simpático. Essa descarga adrenérgica incrementa a necessidade de oxigênio pelo miocárdio, justificando a indicação de medicações analgésicas que possam aliviar tanto a dor como a ansiedade. Lembrar que pela fisiopatologia do IAMCSST, não se espera o desaparecimento total da dor.

Nitratos são a droga de escolha para alívio de sintomas, deve se iniciar com dinitrato de isossorbida de 5 a 10 mg sublingual, podendo-se escalonar para nitroglicerina endovenosa em bomba de infusão contínua. Pela fisiopatologia do IAMCSST (oclusão coronariana total) espera-se pouca resposta para alívio de dor, porém estes medicamentos devem ser usados visando controle pressórico e melhora de congestão. Nitratos são contraindicados se uso inibidores da fosfodiesterase ou similares nas últimas 24 a 48 horas.

Morfina na dose de 2 a 4 mg, endovenosa, deve ser administrada apenas em casos refratários, e repetida em intervalos de 5 a 15 minutos.

Tanto opioides quanto nitratos são contraindicados no infarto de VD pela sua ação venodilatadora com consequente redução da pré-carga.

Betabloqueadores

Diminuem o consumo de oxigênio pelo miocárdio reduzindo a chance de complicações e limitando o tamanho do infarto. Também tem importante ação antianginosa e antiarrítmica.

Recomenda-se o início de betabloqueador nas primeiras 24 horas do infarto, de preferência por via oral. Deixar a forma endovenosa para casos de angina e/ou hipertensão refratárias. Não devemos usar esta classe de remédios se alguma contraindicação clássica ou se presença de fator de risco para choque cardiogênico: idade > 70 anos, PA sistólica < 120 mmHg, FC > 110 bpm ou Killip II ou mais.

Tabela 8.7. Betabloqueadores no SCACSST

Bloqueador	Dose inicial	Dose ideal
Propranolol	20 mg VO a cada 8 horas	40-80 mg VO a cada 8 horas
Metoprolol	25 mg VO a cada 12 horas	50-100 mg VO a cada 12 horas
Atenolol	25 mg VO a cada 24 horas	50-100 mg VO a cada 24 horas
Carvedilol	3,125 mg VO a cada 12 horas	25 mg VO a cada 12 horas

IECA/BRA

Inibidores da enzima conversora de angiotensina devem ser introduzidos nas primeiras 24 h do infarto. Iniciar em dose baixa e ir aumentando ao longo dos dias, conforme tolerância, até a dose alvo. Atentar para contraindicações como estenose bilateral de artérias renais, gestação ou angioedema prévio. Descontinuar o medicamento na presença de hipercalemia ou piora significativa da função renal. Em caso de aparecimento de tosse, este medicamento pode ser substituído por um bloqueador do receptor de angiotensina (AT1).

Antagonistas da aldoserona

Espironolactona na dose de 25 mg ao dia deve ser usado para todo paciente pós-IAMCSST que apresente FE < 40% e insuficiência cardíaca e/ou diabetes, e já utilize doses terapêuticas de IECA ou bloqueador AT1.

Estatinas

Estatinas de alta potência devem ser iniciada em dose máxima nas primeiras 24 horas do infarto, em todos os pacientes, independente de valores do perfil lipídico. Posteriormente pode se realizar ajuste de dose conforme meta terapêutica. Atenção para pacientes que já faziam uso desta classe, pois sua descontinuidade pode levar a resposta exacerbada com piora do prognóstico.

Fluxograma

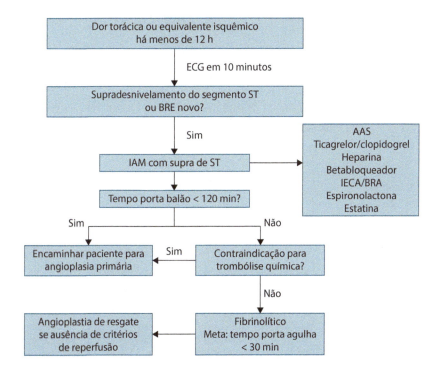

Referências bibliográficas

1. Thygesen K, Alpert JS, Jaffe AS, Chaitman BR, Bax JJ, Morrow DA, et al. Fourth universal definition of myocardial infarction (2018). European Heart Journal. 2019 Jan 14;40(3):237-69.

2. Ibanez B, James S, Agewall S, Antunes MJ, Bucciarelli-Ducci C, Bueno H, et al. 2017 ESC Guidelines for the management of acute myocardial infarction in patients presenting with ST-segment elevation. European Heart Journal. 2018 Jan 7;39(2):119-77.

3. Piegas LS, Timerman A, Feitosa GS, Nicolau JC, Mattos LAP, Andrade MD, et al. V Diretriz da Sociedade Brasileira de Cardiologia sobre Tratamento do Infarto Agudo do Miocárdio com Supradesnível do Segmento ST. Arq Bras Cardiol. 2015; 105(2):1-105.

4. Mann DL, et al. Braunwald – Tratado de doenças cardiovasculares.11. ed. Elsevier, 2022.

Insuficiência Cardíaca Descompensada e Choque Cardiogênico

9

Dante Raglione

Objetivo

Uniformizar as condutas no diagnóstico e no manejo da insuficiência cardíaca (IC) descompensada e dos seus diversos fenótipos no Hospital Universitário da Universidade de São Paulo (HU-USP).

Aplicação

Critérios de inclusão: paciente com insuficiência cardíaca conhecida descompensada ou primodescompensação de IC – alguns pacientes procurarão o pronto-socorro apenas com critérios clínicos da doença, sem exames complementares como ecocardiograma.

Critérios de exclusão: insuficiência cardíaca aguda, no contexto de infarto agudo do miocárdio, miocardite fulminante ou alterações valvares, assim como na síndrome de Takotsubo.

Definições e conceitos

Definição global: piora da classe funcional de base do paciente (ex. NYHA II → NYHA IV em dias) (Tabela 9.1).

Tabela 9.1. Classificação da New York Heart Association (NYHA)

I	Ausência de sintomas (dispneia) durante atividades cotidianas
II	Sintomas leves durante as atividades cotidianas
III	Sintomas desencadeados em atividades menos intensas que as cotidianas ou aos pequenos esforços
IV	Sintomas aos mínimos esforços ou em repouso

Definição de 3 fenótipos de paciente:

- **Hipervolemia/congestão:** em geral doente com piora com história de dias, que chega com edema periférico e congestão pulmonar (em geral não dessatura), além de sinais de hipervolemia (estase jugular), sem sinais de baixo débito - ocorre nos doentes com IC de fração de ejeção (FE) reduzida e nos com FE preservada.
- **Edema agudo (em geral hipertensivo):** doente com piora em horas, geralmente portador de hipertensão arterial sistêmica, chega com dispneia muito importante e bastante hipertenso, com perfusão periférica preservada e sem sinais de baixo débito – ocorre principalmente nos doentes com IC de FE preservada (disfunção diastólica).

Os dois fenótipos acima podem ser classificados no seguinte fluxograma como IC descompensada perfil B, por se encaixarem no perfil quente e úmido como mostra na Figura 9.1.

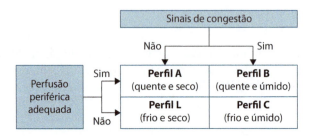

Figura 9.1. Perfis clínico/hemodinâmicos de descompensação da IC.

- **Choque cardiogênico:** independente da pressão arterial (PA): piora também em dias, chega com sinais de baixo débito cardíaco (DC) - oligúria, sonolência, má perfusão periférica, hálito cetótico, dor abdominal e vômitos - em geral hipervolêmico – perfil C/frio e úmido (mas também, em situações muito raras, pode estar hipovolêmico – perfil L/frio e seco), com alguma dispneia, podendo estar HIPER, NORMO ou HIPOTENSO. No choque cardiogênico, o doente pode se apresentar sem estar hipotenso pois há um aumento intenso da resistência vascular sistêmica (RVS), elevando de forma patológica a PA na tentativa de compensar o baixo DC, porém gerando má perfusão sistêmica. Ocorre nos doentes, em geral, com FE reduzida.

Estratificação de risco

- **Fenótipo 1:** verde ou amarelo, a depender da presença de alteração de sinais vitais (FC > 120, $SatO_2$ < 90%, FR > 22) – atendimento, a critério médico, na porta 2 – o paciente com esse fenótipo, na ausência de alteração de sinais vitais, pode ser orientado a procurar serviço de baixa complexidade.

- Fenótipos 2 e 3: laranja ou vermelho, a depender da presença de sinais de risco imediato à vida (PAS < 70, FC > 150 ou < 50, SatO$_2$ < 80%, FR > 40, Glasgow < 9) – atendimento inicial em até 10 minutos na retaguarda ou em sala de emergência.

Avaliação

Para todos os doentes: realizar anamnese completa, identificando fatores de descompensação – o principal é má aderência. É importante questionar o doente sobre seus outros antecedentes pessoais, temporalidade da piora clínica, uso de medicações e aderência aos fármacos e às mudanças de estilo de vida. Ainda, é necessário questionar sobre potenciais causas da descompensação, como presença de dor torácica, febre, tosse com expectoração, sintomas urinários, diarreia e vômitos, palpitações, uso de álcool e drogas. Realizar exame clínico completo:

- Exame neurológico: avaliar a presença de rebaixamento de nível de consciência, confusão mental, podendo significar sinais de baixo débito.
- Exame pulmonar: identificar a presença de sibilos ou estertores finos – lembre-se de que no paciente com IC de longa data, pode haver remodelamento da vascularização pulmonar, com redução de extravasamento de água para o alvéolo. Sibilos podem estar presentes por presença de edema de parede brônquica, mesmo em doentes sem antecedentes de asma ou de DPOC.
- Exame cardiovascular: avaliar a presença de B3 à ausculta cardíaca, assim como sopros – identificar se doente apresenta sinais de bradi ou taquiarritmia. Realizar propedêutica jugular (estase a 45° e identificação do refluxo hepatojugular. Verificar perfusão periférica (*mottling*, tempo de enchimento capilar).
- Exame abdominal: avaliar presença de hepatomegalia, sinal indireto de congestão hepática. Avaliar, ainda, presença de dor abdominal à palpação – potencial sinal de baixo débito.

Para o paciente com o fenótipo 1, se houver clareza de que a descompensação se deu por má aderência, não é necessária a solicitação de exames complementares. Caso não haja essa clareza, ou caso o doente se encaixe no fenótipo 2, solicitar: hemograma completo, sódio, potássio, magnésio, ureia, creatinina, gasometria (venosa ou arterial), eletrocardiograma e radiografia de tórax. INR deve apenas ser solicitado se paciente faz uso de warfarina; hemoculturas devem ser solicitadas se há suspeita de sepse associada e urina I e urocultura deve ser reservada ao doente com suspeita de infecção do trato urinário (ITU). Troponina é um exame a ser solicitado se houver suspeita de síndrome coronariana aguda. A proteína C reativa não deve ser solicitada de rotina pois apenas a descompensação da IC pode elevar seus níveis. CKMB é um exame que não deve ser solicitado em locais em que há troponina disponível, pois é menos sensível e menos específica para SCA. Por fim, a solicitação de BNP, com a presença do ultrassom pulmonar, perdeu muito o seu valor – é um exame muito caro, que não deve ser solicitado de rotina. Finalmente, para o doente com o fenótipo 3, além dos exames supracitados, devem ser solicitados, ainda: glicemia, lactato arterial, bilirrubinas e TGO/TGP – a gasometria venosa central ($SatO_2$ e $gapCO_2$) é de valia em locais onde não seja possível a utilização de ferramentas complementares mais modernas para avaliação de débito cardíaco, tais como ecocardiograma com cálculo de DC através do VTI, monitores não invasivos de DC ou utilização de cateter de Swan-Ganz.

Atenção: para o doente do fenótipo 2 (edema agudo) que NÃO se apresenta hipertenso é OBRIGATÓRIO pensar em diagnósticos diferenciais, dentre eles:

- Presença de hipervolemia significativa associada (especialmente em doentes com doença renal crônica dialítica).
- Presença de sepse associada, em especial de foco pulmonar.
- Presença de síndrome coronariana aguda superajuntada.
- Presença de taquiarritmias ou bradiarritmias graves.
- Complicações mecânicas, em especial descompensações de doenças valvares pré-existentes, como estenose mitral e insuficiência aórtica.
- Desenvolvimento de síndrome de takotsubo grave.
- Presença de miocardite fulminante.
- Advento de dissecção de aorta, em especial classificação de Stanford A.

Para esses doentes, além do manejo cardinal do motivo da descompensação, caso não haja clareza desse motivo, pode ser de extrema valia a realização de um ecocardiograma transtorácico ou transesofágico ainda na sala de emergência, assim como o encaminhamento a serviço terciário para a realização de outros exames complementares, como a cineangiocoronariografia.

Tratamento

O tratamento cardinal da IC descompensada se resume em uma palavra: vasodilatação – independentemente do fenótipo da descompensação. Além disso, tratamento da causa base da descompensação, se houver (infecção, taqui ou bradiarritmia, SCA), é de suma importância.

Todos os doentes com indicação de internação hospitalar devem receber dieta hipossódica e profilaxia química de tromboembolismo venoso com heparina de baixo peso molecular ou heparina não fracionada, a depender da função renal, exceto se houver contraindicações à sua prescrição (p. ex., intoxicação cumarínica) ou se o doente tiver indicação de anticoagulação plena.

Neste protocolo, será abordado, de maneira geral, o manejo específico para cada um dos três principais fenótipos descritos. O manejo de doenças específicas, como síndrome de Takotsubo ou descompensação no contexto de estenose mitral ou insuficiência aórtica, não será abordado.

Fenótipo 1 (IC descompensada perfil B, sem EAP)

Vasodilatação por via oral com captopril (se doente tem função renal preservada e não apresenta hiperpotassemia) ou com hidralazina se PAS > 90:

- Captopril: 12,5 a 50 mg VO até de 8/8 horas.
- Hidralazina: 12,5 a 100 mg VO até de 8/8 horas.

Diureticoterapia com furosemida endovenosa – a dose deve ser pelo menos a mesma da qual o doente faz uso em casa. Naqueles pacientes virgens de diurético, a dose de 0,5 mg/kg endovenosa é boa para iniciar. Para os doentes com uso de altas doses ambulatoriais de furosemida, pode fazer sentido associar um segundo diurético de outra classe.

Se o doente faz uso de betabloqueador (p. ex., carvedilol), esse deve ser mantido; não iniciar betabloqueador no contexto da descompensação.

Alta precoce assim que melhora dos sintomas com vasodilatação + diurético e outros tratamentos pertinentes, com seguimento ambulatorial.

Fenótipo 2 (EAP hipertensivo)

Vasodilatação inicial com nitroprussiato de sódio IV em solução padrão:
- Diluir 1 ampola em 250 mL de SF ou SG5% e iniciar à dose de 0,5 mcg/kg/min.
- Titular para redução de 25 - 30% da PAS na primeira hora e até melhora dos sintomas – doses acima de 5 mcg/kg/min devem ser utilizadas por períodos de tempo curtos, por risco de intoxicação por cianeto.

Observação: a utilização da nitroglicerina em vez de nitroprussiato é uma opção, porém em geral são necessárias doses extremamente altas para haver efeito adequado – reservar para doentes com suspeita de síndrome coronariana aguda associada, ou com angina.

Em seguida:

Vasodilatação por via oral com captopril (se doente tem função renal preservada e não apresenta hiperpotassemia) ou com hidralazina, com posterior desmame de nitroprussiato:
- Captopril: 12,5 a 50 mg VO até de 8/8 horas.
- Hidralazina: 12,5 a 100 mg VO até de 8/8 horas.

Atenção: a utilização de diuréticos, ventilação não invasiva/CPAP e morfina no paciente com EAP hipertensivo deve ser entendida como sintomática, a serem utilizados enquanto a vasodilatação não faz efeito – o doente com EAP hipertensivo normalmente não está hipervolêmico e a congestão pulmonar intensa decorre do aumento das pressões de átrio esquerdo e, portanto, dos capilares pulmonares em geral em pacientes com IC diastólica, que não toleram altas pressões nas câmaras cardíacas. O_2 deve ser fornecido para os doentes que apresentam $SatO_2$ < 90% (maioria dos casos).
- Diurético: utilizar furosemida na dose de 0,5 mg/kg endovenosa e repetir dose apenas se paciente tiver sinais de hipervolemia ou continuar oligúrico após a vasodilatação – quantificação de diurese com sonda é pertinente na maioria dos casos.

- Morfina: utilizar para aliviar desconforto respiratório na dose de 2 mg IV – cuidado em doentes com insuficiência renal, pois pode haver intoxicação.
- VNI/CPAP: utilizar para alívio de dispneia e melhora hemodinâmica em geral com EPAPs mais altas, desde que não haja importante rebaixamento de nível de consciência e doente tolere seu uso. Para quadros muito graves, pode ser necessário proceder à intubação orotraqueal até melhora dos sintomas.

Fenótipo 3 (choque cardiogênico)

Manejar de acordo com a PA (mmHg) inicial:

- Se PAS < 70, iniciar pelo passo 1.
- Se PAS > 70 e PAM < 65, iniciar pelo passo 2.
- Se PAS > 70 e PAM > 65, iniciar pelo passo 3.

Passo 1

Iniciar noradrenalina em solução padrão:

- Diluir 4 ampolas em 250 mL de SF ou SG5% e iniciar à dose de 0,05 mcg/kg/min, titulando dose para PAM > 55

Passo 2

Iniciar dobutamina em solução concentrada:

- Diluir 4 ampolas em 170 mL de SF ou SG5% e iniciar à dose de 5 mcg/kg/min, titulando a cada 30 minutos (máximo 20 mcg/kg/min) até melhora de perfusão, diurese e nível de consciência – não titular dobutamina por níveis pressóricos.
- Observação: se paciente é proveniente do passo 1 e o choque é puramente cardiogênico, espera-se que haja desmame rápido de noradrenalina (exceto em situações de sepse associada ou no caso de terminalidade, evolução final de doença). Desmamar noradrenalina para PAM > 55. Quando for desligada a noradrenalina e PAM > 65, passar ao passo 3.

Passo 3

Vasodilatação IV com nitroprussiato de sódio em solução padrão (solução concentrada pode ser necessária em doentes muito vasoconstritos):

- Diluir 1 ou 2 ampolas em 250 mL de SF ou SG5% e iniciar à dose de 0,5 mcg/kg/min.
- Titular para PAM 55-65 e até melhora dos sintomas – doses acima de 5 mcg/kg/min devem ser utilizadas por períodos de tempo curtos, por risco de intoxicação por cianeto.
- Desmamar/associar dobutamina de acordo com a presença de sinais de baixo débito cardíaco apesar de vasodilatação otimizada (PAM 55-65) – esta

droga deve ser utilizada pelo menor tempo possível, pelo risco elevado de efeitos colaterais graves, como isquemia miocárdica ou taquiarritmias.

Observação: a utilização da nitroglicerina em vez de nitroprussiato é uma opção, porém em geral são necessárias doses extremamente altas para haver efeito adequado – reservar para doentes com suspeita de síndrome coronariana aguda associada/angina. A vasodilatação IV com nitroprussiato é sempre preferencial à infusão de dobutamina pelos efeitos potencialmente adversos desta, além do fato de o desmame de nitroprussiato ser feito por medicações via oral, enquanto isso não é possível com a dobutamina.

Em seguida (quando doente já estiver no passo 3 ou no passo 2 quase no 3):

Vasodilatação por via oral com captopril (se doente tem função renal preservada e não apresenta hiperpotassemia) ou com hidralazina, com posterior desmame de nitroprussiato e, se pertinente, de dobutamina:

- Captopril: 12,5 a 50 mg VO até de 8/8 horas.
- Hidralazina: 12,5 a 100 mg VO até de 8/8 horas.

Observação: no choque cardiogênico a dose de betabloqueador de que o paciente faz uso deve ser reduzida pela metade. Há indicação de suspensão da droga caso o paciente necessite, a qualquer momento, de dobutamina (beta-agonista), ou se houver bradicardia associada ao quadro de choque. O2 deve ser apenas fornecido aos doentes com $SatO_2 < 90\%$.

Utilizar furosemida com cautela nesses casos, após garantir estabilidade hemodinâmica. Em geral a dose necessária é mais alta que nos outros casos (1-1,5 mg/kg IV inicialmente), pois os pacientes são em geral usuários crônicos de diuréticos. Quantificação de diurese com sonda é pertinente na maioria dos casos (pode fazer sentido associar um segundo diurético de outra classe). No caso de pacientes com IC perfil L (frio e seco), alíquotas de cristaloide de 250 mL podem ser utilizadas na tentativa de melhora hemodinâmica.

Limiar baixo para invasão destes doentes: cateter venoso central, intubação orotraqueal e até mesmo monitorização de DC com Eco seriado/Swan-Ganz e balão intra-aórtico devem ser aventados nos casos mais graves. Por outro lado, em doentes com progressão de doença (não candidatos a transplante cardíaco), ou refratários à terapia após 72 horas (trial de UTI), limitação de suporte e priorização de conforto devem ser considerados.

Indicadores institucionais de qualidade

- Atendimento imediato do paciente triado como vermelho e em dez minutos do paciente triado como laranja.
- Realização de eletrocardiograma em dez minutos do paciente com suspeita de síndrome coronariana aguda (SCA) associada à descompensação da IC.
- Taxa de readmissão nos 7 dias subsequentes à alta menor que 1% - os maiores motivos para isso são a má aderência à medicação prescrita na alta, a

falta de seguimento ambulatorial e a vasodilatação insuficiente – vale encaminhar esses doentes para o ACMI ambulatório num primeiro momento.
- Instituição de cuidados paliativos para o doente terminal ou no qual claramente há progressão da doença, com perda de funcionalidade, apesar de tratamento otimizado.

Referências bibliográficas

1. Drazner, et al. Prognostic importance of elevated jugular venous pressure and a third heart sound in patients with heart failure. N Engl J Med. 2001; 345:574-81.
2. Gheorghiade, et al. Systolic blood pressure at admission, clinical characteristics, and outcomes in patients hospitalized with acute heart failure. JAMA 2006 Nov 8; 296 (18): 2217-26.
3. Hardin, et al. Diuretic strategies in patients with acute decompensated heart failure. N Engl J Med. 1999; 341:625-34.
4. Park, et al. Randomized, prospective trial of oxygen, continuous positive airway pressure and bilevel positive airway pressure by face mask in acute cardiogenic pulmonary edema. Crit Care Med. 2004; 32 (12): 2407-15.
5. Ponikowski, et al. Guidelines for the diagnosis and treatment of acute and chronic heart failure. European Heart Journal. 2016; 37; 2019-200.
6. Prins, et al. Effects of beta-blocker withdrawal in acute decompensated heart failure: a systematic review and meta-analysis. JACC Heart Fail. 2015; 3(8): 647-53.
7. Tacon, et al. Dobutamine for patients with severe heart failure: a systematic review and meta-analysis of randomized controlled trials. Intensive Care Med. 2012; 38(3): 359-67.
8. Wakai, et al. Nitrates for acute heart failure syndromes. Cochrane Database Syst Rev. 2013; 8; CD 005151.
9. Vital, et al. Non-invasive positive pressure ventilation (CPAP or bilevel NPPV) for cardiogenic pulmonary oedema. The Cochrane Library. 2013; 5:CD 005351.
10. Yancy, et al. 2017 ACC/AHA/HFSA Focused Update of the 2013 ACCF/AHA Guideline for the Management of Heart Failure. JACC. 2017; 6: 777-803.

Sepse

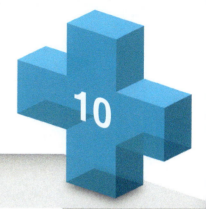

10

Francisco Garcia Soriano

Destaques

- Sepse é uma manifestação sistêmica da resposta inflamatória a uma infecção.
- A atual definição torna a sepse um quadro de insuficiência orgânica decorrente da exacerbada inflamação.
- Tempo é vida: a primeira hora de atendimento com início de antibióticos é determinante na evolução clínica.
- As primeiras 6 horas são fundamentais no estabelecimento de melhora hemodinâmica.
- Colher culturas dos focos são fundamentais, não se esqueça!
- Se drenar um abscesso lembre o cirurgião de colher as culturas.

Introdução

Conceito

Sepse é uma disfunção orgânica potencialmente fatal, causada por uma resposta desregulada a um foco infeccioso. No caso de não haver disfunção de órgãos teremos apenas uma infecção. Há uma situação com maior gravidade para o paciente, o choque séptico que apresenta maior taxa de mortalidade. O quadro de choque séptico envolve redução de pressão arterial, tendo comprometimento da perfusão tecidual e anormalidade celular e metabólica secundária à sepse. A hipotensão neste caso requer o uso de vasopressores, e os pacientes apresentam como alteração metabólica aumento do lactato arterial ou venoso central (Figura 10.1).

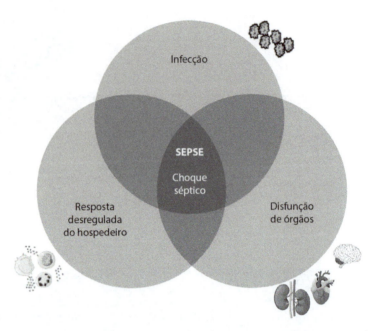

Figura 10.1. Nova definição de sepse de acordo com o 3° Consenso Internacional sobre Sepse. Adaptado de Delano e Ward, 2016.

Etiologia

A origem é sempre uma infecção, sendo que todos os focos podem evoluir para sepse. As infecções mais frequentes são por bactérias Gram positivas ou Gram negativas, sendo também que outros agentes podem causar sepse, como vírus, fungos, tuberculose e riquetisioses.

Epidemiologia

A Organização Mundial de Saúde (OMS) afirma em documento publicado recentemente, que só no ano de 2017 ocorreram cerca de 49 milhões de casos no mundo, sendo que destes, 11 milhões de indivíduos vieram a óbito, equivalendo a cerca de 20% dos casos totais de morte independentemente da causa.

A taxa de mortalidade varia entre a hospitalização comum e a hospitalização nas Unidades de Terapia Intensiva (UTI), sendo a taxa equivalente a 27% e 42%, respectivamente. Adicionalmente, grande parte dos casos estão relacionados a infecções respiratórias, infecções intra-abdominais e infecções urinárias. Dentre esses focos, o mais recorrente é a pneumonia que é considerada a responsável por metade dos casos, independentemente da idade.

A sepse é a maior causa de mortes nas UTIs e uma das principais causas de mortalidade hospitalar tardia, superando o infarto do miocárdio e o câncer. Na evolução tardia pós sepse tem sido descritas complicações graves. Dados apontam que um indivíduo em cada 3 pacientes vem a óbito dentro de pelo menos um ano após o quadro, sendo que um em cada 6 desenvolve algum tipo de morbidade após a doença. O choque séptico é um potencial contribuinte para a alta mortalidade no Brasil, ultrapassando 60% dos casos, enquanto a média mundial é de 37%. Conforme o estudo Sepsis Prevalence Assessment Database (SPREAD), realizado pelo Instituto Latino Americano para Estudos da Sepse (ILAS), 29,6% dos leitos das UTIs do país estão ocupadas por pacientes com choque séptico. No Brasil, segundo o ILAS (2016), a sepse é responsável por cerca de 16,5% dos atestados de óbitos emitidos (equivalente a 250 mil casos). Ainda de acordo com o ILAS (2016), a média do custo total do tratamento de cada paciente com sepse no Brasil é de cerca de US$ 10.595, com gasto diário de US$ 1.028, levando em consideração que os pacientes não sobreviventes têm custo de tratamento superior quando comparados a pacientes sobreviventes.

De acordo com o Centro de Controle de Doenças (CDC), as internações por sepses totalizaram 326 mil no ano de 2000 nos Estados Unidos, enquanto no ano de 2010, esse número aumentou para 816 mil. Dos indivíduos com menos de 65 anos de idade hospitalizados com sepse, 13% deles foram a óbito, em comparação com 1% de pacientes hospitalizados por outras doenças. Dos indivíduos com 65 anos de idade ou mais, 20% foram a óbito com relação a 3% daqueles hospitalizados por outras condições.

Os principais fatores de risco para a mortalidade dos pacientes sépticos estão relacionados às características demográficas, adequação do tratamento e período de tempo para o diagnóstico, assim como gravidade do processo infeccioso. Uma vez que o foco inicial tem grande influência sobre a progressão da doença, em casos de infecção urinária, por exemplo, a taxa de mortalidade é evidentemente inferior quando comparada a outros focos.

Fisiopatologia

A entrada de um agente infeccioso no hospedeiro é detectada pelos macrófagos sentinelas e, consequente liberação de mediadores inflamatórios no tecido adjacente e vasos sanguíneos. Esses mediadores levam à vasodilatação e ativação de moléculas de adesão no endotélio, permitindo o acesso de neutrófilos ao local infeccioso. Nas situações de grande carga bacteriana ou dependendo de condições genéticas a resposta inflamatória é exacerbada com grande entrada na circulação sanguínea de mediadores inflamatórios que ativarão o endotélio de todos os órgãos. Desse modo, a inflamação atinge outros órgãos mesmo sem infecção e danificam esses tecidos.

Alterações e mecanismos específicos

Inicialmente, as células do sistema imune, por meio dos receptores de reconhecimento padrão (receptores Toll-Like (TLR) e os NOD-Like), reconhecem os microrganismos invasores por meio dos padrões moleculares associados a patógenos (PAMPs) expressos por um amplo espectro de agentes infecciosos (Ducottet et al.,

2003). Com a estimulação desses receptores, vias de transdução de sinal intracelular são ativadas e a translocação de fatores de transcrição para o núcleo celular culminam com o início do processo inflamatório (Figura 10.2).

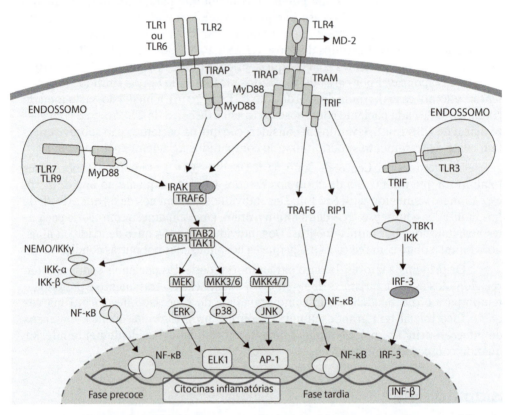

Figura 10.2. Desenvolvimento do processo inflamatório. A imagem demostra a sensibilização do TLRs que pode ser causada por um PAMP (por exemplo componentes bacterianos como o lipopolissacarideo (LPS)) e a cascata de sinalização intracelular, com a ativação de MyD88. As diferentes localizações subcelulares de TLRs e a ampla variedade de PAMPs permitem que o hospedeiro possa identificar agentes patogênicos lesivos. Após o reconhecimento, vias de transdução de sinal são ativadas, que culminam com a translocação do fator de transcrição nuclear Kappa B (NF-κB) para o núcleo celular, que, por sua vez, regula a resposta inflamatória por meio da expressão de mediadores pró-inflamatórios, como o óxido nítrico (NO), interleucina (IL) 1β (IL-1β), IL-6 e o fator de necrose tumoral α (TNF-α). Fonte: Adapatado de Barrichello et al.,2007.

Além dos receptores TLRs, os inflamassomas (Figura 10.3) possuem um papel importante na ativação imune, e sua intensa ativação pode estar relacionada ao desencadeamento da sepse. Os inflamassomas são descritos como complexos multiproteicos intracelulares, que estão diretamente relacionados aos receptores NOD-like (NLR). O receptor do tipo NOD contendo o domínio pirina 3 (NLRP3) é encontrado no meio intracelular, principalmente, em células de linhagem mieloide como a micróglia. Vários mecanismos moleculares têm sido sugeridos para a ativação do

NLRP3 e para a formação do inflamassoma. Inicialmente, para essa formação, há necessidade da ativação dos TLR, levando a translocação do fator de transcrição nuclear *Kappa* B (NF-κB) para o núcleo celular, promovendo à transcrição e tradução da proteína NLRP3. Para a montagem do inflamassoma é necessário um segundo estímulo, que pode ser gerado pela formação de poros, promovendo o fluxo de íons (K+, Ca2+ e H+) ou pela desestabilização lisossomal, ou ainda, pelas ERO padrões moleculares associados a danos (DAMPS) como o dano mitocondrial.

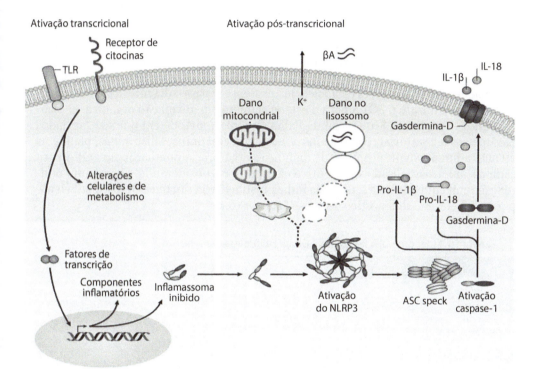

Figura 10.3. Desenvolvimento da cascata de sinalização e ativação do inflamassoma NLRP3. Inicialmente, o inflamassoma NLRP3 necessita de uma regulação positiva com a transcrição de proteínas estimuladas pelo processo inflamatório (tanto pelos receptores TLR, quanto por citocinas pro-inflamatórias). O NLRP3 é formado por uma proteína tripartida da família NLR, contém um domínio efetor pirina (PYD) ou domínio de ativação e recrutamento de caspases (CARD, do inglês caspase activation and recruitment domains), um domínio central de ligação com nucleotídeo e oligomerização (NACHT) e um domínio de repetição rico em leucina (LRR), quando produzidas essas proteínas, e ativadas, o domínio da pirina permite o recrutamento de uma proteína adaptadora ASC, formando o inflamassoma. Logo após, um segundo sinal é necessário, para que a ativação complete e sua oligomerização. Sinais como aumentos de espécies reativas pelas mitocôndrias, dano mitocondrial, alterações lisossomais e até mesmo a presença de proteína β-amiloide (βA). Com a oligomerização, há recrutamento uma proteína adaptadora conhecida como ASC. Essa proteína cliva e ativa pro-caspase1, que cliva e ativa IL-1β e IL-18. Com isso, essas citocinas, através dos poros na membrana da célula formada pela gasdermina-D, as citocinas vão em direção ao meio extracelular ajudando no desenvolvimento do processo inflamatório. Fonte: Adaptado de Heneka et al., 2018.

Com a ativação do sistema imune, citocinas como o TNF-α e IL-1β, quando liberadas, auxiliam no aumento de moléculas de adesão em leucócitos e células endoteliais. Também há um aumento da IL-6, que pode levar à produção de proteínas de fase aguda, como a proteína C reativa e a albumina. Há produção de radicais de oxigênio livre e radicais de nitrogênio altamente reativos que alteram lipídios, proteínas e nucleotídeos, produzindo danos as células.

Diagnóstico: Exame clínico, laboratorial, imagem

O diagnóstico se inicia pela constatação por meio da história clínica e exame físico da existência de um foco de infecção, a partir deste dado devemos verificar o acometimento da função de órgãos e/ou a presença de choque com baixa perfusão tecidual. As novas diretrizes estabelecidas no Sepse-3 para o diagnóstico e tratamento da sepse, utilizam o SOFA para o estabelecimento de disfunção orgânica. O "score" SOFA – Avaliação Sequencial de Falha Orgânica, método em que são avaliados parâmetros laboratoriais como dados referentes a creatinina, bilirrubinas, plaquetas e PaO_2, a fim de analisar o nível de disfunção orgânica. A pontuação no SOFA para cada parâmetro analisado varia entre 0 a 4 pontos, considerando-se que uma pontuação total equivalente a 2 ou mais indica insuficiência orgânica de risco suficiente para estabelecer o diagnóstico de sepse (Tabela 10.1).

Tabela 10.1. Escore SOFA (Sequential Organ Failure Assessment)

Pontuação / Parâmetro	0	1	2	3	4
PaO_2/FiO_2	≥ 400	< 400	< 300	< 200 com suporte ventilatório	< 100 com suporte ventilatório
Plaquetas (10^3)	≥ 150	< 150	< 100	< 50	< 20
Bilirrubina	< 1,2	1,2-1,9	2-5,9	6-11,9	≥12
Cardiovascular	PAM ≥ 70	PAM < 70	Dopamina < 5 µg	Dopamina (5,1-15) Noradrenalina ≤ 0,1 µg	Dopamina > 15 Noradrenalina > 0,1 µg
Glasgow	15	14 - 13	12 - 10	9 - 6	< 6
Creatinina ou Débito Urinário (mL/d)	< 1,2	1,2-1,9	2-3,4	3,5-4,9 ou DU < 500	> 5 ou DU < 200

Para uma triagem rápida em detectar pacientes potencialmente em sepse nas unidades de pronto socorro foi desenvolvido o quickSOFA (qSOFA) que leva em consideração apenas três parâmetros: alterações no nível de consciência, pressão arterial e frequência cardíaca que com pontuações iguais ou maiores a 2 o paciente deve então ficar em observação e colher os exames para avaliar o SOFA, se confirmar índice igual ou maior de dois, estamos perante um paciente em sepse.

	Parâmetro	Valor limite
qSOFA	Frequência respiratória	>= 22 ipm
	Pressão arterial sistólica	<= 100 mmHg
	Glasgow	< 15

Faço uma ressalva, esses critérios são práticos, contudo, sempre passíveis de falhas, por isso seja um clínico olhe para o paciente como um todo, analise o estado de perfusão tecidual, sudorese, a fácies, se o estado geral mostra um paciente grave. Por outro lado, pense que podem haver diagnósticos diferenciais como: tumores, quadros autoimunes com infiltrados pulmonares. No entanto, atuar à primeira vista como sendo sepse estaremos atuando na causa de maior risco, mas após o paciente estabilizado retorne a tomar a história e exame clínico e pense em diferenciais. Uma das causas de falhas no Sepse 1 foram os médicos adotarem os critérios como diagnósticos definitivos e ocorrer muitos diagnósticos de sepse em pacientes com outras doenças.

Os exames laboratoriais serão importantes para confirmar o foco de infecção, identificar o agente infeccioso e dados de gravidade do paciente.

Pela urgência diagnóstica e de intervenção terapêutica as culturas para identificar o agente infeccioso devem ser colhidas dentro de menor prazo possível (a proposta do Sepse 3 é de que ocorra dentro da primeira hora de atendimento). Colher sempre hemoculturas e culturas dos possíveis focos infecciosos. No mesmo momento colha gasometria e lactato arteriais e exames para verificar função renal, distúrbios eletrolíticos, bilirrubinas, hemograma completo. Estes exames ajudarão a finalizar o SOFA, verificar função renal e respiratória frequentemente acometidas na sepse e o lactato que pode indicar a hipoperfusão tecidual.

Exames de imagem serão importantes para verificar pneumonias, infecções de vias renais e dados indiretos de perfurações intestinais.

Estudos descrevem que a administração de medicamentos antimicrobianos na primeira hora de hipotensão devido à sepse está associada à sobrevivência hospitalar dos pacientes com este quadro. Neste estudo, os pesquisadores avaliaram 2.731 pacientes com choque séptico entre julho de 1989 a junho de 2004 no Canadá e Estados Unidos e observaram que apenas 50 % dos pacientes recebem a medicação correta nas primeiras seis horas de hipotensão.

Tratamento

O resultado das condutas terapêuticas é dependente do intervalo de tempo entre entrada do paciente e administração de antibióticos e reposição volêmica. Estas condutas devem ser realizadas na primeira hora de atendimento. Os antibióticos serão orientados empiricamente, conforme o foco infeccioso e se a infecção é de comunidade ou hospitalar. No caso dos pacientes em choque séptico antibióticos de amplo espectro poderão ser iniciados, em virtude da gravidade do caso e necessidade de cobrir adequadamente o agente infeccioso. Assim que os resultados de culturas apresentarem o agente e sua sensibilidade a antibióticos, pode ser readequado o antibiótico e muitas vezem realizado descalonamento. A drenagem ou retirada cirúrgica dos focos de infecção deve ser considerada em casos de abscessos, oclusões urinárias, coleções abdominais ou pleurais. Estes procedimentos devem ser precoces na abordagem terapêutica, pois modificam a evolução clínica de maneira substancial, precoce significa nas primeiras horas de atendimento. Na eventualidade de abordagem cirúrgica pode ocorrer uma piora hemodinâmica durante e logo após o procedimento, contudo haverá um grande benefício da remoção mecânica de um foco facilitando a ação de antibióticos e do sistema imunológico.

No caso de hipotensão arterial, PAM inferior a 60 mmHg ou sistólica inferior a 90 mmHg, deve se administrar volume, em geral solução salina pois soluções coloides não têm mostrado vantagem terapêutica. Pode se administrar de 20 a 30 mL/kg de peso em 1 hora, caso não ocorra uma elevação da PAM acima de 65 mmHg, então deve se recorrer a infusão de drogas vasoativas, como Noradrenalina.

O choque séptico caracterizado por hipotensão que não melhora com a reposição inicial de volume e apresenta lactato sérico acima de 2 mmol/L, necessitará uma abordagem intensiva de monitorização de pressão arterial invasiva administração de volumes verificando parâmetros de enchimento cardíaco.

Outras medidas terapêuticas dependerão da ocorrência de insuficiência de órgãos, sendo em geral a primeira a ser afetada e mais sensível para a estabilidade do paciente a insuficiência respiratória. Diante dessa situação a intubação traqueal e manutenção com respiração mecânica serão de fundamental importância.

Conclusão

A sepse decorre sempre de uma infecção que evolui com uma resposta inflamatória desregulada, isto é, uma resposta inflamatória exacerbada inicialmente com consequente dano a órgãos. A remoção química ou mecânica dos focos infecciosos são prioridade máxima, a ser realizado no mais curto espaço de tempo. Devido à gravidade da situação o uso de antibióticos de amplo espectro é necessário, porém com os resultados das culturas p descalonamento é fundamental visando uma política da CCIH.

Tópicos relevantes

- Conceito: infecção com disfunção de órgãos.
- Etiologia: bacteriana é a principal.
- Mediadores inflamatórios: causam a inflamação sistêmica.
- Diagnóstico: utiliza os sistemas SOFA e qSOFA.

- Culturas: colher as culturas na primeira hora de atendimento.
- Antibiótiocos: entrar com amplo espectro na primeira hora de atendimento se for choque séptico.

Referências bibliográficas

1. Abraham E, Singer M. Mechanisms of sepsis-induced organ dysfunction. Crit Care Med. 2007; 35:2408-16.

2. Barichello T, Machado RA, Constantino L, Valvassori SS, Réus GZ, Martins MR, et al. Antioxidant treatment prevented late memory impairment in an animal model of sepsis. Crit Care Med. 2007; 35:2186-90.

3. Delano MJ, Ward PA. The immune system's role in sepsis progression, resolution, and long-term outcome. Immunol Ver. v.274, p.332, 2016.

4. Heneka MT, McManus RM, Latz E. Inflammasome signalling in brain function and neurodegenerative disease. Nat Rev Neurosci. 2018 Oct;19(10):610-621. doi: 10.1038/s41583-018-0055-7. Erratum in: Nat Rev Neurosci. 2019 Mar;20(3):187. PMID: 30206330.

5. Instituto Latino-Americano para Estudos da Sepse (ILAS). Sepse: um problema de saúde pública. Brasília: Conselho Federal de Medicina – CFM, 2016.

6. Jesus F, Bermejo-Martin AB, David BC, Almansa RAB, Gandia FBC, et al. Defining immunological dysfunction in sepsis: A requisite tool for precision medicine. Journal of Infection. v.72, n.5, p.525-36, 2016.

7. Kumar A, Roberts D, Wood KE, Light B, Parrillo JE, et al. Duration of hypotension before initiation of effective antimicrobial therapy is the critical determinant of survival in human septic shock. Crit Care Med. v.34, p.1589-96, 2006.

8. Latz E, Xiao TS, Stutz A. Activation and regulation of the inflammasomes. Nat Rev Immunol. 2013; 13:397-411.

9. Oviedo-Boyso J, Bravo-Patiño A, Baizabal-Aguirre VM. Collaborative action of toll-like and nod-like receptors as modulators of the inflammatory response to pathogenic bacteria. J Interferon Cytokine Mediat Res. 2014; 14:432785.

10. Rudd KE, Johnson SC, Agesa KM, Shackelford KA, et al. Global, regional, and national sepsis incidence and mortality, 1990-2017: analysis for the Global Burden of Disease Study. Lancet. v.18, p.200-11. 2020.

11. Singer M, Deutschman CS, Seymour CW, Shankar-Hari M, Annane D, Bauer M, et al. The Third International Consensus Definitions for Sepsis and Septic Shock (Sepsis-3). JAMA. 2016; 315(8):801-10.

12. Wang P, Huang J, Li Y. Exogenous carbon monoxide decreases sepsis-induced acute kidney injury and inhibits NLRP3 inflammasome activation in rats. Int J Mol Sci. 2015; 16:20595-608.

13. World Health Organization. Global report on the epidemiology and burden ofsepsis: current evidence, identifying gaps and future directions. Geneva: World Health Organization, 2020.

Infecção das Vias Aéreas Superiores

(inclui: resfriados comuns ou rinofaringites, rinossinusite e faringite agudas)

Gerson Sobrinho Salvador de Oliveira

Introdução

As infecções de vias aéreas superiores (IVAS) são as doenças mais incidentes no ser humano, com estimativa de 17,2 bilhões de eventos ao ano,[1] frente a uma população mundial estimada em cerca de 7,8 bilhões de pessoas.

O termo IVAS é inespecífico, usado para descrever infecções agudas envolvendo o trato respiratório superior, tendo como limite a laringe.[2] IVAS é também uma definição imprecisa, pois implica incorretamente na ausência de acometimento do trato respiratório inferior, quando é possível os tratos respiratórios superior e inferior serem acometidos numa mesma doença.[2]

Muitas vezes consideradas infecções banais, as IVAS precisam ser melhor compreendidas devido à sua elevada incidência e morbidade, sendo causa frequente de perda de dias de trabalho e estudo, e por terem, eventualmente, complicações graves.[2]

As IVAS têm expressão clínica variável, de infecções assintomáticas a graves, a maior frequência é de doenças agudas autolimitadas.[2,3]

Neste capítulo, discutiremos os resfriados comuns, faringites e rinossinusites.

Resfriados comuns ou rinofaringites agudas

- "Resfriado comum" e "gripe" são síndromes causados por infecções virais no trato respiratório superior.[3,4] Os rinovírus causam aproximadamente metade de todos os resfriados. Outros agentes são: coronavírus, vírus respiratório sincicial (VRS). Influenza, parainfluenza e adenovírus podem causar resfriado, mas além dos sintomas respiratórios superiores característicos do resfriado comum, frequentemente cursam com sintomas respiratórios inferiores ou sistêmicos.[4]

- A síndrome do resfriado comum é uma doença leve e de curta duração com dor de cabeça, espirros, calafrios, dor de garganta, obstrução nasal, tosse e mal-estar. Geralmente, a intensidade dos sintomas aumenta rapidamente, com pico 2-3 dias após a infecção e a duração média de sintomas é de 7 a 10 dias. Resfriados no adulto raramente estão associados a febre. Não é possível identificar o vírus com base nos sintomas.[3,4]
- A síndrome gripal é tipicamente de início súbito e é caracterizada por febre, dor de cabeça, tosse, dor na garganta, mialgia, congestão nasal, fraqueza e perda de apetite.[3] Os melhores preditores de gripe são tosse associada a febre, esta combinação de sintomas demonstrou ter um valor preditivo positivo de cerca de 80% em diferenciar a gripe outras infecções respiratórias.[4] A gripe será discutida neste livro em outro capítulo.
- Os achados físicos do resfriado comum são limitados à parte superior trato respiratório. O aumento da secreção nasal é frequentemente óbvio para o examinador. Uma mudança na cor ou consistência das secreções é comum durante o curso da doença e não é indicativo de sinusite ou superinfecção bacteriana. O exame da cavidade nasal pode revelar conchas nasais inchadas e eritematosas, embora este achado seja inespecífico e de utilidade diagnóstica limitada.[3]

Diagnóstico

O diagnóstico é clínico baseado nos sintomas, normalmente não sendo recomendados exames complementares.[3]

Os patógenos virais associados ao resfriado comum podem ser detectados por cultura, detecção de antígeno, PCR ou métodos sorológicos.

Esses estudos geralmente não são indicados em pacientes com resfriados porque um diagnóstico etiológico específico é útil apenas quando o tratamento com um agente antiviral é contemplado, ou quando visa o isolamento em caso de surtos ou epidemias (como a Covid-19).[3]

Tratamento

Observe a Tabela 11.1.

Tabela 11.1. Tratamentos para sintomas em resfriados comuns[3]

Sintoma	Tratamento
Obstrução nasal	Agentes adrenérgicos tópicos, higiene nasal com solução fisiológica
Rinorreia	Anti-histamínicos de primeira geração, higiene nasal com solução fisiológica
Espirros	Anti-histamínicos de primeira geração
Dor de garganta	Paracetamol, anti-inflamatórios não hormonais, dipirona
Tosse	Anti-histamínicos de primeira geração, broncodilatadores

Rinossinusite aguda

A rinossinusite aguda (RSA) é definida como inflamação sintomática da cavidade nasal e seios paranasais com duração inferior a 4 semanas. O termo "rinossinusite" é mais adequado que "sinusite", dado que a inflamação dos seios da face raramente ocorre sem acometimento da mucosa nasal.[5] As rinossinusites subagudas duram de 4 a 12 semanas; as crônicas, mais de 12 semanas,[5,6] essas não serão discutidas neste capítulo.

Embora 90% dos pacientes com IVAS apresentam rinossinusite viral concomitante, apenas 0,5 a 2,0% apresentarão rinossinusite bacteriana. Os patógenos mais comuns em adultos com sinusite bacteriana aguda são *Streptococcus pneumoniae*, *Haemophilus influenzae*, *Moraxella catarrhalis* e *Staphylococcus aureus*.[6]

Aproximadamente 85% das pessoas com rinossinusites agudas têm redução ou resolução dos sintomas dentro de 7 a 15 dias sem antimicrobianos, no entanto, esses medicamentos são prescritos para 84 a 91% dos pacientes diagnosticados. Esta discrepância está relacionada, em parte, às expectativas do paciente com relação à antibioticoterapia e a uma inconsistência entre as diretrizes clínicas e padrões de prescrição de antibióticos.[6]

Diagnóstico

Apresentação: até 4 semanas de drenagem nasal anterior ou posterior purulenta acompanhada de obstrução nasal, dor facial, pressão ou plenitude.[6]

As rinossinusites virais geralmente atingem o pico de sintomas rapidamente, e diminuem a partir do 3º dia da doença e terminam após 1 semana, entretanto, em 25% dos pacientes os sintomas podem durar mais tempo.[6]

Na rinossinusite bacteriana aguda os sintomas podem persistir por 10 dias ou mais, ou ocorre piora dos sintomas após melhora inicial. Secreção nasal purulenta, febre ou dor facial não podem ser usadas para distinguir precisamente entre infecção bacteriana e viral. Achados em radiografias e tomografia computadorizada também não diferenciam a etiologia. Estudos de imagem são reservados para pacientes com suspeita complicações orbitais ou intracranianas.[6]

Tratamento

Terapia antimicrobiana × espera vigilante

A maioria dos pacientes com rinossinusites terá uma doença autolimitada. Resultados de estudos com antimicrobianos sobre a chance de cura das rinossinusites são contraditórios, alguns demonstrando benefício em encurtamento do tempo de sintomas, outros não conseguindo demonstrar benefícios, ou os demonstrando em casos de doenças prolongadas com duração superior a 7-10 dias.[6]

O manejo inicial da rinossinusite aguda deve ser basear na tomada de decisão compartilhada entre médico e paciente, entre o uso imediato de antimicrobianos e a espera vigilante.[6]

Se a opção for a espera vigilante, o paciente deve ser aconselhado a passar por reavaliação se os sintomas não diminuírem ou se apresentar piora a qualquer momento, pode também receber uma prescrição de segurança para um antimicrobiano a ser usado se houver piora ou se os sintomas não diminuírem em até 7 dias.[6]

Caso seja necessário administrar antimicrobianos, a amoxicilina é indicada como primeira opção, sendo opções: cefuroxima, amoxicilina-clavulanato, levofloxacina, moxifloxacina e macrolídeos. Deve merecer atenção o aumento de cepas de *S. pneumoniae* resistentes a macrolídeos com consequente aumento de risco de falha com essa classe.[6]

Na maioria dos ensaios clínicos de antibióticos para rinossinusite bacteriana aguda, esses medicamentos são prescritos para 7 a 10 dias. Uma revisão sistemática não mostrou diferença nas taxas de sucesso clínico ou eventos adversos entre pacientes que receberam antibióticos por 3 a 7 dias e aqueles que receberam antibióticos por 6 a 10 dias.[7]

Em suma, quando antibióticos são necessários, a amoxicilina de 500 a 1.000 mg de 8 em 8 horas de 5 a 10 dias é opção de escolha,[6] sendo opções: amoxicilina/clavulanato, levofloxacino, moxifloxacino, doxiciclina e clindamicina.[6] Apesar de o uso de macrolídeos para rinossinusite bacteriana ser frequente, a ascensão da resistência dos pneumococos[6] a essa classe de droga torna a sua prescrição preocupante.

Pacientes com diabetes ou outras condições que comprometem o sistema imunológico têm maior probabilidade de infecções por bactérias resistentes e, nesses casos, amoxicilina-clavulanato é uma boa opção.

Temperatura alta (> 39 °C), crostas nasais ou dor facial intensa devem levantar suspeitas para sinusite fúngica invasiva, uma emergência médica rara, mas relevante em pacientes com diabetes e imunodeprimidos.

Terapia adjuvante

- **Corticoides intranasais:** benefícios com relação à diminuição de sintomas, especialmente dor e congestão nasal, após 14 a 21 dias.[5]
- **Corticoides orais:** resultados conflitantes, não indicado.[5]

Infecção das Vias Aéreas Superiores

- **Solução salina, descongestionantes e anti-histamínicos:** podem reduzir sintomas de obstrução nasal, podem ser indicados para alívio sintomático.

Encaminhamento para um otorrinolaringologista é apropriado para pacientes com doença refratária ou com rinossinusites bacterianas agudas recorrentes (três ou mais episódios em 6 meses) ou se houver suspeita de outras patologias sinonasais (por exemplo, tumores e anormalidades estruturais).[6]

A avaliação especializada urgente é indicada em pacientes com suspeita de complicação orbital ou intracraniana (por exemplo: edema periorbital, movimentos extraoculares restritos ou forte dor de cabeça).[6]

Faringite aguda

- A faringite aguda é descrita como a tríade de dor de garganta, febre e inflamação da faringe caracterizada por eritema e edema, podem estar presentes exsudatos, vesículas ou ulcerações.[8]
- Faringites motivam procuras frequentes em atenção primária e pronto atendimentos. Cerca de metade dos casos se concentra em pacientes de 5 a 24 anos de idade.[8]
- Os agentes virais são as causas mais frequentes de faringites agudas, vírus Epstein-Barr (mononucleose), adenovírus, enterovírus, influenza A e B e parainfluenza. Cerca de um terço das faringites são causadas por bactérias com destaque para *Streptococcus pyogenes*, também chamados *Streptococcus* beta-hemolíticos do grupo A (SGA). Outras espécies de estreptococos, Mycoplasmas, *Fusobacterium necrophorum*, *Arcanobacterium haemolyticum* e *Corynebacterium diphtheriae* são causas menos frequentes de faringites bacterianas.[8] Apesar da maior frequência de agentes virais, de 49% a 57% das crianças e 64% dos adultos com faringite recebem antibióticos. Além disso, tem aumentado a frequência do uso de antibióticos de amplo espectro para o tratamento de faringites, o que pode contribuir para a crescente de resistência a antibióticos e a medicalização de uma doença geralmente benigna e autolimitada.[8]
- Infecções sexualmente transmissíveis, como HIV, clamídias ou a gonorreia podem ser causas de faringites agudas, principalmente em adolescentes e jovens sexualmente ativos e em crianças abusadas sexualmente.[8]
- A infecção por Cândida é causa de faringites em pessoas imunodeprimidas, inclusive aqueles em quimioterapia ou radioterapia com irradiação na região cervical.[8]

Diagnóstico

Os critérios para diferenciação de SGA e agentes virais foram propostos por Centor e modificados por McIsaac[9] e se encontram na Tabela 11.2.

Tabela 11.2. Critérios para diferenciação de SGA e agentes virais.

Critérios	Pontos
Temperatura > 38°C	1
Linfonodomegalia cervical dolorosa	1
Exsudatos nas tonsilas (amígdalas)	1
Ausência de tosse	1

(continua)

Tabela 11.2. Critérios para diferenciação de SGA e agentes virais. (continuação)

Critérios	Pontos
3-14 anos	1
15-44 anos	0
45 anos ou mais	-1
Pontuação	Risco de SGA
≤ 0	1-2,5%
1	5-10%
2	11-17%
3	28-35%
≥ 4	51-53%

Tratamento

Pacientes com 1 ou menos pontos nos critérios de Centor devem ser liberados sem necessidade de investigação laboratorial e antibioticoterapia. As exceções são pessoas com exposição documentada a *S. pyogenes* nas 2 semanas anteriores ou com história de febre reumática aguda ou doença reumática cardíaca. Pacientes com pontuação de 4 ou mais devem receber antibióticos.[9,10]

No entanto, para pacientes com escores Centor de 2 ou 3 pontos, há controvérsia sobre investigação laboratorial e tratamento. Nos Estados Unidos, recomenda-se realizar uma investigação laboratorial e prescrever antibióticos somente após obter cultura de garganta ou de teste rápido positivos para SGA. Em contraste, a faringite aguda em alguns países europeus é considerada uma doença autolimitada benigna e os testes microbiológicos não são recomendados de rotina; o tratamento com antibióticos é reservado para pacientes bem selecionados.[10]

No Brasil e em países de baixa e média renda, a incidência de febre reumática permanece elevada. Nesses países, encontram-se a maioria dos 282.000 novos casos anuais de doença reumática cardíaca. Além disso, frequentemente nesses países há dificuldade em realizar testes de cultura e testes rápidos. Portanto, se uma investigação laboratorial não estiver disponível e dependendo do julgamento clínico, os pacientes com um escore Centor de 2 pontos ou mais podem ser tratados com antibióticos.[9,10]

Infecção das Vias Aéreas Superiores

Antibióticos

Nos pacientes com indicação de antibióticos, a penicilina V oral por 10 dias ou dose única de penicilina benzatina 1.200.000 UI intramuscular são consideradas terapias de escolha, a amoxicilina é igualmente eficaz e, devido à sua melhor comodidade posológica, é uma boa opção.[10]

Alternativas à penicilina incluem cefalexina e cefadroxil para pessoas sem reação de hipersensibilidade tipo I à penicilina, clindamicina, azitromicina ou claritromicina. A azitromicina é indicada por cinco dias e os demais antibióticos por dez dias para erradicação da infecção na faringe.[9]

Referências bibliográficas

1. GBD 2015 Disease and Injury Incidence and Prevalence Collaborators. Global, regional, and national incidence, prevalence, and years lived with disability for 310 diseases and injuries, 1990-2015: a systematic analysis for the Global Burden of Disease Study 2015 [published correction appears in Lancet. 2017 Jan 7;389(10064):e1]. *Lancet.* 2016;388(10053):1545-1602. doi:10.1016/S0140-6736(16)31678-6.

2. Guibas GV, Papadopoulos NG. (2017) Viral Upper Respiratory Tract Infections. In: Green R. (eds) Viral Infections in Children, Volume II. Springer, Cham. https://doi.org/10.1007/978-3-319-54093-1_1.

3. Turner RB. (2015). The Common Cold. *Mandell, Douglas, and Bennett's Principles and Practice of Infectious Diseases,* 748-52.e2. https://doi.org/10.1016/B978-1-4557-4801-3.00058-8.

4. Eccles R. (2005). Understanding the symptoms of the common cold and influenza. *The Lancet. Infectious diseases,* 5(11), 718-25. https://doi.org/10.1016/S1473-3099(05)70270-X.

5. Meltzer EO, Hamilos DL. (2011) Rhinosinusitis diagnosis and management for the clinician: a synopsis of recent consensus guidelines. Mayo Clinic proceedings, 86(5), 427-43. https://doi.org/10.4065/mcp.2010.0392.

6. Rosenfeld RM. (2016) Acute sinusitis in adults. N Engl J Med, 375, 962-70.

7. Lemiengre MB, van Driel ML, Merenstein D, et al. Antibiotics for clinically diagnosed acute rhinosinusitis in adults. Cochrane Database Syst Rev 2012;10:CD006089-CD006089.

8. Flores AR, Caserta M. (2015) Pharyngites. Mandell, Douglas, and Bennett's Principles and Practice of Infectious Diseases, 753-8.e2. https://doi.org/10.1016/B978-1-4557-4801-3.00058-8.

9. Wessels MR. Clinical practice. Streptococcal pharyngitis. N Engl J Med. 2011 Feb 17;364(7):648-55. doi: 10.1056/NEJMcp1009126. PMID: 21323542.

10. Anjos LMM, Marcondes MB, Lima MF, Mondelli AL, Okoshi MP. (2014) Streptococcal acute pharyngitis. Revista da Sociedade Brasileira de Medicina Tropical, 47, 409-13.

Celulite e Erisipela

12

Valéria Cassettari

Epidemiologia

Celulite e erisipela são as infecções mais frequentes de pele e partes moles, com incidência estimada em 200 casos por 100.000 habitantes ao ano. A recorrência dessas infecções é comum, sendo que 22 a 49% dos pacientes que se apresentam com celulite ou erisipela relatam episódio prévio, geralmente na mesma localização.

Fisiopatogenia

Lesões que rompem a barreira cutânea propiciam a invasão bacteriana, que se propaga por contiguidade, ou por circulação linfática. A baixa positividade de culturas de aspirados de celulite e erisipela sugere que essas infecções ocorrem com uma baixa carga bacteriana, embora com grande resposta inflamatória.

São fatores predisponentes para celulite e erisipela em adultos:
- Lesões cutâneas traumáticas.
- Lesões cutâneas crônicas (úlceras, feridas, eczema).
- Maceração cutânea por atrito (intertrigo).
- *Tinea pedis*.
- Edema linfático.
- Episódio prévio de celulite.
- Obesidade (IMC > 30).

Além dos danos locais em partes moles, a infecção cutânea pode evoluir com bacteremia e suas complicações: sepse, endocardite e infecções à distância por disseminação hematogênica (como osteomielite, espondilodiscite e artrite bacteriana).

Microbiologia

Streptococcus pyogenes (estreptococo beta hemolítico do Grupo A) é o principal agente, tanto nas celulites como em erisipelas.

Na erisipela também são frequentes outros estreptococos beta hemolíticos, principalmente dos Grupos C e G.

Na celulite, o segundo agente mais frequente é *Staphylococcus aureus*, que se torna o principal agente quando há formação de abscesso.

Bactérias *Gram* negativas ou anaeróbias podem causar celulite, porém com frequencia bem menor, sendo mais presentes em outros tipos de infecção de partes moles, como pé diabético, úlceras crônicas por pressão, fasceíte necrotizante e gangrena gasosa.

Sinais e sintomas

A infecção bacteriana da pele se manifesta por edema, eritema e calor. Pode ocorrer em qualquer região do corpo, como face, abdome e membros superiores, mas os membros inferiores são as áreas envolvidas com maior frequência (Tabela 12.1). O acometimento em membros é geralmente unilateral, devendo ser investigados outros diagnósticos quando a manifestação é bilateral.

Tabela 12.1. Características da erisipela e da celulite

Característica	ERISIPELA	CELULITE
Acometimento	Mais superficial: epiderme, derme mais superficial e vasos linfáticos superficiais	Mais profundo: derme mais profunda e tecido subcutâneo
Agentes mais frequentes	▪ *Streptococcus pyogenes* (estreptococo beta hemolítico do Grupo A) ▪ Outros estreptococos beta hemolíticos, principalmente os dos Grupos C e G	▪ *Streptococcus pyogenes* (estreptococo beta hemolítico do Grupo A) ▪ *Staphylococcus aureus*
Tempo de instalação	Agudo	Subagudo (alguns dias)
Manifestações sistêmicas (febre, calafrios, astenia)	Frequentes	Pouco frequentes
Aspecto da lesão	Edema, eritema e calor local. Bordas bem delimitadas	Edema, eritema e calor local. Bordas mal definidas
Secreção	Não tem drenagem de secreção. Podem aparecer bolhas de conteúdo não purulento	Podem estar presentes secreção purulenta ou abscesso
Linfonodomegalia regional	Pode estar presente	Pode estar presente

Diagnóstico

O diagnostico é clínico, por avaliação da lesão cutânea com eritema, calor e edema.

Exames

- Exames laboratoriais: não são indicados, a não ser na presença de complicações (ex: sepse, descompensação diabética, falha de tratamento prévio) ou comorbidades severas que interfiram na escolha do tratamento (p. ex: insuficiência renal).
- Cultura de material da lesão: se houver abscesso fechado com área de flutuação, são necessários a incisão e drenagem para o tratamento. O material drenado deve ser colhido com técnica estéril, e enviado para cultura.
- Hemocultura: tem positividade inferior a 10% em infecções cutâneas, sendo indicada apenas nas seguintes situações, com risco de resposta terapêutica mais lenta, ou falha de tratamento:

    - Sinais de sepse.
    - Grande extensão da lesão cutânea.
    - Falha do tratamento inicial empírico.
    - Comorbidades que possam interferir no resultado do tratamento (obesidade com IMC > 30, linfedema importante, diabetes descompensado, imunodeficiência por causas diversas).

- Exames radiológicos: ultrassom de partes moles, doppler venoso, raios X ou tomografia não estão indicados de rotina. Podem ser necessários em uma parte menor dos casos, para avaliar diagnósticos diferenciais ou complicações profundas, a depender da história clínica e achados de exame físico.

Diagnóstico diferencial

Outras infecções bacterianas, potencialmente graves, de tecidos mais profundos:
- Fasceíte necrotizante: acomete a fascia muscular. Dor intensa, lesão edemaciada e hiperemiada, que pode se tornar vinhosa, às vezes com áreas de necrose visíveis. Costuma ocorrer com sinais sistêmicos de infecção. A confirmação do diagnóstico é cirúrgica, por verificação da necrose de fáscia muscular.
- Gangrena gasosa por Clostridium: infecção anaeróbia de tecido cutâneo desvitalizado, que pode acometer também plano muscular, após trauma local ou desbridamento de feridas, ou de outros tecidos desvitalizados. Não há manifestações sistêmicas importantes na apresentação inicial. O principal achado é a crepitação à palpação cutânea, indicando presença de gás (exames de imagem podem confirmar esse achado).
- Artrite infecciosa: pode se confundir com celulite em área de articulação. Dor articular, inchaço, calor e eritema. O diagnóstico é feito pela análise do líquido sinovial.

- **Osteomielite:** pode permanecer mascarada pela inflamação cutânea. Deve ser investigada por exames de imagem quando a infecção cutânea se cronifica, e o resultado da antibioticoterapia é insatisfatório.

Outros quadros inflamatórios não relacionados a infecções bacterianas:
- **Trombose venosa profunda:** o diagnóstico é confirmado por ultrassonografia com doppler do membro afetado.
- **Dermatite de estase:** inflamação cutânea não infecciosa, bilateral na maioria das vezes, associada a insuficiência venosa.
- **Linfedema:** bilateral, na maioria das vezes. Embora seja fator predisponente para celulite e erisipela, o próprio linfedema pode se apresentar com sinais inflamatórios crônicos, mesmo na ausência de infecção.
- **Herpes zoster:** a dor e o eritema costumam acompanhar a área de um dermátomo. Ocorrem vesículas e lesões crostosas na evolução.
- **Picada de inseto:** em geral, o paciente relata a picada e o sinal pode estar presente no centro da lesão, que é dolorosa ou pruriginosa.
- **Dermatite de contato:** investigar uso de cremes, medicamentos, sapatos ou luvas de borracha, ou contato de outros materiais alergênicos diretamente com a área afetada.
- **Reação vacinal local.**
- **Paniculite:** inflamação da gordura subcutânea, por causas não infecciosas diversas.
- **Vasculite:** exantema maculopapular eritematoso confluente, que resulta da lesão de pequenos vasos, por causas diversas.
- **Artrites não-infeccciosas** (p. ex.: gota).

Tratamento

Antibiótico oral × parenteral

Via de regra, o tratamento é realizado com antibiótico oral.

O tratamento parenteral deve ser indicado nas seguintes situações:
- Impossibilidade de medicação oral (p. ex.: vômitos).
- Sepse.
- Eritema rapidamente progressivo.
- Piora clínica progressiva após 48 horas do ínicio do tratamento oral.
- Proximidade da lesão a próteses ou outros dispositivos (p. ex.: prótese ortopédica, enxerto vascular).

Quando iniciado o tratamento injetável, a transição para oral deve ser feita assim que estiver resolvida a instabilidade clínica inicial, ou a condição que impedia a ingestão de medicamentos (Tabela 12.2).

Tabela 12.2. Escolha do antibiótico empírico

	Oral	Injetável
Erisipela	Opção preferencial: • Amoxicilina 500 mg VO 8/8 horas Alternativas: • Cefalexina 500 mg VO 6/6 horas, ou • Clindamicina 600 mg VO 6/6 horas	Opção preferencial: • Penicilina cristalina 2.000.000 UI EV 4/4 horas Alternativas: • Cefazolina 1 g EV 8/8 horas • Clindamicina 600 mg EV 8/8 horas • Ceftriaxona 2 g EV 24/24 horas
Celulite	Opção preferencial: • Cefalexina 500 mg VO 6/6 horas • Alternativas: • Clindamicina 600 mg VO 6/6 horas • Amoxicilina-clavulanato 500/125 mg VO 8/8 horas	Opção preferencial: Oxacilina 2 g EV 4/4 horas Alternativas: • Cefazolina 1 g EV 8/8 horas • Clindamicina 600 mg EV 8/8 horas • Ceftriaxona 2 g EV 24/24 horas

Streptococcus pyogenes é o agente envolvido com maior frequência, seja em celulite ou erisipela, portanto deve estar coberto por qualquer tratamento empírico para essas infecções cutâneas.

Embora menos frequente, *S. aureus* também deve ser considerado na escolha do tratamento dos casos com características de celulite, principalmente se houver secreção purulenta ou abscesso. Para estes casos, em alguns países com elevada prevalência de colonização por *community-acquired methicillin-resistant Staphylococcus aureus* (CA-MRSA) tem sido considerada cobertura empírica para esse agente. Já no Estado de São Paulo, embora existam relatos de aumento de infecções por CA-MRSA na faixa pediátrica, um estudo realizado em 2017 no Hospital das Clínicas da Faculdade de Medicina da Universidade de São Paulo (HCFMUSP) e no Hospital Universitário da USP (HU-USP) detectou baixa prevalência de colonização por CA-MRSA em pacientes adultos, mesmo incluindo na amostra pacientes com doenças dermatológicas crônicas, que são mais suscetíveis a colonização por MRSA. Sendo assim, atualmente não há indicação de cobertura empírica para CA-MRSA nas infecções cutâneas de comunidade em nosso meio. A epidemiologia das culturas colhidas de pacientes com celulite purulenta e abscessos devem continuar sendo monitoradas localmente, modificando essa orientação caso se torne necessário.

Outras infecções de pele e partes moles envolvendo úlcera por pressão, pé diabético, ou áreas de necrose, podem necessitar de cobertura para Gram negativos ou anaeróbios, porém o tratamento dessas infecções não é abordado neste capítulo.

Duração do tratamento

Cinco dias de antibiótico são suficientes para a maioria das lesões não secretivas. Para os casos ambulatoriais, recomenda-se avaliar a resposta inicial após 48 horas do início do tratamento.

Pode ocorrer aumento da inflamação no primeiro dia de uso do antibiótico, não representando falha do tratamento. Os sinais de melhora costumam aparecer entre 24 a 48 horas após início do antibiótico ou, nos casos mais severos, após 72 horas.

A duração da antibioticoterapia deve ser individualizada em infecções mais graves, extensas e com resposta mais lenta ao tratamento. Pode ser estendida para até 14 dias, conforme evolução clínica.

Ao final do tratamento, é comum a persistência de sinais inflamatórios por alguns dias.

Outras medidas para tratamento e prevenção

O paciente deve ser orientado a manter o membro elevado, pois reduz o edema e melhora a drenagem linfática, contribuindo de modo importante para o tratamento da celulite e erisipela.

Outras medidas devem ser consideradas para prevenção de infecção recorrente:

- Antifúngico tópico (p. ex.: clotrimazol), se houver Tinea pedis. O antifúgico deve ser prescrito em veículo adequado para uso interdigital (loção cremosa, solução ou *spray*).
- Hidratação da pele, evitando fissuras.
- Tratamento de lesões cutâneas prévias, de etiologias diversas (ex: intertrigo, maceração).
- Terapia compressiva (a ser iniciada apenas após a resolução do quadro infeccioso) para pacientes com edema crônico de origem venosa ou linfática.

Referências bibliográficas

1. Raff AB, Kroshinsky D. Cellulitis: A Review. JAMA. 2016 Jul 19;316(3):325-37. doi: 10.1001/jama.2016.8825. PMID: 27434444.
2. Stevens DL, Bisno AL, Chambers HF, Dellinger EP, Goldstein EJ, Gorbach SL, et al., Infectious Diseases Society of America. Practice guidelines for the diagnosis and management of skin and soft tissue infections: 2014 update by the Infectious Diseases Society of America. Clin Infect Dis. 2014 Jul 15;59(2):e10-52. doi: 10.1093/cid/ciu444. Erratum in: Clin Infect Dis. 2015 May 1;60(9):1448. Dosage error in article text. PMID: 24973422.
3. Jeng A, Beheshti M, Li J, Nathan R. The role of beta-hemolytic streptococci in causing diffuse, nonculturable cellulitis: a prospective investigation. Medicine (Baltimore). 2010 Jul;89(4):217-26. doi: 10.1097/MD.0b013e3181e8d635. PMID: 20616661.
4. Bes TM, Martins RR, Perdigão L, Mongelos D, Moreno L, Moreno A, et al. Prevalence of methicillin-

resistant Staphylococcus aureus colonization in individuals from the community in the city of Sao Paulo, Brazil. Rev Inst Med Trop Sao Paulo. 2018 Oct 22;60:e58. doi: 10.1590/S1678-9946201860058. PMID: 30365641; PMCID: PMC6199126.

5. Penteado FD, Tubero TZ, Hein N, Gilio AE. Frequency of Community-acquired Methicillin-resistant Staphylococcus aureus in Pediatric Population in a General Hospital in São Paulo, Brazil, Over 5 Years. Pediatr Infect Dis J. 2019 May;38(5):e87-e89. doi: 10.1097/INF.0000000000002158. PMID: 30067601.

6. Paternina-de la Ossa R, Prado SID, Cervi MC, Lima DAFDS, Martinez R, Bellissimo-Rodrigues F. Is community-associated methicillin-resistant Staphylococcus aureus (CA-MRSA) an emerging pathogen among children in Brazil? Braz J Infect Dis. 2018 Sep-Oct;22(5):371-6. doi: 10.1016/j.bjid.2018.10.276. Epub 2018 Oct 30. PMID: 30389351.

7. Brindle R, Williams OM, Barton E, Featherstone P. Assessment of Antibiotic Treatment of Cellulitis and Erysipelas: A Systematic Review and Meta-analysis. JAMA Dermatol. 2019 Jun 12;155(9):1033-40. doi: 10.1001/jamadermatol.2019.0884. Epub ahead of print. PMID: 31188407; PMCID: PMC6563587.

8. Gottlieb M, DeMott JM, Hallock M, Peksa GD. Systemic Antibiotics for the Treatment of Skin and Soft Tissue Abscesses: A Systematic Review and Meta-Analysis. Ann Emerg Med. 2019 Jan;73(1):8-16. doi: 10.1016/j.annemergmed.2018.02.011. Epub 2018 Mar 9. PMID: 29530658.

9. Webb E, Neeman T, Bowden FJ, Gaida J, Mumford V, Bissett B. Compression Therapy to Prevent Recurrent Cellulitis of the Leg. N Engl J Med. 2020 Aug 13;383(7):630-639. doi: 10.1056/NEJMoa1917197. PMID: 32786188.

Infecção do Trato Urinário

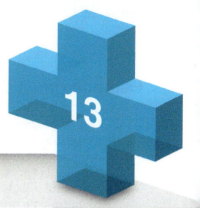

Valéria Cassettari

Epidemiologia

Infecção do trato urinário (ITU) é mais frequente em mulheres que em homens, e cerca de metade das mulheres apresenta pelo menos um episódio de cistite ao longo da vida.

Os principais fatores de risco para ITU em mulheres jovens são atividade sexual recente e uso de espermicida, além de história de ITU na infância e história materna de infecções urinárias.

Na população idosa, a ocorrência de ITU passa a aumentar junto com a idade, e afeta também o sexo masculino, embora continue mais frequente entre as mulheres. Dados norte-americanos indicam que ITU é o tipo de infecção mais frequente na população idosa institucionalizada, associada a múltiplos fatores: retenção urinária por alterações morfológicas (p. ex.: hiperplasia prostática), diabetes, atrofia vaginal da pós-menopausa, senescência da imunidade, dificuldades com a higiene (p. ex.: uso de fraldas), manipulação cirúrgica ou uso de sonda vesical.

Microbiologia

Escherichia coli é o principal patógeno em todas as faixas etárias. Em mulheres jovens, *E. coli* é responsável por 75-90% dos episódios, seguida de *Staphylococcus saprophyticus* (5-15%). Na população idosa, *E. coli* correspondente a dois terços dos casos, seguida por *Klebsiella sp*, *Proteus sp* e outras bactérias *Gram* negativas. Em pacientes com sonda vesical, os agentes identificados são bem mais diversificados, especialmente se há uso recorrente de antimicrobianos.

Fisiopatogenia da infecção urinária

A ITU ocorre predominantemente por migração ascendente de bactérias presentes no períneo, através da uretra. Em mulheres jovens saudáveis, a infecção pode se relacionar a presença de cepas particularmente invasivas, enquanto nos casos de ITU complicada (p. ex.: uso de sonda vesical, diabetes, gestação), a infecção se deve mais à vulnerabilidade do hospedeiro, por anormalidades anatômicas ou funcionais, e ocorre mesmo na presença de cepas bacterianas pouco invasivas.

A cistite (infecção do trato urinário baixo) é frequente, mas de baixa morbidade, e em mulheres jovens não gestantes a evolução para pielonefrite é rara, mesmo quando não tratada.

A pielonefrite corresponde a ITU com acometimento renal, e tem maior potencial de gravidade, podendo causar bacteremia e sepse. Os sintomas mais frequentes são febre e dor lombar, por vezes não acompanhados de sintomas urinários baixos, embora a via de infecção também seja predominantemente ascendente. Em mulheres, a pielonefrite pode ocorrer sem nenhum fator de risco específico, mas em homens o mais comum é haver alguma alteração funcional ou morfológica, com modificação do fluxo nas vias urinárias.

Bacteriúria assintomática

A presença de bactérias na urina de indivíduos saudáveis e sem sintomas é frequente. Estima-se que ocorra em 1 a 5% das mulheres jovens saudáveis, aumentando para 4 a 19% em idosos saudáveis de ambos os sexos, 0,7 a 27% em indivíduos com diabetes, 15 a 50% em idosos institucionalizados, e 23 a 89% em indivíduos com lesão de medula espinhal.

A presença dessas bactérias, na ausência de sintomas, é a bacteriúria assintomática. Compõe um microbioma estável e adaptado às condições genitais e urinárias do indivíduo, não é prejudicial, e não deve ser tratada com antibióticos, exceto em algumas situações muitos específicas conduzidas ambulatorialmente, como em gestantes, ou pacientes que serão submetidos a procedimentos urológicos invasivos, o que foge ao escopo deste capítulo.

Diagnóstico de ITU

A Tabela 13.1 traz as definições dos termos relacionados à ITU e a tabela 13.2 traz as principais diferenças entre cistite e pielonefrite.

Infecção do Trato Urinário

Tabela 13.1. Definições de termos relacionados a ITU

Bacteriúria assintomática	Urocultura positiva na ausência de sinais e sintomas clínicos
ITU não complicada	Qualquer infecção aguda do trato urinário (cistite ou pielonefrite), esporádica ou recorrente, que ocorre em mulher não gestante e sem anormalidades funcionais ou anatômicas do trato urinário, e sem comorbidades relevantes para a evolução de infecções
ITU complicada	Cistite ou pielonefrite que ocorre na presença de um dos fatores de risco para falha de tratamento, ou para complicações secundárias do quadro infeccioso urinário: • Sexo masculino • Gestante • Anormalidades funcionais ou anatômicas do trato urinário • Sonda vesical de demora • Comorbidades que predisponham a pior evolução de quadros infecciosos (p. Ex.: diabetes, imunossupressão medicamentosa)
ITU de repetição	Três ou mais episódios de ITU ao ano, ou dois episódios em seis meses
ITU associada a sonda vesical	ITU em indivíduo portador de sonda vesical há pelo menos 48 horas
Sepse de foco urinário	Infecção do trato urinário com repercussão sistêmica e disfunção de órgãos

Tabela 13.2. Principais diferenças entre cistite e pielonefrite

	Cistite	Pielonefrite
Sinais e sintomas mais frequentes	Disúria Polaciúria Urgência miccional Hematúria Dor à palpação suprapúbica	Febre Dor lombar (unilateral é mais frequente) Cefaleia, náuseas Sinal de Giordano + Dor à palpação de flanco
Diagnósticos diferenciais	Vaginite (prurido, leucorreia) Uretrite (prurido, secreção uretral) Prostatite (dor pélvica e em testículos, secreção uretral principalmente à compressão da próstata)	Doenças febris sem foco definido (p. ex.: dengue) Gastroenterite infecciosa. Infecções abdominais (p. ex.: apendicite, abscesso hepático) Doença inflamatória pélvica.
Exames indicados	Para mulheres não gestantes, sem comorbidades nem alterações do trato urinário, o diagnóstico é clínico (não solicitar exames) Realizar Urina I e urocultura para os casos de: ITU complicada (homens, gestantes, alterações das vias urinárias, sonda vesical, comorbidades) ITU de repetição Falha de tratamento após 72 h de antibiótico Obs: para pacientes sondados, colher urocultura apenas após a troca da sonda.	Urina I, urocultura e hemocultura para todos os casos suspeitos Ultrassom de vias urinárias para pacientes do sexo masculino, ou com história de nefrolitíase, ou com alteração aguda da função renal, ou quando não há resposta clínica favorável após 72 h de antibiótico Exames subsidiários conforme a situação clínica (p. ex.: sepse; necessidade de antibióticos com potencial nefrotóxico).

O tipo de ITU mais frequente é a cistite não complicada, cujo diagnóstico é clínico, e nesses casos não está indicado realizar qualquer tipo de exame.

Para as demais situações, podem estar indicados Urina Tipo I, urocultura e outros exames.

Urina tipo I

Os parâmetros da Urina Tipo I que favorecem o diagnóstico de ITU são:
- Leucócitos > 10.000/mL (sensibilidade 95%; especificidade 70%). Porém a leucocitúria também pode ocorrer na bacteriúria assintomática.
- Hemácias > 10.000/mL.
- Nitrito positivo (sensibilidade 75%; especificidade 82%). Corresponde à conversão de nitrato em nitrito por enterobactérias.

Urocultura

A urocultura é extremamente útil para o ajuste da antibioticoterapia, e deve ser colhida antes de iniciar antibióticos.

Em pacientes sondados, deve ser colhida após troca da sonda.

Urocultura positiva com > 100.000 UFC/mL favorece o diagnóstico de ITU, na presença de sintomatologia compatível.

Entretanto, em alguns grupos de pacientes, especialmente idosos frágeis (mas também outros, como os com bexiga neurogênica, ou usuários de sonda vesical de demora), a diferenciação entre ITU e bacteriúria assintomática pode ser imprecisa. Uma das maiores dificuldades relacionadas ao diagnóstico de ITU é o conceito disseminado de que sinais inespecíficos e sintomas mal localizados são apresentações clínicas válidas e importantes de infecção urinária em idosos. Alteração do estado mental, quedas e urina com odor forte têm sido frequentemente considerados sinais relevantes para indicação de tratamento. Porém estudos sistematizados concluíram que sinais crônicos geniturinários (p. ex.: odor forte da urina), ou sinais e sintomas inespecíficos (p. ex.: estado confusional), não se relacionam diretamente a aumento da positividade da urocultura. Apesar disso, continuam sendo prescritos antimicrobianos em virtude de positivação de uroculturas, mas sem indicação clínica precisa. Leucocitúria também não confirma o diagnóstico de ITU nesses casos, pois pode ocorrer na bacteriúria assintomática. Sendo assim, continuamos por enquanto sem um bom marcador laboratorial para diferenciar bacteriúria assintomática de infecção urinária, e confirmar com maior precisão a indicação de antibioticoterapia.

A Figura 13.1 auxilia na racionalização do uso de antibiótico para ITU em idosos frágeis, que deve ser revisto e questionado permanentemente, conforme a evolução clínica do paciente.

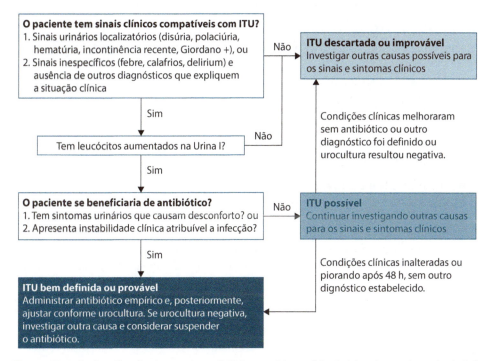

Figura 13.1. Racionalização do uso de antibiótico em idosos frágeis (algorítmo adaptado de Infect Dis Clin North Am. 2017 Dec; 31(4): 673-88).

Tratamento

Iniciar antibioticoterapia empírica dirigida para cada tipo de ITU.

Nos casos de ITU complicada e de pielonefrite, sempre ajustar o antibiótico conforme o resultado da urocultura.

Para ITU de repetição, ou associada à sonda vesical, sempre verificar resultados de uroculturas prévias, para melhor orientação do tratamento empírico.

> Sulfametoxazol-trimetoprim não é recomendado para tratamento empírico, devido a resistência > 20% em nosso meio, mas é boa opção de tratamento VO ou EV se guiado por cultura, inclusive para ITU em homem, ou associada a sonda vesical, ou outras ITU complicadas, e também para pielonefrite.

Cistite não complicada

- Norfloxacina 400 mg VO 12/12 horas por 3 dias, ou
- Ácido nalidíxico 500 mg VO 6/6 horas por 3 dias, ou
- Nitrofurantoína 100 mg VO 6/6 horas por 5 dias.

> **MEDICAÇÃO SINTOMÁTICA**
>
> Fenazopiridina 200 mg 8/8 horas VO por dois dias. É excretada na urina, com ação anestésica tópica sobre a mucosa.
>
> Anti-inflamatório não hormonal (p. ex.: ibuprofeno) por 3 dias. Evitar para pacientes com risco aumentado de nefrotoxicidade.

Cistite em gestante ou lactante

- Nitrofurantoína 100 mg VO 6/6 horas VO por 7 dias, ou
- Cefalexina 500 mg VO 6/6 horas por 7 dias, ou
- Amoxicilina 500 mg VO 8/8 horas por 7 dias (obs.: sendo de escolha para pneumococo, evitar amoxicilina sempre que possível, reservando para infecções respiratórias), ou
- Fosfomicina 3 g diluída em 100 ml de água, tomar antes de dormir, dose única (Obs.: por ser única opção VO para tratar enterobactérias multirresistentes, evitar fosfomicina sempre que possível)

Cistite em homem

- Norfloxacina 400 mg VO 12/12 horas por 7 dias

Cistite associada à sonda vesical ou alteração morfológica ou funcional das vias urinárias

Para esses casos, pode haver dificuldade de diferenciar ITU do trato urinário baixo ou alto, portanto o tratamento pode se estender de 5 a 7 dias.

Quando bem definida cistite, os antimicrobianos empíricos são os mesmos da cistite não complicada, ou então podem ser dirigidos por uroculturas prévias, se disponíveis.

Na dúvida sobre acometimento do trato urinário alto, utilizar antibióticos orais de ação sistêmica, como ciprofloxacina, cefuroxima (não disponível pelo SUS) e amoxicilina-clavulanato (este deve ser evitado sempre que possível, por sua indicação prioritária para infecções respiratórias).

Sempre verificar nesses casos a função renal, para ajuste de posologia.

Ajustar o antibiotico após resultado da urocultura.

Pielonefrite

Iniciar antibiótico empírico conforme a Tabela 13.3.

Sempre ajustar antibiótico após resultado da urocultura. Na ausência de instabilidade hemodinâmica e de náuseas/vômitos, preferir antibiótico oral. Tratar por 7 a 10 dias.

Infecção do Trato Urinário

Podem necessitar de antibiótico por 14 dias as gestantes os casos com resposta clínica mais lenta, ou quando não é possível excluir o diagnóstico de prostatite.

Tabela 13.3. Antibioticoterapia empírica para pielonefrite

Opções empíricas	Preferencial para	Evitar para
Ciprofloxacino 500 mg VO 12/12 horas ou Ciprofloxacino 400 mg EV 12/12 horas	Pacientes clinicamente estáveis, que não necessitam de internação, pois ciprofloxacino tem excelente biodisponibilidade oral	• Gestantes (contraindicado) • Pacientes institucionalizados (maior risco de resistência) • Pacientes com ITUs de repetição, ou uso prévio de quinolonas (maior risco de resistência)
Ceftriaxona 2 g EV uma vez ao dia	• Gestantes • Sepse de foco urinário • Presença de IRA	Pacientes clinicamente estáveis, sem indicação de internação
Amicacina 15 mg/kg uma vez ao dia ou Gentamicina 5 mg/kg EV uma vez ao dia	Infecções prévias por bactérias multirresistentes	Pacientes com risco elevado de disfunção renal

Referências bibliográficas

1. Fihn SD. Clinical practice. Acute uncomplicated urinary tract infection in women. N Engl J Med. 2003 Jul 17;349(3):259-66. doi: 10.1056/NEJMcp030027.

2. Gupta K, Hooton TM, Naber KG, Wullt B, Colgan R, Miller LG, et al.; Infectious Diseases Society of America; European Society for Microbiology and Infectious Diseases. International clinical practice guidelines for the treatment of acute uncomplicated cystitis and pyelonephritis in women: A 2010 update by the Infectious Diseases Society of America and the European Society for Microbiology and Infectious Diseases. Clin Infect Dis. 2011 Mar 1;52(5):e103-20. doi: 10.1093/cid/ciq257. PMID: 21292654.

3. Bonkat G, Bartoletti R, Bruyère F, Cai T, Geerlings SE, Köves B, et al. Guidelines Associates: T. Mezei, A. Pilatz, B. Pradere, R. Veeratterapillay. EAU Guidelines on Urological Infections. European Association of Urology 2019. ISBN 978-94-92671-07-3 https://uroweb.org/wp-content/uploads/EAU-Guidelines-on-Urological-infections-2019.pdf.

4. Miranda EJ, Oliveira GS, Roque FL, Santos SR, Olmos RD, Lotufo PA. Susceptibility to antibiotics in urinary tract infections in a secondary care setting from 2005-2006 and 2010-2011, in São Paulo, Brazil: data from 11,943 urine cultures. Rev Inst Med Trop Sao Paulo. 2014 Jul-Aug;56(4):313-24. doi: 10.1590/s0036-46652014000400009.

5. Jung C, Brubaker L. The etiology and management of recurrent urinary tract infections in postmenopausal women. *Climacteric*. 2019;22(3):242-9. doi:10.1080/13697137.2018.1551871.

6. Kalinderi K, Delkos D, Kalinderis M, Athanasiadis A, Kalogiannidis I. Urinary tract infection during pregnancy: current concepts on a common multifaceted problem. J Obstet Gynaecol. 2018 May;38(4):448-453. doi: 10.1080/01443615.2017.1370579. Epub 2018 Feb 6. PMID: 29402148.

7. Nicolle LE, Bradley S, Colgan R, Rice JC, Schaeffer A, Hooton TM; Infectious Diseases Society of America; American Society of Nephrology; American Geriatric Society. Infectious Diseases Society of America guidelines for the diagnosis and treatment of asymptomatic bacteriuria in adults. Clin Infect Dis. 2005 Mar 1;40(5):643-54. doi: 10.1086/427507.

8. Cortes-Penfield NW, Trautner BW, Jump RLP. Urinary Tract Infection and Asymptomatic Bacteriuria in Older Adults. *Infect Dis Clin North Am*. 2017;31(4):673-688. doi:10.1016/j.idc.2017.07.002.

9. van Buul LW, Vreeken HL, Bradley SF, Crnich CJ, Drinka PJ, Geerlings SE, et al. The Development of a Decision Tool for the Empiric Treatment of Suspected Urinary Tract Infection in Frail Older Adults: A Delphi Consensus Procedure. J Am Med Dir Assoc. 2018 Sep;19(9):757-764. doi: 10.1016/j.jamda.2018.05.001.

Pneumonia Adquirida na Comunidade

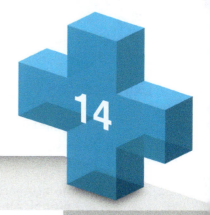

Valéria Cassettari

Epidemiologia

O número absoluto de óbitos por infecções do trato respiratório inferior tem aumentado nas últimas décadas no Brasil, o que se atribui ao aumento e envelhecimento populacional. Entretanto, embora sejam ainda a terceira causa de morte no Brasil, a mortalidade por essa causa apresentou redução de 25,5% entre 1990 e 2015 (63,5 e 47,0 mortes/100 mil habitantes, respectivamente), acompanhando a melhora das condições socioeconômicas, do acesso mais amplo aos cuidados de saúde, da disponibilidade nacional de antibióticos e das políticas de vacinação adotadas no país nesse período.

Fisiopatogenia

Em condições normais, os mecanismos de defesa das vias aéreas mantêm estéril o parênquima pulmonar e a via aérea abaixo da laringe. A defesa se compõe de múltiplos níveis, com barreiras mecânicas como movimento ciliar, epiglote e reflexo de tosse, além da imunidade celular e humoral, distribuídos desde as vias aéreas superiores até o parênquima pulmonar. Assim, a infecção pulmonar aguda indica possível falha de alguma das defesas do hospedeiro, desafiada por um patógeno especialmente virulento, ou por um grande inóculo infeccioso. Em situação mais rara, o agente pode se instalar por via hematogênica.

Sinais e sintomas

Os sinais e sintomas mais frequentes das pneumonias são:
- Febre.
- Tosse (com ou sem expectoração).
- Dispneia.
- Dor torácica.

Exame físico

Os achados focais no exame físico são:

- Roncos e crepitações à ausculta pulmonar.
- Aumento da broncofonia e macicez à percussão, se houver consolidação pulmonar.

Redução da broncofonia e dos murmúrios vesiculares podem indicar presença de derrame pleural. Alterações dos sinais vitais (hipotensão, taquicardia e taquipneia) estão presentes nos casos mais graves, no contexto de sepse.

Diagnósticos diferenciais

Entre os diagnósticos diferenciais, o mais frequente é a infecção aguda do trato respiratório alto, (geralmente viral).

No Brasil, a tuberculose pulmonar é um diagnóstico diferencial importante, que deve ser sempre considerado, e investigado por anamnese criteriosa, com questionamento ativo sobre tosse crônica, emagrecimento ou febre vespertina. Quando há histórico de pneumonias recorrentes, além da tuberculose devem ser investigados outros diagnósticos de base, como neoplasia e imunossupressão.

Algumas vezes é difícil a diferenciação com condições patológicas não infecciosas, como descompensação aguda de insuficiência cardíaca. Nesses casos, a avaliação dinâmica da evolução clínica definirá o diagnóstico (como por exemplo quando há melhora clínica e radiológica após diurético e ventilação com pressão positiva, confirmando congestão), e é importante estar atento para a revisão do diagnóstico de pneumonia e possível mudança de conduta.

Exames de imagem

O exame que confirma o diagnóstico de pneumonia, em complementação à anamnese e exame físico, é a radiografia de tórax nas posições póstero-anterior e perfil, em que se identificam infiltrado alveolar ou consolidação. Além da contribuição para o diagnóstico, a radiografia permite avaliar a extensão da pneumonia, auxiliar no dianóstico diferencial e detectar complicações (como abscesso e derrame pleural).

A ultrassonografia de tórax também pode detectar consolidação pulmonar, auxiliando o diagnóstico em situações que pioram a qualidade da radiografia, como em gestantes e indivíduos restritos ao leito. A ultrassonografia é superior à radiografia para identificar e quantificar o derrame pleural, e detecta septações com sensibilidade superior à tomografia, sendo util principalmente para guiar a toracocentese diagnóstica, quando necessária.

A tomografia de tórax é o método de imagem mais sensível para o diagnóstico de pneumonia, porém, apresenta os inconvenientes do alto custo e alta exposição a radiação. Deve ser utilizada apenas quando as informações obtidas por radiografia e ultrassonografia não são suficientes. É útil em pacientes obesos ou com alterações radiológicas pulmonares prévias. Pode auxiliar na exclusão de outros diagnósticos em casos selecionados, tais como tromboembolismo pulmonar (angio-TC), neoplasias e tuberculose. A tomografia aumenta a taxa de diagnóstico de pneumonia em pacientes com radiografia de tórax normal, e por outro lado também pode descartar esse diagnóstico em pacientes com opacidades na radiografia, o que permite a descontinuação de antibióticos em uma fração dos casos.

Microbiologia

Streptococcus pneumoniae é o agente mais prevalente em todas as faixas etárias. Outras bactérias frequentes são *Haemophilus influenzae* e as denominadas "atípicas" (*Mycoplasma, Chlamydia*, e *Legionella spp*).

Nos últimos anos, a disponibilidade de novos testes microbiológicos aumentou a detecção de vírus em adultos com pneumonia, particularmente influenza, rinovírus e coronavírus, entretanto permanece indefinido o papel desses vírus na patogenia da pneumonia e sobre sua associação com infecção bacteriana.

Na presença de abscesso ou empiema, deve ser considerada a participação de bactérias anaeróbias (*Peptostreptococcus species, F. nucleatum, and P. melaninogenica*), além de *Gram* negativos (especialmente *Klebsiella pneumoniae*) e *S. pneumoniae*.

Embora na maioria das vezes não se consiga identificar o agente etiológico, para os casos mais graves, que necessitam de internação, devem ser sempre colhidas hemoculturas e, se disponíveis, testes para detecção em urina de antígenos de *S. pneumoniae* e *Legionella sp*. Para pacientes que necessitam de ventilação mecância invasiva, deve ser obtido lavado broncoalveolar ou aspirado traqueal para cultura quantitativa, sendo valorizadas para diagnóstico etiológico culturas positivas com mais de 100.000 UFC/mL para o aspirado traqueal e mais de 10.000 UFC/mL para o lavado broncoalveolar.

Cultura de amostras de escarro ou de aspirado nasotraqueal têm sido recomendadas em alguns protocolos, porém essas amostras precisam obedecer critérios de qualidade, ou seja, menos de 10 células epiteliais e mais de 25 leucócitos por campo examinado. Além disso, verifica-se que os resultados dessas amostras acabam não sendo utilizados para ajustes na antibioticoterapia. Dessa maneira, não recomendamos sua realização, exceção feita exclusivamente para casos de pneumonia em pacientes com fibrose cística, para verificar se há colonização por *P. aeruginosa* e, nesse caso, instituir tratamento incluindo cobertura para esse agente.

Manejo do derrame pleural

Todo derrame pleural associado a pneumonia deve ser analisado, desde que possa ser puncionado. O objetivo é identificar infecção do espaço pleural, que, se confirmar empiema, requer drenagem tubular, além da antibioticoterapia. O líquido pleural deve ser encaminhado obrigatoriamente para microbiologia (coloração de

Gram e cultura aeróbia e anaeróbia), assim como para análise bioquímica (pH, desidrogenase lática (DHL), glicose). Outras análises poderão ser feitas conforme outras suspeitas diagnósticas na avaliação clínica (p. ex.: celularidade, albumina, adenosina deaminase (ADA), pesquisa e cultura de bacilo de Koch (BK)).

A presença de pus, visivelmente caracterizado no líquido pleural, ou então resultado positivo de cultura ou coloração de Gram, estabelecem o diagnóstico de empiema.

Outros critérios, que também definem derrame parapneumônico complicado, são:

- pH < 7,20
- glicose < 40 mg/dL
- DHL > 1000 U/L

Ao identificar empiema ou derrame parapneumônico complicado, deve ser realizada a drenagem tubular do tórax.

Estratificação por gravidade

Para suporte na decisão sobre tratamento ambulatorial ou em regime de internação, assim como para avaliar indicação de unidade de terapia intensiva, os critérios de estratificação por gravidade mais frequentemente utilizados são o Pneumonia Severity Index (PSI) e o CURB-65.

O PSI é composto por 20 itens que incluem características demográficas, comorbidades, alterações laboratoriais, alterações radiológicas e achados do exame físico. Classifica os pacientes em cinco categorias, estimando a mortalidade em 30 dias e sugerindo o local de tratamento. O PSI pontua fortemente a idade e a presença de comorbidades, podendo subestimar a gravidade da doença em pacientes jovens e sem doenças associadas. O PSI envolve muitas variáveis, sendo necessária a realização de mais exames, e tornando o cálculo mais complexo (embora possam ser utilizadas calculadoras disponíveis *online*).

Recomendamos a utilização do índice CURB-65 pela sua praticidade, lembrando que algumas variáveis não incluídas deverão ser também consideradas na decisão final, como situação socioeconômica e comorbidades não controladas. O título CURB-65 resume suas cinco variáveis (em inglês), e cada uma delas corresponde a um ponto na classificação final como é observado no Quadro 14.1.

Pneumonia Adquirida na Comunidade

Quadro 14.1. CURB-65 - Critério de estratificação de gravidade

C = "Consciousness" (alteração do estado de consciência)

U = "Urea" (uréia > 50 mg/dL)

R = "Respiratory" (frequência respiratória > 30 ciclos/min)

B = "Blood pressure" (PAS < 90 mmHg ou PAD < 60 mmHg)

65 = Idade ≥ 65 anos

A decisão sobre condução do caso se define pela pontuação, como se segue na Tabela 14.1.

Tabela 14.1. Decisão do local de tratamento conforme a pontuação obtida no CURB-65

Pontuação CURB-65	Condução do caso
Zero ou 1	Seguimento ambulatorial
2	Considerar internação
≥ 3	Internar
4 ou 5	Considerar unidade de terapia intensiva

Tratamento antimicrobiano

Quando é estabelecido o diagnóstico de pneumonia bacteriana, deve-se instituir tratamento antibiótico empírico, considerando sensibilidade local do pneumococo, disponibilidade dos antimicrobianos, comorbidades do paciente e gravidade da apresentação clínica (Tabela 14.2).

Tabela 14.2. Antibioticoterapia empírica conforme decisão do local de tratamento

Tipo de paciente	Opções recomendadas	Alternativas
Ambulatorial	• Amoxicilina • Macrolídeo (azitromicina ou claritromicina)	• Amoxicilina-clavulanato • Quinolona respiratória (ex: levofloxacina)
Internado em enfermaria	• Ceftriaxona	• Quinolona respiratória (ex: levofloxacina) • Amoxicilina-clavulanato
Internado em UTI	• Ceftriaxona + macrolídeo	• Quinolona respiratória (ex: levofloxacina) • Amoxicilina-clavulanato + macrolídeo
Com empiema ou abscesso	• Ampicilina-sulbactam	• Ceftriaxona + metronidazol • Ceftriaxona + clindamicina

No Brasil, as análises mais recentes de sensibilidade de pneumococos continuam demonstrando que betalactâmicos persistem como a melhor opção de tratamento.

Houve mudanças na padronização laboratorial, reduzindo a concentração inibitória mínima (CIM) para definição de resistência e de sensibilidade aumentando a exposição do pneumococo à penicilina, resultando em aumento desses casos. Os dados são recentes, e recomendamos neste momento aumentar a posologia de amoxicilina (associada ou não a clavulanato) para tratamento de pneumonia sem agente etiológico identificado, até que as sociedades médicas e autoridades de saúde divulguem suas orientações.

A susceptibilidade dos isolados de pneumococo à penicilina, nos casos de não-meningite segundo faixa etária, podem ser observados na Tabela 14.3.

Tabela 14.3. Susceptibilidade do pneumococo à penicilina conforme faixa etária

Grupo etário	Suscetível CIM ≤ 0,06 mg/mL n	%	Intermediário CIM 0,12-2,0 mg/mL n	%	Resistente CIM ≥ 4,0 mg/mL n	%	Total n
< 12 meses	22	53,7	10	24,4	9	22,0	41
12-23 meses	24	45,3	13	24,5	16	30,0	53
24-59 meses	46	35,1	32	24,4	53	40,5	131
Subtotal 0-59 meses	92	40,9	55	24,4	78	34,7	225
5-14 anos	41	45,6	25	27,8	24	26,7	90
15-29 anos	41	66,1	15	24,2	6	9,7	62
30-49 anos	138	76,7	22	12,2	20	11,1	180
Subtotal 5-49 anos	220	66,3	62	18,7	50	15,1	332
50-59 anos	88	72,1	29	23,8	5	4,1	122
≥ 60 anos	256	73,4	59	16,9	34	9,7	349
Subtotal ≥ 50 anos	344	73,0	88	18,7	39	8,3	471
Total	656	63,8	205	19,9	167	16,2	1028

Fonte: Instituto Adolfo Lutz, Brasil, 2023.

Tabela 14.4. Posologia dos principais antimicrobianos utilizados para tratamento de pneumonia comunitária.

Antibiótico	Posologia padrão	Posologia recomendada para pneumonia
Amoxicilina oral	500 mg 8/8h	750-1000 mg 8/8h
Amoxicilina-clavulanato oral	500 mg + 125 mg 8/8h	875 mg + 125 mg 8/8h
Amoxicilina-clavulanato injetável	1 g + 0,2 g 8/8h ou 6/6h	2 g + 0,4 g 8/8h
Ceftriaxona injetável	2 g 24/24h	2g 24/24h
Claritromicina oral ou injetável	500 mg 12/12h	500 mg 12/12h
Azitromicina oral	500 mg 24/24h	500 mg 24/24h
Levofloxacina	500 mg 24/24h	750 mg 24/24h

*posologia para função renal normal.

Para pneumonias graves está indicada cobertura antimicrobiana ampla, incluindo cobertura para agentes atípicos. Já para pacientes internados em enfermarias com pneumonias menos graves, o tratamento exclusivo com beta-lactâmico passou a ser aceito diante de estudo em 2015 que demonstrou não inferioridade a esquemas em associação com macrolídeos.

Na presença de abscesso, ou empiema, ou derrame pleural complicado, deve ser considerada possível participação de bactérias anaeróbias ou gram negativas, além de pneumococos, sendo indicado o tratamento com ampicilina-sulbactam, ou associação de ceftriaxona com metronidazol, havendo alternativa de clindamicina ao metronidazol.

Para todos os casos internados, é recomendável iniciar a antibioticoterapia por via endovenosa, com transição para a via oral o quanto antes, ao se observar estabilidade clínica. As quinolonas, particularmente, têm excelente biodisponibilidade oral, e podem ser rapidamente transicionadas para via oral.

Havendo identificação do agente etiológico, o tratamento deve ser revisto e direcionado para a bactéria em questão.

O tempo de início da antibioticoterapia tem impacto na mortalidade nos casos de sepse ou choque séptico. Nesses casos, além das medidas de suporte à sepse, deve-se administrar a primeira dose do antibiótico o quanto antes, em até uma hora após estabelecido o diagnóstico.

O tempo total de duração do tratamento vem sendo reduzido progressivamente, sendo atualmente indicados 5 dias para pneumonias de menor gravidade que apresentem estabilidade clínica após 3 dias de antibiótico. Para pneumonias graves, estão indicados 7 dias de antibiótico no total. Tratamento por tempo mais prolongado é, em geral, necessário na presença de complicações como empiema, abscesso ou infecção por alguns agentes específicos, como *Legionella spp*, *Pseudomonas aeruginosa* e CA-MRSA, sendo esses casos avaliados individualmente, conforme evolução clínica.

Uso de corticosteroides

Os estudos atualmente disponíveis sobre uso de corticoide para pneumonia não são conclusivos, mas parece haver benefício para pacientes com elevados escores de gravidade. Não está bem definido qual seria o melhor corticoide, nem a melhor dose e tempo de uso. Diante da informação atualmente disponível, recomendamos prescrever corticoide apenas para pneumonia grave (PSI > 130) quando o paciente já estiver internado em Unidade de Terapia Intensiva, recebendo as demais medidas de suporte e monitoramento, com adequada avaliação de indicações e contraindicações. O corticoide sugerido é hidrocortisona 200 mg uma vez ao dia por 4 a 7 dias a depender da evolução clínica.

Referências bibliográficas

1. Corrêa RA, Costa AN, Lundgren F, Michelim L, Figueiredo MR, Holanda M, et al. Recomendações para o manejo da pneumonia adquirida na comunidade 2018. J Bras Pneumol. 2018;44(5):405-425 https://doi.org/10.1590/s1806-37562018000000130.
2. Corrêa RA, José BPS, Malta DC, Passos VMA, França EB, Teixeira RA, et al. Burden of disease by lower respiratory tract infections in Brazil, 1990 to 2015: estimates of the Global Burden of Disease 2015 study. Rev Bras Epidemiol. 2017; 20Suppl 01(Suppl 01):171-181.
3. Prina E, Ranzani OT, Torres A. Community-acquired pneumonia. Lancet. 2017;386(9998):1097-108. https://doi.org/10.1016/S0140-6736(15)60733-4.
4. Secretaria de Estado da Saúde. Coordenadoria de Controle de Doenças. Instituto Adolfo Lutz. Informação da vigilância das pneumonias e meningites bacterianas. São Paulo, Brasil, 2023. http://www.ial.sp.gov.br/resources/insituto-adolfo-lutz/publicacoes/sireva_2023.pdf
5. Shen KR, Bribriesco A, Crabtree T, et al. The American Association for Thoracic Surgery consensus guidelines for the management of empyema. J Thorac Cardiovasc Surg. 2017;153(6):e129-e146. doi:10.1016/j.jtcvs.2017.01.030.
6. Postma DF, van Werkhoven CH, van Elden LJ, et al., for the CAP-START Study Group. Antibiotic treatment strategies for community-acquired pneumonia in adults. N Engl J Med 2015; 372: 1312–23 doi: 10.1056/NEJMoa1406330.
7. Brazilian Committee on Antimicrobial Susceptibility Testing - BrCAST Tabelas de pontos de corte para interpretação de CIMs e diâmetros de halos, 2023. https://brcast.org.br/documentos/documentos-3/
8. Stern A, Skalsky K, Avni T, Carrara E, Leibovici L, Paul M. Corticosteroids for pneumonia. Cochrane Database of Systematic Reviews 2017, Issue 12. Art. No.: CD007720. DOI: 10.1002/14651858.CD007720.pub3.
9. Dequin PF, Meziani F, Quenot JP, et al. Hydrocortisone in Severe Community-Acquired Pneumonia. N Engl J Med. 2023 May 25;388(21):1931-1941. doi: 10.1056/NEJMoa2215145. Epub 2023 Mar 21. PMID: 36942789.
10. Torres A, Sibila O, Ferrer M, et al. Effect of corticosteroids on treatment failure among hospitalized patients with severe community-acquired pneumonia and high inflammatory response: a randomized clinical trial. JAMA. 2015 Feb 17;313(7):677-86. doi: 10.1001/jama.2015.88. PMID: 25688779.

Covid-19 no Departamento de Emergência

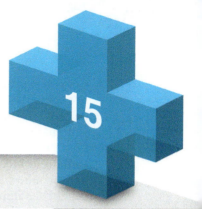

Caterina Lure Nema Paiva
Fernando Galassi Stocco Neto

Introdução

A Covid-19 é uma doença causada pelo SARS-CoV-2, um coronavírus de provável origem zoonótica, que emergiu em Wuhan em dezembro de 2019, sendo declarada pandemia pela OMS em março de 2020. Com o avanço da cobertura vacinal no Brasil e no mundo, a doença vem sendo relativamente bem controlada. Infelizmente, mesmo com alta cobertura vacinal, continuam surgindo variantes extremamente transmissíveis e que continuam causando casos graves em parcela pequena da população – especialmente naqueles que não receberam todas as doses dos esquemas vacinais. É esperado que a doença se torne endêmica, assim como outros coronavírus humanos ou até mesmo a influenza. Atualmente, a Covid-19 cursa predominantemente com acometimento respiratório superior e/ou inferior, embora possa afetar múltiplos órgãos e sistemas.

Epidemiologia

Modelos matemáticos indicam que indivíduos assintomáticos ou pré-sintomáticos são responsáveis por 48-62% da transmissão. O período de maior eliminação de partículas virais é ao redor do 2º-3º dia antes do início dos sintomas. O RNA viral pode ser detectado por meio do RT-PCR até a 6ª semana do início dos sintomas. No entanto, estudos indicam que a cultura viral é negativa a partir do 8º dia do início dos sintomas, não parecendo haver transmissão viral após o 5º dia. O período mediano de incubação é de 5 dias, podendo variar de 2 a 14 dias.[1]

Modos de transmissão

Os modos de transmissão descritos são:

- **Gotículas:** principal modo de transmissão, através do contato próximo (menor que 2 metros), durante tosse, espirro ou fala, sem uso de equipamento de proteção individual. O risco de transmissão é maior se o indivíduo for sintomático e se o contato for prolongado (maior que 15 minutos).
- **Contato e fômites:** ainda não é claro se há transmissão viral por meio de contato direto ou fômites. A carga viral necessária para infecção também não é conhecida. As partículas virais são detectadas em maiores níveis nas superfícies impermeáveis (aço, plástico) do que em superfícies permeáveis (papelão, tecidos).
- **Aerossóis:** pequenas partículas que se mantêm suspensas no ar podem conter partículas virais, mas também não se sabe o potencial de infectividade.
- **Vertical:** acredita-se que o risco de transmissão por essa via seja pequeno.
- **Fecal-oral:** embora não tenha sido comprovada, considera-se possível a transmissão fecal-oral, uma vez que RNA viral foi detectado em fezes.[1,2]

Fatores de risco

Embora todos os pacientes possam apresentar manifestações graves da doença, alguns grupos específicos apresentam maior risco para evolução desfavorável (Tabela 15.1).[3] Entre os pacientes hospitalizados por Covid-19, cerca de 74-86% tem mais de 50 anos e 60-90% tem comorbidades, entre elas, hipertensão arterial, diabetes, doença cardiovascular, doença pulmonar crônica, doença renal crônica, neoplasias malignas e doença hepática crônica. Fatores de risco para admissão hospitalar são idade avançada, insuficiência cardíaca, doença renal crônica, obesidade e sexo masculino.[4] A letalidade é maior entre os mais idosos, sendo de 8% e 14,8% para indivíduos entre 70 e 79 anos, e maiores de 80 anos, respectivamente.[5]

Tabela 15.1. Fatores de risco para pior evolução da Covid-19

Estabelecidos	Possíveis
Diabetes mellitus tipo 2	*Diabetes mellitus* tipo 1
Doença renal crônica	Hipertensão arterial sistêmica
Obesidade (IMC ≥ 30)	Asma, fibrose cística, fibrose pulmonar
Doença pulmonar obstrutiva crônica	Tabagismo
Neoplasias malignas	Doença cerebrovascular, doenças neurológicas (demência)
Cardiomiopatias	HIV, imunodeficiências, uso de corticoide e imunossupressores
Insuficiência cardíaca	Gestação
Doença arterial coronariana	Doença hepática
Transplantados de órgão sólido	Transplantados de medula óssea
Doença falciforme	Talassemia

Fisiopatologia

A entrada do vírus na célula ocorre por meio da interação da proteína S (Spike) com o receptor da Enzima Conversora de Angiotensina 2 (ACE2) e com a serina protease tipo 2 (TMPRSS2). Infecta pneumócitos tipo I e tipo II, células epiteliais brônquicas e células endoteliais dos capilares pulmonares, assim como linfócitos (levando à linfopenia).

A replicação viral leva à destruição da barreira entre endotélio capilar e epitélio alveolar. Ocorre migração de macrófagos e monócitos para o interstício, assim como edema intersticial e espessamento da interface alvéolo-capilar, correspondendo às opacidades em vidro fosco na tomografia e à alteração da capacidade de difusão na clínica.

A doença progride com infiltrado inflamatório alveolar e formação de membrana hialina, evoluindo então para síndrome do desconforto respiratório agudo (SDRA). A presença de endotelite e formação de microtrombos na vasculatura pulmonar parecem ser especialmente importantes nesta doença, com elevada fração de espaço morto comparativamente a outras causas de SDRA, contribuindo ainda mais para a disfunção da capacidade de troca gasosa.[6]

Em casos graves, a doença pode cursar com ativação e consumo de fatores de coagulação, levando à CIVD. A resposta imune à infecção pelo SARS-CoV-2 pode ser exacerbada, levando à síndrome da resposta inflamatória sistêmica e eventualmente à disfunção de múltiplos órgãos e sistemas.[2]

Triagem

Previamente à entrada no departamento de emergência, os pacientes devem ser separados de acordo com a presença de sintomas compatíveis com Covid-19, alocando-os de modo a reduzir a exposição de outros pacientes e funcionários do hospital.[3]

> Definição de caso suspeito (em região com transmissão comunitária):[7]
> - Início agudo de febre e tosse.
> - Início agudo de 3 ou mais dos seguintes: febre, tosse, astenia, cefaleia, mialgia, odinofagia, coriza, dispneia, anorexia/náusea/vômito, diarreia, alteração do estado mental.
> - Síndrome respiratória aguda grave.
> - Início agudo de anosmia ou ageusia na ausência de outra causa identificável.

Atualmente, a transmissão da COVID-19 no Brasil é comunitária e mesmo pacientes assintomáticos ou pré-sintomáticos em período de incubação podem estar infectados. Dessa maneira, não é possível excluir a possibilidade de infecção, seja pela clínica, por exames de imagem ou por exames para diagnóstico etiológico.

Uma vez identificado o paciente com sintomas gripais, é necessária a classificação conforme a gravidade. Pacientes com rebaixamento de nível de consciência, sinais de insuficiência respiratória, sinais de choque ou parada cardiorrespiratória devem ser mantidos na sala de emergência. Pacientes com critérios para síndrome respiratória aguda grave (SRAG), ou seja, frequência respiratória maior ou igual a 24 ou saturação de oxigênio em ar ambiente menor ou igual a 93, devem ser admitidos. Pacientes com queixas respiratórias sem sinais de SRAG, na ausência de outras condições clínicas que justifiquem atendimento em hospital secundário, podem ser manejados na atenção primária.

Paramentação

O controle de fonte - contenção de secreções respiratórias com máscaras - é obrigatório para todos os indivíduos no ambiente hospitalar. A paramentação adequada para o atendimento de pacientes com suspeita de Covid-19 dependerá do grau de contato com pacientes e tipo de atividade realizada pelo profissional.

Para o atendimento dos pacientes que não serão submetidos a procedimentos geradores de aerossol, a precaução de contato e de gotículas através de máscara cirúrgica, avental, luvas de procedimento e proteção ocular (*face shield* ou óculos de proteção) é adequada. Precaução para aerossóis é indicada caso haja necessidade de procedimentos que geram pequenas partículas suspensas, como intubação orotraqueal, cateter nasal de alto fluxo, ventilação não invasiva, ventilação com bolsa-valva-máscara, aspiração de secreções respiratórias, reanimação cardiopulmonar e broncoscopia. A precaução deve ser feita com uso de máscara N95, gorro, além de avental, luvas de procedimento e proteção ocular.[8]

Ordem da paramentação:
1. Higiene das mãos.
2. Gorro, máscara e óculos/*face shield*.
3. Avental.
4. Higiene das mãos.
5. Luvas.

Ordem da desparamentação:
1. Luvas.
2. Higiene das mãos.
3. Avental.
4. Higiene das mãos
5. Óculos/*face shield*, máscara, gorro.
6. Higiene das mãos.
7. Higiene dos óculos.

Quadro clínico

O espectro de manifestações é amplo, desde indivíduos assintomáticos até casos extremamente graves. Estima-se que 81% dos casos são leves ou moderados, 14% severos e 5% críticos, conforme dados de uma coorte chinesa de 72.314 pacientes (Tabela 15.2).[5,8-10]

Tabela 15.2. Espectro da Covid-19

Gravidade	Clínica
Leve	Sintomas de via aérea superior
	Tosse seca, febre, congestão nasal, odinofagia, cefaleia, mialgia, mal-estar
Moderado	Sintomas de trato respiratório inferior
	Tosse, dispneia, taquipneia (FR > 22 irpm*)
Grave	Pneumonia grave, SDRA, sepse
	Dispneia importante, frequência respiratória maior que 30/irpm ou igual a 93%
Crítico	Insuficiência respiratória, injúria miocárdica, choque séptico, disfunção de múltiplos órgãos

*irpm = incursões respiratórias por minuto

Os sintomas mais comuns são: febre, tosse seca, dispneia, fadiga, mialgia, anosmia e ageusia, cefaleia. Outros sintomas menos comuns são rinorreia, odinofagia, hemoptise, sintomas gastrointestinais (náuseas, vômitos, diarreia). Dispneia foi descrita em 53-80% dos pacientes hospitalizados e a mediana de tempo entre o início dos sintomas e a dispneia é de 5-8 dias. A mediana de tempo para admissão hospitalar é de 7 dias e para desenvolvimento de SRAG, de 8-9 dias. A duração da doença nos casos leves e moderados costuma ser de 2 semanas.

A frequência das manifestações varia consideravelmente entre as casuísticas, como mostra a Tabela 15.3.[11] A alteração de olfato e paladar, incluindo anosmia e ageusia, não foi inicialmente descrita, porém acontece em 64-80% dos pacientes e pode ser a única manifestação em cerca de 3% dos casos.[1]

Tabela 15.3. Manifestações clínicas

Manifestação	Frequência (%)
Febre	81,8 a 100,0
Tosse	48,2 a 86,2
Dispneia	19,0 a 59,0
Expectoração	4,4 a 72,0
Hemoptise	0,9 a 5,1
Fadiga	11,0 a 50,0
Odinofagia	5,0 a 44,4
Congestão nasal	4,0 a 25,0
Cefaleia ou tontura	7,0 a 50,0
Náusea ou vômito	1,0 a 5,0
Diarreia	2,0 a 14,0
Mialgia ou fadiga	11,0 a 50,0

Complicações e manifestações extrapulmonares

A complicação mais comum é a insuficiência respiratória, necessitando de ventilação invasiva (29-91% dos pacientes internados em UTI). A síndrome do desconforto respiratório agudo é definida como piora respiratória nova (< 1 semana), presença de opacidades bilaterais (não totalmente explicadas por derrame pleural, atelectasia ou nódulos), relação PaO_2/FiO_2 menor ou igual a 300 em PEEP ou EPAP 5 cmH_2O, não explicado por insuficiência cardíaca ou sobrecarga volêmica. É estratificada em leve (relação PaO_2/FiO_2 entre 300 e 200), moderada (relação PaO_2/FiO_2 entre 200 e 100) e grave (relação PaO_2/FiO_2 menor que 100).

É notável que, em alguns casos, ocorre hipoxemia considerável sem dispneia.[12] Os mecanismos propostos são a redução da resposta dos centros respiratórios à hipoxemia na presença de hipocapnia e a relativa preservação do parênquima pulmonar – com predomínio de aumento da relação V/Q nas áreas afetadas pela infecção viral – nas fases iniciais da doença, onde predominaria o componente vascular sem estímulo direto aos receptores J responsáveis pela sensação de dispneia em outras pneumonias.

Com relação às manifestações extrapulmonares, destacam-se as descritas na Tabela 15.4.

Tabela 15.4. Manifestações extrapulmonares

Cardiovascular	Miocardite, cardiomiopatia, arritmias ventriculares, instabilidade hemodinâmica e choque séptico
Neurológico	Encefalopatia, síndromes cerebrovasculares, síndromes inflamatórias, neuropatias periféricas
Renal	Insuficiência renal aguda
Dermatológico	Exantema morbiliforme, eritema pérnio, outros
Aparelho digestivo	Náusea e vômito, diarreia, perda de apetite, insuficiência hepática
Hematológico	CIVD, manifestações trombóticas
Oftalmológico	Conjuntivite, lacrimejamento, quemose

Estima-se que insuficiência renal aguda ocorra em 8,9% dos pacientes hospitalizados. Os possíveis mecanismos de injúria renal são ação viral direta, lesão associada à SDRA e à sepse.[13]

São descritas manifestações neurológicas em pacientes com Covid-19, embora a sua real incidência e relação de causalidade sejam desconhecidas. O espectro das possíveis manifestações associadas varia desde quadros leves, como cefaleia, ageusia e anosmia, até apresentações mais significativas, como encefalopatia/*delirium*, síndromes inflamatórias do SNC (como encefalite, ADEM, mielite), AVC isquêmico, neuropatias periféricas (Guillain-Barré) e PRES (encefalopatia posterior reversível).[14,15]

Entre pacientes com Covid-19 confirmado, foram encontradas algumas manifestações dermatológicas, sendo a mais comum exantema morbiliforme. Outras manifestações são eritema pérnio (mais comumente encontrado em quadros leves de Covid-19), urticária, máculas eritematosas, vesículas, erupção papuloescamosa e erupção petequial. Em pacientes graves, foram encontrados livedo reticular, isquemia acral e púrpura retiforme.[16]

Apesar de presente em doenças infecciosas de modo geral, o risco trombótico parece ser maior em pacientes com Covid-19 do que em outras infecções, como Influenza. Estima-se que tromboembolismo venoso ou arterial ocorra em 15-20% dos pacientes hospitalizados com Covid-19.[1] Em um estudo com 3.334 indivíduos com COVID-19 hospitalizados nos EUA, eventos trombóticos ocorreram em 16,0% dos pacientes, apesar de a maioria receber profilaxia com anticoagulante. Tromboembolismo venoso (TVP ou TEP) ocorreu em 6,2% enquanto fenômenos trombóticos arteriais (AVC isquêmico, IAM e tromboembolismo arterial em outros territórios) ocorreram em 11,1%.[17,18]

Exames laboratoriais

Os achados laboratoriais são inespecíficos e similares aos de outras doenças virais e de pneumonia de outras etiologias. Devem ser coletados exames laboratoriais em pacientes com quadro clínico compatível com doença grave ou com quadro pneumônico com maior risco de pior evolução. Em pacientes com insuficiência respiratória, deve-se solicitar gasometria arterial. De modo geral, os achados mais frequentes são linfopenia, elevação de proteína C-reativa (PCR), desidrogenase láctica (DHL), leucopenia, plaquetopenia e elevação de transaminases.

Entre os achados associados com apresentações clínicas mais graves, destaca-se linfopenia importante, elevação do D-dímero (> 1 mcg/mL), elevação significativa da PCR, aumento de troponina, CK e DHL, assim como escore SOFA elevado. No entanto, o valor prognóstico e os cortes específicos não estão bem estabelecidos.[11,19,20]

Exames de imagem

Exames de imagem para avaliação dos pacientes com suspeita de COVID-19 podem ser úteis, embora não sejam aplicáveis para todas as situações.

De modo geral, não se deve realizar exames de imagem com objetivo de diagnóstico de infecção por SARS-CoV-2, tendo em vista acurácia desconhecida neste contexto, especialmente em pacientes assintomáticos. Na indisponibilidade do RT-PCR e necessidade de rápida alocação do paciente, os achados radiológicos podem ser ferramenta adicional para diagnóstico presuntivo, quando aliada aos achados clínicos e laboratoriais. Exames de imagem podem ser úteis em pacientes com sintomas moderados a severos, principalmente nos com maior risco de evolução ruim, onde a identificação de complicações e/ou diagnósticos diferenciais é de extrema importância. As principais modalidades são:

- Radiografia de tórax: tem menor sensibilidade (59%), porém é mais facilmente disponível, barato, portátil e pode ser repetido para comparação evolutiva.

- Tomografia de tórax: é o exame mais sensível, porém com menor especificidade, mostrando alterações também encontradas em pneumonias virais e bacterianas. A ausência de achados na TC não exclui a possibilidade de infecção. Pode ser útil em pacientes com patologias pulmonares prévias e naqueles em que há suspeita de TEP (angioTC). Os achados mais frequentes são: opacidades em vidro fosco, consolidações, *crazy paving* (vidro fosco entremeado por espessamento de septos intra e interlobulares). São em geral bilaterais, com distribuição predominantemente periférica e mais proeminentes em regiões posteriores e inferiores.[21,22]
- Ultrassonografia de tórax: é um exame operador-dependente com elevada correlação com achados tomográficos. Como vantagens, pode ser feito de forma seriada, é portátil, pode ser realizado em gestantes e é útil para detecção de complicações (como derrame pleural e pneumotórax). São achados possíveis: linhas B proeminentes, consolidações subpleurais, broncograma aéreo dinâmico.

Testes diagnósticos

O diagnóstico microbiológico é, em geral, feito pela detecção de RNA viral por transcrição reversa seguida de reação em cadeia da polimerase (RT-PCR) em amostras respiratórias (*swab* de nasofaringe, *swab* de orofaringe, escarro, secreção traqueal, lavado broncoalveolar).

RT-PCR

Esse método é limitado pela sensibilidade, que pode ser baixa nos primeiros dias e influenciada pela técnica de coleta e do espécime. A sensibilidade é maior entre o 3º e o 7º dia de sintomas, e nas amostras de trato respiratório inferior, como secreção traqueal e lavado broncoalveolar (LBA) (Tabela 15.5).[1] Em casos de alta probabilidade pré-teste pelos achados clínicos e radiológicos, um teste negativo não é suficiente para excluir o diagnóstico (Figura 15.1).

Tabela 15.5. Espécimes para coleta de RT-PCR[23]

Local	Espécime	Indicação	Observação
Vias aéreas superiores (VAS)	Nasofaringe Orofaringe Naso + Orofaringe	Início da doença Casos leves	Maior sensibilidade na amostra combinada (naso + orofaringe)
Trato respiratório inferior	Escarro Aspirado traqueal LBA	Fases mais tardias Casos graves Alta suspeição com amostra de VAS negativa	Maior risco de aerossolização Não induzir escarro

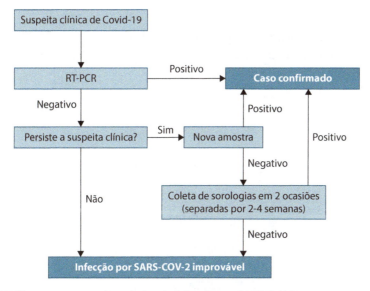

Figura 15.1. Fluxograma para diagnóstico de infecção por SARS-CoV-2

Testes rápidos

Os testes rápidos podem detectar antígenos ou anticorpos e são realizados à beira-leito. Os testes para detecção de antígeno, embora apresentem a vantagem de resultado rápido (cerca de 30 minutos), apresentam de maneira geral baixa sensibilidade. Há também possibilidade de falsos positivos por reação cruzada com outros coronavírus. Já os testes rápidos para detecção de anticorpos não são úteis para diagnóstico na fase aguda.

Sorologia

Os ensaios sorológicos têm aplicação principalmente em estudos de soroprevalência, com pouca aplicação na fase aguda da doença (Figura 15.2). Podem ser usados para avaliar a soroconversão, embora isso geralmente ocorra na fase de recuperação da doença. Não se sabe se a presença de anticorpos indica que há imunidade protetora.

Diagnóstico diferencial

Infecções por diversos patógenos respiratórios podem se apresentar de modo similar à da Covid-19, não sendo possível muitas vezes diferenciá-las pela clínica.

Infecções bacterianas podem se apresentar mais frequentemente com escarro purulento. Infecção por influenza costuma ter curso mais acelerado, sendo menos frequente o achado de anosmia. A cultura de secreções respiratórias (escarro, secreção traqueal), hemocultura, a pesquisa de Influenza (ou painel viral estendido) e os achados da tomografia podem auxiliar no diagnóstico diferencial.[25]

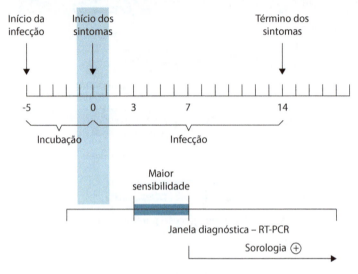

Figura 15.2. Janela de detecção dos testes diagnósticos[24]

Tratamento

Como na maior parte das infeções agudas virais, o tratamento de pacientes com Covid-19 baseia-se em suporte clínico às complicações apresentadas. Pode ser necessário oxigenioterapia em pacientes hipoxêmicos, suporte ventilatório, drogas vasoativas e terapia de substituição renal. Pacientes com doença leve ou pacientes de baixo risco, com doença moderada, podem ser tratados em casa com sintomáticos. Pacientes com doença moderada e fatores de risco e pacientes com doença grave ou crítica devem ser admitidos. Internação em UTI é necessária para pacientes críticos e pacientes graves com potencial de deterioração clínica rápida.

Anticoagulantes

A profilaxia de tromboembolismo venoso com heparina não fracionada ou heparina de baixo peso molecular é recomendada para todos os pacientes internados por Covid-19, de modo irrestrito, a menos que existam contraindicações ao uso da mesma (contagem de plaquetas < 50.000; INR > 1,5; sangramento ativo; úlcera péptica ativa; hipersensibilidade a heparinas; coleta de líquor há menos de duas horas). A dose de enoxaparina validada para tromboprofilaxia de pacientes clínicos internados é de 40 mg por via subcutânea, uma vez ao dia, e a de heparina não fracionada é 5.000 UI por via subcutânea, duas ou três vezes ao dia. A preferência pela heparina não fracionada é recomendada em pacientes com depuração de creatinina menor do que 30 mL/min ou com injúria renal aguda, situação na qual a estimativa da depuração de creatinina pelos valores de creatinina sérica é bastante imprecisa. Não parece haver benefício em doses intermediárias de anticoagulantes ou da anticoagulação plena empírica (na ausência de fenômenos tromboembólicos confirmados) nos pacientes críticos.

Em doentes hipoxêmicos sem necessidade de suporte invasivo, mais de um ensaio clínico randomizado mostrou pequeno benefício do uso de heparinas em dose terapêutica – plena – na necessidade de suporte avançado de vida ou mortalidade, sem aumento significativo de sangramentos maiores, podendo ser empregada com segurança neste cenário.[3,26-28] Vale ressaltar que, em pacientes criticamente enfermos, o uso de anticoagulantes em dose terapêutica tem maior probabilidade de causar sangramentos graves, não tendo sido encontrado benefício comparativo em ensaios clínicos randomizados sobre o tema.

Glicocorticoides

O ensaio clínico RECOVERY,[29] controlado, randomizado e aberto, com 2.104 pacientes mostrou benefício do uso de dexametasona, na dose de 6 mg uma vez ao dia, oral ou intravenoso, por até 10 dias, com redução da mortalidade em 28 dias. Em análise de subgrupo, houve benefício em pacientes sob ventilação mecânica e sob oxigenioterapia, sem benefício para pacientes sem necessidade de oxigenioterapia. O estudo brasileiro CoDEX mostrou aumento dos dias livres de ventilação mecânica em pacientes com SDRA moderada a grave com o uso de dexametasona (20 mg/dia por 5 dias, seguido de 10 mg/dia por 5 dias ou até alta da UTI), não sendo, porém, identificado benefício em mortalidade.[30,31] Recomenda-se, portanto, a utilização de dexametasona na dose de 6 mg para todos os pacientes hipoxêmicos, podendo ser escalonada para valores maiores naqueles em ventilação mecânica.

Apesar da alta probabilidade do efeito da dexametasona ser generalizável a outros glicocorticoides, não recomendamos o uso de outras drogas para o tratamento da Covid-19 por escassez de evidências científicas sólidas a respeito do tema.

Antivirais

Até o momento, nenhum tratamento antiviral específico é fortemente recomendado. O uso de remdesivir pode diminuir o tempo de duração dos sintomas, porém seu efeito em sobrevida ainda não é claro e o medicamento não é disponível no SUS. Embora algumas outras drogas tenham demonstrado ação *in vitro* contra o SARS-CoV-2, não foi demonstrado benefício de nenhuma outra terapia antiviral em ensaios clínicos até o momento, não devendo ser usadas fora do contexto de pesquisa.[9]

Antibioticoterapia

A presença de infecção bacteriana (coinfecção ou infecção secundária) é relativamente infrequente, ocorrendo em 6,9% dos pacientes.[32] Sendo assim, o uso de antibióticos em casos confirmados de Covid-19 deve ser reservado para pacientes com alta suspeição clínica de infecção bacteriana (deterioração clínico-laboratorial com novas disfunções orgânicas ou choque que não sejam explicados por outras causas).

Manejo da insuficiência respiratória

O manejo ventilatório deve ser feito de modo similar ao das demais etiologias de insuficiência respiratória aguda hipoxêmica. Inicialmente houve preocupação com relação ao potencial de disseminação da doença com o uso de altos fluxos de oxigênio e ventilação não invasiva, porém não parece ser alto o risco de aerossolização caso haja bom ajuste da interface com o paciente.[22]

Pode ser ofertado oxigênio de maneira não invasiva das seguintes formas:

- Cateter nasal de baixo fluxo: até 5L/min.
- Máscara Venturi: FiO_2 de 24%, 28%, 31%, 35%, 40% ou 50%.
- Máscara com reservatório (não reinalante): FiO_2 próxima a 100% quando > 15 L/min.
- Cateter nasal de alto fluxo: fluxo (até 60 L/min) e FiO_2 (até 100%) ajustáveis.
- Ventilação não invasiva: CPAP ou BiPAP.

Vale ressaltar que a estimativa de FiO_2 é extremamente imprecisa no uso de dispositivos não invasivos de baixo fluxo (itens 1-3), não devendo ser utilizada para definição de condutas terapêuticas.

O uso de CPAP ou BIPAP pode ser feito sob intensa vigilância para falha, de modo a não postergar a intubação orotraqueal em pacientes em que há indicação clínica clara. São exemplos de preditores de falha de VNI a presença de uma relação PaO_2/FiO_2 < 146 após 1 hora de VNI, um HACOR score maior ou igual a 5 após introdução da terapia, acidose metabólica grave com ph < 7,2 ou até mesmo uma FR > 25,[33-41] devendo estes pacientes serem constantemente reavaliados quanto a indicação de intubação.

Diversos dispositivos de ventilação não invasiva estão disponíveis no mercado, com inúmeros modelos de máscaras de acoplamento (resumidamente: oronasal, *full-face* ou *helmet*). Evidências prévias demonstram melhor tolerância a VNI com uso de máscaras *full-face* ou *helmet*. Essa última esteve associada à redução da mortalidade em análise de subgrupos de uma metanálise de 11 estudos randomizados.[41] No entanto, estudos subsequentes apontam para elevada mortalidade intra-hospitalar dos pacientes com SDRA moderada-grave nos quais falha a terapia com VNI, apesar de menor mortalidade nos pacientes do mesmo subgrupo que respondem ao tratamento.[42] No Covid-19, foi publicado um ensaio clínico randomizado na revista *Journal of the American Medical Association (JAMA)* que mostrou menores taxas de intubação orotraqueal nos pacientes tratados com *helmet*, surpreendentemente sem redução da mortalidade associada às menores taxas de intubação.[43] É comum a prática entre serviços de saúde especializados em insuficiência respiratória a realização de um teste terapêutico de VNI até nos pacientes mais graves, sempre buscando identificar precocemente a falha de modo a não postergar a intubação.

Não existem evidências conclusivas para superioridade de CPAP ou BiPAP na insuficiência respiratória hipoxêmica. Alguns especialistas advogam pelo início da terapia em modalidade CPAP com baixas pressões (5 cmH$_2$O), aumentando a EPAP gradualmente antes de introduzir um outro nível de pressão (BiPAP). A lógica é que, dado elevado esforço inspiratório presente na maioria dos pacientes, poderíamos evitar elevados volumes correntes e altas pressões transpulmonares fornecendo apenas pressão ao final da expiração. Teoricamente, desse modo evitaríamos maiores chances de lesão pulmonar autoinfligida nas fases iniciais da doença.

Intubação orotraqueal

O momento ideal para indicação de se obter via aérea avançada em pacientes com insuficiência respiratória é tema de intenso debate na literatura desde o surgimento das unidades de terapia intensiva e da invenção dos primeiros ventiladores mecânicos para a poliomielite. Na Covid-19, conforme esperado, intensa heterogeneidade de indicação existe entre especialistas. Potenciais problemas éticos existem na formulação de ensaios clínicos randomizados a respeito do tema, portanto, o nível de evidência existente para tomada de decisão neste quesito é bastante aquém do ideal. Uma revisão sistemática e metanálise de estudos observacionais publicada em março de 2021 incluindo 16 estudos com mais de 8 mil pacientes não encontrou diferença em mortalidade, tempo de UTI ou dias livres de ventilação mecânica com intubação precoce (definida como em até 24 horas da admissão em UTI) *versus* tardia.[44] Diversas limitações inerentes a estudos observacionais estão presentes aqui, porém é de percepção comum entre especialistas que a possibilidade de postergar a intubação de pacientes com Covid-19 pode, em última instância, tornar o procedimento indubitavelmente desnecessário para aqueles pacientes que evoluem de maneira favorável e poupá-los das inúmeras complicações inerentes ao cuidado dos pacientes em ventilação mecânica. Essa percepção, no entanto, está sujeita e diversos vieses e não encontra respaldo sólido na literatura, indo inclusive de encontro às recomendações atuais de não se postergar a intubação orotraqueal de pacientes com SDRA sob o risco de maiores mortalidades. É consenso, porém, que parece ser razoável o uso de VNI – preferencialmente com *helmet* – previamente a indicação de IOT, dado que alguns indivíduos obtêm melhora clínica significativa com a estratégia e a ventilação invasiva acaba não sendo mais cogitada.

O risco de transmissão da doença, juntamente com a rápida queda de saturação durante a laringoscopia, determina algumas particularidades da IOT na Covid-19. De modo geral, a menor quantidade possível de profissionais deve estar presente no recinto, todos com paramentação adequada. A IOT deve ser realizada pelo médico mais experiente, se possível sob sequência rápida de intubação, incluindo bloqueio neuromuscular. Após a IOT, deve-se confirmar a posição do tubo por meio de curva de capnografia, se disponível. Deve-se usar filtro HME entre a cânula orotraqueal e o ventilador. Outras medidas foram propostas para evitar a transmissão do vírus durante a intubação. No entanto, o benefício não é claro e pode haver atrasos, com prejuízo para o paciente.

Todos os pacientes com Covid-19 que serão intubados constituem via aérea fisiologicamente difícil, dada a incapacidade de se realizar a pré-oxigenação adequada dada a magnitude do dano pulmonar instalado nesse momento. Recomendamos fortemente o uso de VNI para pré-oxigenação máxima, podendo ser colocado cateter nasal de alto fluxo a 60 L/min e FiO_2 100% após administração do bloqueador neuromuscular de modo a aumentar o tempo de apneia segura.

Recomendamos que sejam utilizadas drogas cardioestáveis para a indução anestésica (etomidato ou, quando indisponível, quetamina), quando estas forem disponíveis.

Ventilação mecânica

Foram propostas distinções entre fenótipos ou fases da SDRA por COVID-19 [45], embora não seja claro se há benefício em utilizar diferentes estratégias ventilatórias em cada deles. De modo geral, mantém-se a indicação de ventilação protetora, como na SDRA clássica, conforme realizado no estudo ARMA.[30]

De maneira resumida, a ventilação protetora é determinada por baixos volumes correntes (Vt 4-8 mL/kg de peso ideal) e pressão de platô < 30 cmH_2O. Podemos tolerar acidose respiratória decorrente dos baixos volumes correntes desde que o pH se mantenha acima de 7,2.

Não há evidência sólida de diferença de mortalidade entre uso de PEEPs altas ou PEEPs baixas, e nenhuma estratégia se mostrou até o momento superior ao uso da tabela PEEP-FiO_2 do estudo ARMA. O estudo EXPRESS[46] encontrou maior tempo livre de ventilação mecânica nos pacientes com PEEPs mais elevadas, consistente com resultado de metanálise subsequente, porém os critérios de liberação da ventilação mecânica geraram discordância e possivelmente influenciaram os resultados.

A PEEP também pode ser titulada de forma decremental para obter a menor *driving pressure*, porém recomendamos que não seja feita em serviços não especializados em manejo de formas graves de insuficiência respiratória.

A tomografia por impedância elétrica pulmonar pode ser empregada em serviços que possuem o recurso, de modo a encontrar a PEEP onde temos menos colapso e menos sobredistensão alveolar, correspondendo teoricamente à PEEP que é capaz de manter uma pressão pleural ao final da expiração em 0 cmH_2O. Tal estratégia parece ter benefício significativo em mortalidade conforme reanálise do ensaio clínico EPVent-2, porém carece de validação prospectiva.

Sugerimos os seguintes parâmetros iniciais do ventilador mecânico: modo VCV; Volume corrente 6 mL/kg de peso ideal; PEEP 5 cmH_2O; frequência respiratória 22-25; fluxo inspiratório ou relação I:E suficiente para que o fluxo expiratório esteja zerado ao final da expiração. A partir daí, coleta-se gasometria arterial e são feitos os ajustes pertinentes.

A indicação de posição prona segue a recomendação para SDRA clássica – relação PaO_2/FiO_2 < 150 (com FiO_2 ≥ 60% e PEEP ≥ 5).[47] Não há evidência suficiente para recomendar prona em pacientes não intubados.

Parada cardiorrespiratória

Algumas recomendações com relação ao manejo da parada cardiorrespiratória diferem das habituais. Além da paramentação adequada para procedimentos geradores de aerossol, recomenda-se filtro HEPA entre a bolsa-valva-máscara, pausa de até 10 segundos nas compressões torácicas para intubação (visando reduzir exposição da equipe), conectar ao ventilador após intubação durante a RCP.[48]

Alta

Em pacientes com condições clínicas e sociais de alta do departamento de emergência, deve-se orientar isolamento domiciliar, além de medidas como higiene frequente das mãos, uso de máscara e ventilação adequada do ambiente. O término do isolamento ocorre após 10 dias do início dos sintomas, caso o paciente esteja há pelo menos 3 dias assintomático (sem febre e sem sintomas respiratórios). O paciente e o cuidador também devem ser orientados quanto a sintomas e sinais de alerta para retorno ao departamento de emergência, como dispneia, dor torácica, confusão mental, sonolência, cianose, dentre outros. Se disponível, serviço de telemedicina é recomendado para seguimento à distância desses pacientes.

Referências bibliográficas

1. Wiersinga WJ, Rhodes A, Cheng AC, Peacock SJ, Prescott HC. Pathophysiology, Transmission, Diagnosis, and Treatment of Coronavirus Disease 2019 (COVID-19): A Review. JAMA. 2020;324: 782-93.

2. Tay MZ, Poh CM, Rénia L, MacAry PA, Ng LFP. The trinity of COVID-19: immunity, inflammation and intervention. Nat Rev Immunol. 2020;20: 363-74.

3. CDC. Coronavirus Disease 2019 (COVID-19). 18 Sep 2020 [cited 26 Sep 2020]. Disponível em: https://www.cdc.gov/coronavirus/2019-ncov/hcp/non-us-settings/sop-triage-prevent-transmission.html.

4. Doença do coronavírus 2019 (COVID-19). [cited 27 Sep 2020]. Disponível em: https://bestpractice.bmj.com/topics/pt-br/3000168/management-approach.

5. Wu Z, McGoogan JM. Characteristics of and Important Lessons From the Coronavirus Disease 2019 (COVID-19) Outbreak in China: Summary of a Report of 72 314 Cases From the Chinese Center for Disease Control and Prevention. JAMA. 2020;323: 1239-42.

6. Wichmann D, Sperhake J-P, Lutgehetmann M, Steurer S, Edler C, Heinemann A, et al. Autopsy Findings and Venous Thromboembolism in Patients With COVID-19: A Prospective Cohort Study. Ann Intern Med. [cited 26 Sep 2020]. doi:10.7326/M20-2003.

7. WHO COVID-19 Case definition. [cited 30 Sep 2020]. Disponível em: https://www.who.int/publications/i/item/WHO-2019-nCoV-Surveillance_Case_Definition-2020.1.

8. Paramentação e Desparamentação dos Profissionais de Saúde em tempos da pandemia de COVID-19. [cited 26 Sep 2020]. Disponível em: https://portaldeboaspraticas.iff.fiocruz.br/atencao-recem-nascido/covid-19-coronavirus-sequencia-correta-na-paramentacao-dos-profissionais-de-saude/.

9. Cavalcanti AB, Zampieri FG, Rosa RG, Azevedo LCP, Veiga VC, Avezum A, et al. Hydroxychloroquine

with or without Azithromycin in Mild-to-Moderate Covid-19. N Engl J Med. 2020. doi:10.1056/NEJMoa2019014.

10. Feng Y, Ling Y, Bai T, Xie Y, Huang J, Li J, et al. COVID-19 with Different Severities: A Multicenter Study of Clinical Features. Am J Respir Crit Care Med. 2020;201: 1380-8.

11. Li L-Q, Huang T, Wang Y-Q, Wang Z-P, Liang Y, Huang T-B, et al. COVID-19 patients' clinical characteristics, discharge rate, and fatality rate of meta-analysis. J Med Virol. 2020;92: 577-83.

12. Tobin MJ, Laghi F, Jubran A. Why COVID-19 Silent Hypoxemia Is Baffling to Physicians. Am J Respir Crit Care Med. 2020;202: 356-60.

13. Chen Y-T, Shao S-C, Hsu C-K, Wu I-W, Hung M-J, Chen Y-C. Incidence of acute kidney injury in COVID-19 infection: a systematic review and meta-analysis. Crit Care. 2020;24: 1-4.

14. Paterson RW, Brown RL, Benjamin L, Nortley R, Wiethoff S, Bharucha T, et al. The emerging spectrum of COVID-19 neurology: clinical, radiological and laboratory findings. Brain. [cited 26 Sep 2020]. doi:10.1093/brain/awaa240.

15. McNett M, Fink EL, Schober M, Mainali S, Helbok R, Robertson CL, et al. The Global Consortium Study of Neurological Dysfunction in COVID-19 (GCS-NeuroCOVID): Development of Case Report Forms for Global Use. Neurocrit Care.: 1.

16. Freeman EE, McMahon DE, Lipoff JB, Rosenbach M, Kovarik C, Desai SR, et al. The spectrum of COVID-19–associated dermatologic manifestations: An international registry of 716 patients from 31 countries. J Am Acad Dermatol. 2020;83: 1118.

17. Bilaloglu S, Aphinyanaphongs Y, Jones S, Iturrate E, Hochman J, Berger JS. Thrombosis in Hospitalized Patients With COVID-19 in a New York City Health System. JAMA. 2020;324: 799-801.

18. Connors JM, Levy JH. COVID-19 and its implications for thrombosis and anticoagulation. Blood. 2020;135: 2033-40.

19. Guan W-J, Ni Z-Y, Hu Y, Liang W-H, Ou C-Q, He J-X, et al. Clinical Characteristics of Coronavirus Disease 2019 in China. N Engl J Med. 2020;382: 1708-20.

20. Clinical course and risk factors for mortality of adult inpatients with COVID-19 in Wuhan, China: a retrospective cohort study. Lancet. 2020;395: 1054-62.

21. Chung M, Bernheim A, Mei X, Zhang N, Huang M, Zeng X, et al. CT Imaging Features of 2019 Novel Coronavirus (2019-nCoV). Radiology. 2020;295: 202-7.

22. Cascella M, Rajnik M, Cuomo A, Dulebohn SC, Di Napoli R. Features, Evaluation, and Treatment of Coronavirus (COVID-19). StatPearls [Internet]. StatPearls Publishing; 2020.

23. Diagnostic testing for SARS-CoV-2. [cited 26 Sep 2020]. Disponível em: https://www.who.int/publications/i/item/diagnostic-testing-for-sars-cov-2.

24. Younes N, Al-Sadeq DW, AL-Jighefee H, Younes S, Al-Jamal O, Daas HI, et al. Challenges in Laboratory Diagnosis of the Novel Coronavirus SARS-CoV-2. Viruses. 2020;12. doi:10.3390/v12060582.

25. Coronavirus disease 2019 (COVID-19). [cited 30 Sep 2020]. Disponível em: https://bestpractice.bmj.com/topics/en-gb/3000201/differentials.

26. Sholzberg M, Tang GH, Rahhal H, AlHamzah M, Kreuziger LB, Áinle FN, et al. Effectiveness of therapeutic heparin versus prophylactic heparin on death, mechanical ventilation, or intensive care unit admission in moderately ill patients with covid-19 admitted to hospital: RAPID randomised clinical trial. BMJ. 2021;375: n2400.

27. ATTACC Investigators, ACTIV-4a Investigators, REMAP-CAP Investigators, Lawler PR, Goligher EC, Berger JS, et al. Therapeutic anticoagulation with heparin in noncritically ill patients with Covid-19. N Engl J Med. 2021;385: 790-802.

28. Spyropoulos AC, Goldin M, Giannis D, Diab W, Wang J, Khanijo S, et al. Efficacy and Safety of Therapeutic-Dose Heparin vs Standard Prophylactic or Intermediate-Dose Heparins for Thromboprophylaxis in High-risk Hospitalized Patients With COVID-19: The HEP-COVID Randomized Clinical Trial. JAMA Intern Med. 2021;181: 1612-20.

29. RECOVERY Collaborative Group, Horby P, Lim WS, Emberson JR, Mafham M, Bell JL, et al. Dexamethasone in Hospitalized Patients with Covid-19 - Preliminary Report. N Engl J Med. 2020. doi:10.1056/NEJMoa2021436.

30. Perchiazzi G, Pellegrini M, Chiodaroli E, Urits I, Kaye AD, Viswanath O, et al. The use of positive end expiratory pressure in patients affected by COVID-19: Time to reconsider the relation between morphology and physiology. Best Pract Res Clin Anaesthesiol. [cited 27 Sep 2020]. doi:10.1016/j.bpa.2020.07.007.

31. Tomazini BM, Maia IS, Cavalcanti AB, Berwanger O, Rosa RG, Veiga VC, et al. Effect of Dexamethasone on Days Alive and Ventilator-Free in Patients With Moderate or Severe Acute Respiratory Distress Syndrome and COVID-19: The CoDEX Randomized Clinical Trial. JAMA. 2020 [cited 27 Sep 2020]. doi:10.1001/jama.2020.17021.

32. Bacterial co-infection and secondary infection in patients with COVID-19: a living rapid review and meta-analysis. Clin Microbiol Infect. 2020 [cited 27 Sep 2020]. doi:10.1016/j.cmi.2020.07.016.

33. Duan J, Han X, Bai L, Zhou L, Huang S. Assessment of heart rate, acidosis, consciousness, oxygenation, and respiratory rate to predict noninvasive ventilation failure in hypoxemic patients. Intensive Care Med. 2017;43: 192-9.

34. Chawla R, Dixit SB, Zirpe KG, Chaudhry D, Khilnani GC, Mehta Y, et al. ISCCM Guidelines for the Use of Non-invasive Ventilation in Acute Respiratory Failure in Adult ICUs. Indian J Crit Care Med. 2020;24: S61-S81.

35. Frat J-P, Ragot S, Coudroy R, Constantin J-M, Girault C, Prat G, et al. Predictors of Intubation in Patients With Acute Hypoxemic Respiratory Failure Treated With a Noninvasive Oxygenation Strategy. Crit Care Med. 2018;46: 208-15.

36. Carteaux G, Millán-Guilarte T, De Prost N, Razazi K, Abid S, Thille AW, et al. Failure of Noninvasive Ventilation for De Novo Acute Hypoxemic Respiratory Failure: Role of Tidal Volume. Crit Care Med. 2016;44: 282–290.

37. Keenan SP, Sinuff T, Burns KEA, Muscedere J, Kutsogiannis J, Mehta S, et al. Clinical practice guidelines for the use of noninvasive positive-pressure ventilation and noninvasive continuous positive airway pressure in the acute care setting. CMAJ. 2011;183: E195-214.

38. Antonelli M, Conti G, Moro ML, Esquinas A, Gonzalez-Diaz G, Confalonieri M, et al. Predictors of failure of noninvasive positive pressure ventilation in patients with acute hypoxemic respiratory failure: a multi-center study. Intensive Care Med. 2001;27: 1718-28.

39. Smith DB, Tay GTP, Hay K, Antony J, Bell B, Kinnear FB, et al. Mortality in acute non-invasive ventilation. Intern Med J. 2017;47: 1437-40.

40. Ozyilmaz E, Ugurlu AO, Nava S. Timing of noninvasive ventilation failure: causes, risk factors, and potential remedies. BMC Pulm Med. 2014;14: 19.

41. Xu X-P, Zhang X-C, Hu S-L, Xu J-Y, Xie J-F, Liu S-Q, et al. Noninvasive Ventilation in Acute Hypoxemic Nonhypercapnic Respiratory Failure: A Systematic Review and Meta-Analysis. Crit

Care Med. 2017;45: e727-33.

42. Bellani G, Laffey JG, Pham T, Fan E, Brochard L, Esteban A, et al. Epidemiology, Patterns of Care, and Mortality for Patients With Acute Respiratory Distress Syndrome in Intensive Care Units in 50 Countries. JAMA. 2016;315: 788-800.

43. Grieco DL, Menga LS, Cesarano M, Rosà T, Spadaro S, Bitondo MM, et al. Effect of Helmet Noninvasive Ventilation vs High-Flow Nasal Oxygen on Days Free of Respiratory Support in Patients With COVID-19 and Moderate to Severe Hypoxemic Respiratory Failure: The HENIVOT Randomized Clinical Trial. JAMA. 2021;325: 1731-43.

44. Papoutsi E, Giannakoulis VG, Xourgia E, Routsi C, Kotanidou A, Siempos II. Effect of timing of intubation on clinical outcomes of critically ill patients with COVID-19: a systematic review and meta-analysis of non-randomized cohort studies. Crit Care. 2021;25: 121.

45. Marini JJ, Gattinoni L. Management of COVID-19 Respiratory Distress. JAMA. 2020;323: 2329-30.

46. Mercat A, Richard J-CM, Vielle B, Jaber S, Osman D, Diehl J-L, et al. Positive end-expiratory pressure setting in adults with acute lung injury and acute respiratory distress syndrome: a randomized controlled trial. JAMA. 2008;299: 646-55.

47. Guérin C, Reignier J, Richard J-C, Beuret P, Gacouin A, Boulain T, et al. Prone positioning in severe acute respiratory distress syndrome. N Engl J Med. 2013;368: 2159-68.

48. Ramzy M, Montrief T, Gottlieb M, Brady WJ, Singh M, Long B. COVID-19 cardiac arrest management: A review for emergency clinicians. Am J Emerg Med. [cited 27 Sep 2020]. doi:10.1016/j.ajem.2020.08.011.

Tosse

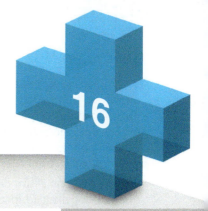

16

Gabriel Luiz Bueno

Introdução

A tosse é um mecanismo de defesa das vias aéreas que serve para protegê-las da entrada de partículas nocivas e para expelir muco e materiais estranhos que, eventualmente, possam adentrar a árvore respiratória. Na maioria das vezes, a tosse é um sintoma de alguma doença subjacente, pulmonar ou extrapulmonar, e deve sempre ser investigada.

Nos Estados Unidos, a tosse é o sintoma respiratório mais comum que motiva a procura por atendimento médico, sendo responsável por 30 milhões de consultas ambulatoriais ao ano. Os dados sobre a prevalência de tosse no Brasil são escassos e na sua maioria são apenas regionais. A fim de organizar o raciocínio etiológico, podemos classificar a tosse, de acordo com sua duração, em aguda, subaguda ou crônica:

- Aguda: até 3 semanas de duração.
- Subaguda: de 3 a 8 semanas de duração.
- Crônica: mais de 8 semanas de duração.

Entre os pacientes com tosse crônica, as mulheres tendem a tossir mais, pois apresentam maior sensibilidade do reflexo de tosse em comparação aos homens.

Fisiologia: o arco reflexo da tosse

A tosse é um reflexo composto por aferência, integração no sistema nervoso central (SNC) e resposta eferente (Figura 16.1). Os receptores da tosse fazem parte da via aferente do arco e estão localizados em vários locais, intra e extrapulmonares. Ao longo das vias aéreas encontramos receptores de tosse na cavidade nasal, nos seios maxilares, na faringe, laringe, traqueia, carina e nos brônquios. Importante destacar que os receptores da tosse não estão presentes nos alvéolos e no parênquima pulmonar e, portanto, é possível que o paciente tenha uma pneumonia extensa sem apresentar tosse.

Os receptores extrapulmonares estão localizados principalmente nos canais auditivos, membranas timpânicas, esôfago, estômago, pleura, diafragma e pericárdio. Observamos que os receptores da tosse também estão localizados ao longo de órgãos que não fazem parte das vias aéreas; portanto, doenças que acometem essas regiões podem desencadear a tosse como um sintoma associado, apesar de não ser provocado por uma doença respiratória.

Todos os estímulos aferentes trafegam via nervo vago até o centro da tosse, que tem localização incerta e difusa, aparecendo ao longo da medula espinhal e do tronco cerebral. Neste local há modulação da resposta eferente sob a ação de diversos mediadores químicos excitatórios e inibitórios (como substâncias opioides, por exemplo). A resposta eferente trafega via nervos vago, frênico e motores espinhais, que inervam a musculatura expiratória, produzindo a tosse.

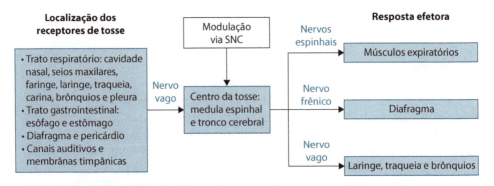

Figura 16.1. Esquema simplificado do arco reflexo da tosse.
Adaptado de UpToDate®: Evaluation of subacute and chronic cough in adults (Figure 1 - Graphic 55232 Version 1.0).

O ato de tossir é dividido em 4 fases: fase inspiratória, fase compressiva, fase expiratória e fase de relaxamento:

- Fase inspiratória: fase inicial na qual o há uma inspiração profunda e inalação de uma grande quantidade de ar; quanto maior a quantidade de ar inspirado, mais eficiente será a tosse.
- Fase compressiva: essa fase se inicia com o fechamento rápido da glote e a contração dos músculos expiratórios, aumentando bastante a pressão intratorácica e comprimindo vias aéreas e pulmões.
- Fase expiratória: abertura abrupta da glote com saída de ar em alta velocidade, produzindo a tosse efetivamente.
- Fase de relaxamento: relaxamento da musculatura e retorno da pressão intratorácica para os níveis basais.

Etiologia e diagnóstico

A classificação da tosse de acordo com sua duração auxilia na definição de sua provável etiologia. A Tabela 16.1 ilustra as principais etiologias relacionadas à tosse de acordo com a sua duração.

Tabela 16.1. Principais etiologias da tosse de acordo com sua duração

Tosse aguda (< 3 sem)	Tosse subaguda (3 a 8 sem)	Tosse crônica (> 8 sem)
Resfriado comum e gripe	Síndrome de gotejamento pós-nasal	Síndrome de gotejamento pós-nasal
Rinossinusite aguda	Rinossinusite aguda	DRGE
Rinite alérgica	Asma	Asma
Bronquite aguda	Tuberculose	Bronquite crônica
Exacerbação de doenças pré-existentes: asma e DPOC	Exacerbação de doenças pré-existentes: asma e DPOC	Tosse induzida por drogas
Pneumonia	Tosse induzida por drogas	Bronquiectasias
Descompensação de insuficiência cardíaca	Tosse pós-infecciosa	Neoplasias
Embolia pulmonar		Outras causas

DPOC: doença pulmonar obstrutiva crônica; IECA: inibidor da enzima conversora de angiotensina; DRGE: doença do refluxo gastroesofágico.

A história clínica e o exame físico são essenciais para se obterem as primeiras pistas do diagnóstico etiológico da tosse; aliado a isso, utilizam-se exames complementares direcionados para a confirmação da principal hipótese. A causa da tosse pode ser encontrada em até 90% dos casos, permitindo um tratamento específico e adequado, com bons resultados.

Entretanto, alguns pacientes podem apresentar tosse crônica idiopática por anos, mesmo após extensa investigação do quadro. A seguir, discutimos com mais detalhes cada uma das etiologias citadas acima, juntamente com seus métodos diagnósticos iniciais.

Tosse aguda

As principais causas de tosse aguda (até 3 semanas de duração) são as infecções das vias aéreas superiores ou inferiores. A seguir, temos as exacerbações de doenças pulmonares crônicas (como asma e doença pulmonar obstrutiva crônica [DPOC]) e, em seguida, causas potencialmente mais graves como descompensação de insuficiência cardíaca congestiva (ICC) e embolia pulmonar. Vejamos a seguir algumas características das causas de tosse aguda.

Resfriado comum e gripe

- Quadro clínico: paciente com história de tosse, rinorréia, obstrução nasal, cefaleia, mialgia e febre.
- Diagnóstico: história clínica com sintomas compatíveis e exame físico normal; não há necessidade de exames complementares.

Rinossinusite aguda

É todo processo inflamatório da cavidade nasal e dos seios paranasais. De modo geral, isso ocorre mais comumente por uma infecção viral ou bacteriana. As rinossinusites de etiologia viral são as mais comuns, sendo que as de etiologia bacteriana respondem por apenas 0,5 a 2% dos casos, e normalmente são uma complicação da rinossinusite viral.

- Quadro clínico: congestão e obstrução nasal, rinorreia (pode ser purulenta mesmo nos casos virais), dor e pressão faciais que pioram quando o paciente inclina a cabeça para frente, tosse, febre, hiposmia, anosmia, cefaleia e halitose.

É difícil diferenciar a rinossinusite viral da bacteriana apenas pela história clínica e/ou intensidade dos sintomas. Entretanto, algumas carcterísticas clínicas são mais associadas a etiologia bacteriana e podem ser utilizadas na decisão de prescrever ou não tratamento antimicrobiano. São elas:

- Sintomas que persistem por mais de 10 dias: geralmente, uma rinossinusite viral dura de 7 a 10 dias, com o paciente apresentando melhora da febre em 24 a 48 horas de sintomas e melhora geral dos sintomas entre o terceiro e sexto dia. Sintomas que persistem por mais de 10 dias podem ser devidos a uma rinossinusite bacteriana.
- "Dupla piora dos sintomas": pacientes com quadro clínico inicial típico de rinossinusite, que começam a melhorar e, após 5 a 6 dias de sintomas, apresentam nova piora do quadro. Essa característica bifásica no curso da doença também fala a favor de etiologia bacteriana para o quadro.

Importante: a intensidade dos sintomas não necessariamente aponta para etiologia bacteriana e, portanto, não deve ser levada em consideração de maneira isolada para decisão de prescrever tratamento com antibióticos.

- Diagnóstico: história clínica e exame físico compatíveis; não há necessidade de exames complementares para diagnóstico de rinossinusite, seja viral ou bacteriana. Radiografia de seios da face é desnecessária para o diagnóstico de rinossinusite aguda e não deve ser solicitada. A tomografia computadorizada (TC) de seios da face deve ser reservada para casos que apresentam complicações.

Rinite alérgica

- Quadro clínico: antecedente pessoal de rinite alérgica ou atopia, tosse, espirros em salvas, obstrução nasal basculante, rinorreia hialina, prurido nasal, ocular e da orelha interna.
- Diagnóstico: história clínica e exame físico compatíveis. Não são necessários exames complementares; pode-se realizar dosagem de IgE específica ou *prick test* para confirmar a sensibilidade do paciente à aeroalérgenos, mas não são exames necessários para o diagnóstico inicial nem estão disponíveis no Pronto-Socorro (PS).

Bronquite aguda (traqueobronquite)

- Quadro clínico: paciente com quadro de tosse aguda, com ou sem expectoração (que, se presente, pode ser purulenta), e nenhum outro sintoma que evidencie outra doença sobrejacente (como pneumonia ou DPOC). Na grande maioria das vezes sua etiologia é viral, mas nos casos de etiologia bacteriana (até 6% dos casos) a principal responsável é a *Bordetella pertussis* (coqueluche, "tosse comprida"). Outras bactérias possíveis são *Mycoplasma pneumoniae* e *Chlamydia pneumoniae*. É difícil fazer o diagnóstico de etiologia bacteriana apenas pela história clínica do paciente; entretanto, em locais com surto dos agentes citados ou sintomas característicos de coqueluche (crises de tosse paroxística, seguida por guincho inspiratório ou por vômito) podem ser utilizados para guiar o tratamento específico.
- Diagnóstico: história clínica e exame físico normal. Para pacientes com tosse há menos de 8 semanas e que não apresentam alteração do exame físico pulmonar, não é necessário realizar radiografia de tórax.

Exacerbação de doença pulmonar pré-existente (asma e DPOC)

- Quadro clínico: nos casos de exacerbação de doenças pulmonares, o paciente geralmente apresenta antecedente pessoal de doença pregressa e outros sintomas característicos associados à tosse (chiado no peito e dispneia no caso da asma; em pacientes com DPOC encontramos história de tosse crônica prévia, piora da dispneia, aumento na quantidade ou mudança no padrão da expectoração).
- Diagnóstico: história clínica e exame físico. Nos casos de exacerbação de doença pulmonar, as causas da piora recente devem ser investigadas com os exames complementares pertinentes ao quadro.

Pneumonia

- Quadro clínico: quadro agudo de tosse produtiva, febre, dispneia e dor torácica (geralmente ventilatório-dependente). Podem também estar presentes náuseas, vômitos, diarreia e alteração do nível de consciência (principalmente em idosos).
- Diagnóstico: história clínica e exame físico mostrando taquidispneia, sinais de desconforto respiratório, estertores na ausculta pulmonar. Todos os pacientes com suspeita de pneumonia devem ser submetidos a uma radiografia de tórax como exame inicial. Maiores detalhes no capítulo correspondente.

Descompensação de insuficiência cardíaca e embolia pulmonar

- Ambas as condições podem apresentar tosse como sintoma; entretanto, o quadro clínico dessas afecções é, na maioria das vezes, típico e associado a outros sinais e sintomas mais importantes. Maiores detalhes nos capítulos correspondentes.

Tosse subaguda e tosse crônica

Dentre as causas de tosse subaguda (de 3 a 8 semanas de duração) e de tosse crônica (mais de 8 semanas de duração), as mais comuns são, respectivamente, tosse pós-infecciosa e síndrome de gotejamento pós-nasal. Alguns consensos consideram a tosse pós-infecciosa como a principal etiologia da tosse subaguda e, caso seja possível afastar essa condição, a investigação subsequente deve seguir os mesmos passos da avaliação de tosse crônica. Nessa última condição, as principais etiologias são: síndrome de gotejamento pós-nasal, doença do refluxo gastroesofágico (DRGE), asma, bronquite crônica, tosse induzida por drogas, bronquiectasias e neoplasias. Existem também outras causas de tosse crônica, porém são mais raras e devem ser guardadas para um segundo momento da avaliação.

Tosse pós-infecciosa (subaguda)

- Quadro clínico: a tosse pós-infecciosa é um diagnóstico de exclusão e deve ser suspeitada em um paciente com tosse subaguda, sem outra causa definida, e com história prévia de infecção de vias aéreas (superiores ou inferiores) nas últimas três semanas; o exame físico é normal e não há outra causa aparente para justificar a tosse.
- Diagnóstico: diagnóstico de exclusão em pacientes com história clínica e exame físico compatíveis.

Síndrome de gotejamento pós-nasal (subaguda e crônica)

- Quadro clínico: nessa síndrome, há produção de secreção na cavidade nasal e nos seios paranasais; sua drenagem ocorre na nasofaringe, orofaringe e laringofaringe, estimulando os receptores de tosse nessas regiões. O paciente tem queixa de tosse associada a rinorreia, sensação de gotejamento na orofaringe e necessidade constante de limpar a garganta ("pigarro"). Entretanto, essa síndrome pode ser silenciosa e a ausência desses sintomas não exclui o diagnóstico como possível causa da tosse. As doenças causadoras de gotejamento pós nasal são: rinites, nasofaringite e sinusites. Um achado importante do exame físico que está associado a essa condição é o aspecto de "pedra de calçamento (cobblestone)" da naso e orofaringe à inspeção direta.

- Diagnóstico: não existem critérios diagnósticos definitivos para essa condição. O diagnóstico é feito a partir da melhora do paciente com o tratamento específico para a síndrome.

Tuberculose

- Quadro clínico: pacientes que apresentam, além de tosse subaguda, febre, emagrecimento e sudorese noturna são suspeitos para acometimento por tuberculose.
- Diagnóstico: a OMS e o Ministério da Saúde recomendam que pacientes com tosse por mais de 3 semanas (sintomático respiratório) sejam submetidos ao exame de pesquisa de bacilo álcool-ácido resistente no escarro; outras maneiras de diagnóstico incluem cultura de escarro, pesquisa de material genético do bacilo no escarro e broncoscopia com lavado broncoalveolar e/ou com biópsia pulmonar.

Tosse induzida por drogas

- Quadro clínico: pacientes que desenvolvem tosse seca após pelo menos uma semana do início do uso de medicações inibidoras da enzima de conversão de angiotensina (IECAs). A tosse pode demorar até 6 meses para começar e costuma melhorar dentro de 1 a 4 dias após a suspensão da medicação. O motivo pelo qual os IECAs provocam tosse não é muito bem estabelecido, porém acredita-se que o acúmulo de bradicinina (que em parte é degradada pela ECA) leva a estimulação dos receptores de tosse nas vias aéreas, provocando o quadro clínico. Outra medicação potencialmente causadora de tosse é o uso de betabloqueadores em pacientes com antecedente de asma ou DPOC, o que pode ocasionar uma crise de broncoespasmo com produção de tosse.
- Diagnóstico: história clínica compatível e prova terapêutica com suspensão ou troca da medicação suspeita.

Doença do refluxo gastroesofágico (DRGE)

- Quadro clínico: a DRGE pode causar tosse por dois mecanismos: presença de refluxo esofagogástrico e/ou refluxo laringofaríngeo. No primeiro, a presença de conteúdo ácido na região inferior do esôfago é suficiente para ocasionar tosse (lembrando dos receptores de tosse localizados nessa região); nesses casos, mesmo que o paciente não apresente sintomas mais comuns de refluxo (pirose e regurgitação) ele ainda pode ser uma causa para a tosse (os sintomas típicos podem estar ausentes em até 40% dos pacientes com DRGE como causa da tosse). No caso do refluxo laringofaríngeo, há retorno de conteúdo gástrico até a laringofaringe, onde causa lesão da mucosa e estímulo dos receptores de tosse. Nesses pacientes outros sintomas frequentes são disfonia e rouquidão.

- Diagnóstico: nos casos de suspeita de refluxo esofagogástrico como causador da tosse, o estudo de pHmetria esofágica é o mais indicado (principalmente naqueles em que é possível correlacionar o pH medido com um marcador de sintomas). Nos casos de refluxo laringofaríngeo, o exame mais indicado é a laringoscopia direta ou nasofibrolaringoscopia. Nesses métodos, pode-se visualizar o edema e o eritema da mucosa e das aritenoides como resultado da agressão ácida sobre essas estruturas.

Asma

- Quadro clínico: pacientes com quadro de tosse crônica associada a chiado (sibilos) e dispneia; os sintomas podem piorar em ambientes frios, com ar seco e com a exposição do paciente à poeira, mofo, perfumes ou produtos químicos irritantes. A tosse como sintoma único torna o diagnóstico de asma pouco provável; entretanto, se causas mais comuns de tosse crônica forem excluídas, a asma pode sim ser um motivo para a tosse (condição chamada de tosse variante de asma).
- Diagnóstico: história clínica e espirometria compatíveis (distúrbio ventilatório obstrutivo com resposta ao broncodilatador). Em casos de espirometria normal, pode-se pedir um teste de função pulmonar com broncoprovocação. Se, mesmo assim, não for possível demonstrar a hiper-responsividade brônquica, pode-se lançar mão do tratamento empírico para asma e observar a melhora do quadro clínico.

Bronquite crônica

- Quadro clínico e diagnóstico: a bronquite crônica é definida como tosse com expectoração na maioria dos dias, por período consecutivo de 3 meses ou mais, nos dois últimos anos pelo menos. Na maioria das vezes, os pacientes são tabagistas e raramente procuram atendimento médico pelo quadro de tosse crônica. Nesses casos, uma espirometria para confirmar ou afastar o diagnóstico de DPOC é recomendada.

Bronquiectasias

As bronquiectasias são dilatações permanentes e císticas dos brônquios, secundárias à alguma doença estrutural de base; nessa condição há menor capacidade para o clareamento das secreções e, por isso, existe um acúmulo de grande quantidade de muco, ocasionando uma tosse crônica com expectoração amarelada/esverdeada que se torna purulenta em períodos de exacerbação. As bronquiectasias são sequelas pulmonares que também acometem os brônquios dos pacientes que apresentaram infecções pulmonares de repetição ou muito graves, com inflamação importante e destruição das vias aéreas.

- Quadro clínico: pacientes com histórico de infecções pulmonares repetidas e/ou graves (pneumonia necrotizante, tuberculose, aspergilose etc.) com tosse crônica e produção de escarro amarelado/esverdeado em grande quantidade. Causas não infecciosas incluem neoplasias, corpo estranho, transplante de pulmão e de medula óssea, dentre outras. Outro ponto importante é que pacientes com bronquiectasias também podem apresentar quadros recorrentes de hemoptise ao longo do período.
- Diagnóstico: exames de imagem são fundamentais para o diagnóstico; o exame inicial pode ser uma radiografia de tórax, porém o mais recomendado para essa condição é a realização de uma TC de tórax.

Neoplasias

- Quadro clínico: em geral, o carcinoma broncogênico é responsável por apenas 2% dos casos de tosse crônica. Neoplasia é uma etiologia mais provável nos casos em que há mudança do padrão de tosse (em pacientes tabagistas com tosse crônica), em que os pacientes pararam de fumar e persistem com tosse por mais de 1 mês, e naqueles que, além de tosse, apresentam hemoptise na ausência de infecção das vias aéreas. Síndrome consumptiva associada ao quadro também reforça a possibilidade da doença.
- Diagnóstico: exames de imagem (radiografia de tórax e TC de tórax) geralmente são os iniciais para pacientes com suspeita de neoplasia. A biópsia com exame anatomopatológico fecha o diagnóstico de câncer de pulmão.

Outras causas

- Outras causas que entram no diagnóstico diferencial de tosse são: rinossinusites crônicas, bronquite eosinofílica, discinesia de cordas vocais, irritação do conduto auditivo externo (por corpo estranho ou cerúmen impactado) dentre outras.

Abordagem diagnóstica

O primeiro passo na investigação da tosse deve ser a determinação de sua duração e, assim, sua classificação em tosse aguda, subaguda ou crônica. Dentro da classificação inicial podemos elencar as hipóteses diagnósticas mais prováveis para explicar o quadro. Outro ponto fundamental da avaliação inicial é questionar se o paciente fuma, se faz uso de alguma medicação (principalmente betabloqueadores e IECAs) e se apresentou algum quadro de infecção de vias aéreas superiores (IVAS) precedendo o quadro.

Independentemente da duração da tosse, também devemos sempre questionar ativamente a existência de sintomas que sugiram gravidade para a tosse (sinais de alarme). Na presença de um ou mais sinais de alarme, a investigação da tosse deve ser rápida e, obviamente, se houver algum indício de risco de morte na avaliação do paciente, o atendimento e investigação devem ser imediatos. Podemos prescindir da radiografia de tórax em pacientes sem alteração do exame pulmonar, sem sinais de alarme, com tosse há menos de 8 semanas e naqueles em que a história clínica sugira uma causa extrapulmonar que justifique a tosse.

Nos casos de tosse aguda, as principais causas são infecciosas, principalmente de etiologia viral, e exacerbação de doenças pré-existentes (asma, DPOC, bronquiectasias, síndrome de gotejamento pós-nasal). Em pacientes imunossuprimidos, sempre devemos lembrar da possibilidade de doenças oportunistas e, no Brasil, a tuberculose é uma causa importante de tosse nesse grupo de pacientes. As outras causas de tosse aguda estão ilustradas na Figura 16.2, que traz também os principais sinais de alarme que sempre devem ser pesquisados em um paciente com queixa de tosse, principalmente no ambiente de pronto-socorro.

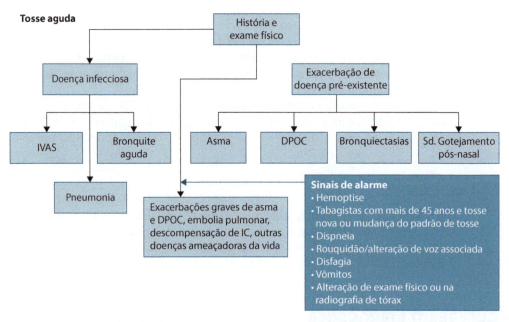

Figura 16.2. Avaliação de tosse aguda.

DPOC: doença pulmonar obstrutiva crônica; IC: insuficiência cardíaca; IVAS: infecção de vias aéreas superiores (resfriado, gripe e rinossinusite); Sd.: síndrome. Adaptado de CHEST: Guideline and expert panel report on classification of cough as a symptom in adults and management algorithms (2018).

Na tosse subaguda, as causas mais comuns são tosse pós-infecciosa e, novamente, exacerbação de doenças pré-existentes. Nesses casos, a descompensação mais comum é a da síndrome de gotejamento pós-nasal. Ela pode ser causada por diferentes doenças das vias aéreas superiores como rinites (atópica, vasomotora, dentre outras) e sinusites (agudas ou crônicas). Lembrando que se excluirmos a possibilidade de causa pós-infecciosa e exacerbação de doença pré-existente, a avaliação deve seguir os passos da investigação de tosse crônica. Neste cenário, as causas mais comuns são síndrome de gotejamento pós-nasal, asma e DRGE; em conjunto, essas três doenças são responsáveis por 90% dos casos de tosse crônica. A Figura 16.3 mostra uma sugestão para investigação da tosse subaguda e crônica.

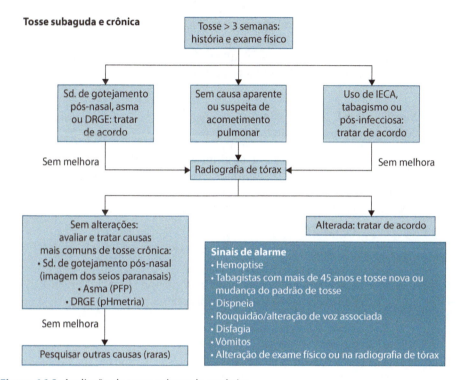

Figura 16.3. Avaliação de tosse subaguda e crônica.

DPOC: doença pulmonar obstrutiva crônica; DRGE: doença do refluxo gastroesofágico; IECA: inibidor da enzima conversora de angiotensina; PFP: prova de função pulmonar (espirometria); Sd.: síndrome. Adaptado de UpToDate®: Evaluation of subacute and chronic cough in adults (algorithm 1 - Graphic 67147 Version 5.0).

Tratamento

O tratamento da tosse deve sempre ser direcionado para sua causa. Como já visto, cada causa tem seu tratamento específico e este não será abordado neste momento, pois foge do escopo deste capítulo. Nos casos em que o tratamento específico não resolve ou melhora parcialmente o quadro, podemos lançar mão de medicações para o tratamento da tosse como sintoma, visando trazer conforto ao paciente e melhorar sua qualidade de vida.

A seguir, listamos os principais antitussígenos disponíveis no mercado juntamente com seu mecanismo de ação. As opções disponíveis incluem agentes inibidores de tosse a nível central (centro da tosse) e a nível periférico (fibras aferentes). É importante levarmos em consideração o perfil de efeitos adversos dessas medicações na hora de escolhermos o fármaco adequado.

Levodropizina

- Apresentações: solução oral (30 mg/mL) ou xarope (6 mg/mL).
- Mecanismo de ação: levoisômero da dropropizina (ver a seguir) e inibidor de tosse de ação periférica; age bloqueando as fibras aferentes do reflexo de tosse (mecanismo de ação completo pouco conhecido).
- Dose:

  - Xarope: 10 mL de 8 em 8 horas.
  - Solução oral: 20 gotas de 6 em 6 horas.

- Duração do tratamento: por ser uma medicação sintomática, o tratamento deve persistir até o alívio do sintoma, devendo então ser suspensa; duração usual de 7 dias.
- Efeitos adversos: náuseas, sonolência, palpitação.

Dropropizina

- Apresentações: solução oral (30 mg/mL) ou xarope (1,5 e 3,0 mg/mL).
- Mecanismo de ação: igual ao da levodropropizina.
- Dose:

  - Xarope 3 mg/mL: 10 mL de 6 em 6 horas.
  - Solução oral: 27 gotas de 6 em 6 horas.

- Efeitos adversos: náuseas, sonolência, hipotensão postural.

Codeína

- Apresentações: comprimidos (30 e 60 mg), solução oral (3 mg/mL) e solução injetável (30 mg/mL – Frasco-ampola com 2 mL).
- Mecanismo de ação: a codeína é um analgésico opioide fraco que age inibindo diretamente o centro de tosse no SNC (inibidor de tosse de ação central).
- Dose (como antitussígeno): 15 a 60 mg/dose até 4 doses ao dia; dose máxima de 240 mg/dia.

  - Dose inicial sugerida: 30 mg de 8 em 8 horas.

- Duração: por ser uma medicação sintomática, o tratamento deve persistir até o alívio do sintoma, devendo então ser suspensa; duração usual de 7 dias.
- Efeitos adversos: obstipação, náuseas e vômitos, sonolência. Por se tratar de um opioide, o uso prolongado pode levar a tolerância e dependência.

Dextrometorfano

- Apresentação: xarope 2 mg/mL.
- Mecanismo de ação: antitussígeno de ação central, age como antagonista de receptores NMDA no centro da tosse.
- Dose: 5 a 10 mL de 4 em 4 horas.
- Duração: por ser uma medicação sintomática, o tratamento deve persistir até o alívio do sintoma, devendo então ser suspensa; duração usual de 7 dias.
- Efeitos adversos: tontura, sonolência, inquietação, náuseas, vômitos e dor epigástrica.

Sempre que fizermos o diagnóstico de uma causa de tosse e instituirmos o tratamento adequado, devemos checar a eficácia de nossa intervenção. Assim, os pacientes devem ser reavaliados dentro de 4 a 6 semanas e, para avaliarmos a resposta ao tratamento de maneira objetiva, podemos lançar mão de escalas validadas para medir a intensidade da tosse e sua repercussão na qualidade de vida do paciente. Em casos de persistência do quadro, devemos lembrar que a tosse pode ter mais de uma doença como causa e sempre que houver uma melhora, mesmo que seja parcial, com algum tratamento específico instituído, este deve ser mantido enquanto uma outra causa é investigada.

Conclusão e pontos principais

A tosse é um arco-reflexo que tem como função proteger as vias aéreas da entrada de material estranho. Quando esse mecanismo fica exacerbado, a tosse passa a ser um sintoma que pode prejudicar a qualidade de vida do paciente.

A tosse pode ser dividida de acordo com a sua duração em aguda (até 3 semanas), subaguda (de 3 a 8 semanas) e crônica (mais de 8 semanas). Essa subdivisão é utilizada para auxiliar na determinação das principais etiologias da tosse em cada situação.

As principais causas de tosse aguda são as infecções das vias aéreas (superiores e inferiores) e as exacerbações de doenças pré-existentes. Na tosse subaguda, as principais causas são tosse pós-infecciosa e síndrome de gotejamento pós-nasal. Já na tosse crônica, as principais causas são síndrome de gotejamento pós-nasal, doença do refluxo gastroesofágico e asma.

Na avaliação da tosse sempre devemos questionar o paciente sobre uso de IECAs, tabagismo e infecção de vias aéreas prévia ao aparecimento da tosse; também devemos lembrar de pesquisar sinais de alarme na história clínica e no exame físico que conferem gravidade ao quadro, mudando tanto a abordagem inicial quanto o tratamento da tosse.

O tratamento da tosse deve sempre ser direcionado para sua causa base e não só objetivar a melhora do sintoma. Entretanto, nos casos em que há prejuízo para a qualidade de vida do paciente, podemos associar antitussígenos ao tratamento específico da tosse.

A tosse pode ter mais de uma causa; caso não haja melhora completa do quadro após o tratamento inicial, devemos manter o tratamento que aliviou parcialmente o sintoma enquanto investigamos uma segunda causa para o problema.

Todos os pacientes devem ser reavaliados dentro de 4 a 6 semanas e, para obtermos uma avaliação mais objetiva do quadro de tosse, podemos lançar mão de questionários objetivos e validados para mensurar a melhora ou piora do paciente.

Referências bibliográficas

1. Richard S. Irwin RS, French CL, et al. Classification of Cough as a Symptom in Adults and Management Algorithms. CHEST, 196:209; 2018.
2. II Diretrizes Brasileiras no Manejo da Tosse. J Bras Pneumol. 403:446; 2006.
3. Birring S, Blasio F, et al. Antitussive therapy: A role for levodropropizine; in Pulmonary Pharmacology & Therapeutics 56, ELSEVIER, 79-85; 2019.
4. Sienra RAT. Tosse e Hemoptise in Martins, Milton de Arruda, Manual do Residente de Clínica Médica, 2 ed. Barueri: Editora Manole, 2017. 36-39.
5. Ritter JM, Flower R, Henderson G, Loke YK, MacEwan D, Rang HP. Rang & Dale Farmacologia, 9. ed. Editora Guanabara Koogan, 1217:1218; 2020.
6. Silvestri RC, Weinberger SE. Evaluation of subacute and chronic cough in adults, UpToDate®. Acesso em abril de 2021.
7. Silvestri RC, Weinberger SE. Treatment of subacute and chronic cough in adults, UpToDate®. Acesso em abril de 2021.

Asma

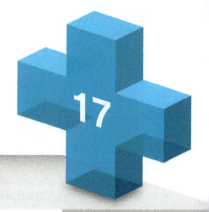

Marcelo Arlindo Vasconcelos Miranda Rodrigues
Juliana Farhat

Objetivo

Definir as diretrizes para o tratamento de asma ou de crises de broncoespasmo de etiologia provavelmente asmática em pacientes adultos em avaliação na enfermaria, unidades de terapia intensiva (UTI) e pronto-socorro da clínica médica.

Além disso, é importante determinar a classificação de gravidade da crise, usando, para isso, dados clínicos e funcionais.

O protocolo não se aplica à elucidação diagnóstica na suspeita de asma, mas somente à identificação do paciente não controlado e da proposta de tratamento.

Aplicação

Aplica-se a todos os pacientes adultos atendidos nos serviços de enfermaria, UTI ou pronto-socorro da divisão de clínica médica, podendo ser estendido aos outros setores de atendimento adulto.

Definições e conceitos

Define-se como crise de boncoespasmo o quadro clínico de paciente com dispneia e/ou presença de sibilos e/ou opressão torácica (afastadas outras causas) com dispneia e/ou tórax silente. Crises de broncoespasmos em pacientes com antecedente de asma ou quadro clínico que sugerem asma são definidas como crise de asma.

Podem ser desencadeadeadas por diversos fatores dentre os quais destacam-se exercício, exposição a alérgenos ou irritantes, mudanças climáticas e infecções respiratórias.

Estratificação de risco

Na avaliação inicial do paciente em crise de broncoespasmo, obtenha os sinais vitais e anamnese sucinta para definir se a crise de broncoespasmo é grave ou potencialmente grave.

Define-se crise de broncoespasmo grave ou potencialmente grave quando qualquer 1 dos sinais estiver presente: ectoscopia com paciente em mau estado geral potencialmente por conta da crise de broncoespasmo; apresenta sinais de gravidade como frequência respiratória maior do que 30 irpm secundária ao broncoespasmo; sinais clínicos de insuficiência respiratória (exame físico com esforço respiratório e fala entercortada); hipotensão, taquicardia (FC maior do que 120 bpm) e/ou outros sinais de choque secundários ao broncoespasmo; saturação de oxigênio menor do que 90% ou queda abrupta de saturação (Tabela 17.1).

Na situação de paciente grave ou potencialmente grave, o atendimento inicial deve ser realizado com aporte de monitorização contínua, preparação do ambiente para possível intubação orotraqueal, oferta de oxigênio disponível de maneira contínua assim como as medicações para crise de broncoespamo.

Na situação em que está afastada crise grave ou potencialmente grave, o atendimento pode ser realizado fora do ambiente com as condições descritas acima.

Deve-se realizar reavaliações frequentes para identificação de deterioção clínica precocemente.

Tabela 17.1. Gravidade da crise de broncoespasmo

	Leve/moderada	Grave	Iminência de parada
Nível de consciência	Preservado	Agitado	Sonolento/confuso
Uso de musculatura acessória	Não	Sim	Sim
Ausculta	Sibilos expiratórios	Sibilos inspiratórios e expiratórios	Tórax silente
Fala	Frases	Palavras	-
Posição	Sentado, difícil tolerar decúbito	Sentado com tronco para frente	-
FR	20-30 irpm	> 30 irpm	Bradpneia relativa
FC	Até 120 bpm	> 120 bpm	Bradicardia relativa
$SatO_2$	≥ 90%	< 90%	< 90%
VEF1	> 50%	≤ 50%	

Avaliação

Incialmente, define-se se o paciente apresenta crise de broncoespasmo grave ou potencialmente grave. No caso de crise de broncoespasmo grave ou potencialmente grave, realize as medidas conforme o fluxograma.

Caso o paciente não apresente crise de broncoespasmo grave, continue avaliação clínica da crise e proceda conforme o fluxograma.

Após o tratamento inicial, para a alta, conforme fluxograma, é importante a classificação do paciente quanto ao grau de controle ambulatorial, ao uso de medicamentos previamente à crise e ao potencial de gravidade/indicadores de pior prognóstico. Isso porque, a depender desses fatores, o tratamento administrado para a alta será diferente.

Em casos de pacientes asmáticos com tratamento prévio regular, independentemente do grau de controle ambulatorial prévio, deve-se proceder com *step-up* de curto prazo, ou seja, aquele a ser usado até nova consulta ambulatorial. Já em casos de pacientes previamente sem tratamento regular, deve-se introduzir a medicação conforme o grau de controle ambulatorial além de realizar agendamento para consulta.

Para a avaliação do controle da asma, deve-se realizar 4 perguntas relacionadas às últimas 4 semanas:

- Sintomas diários mais do que 2 vezes por semana?
- Despertou a noite por causa de asma?
- Usou medicamentos de alívios da asma mais do que 2 vezes por semana?
- Apresentou alguma limitação física por conta da asma?

Controlada = Nenhum sim.

Parcialmente controlada = 1 ou 2 respostas sim.

Não controlada = 3 ou 4 respostas sim.

Quanto aos fatores de pior prognóstico, que indicam necessidade de tratamento regular

- IOT ou UTI por asma na vida.
- 1 ou mais exacerbações graves no último ano.
- Alto uso de resgate.
- Baixo VEF1 (especialmente se < 60% previsto).
- Comorbidades: obesidade, rinossinusite, alergia alimentar comprovada.
- Gestação.
- Alterações em exames complementares: FENO alto e eosinofilia.

Após essa avaliação completa, deve-se optar pela instituição de tratamento com broncodilatador inalatório associado a corticoide inalatório até consulta precoce. A dose de corticoide inalatório deve variar conforme a gravidade considerada após avaliação clínica, considerando-se grau de controle ambulatorial prévio, presença de fatores de evolução desfavorável, frequência de sintomas noturnos e diurnos.

Além disso, deve-se lembrar de associar corticoide sistêmico por 5 a 7 dias, sendo o mais comum a prednisona na dose de 50 mg por via oral.

Exames complementares

No departamento de emergência, diferente do que acontece no ambiente ambulatorial, o diagnóstico de asma é feito apenas com base em quadro clínico.

Desse modo, exames complementares podem ser úteis na determinação de gravidade do quadro ou na investigação em suspeitas de complicações:

- Exames laboratoriais/bioquímica sérica: gasometria arterial deve ser sempre colhida em casos graves e é útil para determinação de gravidade. Outros exames (hemograma, eletrólitos, função renal etc.) devem ser solicitados conforme indicação específica ou em casos de internação hospitalar.
- Exames de imagem de tórax: devem ser solicitados apenas se houver indicação (suspeita de pneumonia, pneumotórax, derrame pleural) ou em casos de não haver melhora após tratamento habitual.

Tratamento

O tratamento da crise de broncoespasmo por asma dentro do ambiente hospitalar inclui as seguintes medicações:

- Oxigênio.
- β_2-agonistas de curta duração inalatórios: fenoterol, salbutamol.
- Anticolinérgico de curta duração inalatório: brometo de ipratrópio.
- Corticoide inalatório: budesonida, fluticasona.
- Corticoide sistêmico intravenoso ou via oral: metilprednisolona, hidrocortisona, prednisona.
- β_2-agonista de longa duração inalatório: formoterol, salmeterol.
- Sulfato de magnésio intravenoso.

Oxigênio

A oferta de oxigênio para pacientes asmáticos deve ser titulada de acordo com a oximetria com alvo de 93 a 95%.

O fornecimento de oxigênio para tais pacientes pode ser feito por meio de cateter nasal de oxigênio, mascaras venturi ou máscaras não reinalantes. Ventilação não invasiva e cateter de oxigênio de alto fluxo não são recomendados como primeira opção nesses casos.

Beta agonistas inalatórios

É a forma mais eficiente para reversão de obstruções ao fluxo aéreo. Agem sobre o receptor β_2-adrenérgico, determinando um aumento de cAMP, o que promove a broncodilatação. Além disso, geram ainda outros efeitos como depuração mucociliar, redução de permeabilidade de microvasculatura brônquica e vasodilatação pulmonar.

Em contexto de crise, em ambiente hospitalar, devem ser administrados, preferencialmente, por via inalatória, via nebulização. O medicamento mais amplamente disponível nos serviços do país é o fenoterol (20 gotas) apesar de o mais recomendado ser o salbutamol (2,5 a 5 mg ou 10 a 20 gotas). Devem ser feitas três sessões de nebulização com intervalo de 15 a 20 minutos entre elas. Após, deve-se reavaliar o paciente e administrar novas inalações conforme necessidade.

Em caso de indisponibilidade ou impossibilidade de realização de nebulizações, pode-se recorrer a dispositivos pressurizados de uso pessoal com salbutamol. Nesse caso, a dose recomendada é de 4-8 jatos a cada 15-20 minutos na primeira hora. Destaca-se ainda que o formoterol que é um β-agonista de longa duração com efeito também de curta duração pode ser empregado nesses contextos.

Anticolinérgicos de curta duração

Os agentes atropínicos inibem a acetilcolina ao atuar sobre os receptores M1 e M3 dos nervos pulmonares que atingem a musculatura lisa, de modo que impedem a broncoconstrição.

Seu uso é indicado em adição a agonistas beta adrenérgicos com evidencia de reduzir risco de hospitalização. Desse modo, deve ser usado em casos de exacerbações consideradas moderadas/graves.

A dose de ipratropio recomendada em serviços de emergência é de 5 mg (40 gotas) via inalatória.

Corticoides sistêmicos

Têm ação anti-inflamatória e podem ser administrados por via oral ou endovenosa.

Em geral, quando o paciente se apresenta em condição clínica de ingestão de medicamentos VO, deve-se preferir a administração de prednisona ou prednisolona VO na dose de 1 a 2 mg/kg/dia. Em caso de impossibilidade de uso de medicamentos por via oral, pode-se recorrer à metilprednisolona na mesma dose ou à hidrocortisona na dose de 10 mg/kg/dose IV ou IM.

Os efeitos colaterais causados por uso de corticoides não são frequentes, estando mais relacionados ao tratamento prolongado com esse tipo de droga.

Sulfato de magnésio

O sulfato de magnésio administrado 2 g IV em pelo menos 20 min reduz a internação em pacientes com $FEV_1 < 30\%$ na admissão ou em pacientes que apresentaram falha na terapia inicial com broncodilatador e corticoide.

Para paciente apresenta crise de broncoespasmo
(definida ou presuntiva), siga os passos:

Apresenta crise de broncoespasmo grave ou potencialmente grave?

Sim | Não

- Ofereça oxigênio com meta de saturação de oxigênio ≥ 92%
- Monitorização cardíaca, pressão arterial, saturação de oxigênio, frequência respiratória de forma contínua; deixar ambiente preparado para possível intubação orotraqueal
- Administre fenoterol 10 a 15 gotas + brometo ipratrópio 40 gotas via inalatória a cada 15 minutos com reavaliação imediata do quadro clínico e parâmetros vitais
- Opcionalmente: administre salbutamol 100 mcg – 4 a 6 puffs, sendo 1 puff a cada 15 segundos. Caso haja disponibilidade, possível administrar associação de formoterol 400 mcg + budesonida 12 mcg
- Administre corticoide sistêmico: metilprednisolona 60 mg iv; ou hidrocortisona 300 a 500 mg iv; ou prednisona 40 a 60 mg via oral
- Reavalie o paciente periodicamente. Se não houver melhora significativa dentro de 1 hora, considere administrar sulfato de magnésio 1 a 2 gramas intravenoso
- Mantenha monitorização e reavaliação constante. Se não houver melhora após todas as medidas iniciais, manter administração de β2-agonista e anticolinérgico de curta duração. Considere intubação orotraqueal se houver sinais de insuficiência respiratória e/ou de não resposta satisfatória às medidas instaladas
- Investigue e corrija as possíveis causas da crise de broncoespasmo

Não apresenta crise de broncoespasmo grave ou potencialmente grave
- Administre β2-agonista de curta duração: fenoterol 8 a 10 gotas + brometo de ipratrópio 40 gotas a cada 20 minutos 3 vezes, com reavaliação após
- Considere a administração de prednisona 40 a 60 mg via oral
- Investigue a causa e trate se possível

Firmado o diagnóstico de crise de broncoespasmo por asma
- Defina se trata-se de asma parcialmente controlada ou não controlada
- Introduza corticoide inalatório em dose moderada a alta (beclometasona 500 mcg 12/12 horas; ou Budesonida 400 mcg de 12/12hs; ou fluticasona 200 mcg 12/12hs). Opcionalmente pode-se introduzir formoterol 6 mcg + budesonida 200 mcg de 12/12 horas
- Caso paciente apresente tratamento regular para asma prévio, suba um step no tratamento
- Caso paciente apresente tratamento irregular para asma, reintroduza tratamento e reavalie dentro de 48 horas

Crise de broncoespasmo controlada
- Mantenha prednisona de 40 a 60 mg por 5 dias
- Mantenha a medicação introduzida até a alta hospitalar com reavaliação precoce em ambulatório (ACMI ou outro)
- Considere a realização de espirometria assim que possível

Observação: sempre que possível, realize *peak flow* nas crises com reavaliação dos indíces após a terapêutica

Indicadores institucionais de qualidade

Para medidas de indicadores de qualidade recomenda-se que o protocolo seja gerenciado com checagem de adesão.

Deve-se instituir meta de 100% de adesão ao protocolo.

Referências bibliográficas

1. Global Strategy for Asthma Management and Prevention, Global Initiative for Asthma (GINA). 2020.
2. Pocket guide for asthma management and prevention, update 2019. A pocket guide for health professionals.
3. Saraiva HM, Neto RAB, Velasco IT. Medicina de emergencias – abordagem prática, 2019.
4. Diretrizes da Sociedade Brasileira de Pneumologia e Tisiologia para o Manejo da Asma. Jornal Brasileiro de Pneumologia. 2012; 38 (supl.1): S1-S46.
5. Chien JW, Ciufo R, Novak R, et al. Uncontrolled oxygen administration and respiratory failure in acute asthma. Chest. 2000; 117: 728-33.
6. Perrin K, Wijesinghe M, Healy B, et al. Randomised controlled trial of high concentration versus titrated oxygen therapy in severe exacerbations of asthma. Thorax. 2011; 66: 937-41.
7. Rodrigo JC, Castro-Rodriguez JA. Anticholinergics in the treatment of children and adults with acute asthma: a systematic review with meta-analysis. Thorax. 2005; 60: 740-6.
8. Rowe BH, Bretzlaff J, Bourdon C, Bota G, Camargo CA Jr. Magnesium sulfate for treating exacerbations of acute asthma in the emergency department. Cochrane Database of Systematic Reviews. 2000, issue 1.
9. Kew KM, Kirtchuk L, Michell CI. Intravenous magnesium sulfate for treating adults with acute asthma in the emergency department. Cochrane Database of Systematic Reviews. 2014, issue 5.
10. Barnett PL, Caputo GL, Baskin M, Kuppermann N. Intravenous versus oral corticosteroids in the management of acute asthma in children. Annals of Emergency Medicine. 1997; 29 (2): 212-7.

Doença Pulmonar Obstrutiva Crônica Exacerbada

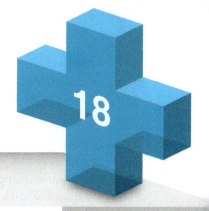

Rodrigo Díaz Olmos

Destaques

- Doença pulmonar obstrutiva crônica (DPOC) é a terceira causa de morte no mundo.
- Exacerbações agudas da DPOC são eventos de grande importância na história natural de pacientes com DPOC.
- Exacerbações agudas da DPOC estão relacionadas com queda na qualidade de vida, hospitalizações, mortalidade e grande custo para o sistema de saúde.

Introdução

A DPOC é atualmente a terceira causa de morte em todo mundo e, embora seja uma doença crônica, um número substancial de pacientes apresenta exacerbações agudas, definidas como uma piora aguda dos sintomas respiratórios que necessitam de modificação no tratamento ou tratamento adicional. A maior parte das exacerbações é causada por infecções do trato respiratório.

Epidemiologia

Exacerbações agudas são eventos de grande importância na história natural de pacientes com DPOC, causando grande impacto negativo no estado de saúde, em hospitalizações, progressão da doença e mortalidade. Estima-se que entre 22 e 40% dos pacientes com DPOC tenham pelo menos uma exacerbação moderada a grave por ano e de 9 a 16% tenham mais de uma.[1] A mortalidade intra-hospitalar durante uma exacerbação aguda varia de 3,6 a 11% e em pacientes internados em unidade de terapia intensiva (UTI) chega a 24%. O risco de nova hospitalização um ano após uma exacerbação aguda varia de 23 a 43%.

Fisiopatologia

São eventos complexos geralmente associados a aumento da inflamação de vias aéreas, aumento da produção de muco e represamento aéreo. Em virtude disto, as manifestações clínicas mais frequentemente encontradas são piora da dispneia, aumento da purulência e do volume do catarro, piora da tosse e chiado.

Há uma frequência cada vez maior de comorbidades em pacientes com DPOC que podem piorar a dispneia, o estado geral, a gravidade e o prognóstico, de modo que avaliação clínica lembrando destes diagnósticos deve ser fortemente considerada.

As exacerbações em geral ocorrem após uma infecção bacteriana ou viral das vias aéreas superiores (mais de 40% das exacerbações estão associadas a infecção viral), ou exposição a um irritante ambiental (p. ex.: ar frio, humidade ou alérgenos) e menos frequentemente embolia pulmonar, particularmente nos casos mais graves que necessitam de internação.[2]

Diagnóstico e avaliação

Embora não haja uma única definição de exacerbação de DPOC, os critérios observados na Tabela 18.1 são comumente utilizados.[1,2] O GOLD define exacerbação aguda como "episódios de piora aguda dos sintomas respiratórios em pacientes com DPOC que resultem em terapia adicional".[5] O COPD-X (*Australian and New Zealand Guidelines*)[2] define exacerbação como "uma mudança na dispneia, tosse e produção de catarro de base do paciente, que está além da variação diária normal, é de instalação aguda e pode necessitar de uma mudança no uso regular de medicação ou internação hospitalar". Assim, embora as definições variem, todas elas incluem mudança no padrão basal dos sintomas e necessidade de intervenções terapêuticas adicionais.

Tabela 18.1. Critérios de exacerbação aguda de DPOC e gravidade[1]

Critérios	Gravidade
Mais do que a variação diária de sintomas respiratórios: • Piora da dispneia • Aumento no volume da secreção pulmonar • Aumento na purulência da secreção (geralmente amarela ou esverdeada)	Exacerbação leve: tratada com broncodilatadores de curta ação
	Exacerbação moderada: tratada com broncodilatadores de curta ação mais antibióticos e/ou corticoide oral
	Exacerbação grave: requer ida ao pronto-socorro ou hospitalização

O diagnóstico é feito pela história clínica e pelo exame físico. Exames complementares podem ser necessários para avaliar diagnósticos diferenciais, comorbidades,

Doença Pulmonar Obstrutiva Crônica Exacerbada

marcadores prognósticos e causas menos comuns da exacerbação aguda. A Tabela 18.2 mostra os diagnósticos diferenciais das exacerbações agudas.

Há uma série de estudos avaliando possíveis marcadores prognósticos séricos como a proteína C reativa, a contagem de neutrófilos e eosinófilos, fibrinogênio, dentre outros, entretanto nenhum deles tem valor prático para utilização na tomada de decisões no pronto-socorro.

Tabela 18.2. Diagnósticos diferenciais de exacerbação aguda

Diagnósticos
Pneumonia
Pneumotórax
Derrame pleural
Embolia pulmonar
Congestão pulmonar
Arritmias cardíacas
Isquemia miocárdica

A história clínica, o grau de piora dos sintomas, a história prévia de exacerbações, o grau de desconforto respiratório e outros dados clínicos ainda são a base sobre a qual as decisões devem ser tomadas. A Tabela 18.3 mostra critérios para classificação da gravidade do episódio em pacientes internados.

Tabela 18.3. Gravidade de pacientes internados com exacerbação aguda[3]

Cenário	FR	Uso de musculatura acessória	Mudança no estado mental	O_2 para melhorar hipoxemia (FiO2)	PCO_2	pH
Sem insuficiência respiratória	20-30	Não	Não	28-35	Normal	Normal
Insuficiência respiratória leve	> 30	Sim	Não	35-40	Aumentada (50-60 mmHg)	Normal
Insuficiência respiratória grave	> 30	Sim	Sim	> 40 ou sem melhora	Aumentada (> 60 mmHg)	≤ 7,25

Alguns pacientes não responderão adequadamente às medidas iniciais no pronto-socorro. Desse modo, é importante reconhecer prontamente a necessidade de internação destes pacientes, alguns deles necessitarão de VNI, intubação orotraqueal e ventilação mecânica. A Tabela 18.4 mostra as indicações potenciais de internação hospitalar. Em geral, pacientes sem grande dispneia em repouso, com FR < 30, sem hipoxemia ou confusão mental, sem comorbidades graves, com bom suporte social/domiciliar e que tenham respondido, pelo menos parcialmente, às medidas iniciais podem ser tratados ambulatorialmente. A presença de uma ou mais das características da Tabela 18.4 favorece a internação hospitalar. Entretanto, como muitos pacientes com indicação inicial de internação hospitalar permanecem algum tempo no Pronto-Socorro aguardando vagas para internação, devemos avaliar a evolução clínica que é dinâmica, pois muitos pacientes podem receber alta após um período de observação e tratamento intensivo no PS, sem necessidade de internações mais prolongadas.

Tabela 18.4. Indicações potenciais para internação hospitalar

- Sintomas graves como piora súbita de dispneia em repouso, frequência respiratório elevada, saturação de oxigênio reduzida, confusão, lipotimia
- Insuficiência respiratória aguda
- Instalação de novos achados de exame físico (cianose, edema periférico, *cor pulmonale*)
- DPOC grave de base
- Não resposta de uma exacerbação às medidas terapêuticas iniciais
- Presença de comorbidades graves (IC, SCA, Arritmias)
- Suporte domiciliar inadequado

Os principais fatores de risco (Tabela 18.5) para exacerbações agudas da DPOC são a idade, função pulmonar muito comprometida, presença de tosse com expectoração, comorbidades, doença do refluxo gastroesofágico, e principalmente exacerbações agudas prévias. O relato de exacerbação aguda no ano anterior apresenta um odds ratio (OR) de 4,30 para nova exacerbação aguda.

Tabela 18.5. Fatores de risco para exacerbação aguda[5,7]

Fatores
- Idade avançada
- Função pulmonar muito comprometida
- Tosse com expectoração prévia (bronquite crônica)
- Comorbidades
- Doença do refluxo gastroesofágico
- Aumento na razão entre o diâmetro da artéria pulmonar e a aorta (> 1)
- Maior porcentagem de enfisema ou espessamento das vias aéreas visto pela TC tórax
- Deficiência grave de vitamina D (< 10 ng/mL)
- Exacerbações prévias

Doença Pulmonar Obstrutiva Crônica Exacerbada

Tratamento

O manejo clínico deve incluir o rápido reconhecimento da exacerbação, a instituição de broncodilatadores de curta ação, corticoide oral, antibióticos para a maioria dos casos e avaliação da necessidade de internação hospitalar. Mais de 80% dos casos de exacerbação aguda podem ser tratados ambulatorialmente.[5]

- Broncodilatadores inalatórios de curta ação: β_2-agonistas e anticolinérgicos
- Corticoides sistêmicos: curso curto (5 a 7 dias) de corticoide via oral. O uso de corticoide por mais de 5 a 7 dias está associado a risco aumentado de pneumonia e mortalidade. A via oral é sempre a preferencial, reservando-se a via intravenosa apenas para casos em que não é possível a via oral.
- Antibiótico por 5 a 7 dias: a introdução de antibiótico na exacerbação de DPOC pode ser baseada na purulência do escarro, não havendo necessidade de realização de PCR, embora alguns estudos tenham demonstrado que o uso da PCR a beira leito (*point-of-care*) pode reduzir a prescrição de antibióticos sem piorar desfechos. Essa recomendação baseia-se numa análise de vários estudos que mostrou redução na falência de tratamento e aumento no tempo entre exacerbações com o uso de antibióticos. Os episódios de exacerbação com aumento da purulência do escaro são os que tem maiores chances de benefício com o uso de antibióticos. A escolha do antibiótico deve ser feita com base no risco do paciente, na necessidade ou não de internação, no uso prévio de antibióticos, ter como alvo patógenos bacterianos mais prováveis (*Haemophilus influenzae, Moraxella catarrhalis e Streptococcus pneumoniae*) e levar em consideração os padrões locais de resistência a antibióticos. Um grande estudo dinamarquês recente mostrou que a adição de clavulanato à amoxicilina isoladamente, em pacientes com exacerbação tratados ambulatorialmente, não resultou em benefício para pacientes com exacerbação da DPOC.[8] Deste modo, recomendamos o uso de amoxicilina 500 mg 3 ×/dia por 5 a 7 dias, ou claritromicina 500 mg 2 ×/dia por 5 a 7 dias, ou doxiciclina 200 mg/dia no primeiro dia, seguido de 100 mg/dia por 5 - 7 dias.[9] Outras opções seriam cefalosporina de segunda geração (cefuroxima 500 mg 2 ×/dia por 5 a 7 dias), sulfamatoxazol/trimetoprim 800/160 mg 2 ×/dia por 5 a 7 dias, ou levofloxacina 500 mg/dia por 5 a 7 dias. Considerando a disponibilidade da amoxicilina e da claritromicina nas unidades básicas de saúde, optamos por utilizar um destes dois esquemas.
- Ventilação Não Invasiva (VNI): a VNI constitui a intervenção terapêutica de maior impacto no tratamento de exacerbações de DPOC graves na emergência, devendo ser indicado precocemente. Seus benefícios incluem redução de mortalidade (NNT = 8), redução de intubação orotraqueal (NNT = 5) e redução do tempo de internação hospitalar (± 3 dias).[6] A Tabela 18.6 mostra indicações e contraindicações de VNI na exacerbação aguda da DPOC.

Tabela 18.6. Indicações e contraindicações de VNI na exacerbação aguda da DPOC

Indicações
• Insuficiência respiratória (dispneia grave, hipoxemia persistente a despeito de oxigênio suplementar)
• Uso de musculatura acessória e movimento abdominal paradoxal
• Acidose respiratória moderada a grave (pH < 7,35) e hipercapnia $PaCO_2$ > 45 mmHg)
• Frequência respiratória > 25 irpm
Contraindicações
• Parada respiratória
• Instabilidade hemodinâmica (hipotensão, IAM, arritmias graves)
• Incapacidade de proteger as vias aéreas (vômitos, rebaixamento do nível de consciência e agitação psicomotora)
• Secreção excessiva em vias aéreas com risco de aspiração

É importante ressaltar que pacientes exacerbadores (aqueles que tiveram duas ou mais exacerbações agudas no ano anterior ou pelo menos uma internação hospitalar por exacerbação aguda no ano anterior) devem ter seu tratamento farmacológico de base modificado, uma vez que tem maior risco de novas exacerbações e maior mortalidade.

As orientações e educação em saúde antes da alta hospitalar (e mesmo para os pacientes com exacerbações tratadas ambulatorialmente) são parte importante do tratamento e podem influenciar positivamente a qualidade de vida e a incidência de novas exacerbações agudas. Elas incluem otimização do tratamento broncodilatador de longa ação de base – β-agonista de longa ação (LABA), anticolinérgico de Longa Ação (LAMA) e corticoide inalatório (CI), supervisão e orientação sobre a técnica de inalação, avaliação e otimização do manejo de comorbidades, reabilitação precoce, telemonitoramento e retorno ambulatorial precoce. Além disso, um subgrupo de pacientes exacerbadores com obstrução moderada a grave (particularmente aqueles com bronquite crônica e escarro purulento crônico) pode se beneficiar do tratamento crônico com antibióticos macrolídeos. Azitromicina 250 mg/dia ou 500 mg 3 ×/semana por um ano associou-se à redução do número de exacerbações.[5,6] O mesmo pode-se dizer com relação aos mucolíticos (N-acetilcisteína). Há uma discreta redução na incidência de exacerbações em pacientes exacerbadores com obstrução moderada a grave com o uso de N-Acetilcisteína.

Conclusão

As exacerbações são eventos de importância na história natural de pacientes com DPOC e devem ser reconhecidas e tratadas de maneira adequada.

A Tabela 18.7 mostra os pontos chave do manejo de pacientes com exacerbação aguda da DPOC.

Doença Pulmonar Obstrutiva Crônica Exacerbada

Tabela 18.7. Pontos-chave no manejo das exacerbações agudas[5]

- β_2-agonistas inalatórios de curta ação, com ou sem anticolinérgicos de curta ação, são recomendados como os broncodilatadores iniciais para o tratamento das exacerbações agudas.

- Corticoides sistêmicos podem melhorar a função pulmonar (VEF_1), a oxigenação e reduzir o tempo de recuperação e a duração da internação hospitalar. A duração do tratamento não deve ser superior a 5-7 dias.

- Antibióticos, quando indicados, podem reduzir o tempo de recuperação, reduzir o risco de recidiva precoce, falência do tratamento, e duração do tempo de internação. A duração do tratamento deve ser de 5-7 dias.

- Metilxantinas (teofilina e aminofilina) não são recomendadas em virtude de efeitos colaterais.

- Ventilação não-invasiva deve ser o modo inicial de ventilação a ser usado em pacientes com DPOC com insuficiência respiratória aguda que não tem nenhuma contraindicação absoluta, pois melhora as trocas gasosas, reduz o esforço respiratório e a necessidade de intubação, diminui a duração da internação e melhora a sobrevida.

Fonte: modificado de GOLD.[5]

Referências Bibliográficas

1. Mathioudakis AG, Janssens W, Sivapalan P, et al. Acute exacerbations of chronic obstructive pulmonary disease: in search of diagnostic biomarkers and treatable traits. Thorax 2020; 75:520-7.

2. Labaki WW, Rosenberg SR. Chronic Obstructive Pulmonary Disease. In the Clinic. Ann Intern Med 2020;173(3):ITC17-ITC32.

3. Crisafulli E, Barbeta E, Lelpo A, Torres A. Management of severe acute exacerbations of COPD: an updated narrative review. Multidis Resp Med 2018;13:36-51.

4. Viniol C, Vogelmeier CF. Exacerbations of COPD. Eur Respir Rev 2018; 27:170103.

5. Global Strategy for the Diagnosis, Management and Prevention of Chronic Obstructive Pulmonary Disease – GOLD. 2021 Report. Disponível em https://goldcopd.org/2021-gold-reports/. Acessado em 27 Mar 2021.

6. Wedzicha JA, Miravitlles M, Hurst JR, et al. Management of COPD exacerbations: a European Respiratory Society/American Thoracic Society guideline. Eur Respir J 2017; 49:1600791.

7. Fernandes FLA, Cukier A, Camelier AA, et al. Recomendações para o tratamento farmacológico da DPOC: perguntas e respostas. J Bras Pneumol. 2017;43(4):290-301.

8. Bagge K, Sivapalan P, Eklöf J, et al. Antibiotic treatment in acute exacerbation of COPD: patient outcomes with amoxicillin vs. amoxicillin/clavulanic acid—data from 43,636 outpatients. Respir Res 2021; 22:11.

9. NICE 2018. Chronic obstructive pulmonary disease (acute exacerbation): antimicrobial prescribing. Available from: nice.org.uk/ng114. Acessado em 02 Abr 2021.

Tromboembolismo Venoso

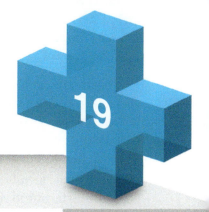

Matheus Silva Koike
Marcelo Arlindo Vasconcelos Miranda Rodrigues

Objetivos

- Padronizar as condutas diagnósticas e terapêuticas de pacientes com tromboembolismo venoso atendidos no Pronto-Socorro do Hospital Universitário da USP (HU-USP)
- Servir como material de consulta para equipe (acadêmicos, residentes e assistentes) que presta atendimento à pacientes no Hospital Universitário da USP (HU-USP)

Introdução

O termo tromboembolismo venoso (TEV) engloba duas situações clínicas relacionadas: trombose venosa profunda (TVP) e tromboembolismo pulmonar (TEP). Apesar de fazerem parte do espectro de uma mesma doença, o manejo e prognóstico dessas duas condições são diferentes. A identificação precoce dessas situações é essencial para não retardar o início do tratamento e evitar complicações futuras.

Etiologia e Fisiopatologia

A ocorrência de fenômenos trombóticos venosos decorre da quebra da homeostase do sangue e do endotélio de veias profundas. No século XIX, o patologista alemão Rudolf Virchow descreveu a clássica Tríade de Virchow, que engloba três fatores que predispõem à ocorrência de trombose. São eles: hipercoagulabilidade, disfunção endotelial e estase venosa. Na prática, existem várias situações clínicas relacionadas a esses fatores, como trombofilias hereditárias, cirurgias e imobilização prolongada, respectivamente.

A trombose venosa profunda (TVP) corresponde à formação de trombo de plaquetas e fibrina em veias do sistema venoso profundo. Em 90% dos casos acomete o sistema venoso dos membros inferiores, enquanto apenas 10% acomete as veias de membros superiores. Estes últimos geralmente estão relacionados à presença de dispositivos intravenosos, como cateteres venosos centrais.

A TVP de membros inferiores é classificada anatomicamente em dois tipos a depender do território venoso acometido: distais e proximais. As distais são aquelas que acometem veias distais à veia poplítea (tibiais, fibulares e musculares), enquanto as proximais são aquelas que ocorrem em veias poplíteas, femorais e ilíacas. Tal diferenciação é essencial na prática, pois as tromboses proximais possuem maior risco de embolização e evolução para síndrome pós-trombótica.

Já o tromboembolismo pulmonar corresponde à migração de trombos (em geral de membros inferiores) até a vasculatura arterial pulmonar. Isso pode determinar sinais e sintomas respiratórios (por alterar relação ventilação-perfusão) e hemodinâmicos (por aumentar pós-carga de ventrículo direito). Além disso, também são divididos anatomicamente de acordo com o segmento arterial pulmonar acometido. São eles: tronco de artéria pulmonar, arteriais direito e esquerdo, lobares, segmentares e subsegmentares.

Fatores de risco

Os principais fatores de risco relacionados à ocorrência de eventos tromboembólicos estão listados a seguir na Tabela 19.1. É de grande importância determinar na história clínica o fator de risco relacionado ao evento trombótico, pois tal informação guiará o tempo de tratamento a ser realizado. De maneira geral, fatores de risco transitórios necessitam de menor tempo de tratamento quando comparados à fatores de risco persistentes.

Tabela 19.1. Fatores de risco

Grandes cirurgias	Doenças inflamatórias (LES, DII)
Trauma	Síndromes mieloproliferativas (policitemia vera e trombocitemia essencial)
Hospitalização recente	Trombofilias hereditárias
Infecções	Síndrome nefrótica
Gestação	Neoplasia maligna
Imobilidade	Obesidade
Anticoncepcionais, reposição hormonal	

Trombose venosa profunda

Achados clínicos

O quadro clínico de TVP de membros inferiores é caracterizado principalmente por dor local e edema assimétrico e compressível do membro. Vale lembrar que eventualmente edema e empastamento estão ausentes e não descartam o diagnóstico. Apesar de poderem ocorrer de maneira espontânea, o diagnóstico em geral é suspeitado em pacientes com fatores de risco para TEV.

Como o quadro clínico muitas vezes pode ser discreto e inespecífico, podemos usar como ferramenta o Escore de Wells para TVP para estimar a probabilidade pré-teste do diagnóstico (Tabela 19.2).

Tabela 19.2. Escore de Wells para TVP

Achado clínico	Pontuação
Neoplasia ativa	1 ponto
Paresia ou imobilidade do membro	1 ponto
Restrito ao leito por > 3 dias ou grande cirurgia < 4 semanas	1 ponto
Hipersensibilidade do trajeto venoso	1 ponto
Edema assimétrico do membro	1 ponto
Diferença > 3 cm na circunferência das panturrilhas	1 ponto
Edema compressível no membro acometido	1 ponto
Veias superficiais colaterais não varicosas	1 ponto
Diagnóstico alternativo mais provável	- 2 pontos
0 pontos: baixa probabilidade	
1-2 pontos: probabilidade intermediária	
≥ 3 pontos: alta probabilidade	

Exames complementares

- D-dímero: é um produto de degradação de fibrina. Costuma estar elevado em situações de aumento da atividade do sistema fibrinolítico endógeno. É um exame com alta sensibilidade e alto valor preditivo negativo para o diagnóstico de TEV e, quando negativo, exclui o diagnóstico dessas condições. No entanto, resultados positivos podem ser encontrados em diversas outras situações clínicas, como pós-operatório, trauma, internação prolongada e estados inflamatórios. O seu valor de corte varia conforme a idade do paciente. Em menores de 50 anos, são considerados normais valores até 500 μg/mL,

enquanto em pacientes com mais de 50 anos o corte é a multiplicação de 10 pela idade. (Exemplo: 65 anos – normal até 650 µg/mL)
- **USG doppler de membros inferiores:** é o método de escolha para o diagnóstico de trombose venosa profunda. É acessível, não invasivo e consegue diagnosticar TVP com boa acurácia. Algumas das características que sugerem o diagnóstico são: ausência de compressibilidade, presença de material ecogênico dentro do vaso e ausência de fluxo ao doppler.
- **Angiotomografia venosa, angioressonância venosa e venografia:** são exames que podem ser usados para o diagnóstico, mas são menos acessíveis e são usados apenas em casos de exceção.

Algoritmo diagnóstico

O algoritmo diagnóstico de TVP envolve a probabilidade do diagnóstico estimada pelo escore de Wells e a solicitação de d-dímero e/ou USG doppler de membros inferiores. O algoritmo diagnóstico sugerido para TVP está na Figura 19.1.

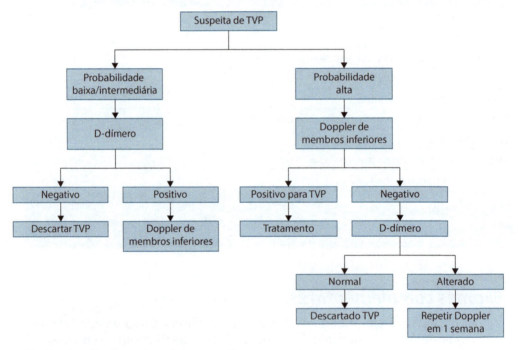

Figura 19.1. Algoritmo diagnóstico sugerido.

Tratamento

A base do tratamento da trombose venosa profunda é o uso de anticoagulantes. O intuito do tratamento é diminuir a chance de embolização, progressão do trombo e síndrome pós-trombótica.

Todas as tromboses proximais devem ser anticoaguladas pelo alto risco de embolização. As distais, por outro lado, permitem uma abordagem mais conservadora. Devem ser anticoaguladas se sintomáticas, se for documentada progressão do trombo e se o paciente possuir baixo risco de sangramento. Caso assintomáticas ou se o paciente possuir alto risco de sangramento, pode ser optado por não iniciar anticoagulantes e fazer o seguimento com doppler seriado de membro inferior para garantir a ausência de progressão do trombo.

De maneira geral, as TVP de membros inferiores podem ser tratadas ambulatorialmente. No entanto, deve-se avaliar possibilidade de internação em pacientes com TVP de território femoroilíaco durante os primeiros dias de anticoagulação.

O tratamento da TVP é dividido em duas fases (Tabela 19.3):

- Primeira fase (primeiros 7-10 dias): fase com maior chance de progressão do trombo e embolização. Em geral é feito com drogas parenterais, mas duas drogas orais podem ser usadas nesta fase (rivaroxabana e apixabana), especialmente se optado por tratamento domiciliar.
- Segunda fase (após 7-10 dias iniciais até o final): fase de maior estabilidade do trombo. É preferida terapia oral devido comodidade e tempo de tratamento.

Tabela 19.3. Fases de tratamento da TVP

Primeira fase	Segunda fase
Heparina de baixo peso molecular (Enoxaparina)	Heparina de baixo peso molecular (Enoxaparina)
Heparina não fracionada (heparina sódica)	Varfarina
Fondaparinux	Fondaparinux
Rivaroxabana	Rivaroxabana
Apixabana	Apixabana
	Edoxabana
	Dabigatrana

Os principais anticoagulantes utilizados e suas características estão descritos na Tabela 19.4.

Os inibidores do fator Xa orais (rivaroxabana, apixabana e edoxabana) e os inibidores diretos da trombina (dabigatrana) são conhecidos como DOACS – *Direct Oral Anticoagulants* – e são as medicações de escolha no tratamento do TEV. São medicações que possuem alta eficácia e não necessitam de controle laboratorial de anticoagulação, ao contrário da varfarina que requer acompanhamento com INR. No entanto, devido ao alto custo, ainda não estão amplamente disponíveis para a população e o uso de varfarina ainda é mais comum.

Além disso, em caso de SAF (Síndrome Antifosfolípide), os DOACS são inferiores à varfarina e não devem ser utilizados.

Caso o paciente tenha contraindicação à anticoagulação e apresente TVP proximal, é indicada terapia endovascular com colocação de filtro de veia cava inferior.

Tabela 19.4. Principais anticoagulantes

Droga	Classe	Dose	Observações
Enoxaparina (Clexane®)	Heparina de baixo peso molecular	1 mg/kg SC 12/12 horas OU 1,5 mg/kg SC 1 vez ao dia (máx: 150 mg)	Não usar se ClCr < 30 Acompanhar com antifator Xa se: disfunção renal, obesidade
Heparina sódica (Liquemine®)	Heparina não fracionada	Bolus: 80 UI/kg IV (máx 5.000 UI) Manutenção: 18 UI/kg/hora IV em BIC	Requer bomba de infusão contínua Controle com TTpa a cada 6 horas (alvo 1,5 – 2,3)
Fondaparinux (Arixtra®)	Inibidor do fator Xa	< 50 kg: 5 mg SC 1 x/dia 50-100 kg: 7,5 mg SC 1 x/dia > 100 kg: 10 mg SC 1 x/dia	Boa opção de droga parenteral em pacientes com trombocitopenia induzida por heparina
Varfarina (Marevan®)	Inibidor de fatores dependentes de vitamina K	5 mg via oral 1 vez ao dia	Requer ponte com heparina até INR > 2 Requer controle com INR (alvo entre 2 e 3)
Rivaroxabana (Xarelto®)	Inibidor do fator Xa	15 mg VO de 12/12 horas por 21 dias seguido de 20 mg VO 1 vez ao dia	Não usar se ClCr < 30
Apixabana (Eliquis®)	Inibidor do fator Xa	10 mg VO 12/12 horas por 7 dias seguido de 5 mg VO 12/12 horas	Não usar se ClCr < 30
Edoxabana (Lixiana®)	Inibidor do fator Xa	60 mg VO 1 vez ao dia	Se ClCr 30-50: usar metade da dose Iniciar após 5-7 dias de terapia parenteral com heparina
Dabigatrana (Pradaxa®)	Inibidor direto da trombina	150 mg VO 12/12 horas	Se ClCr entre 15 - 30: usar metade da dose Se ClCr < 15: não usar Iniciar após 5-7 dias de terapia parenteral com heparina

Complicações

Entre as principais complicações da trombose venosa profunda estão o tromboembolismo pulmonar e síndrome pós-trombótica. Este último se refere à insuficiência venosa crônica que se desenvolve após episódio de TVP por destruição das válvulas venosas de membros inferiores.

Vale salientar duas situações clínicas que estão relacionadas à TVP de membros inferiores: *Phlegmasia cerúlea dolens* e *Phlegmasia alba dolens*. São apresentações clínicas pouco frequentes, mas de prognóstico ruim. Em ambos os casos, o edema gerado é excessivo ao ponto de gerar obstrução do fluxo arterial do membro (síndrome compartimental), gerando palidez (alba) ou até mesmo cianose (cerúlea) do mesmo. Algumas referências defendem o uso de trombolíticos nesses casos.

Tromboembolismo pulmonar

Quadro Clínico

O quadro clínico de TEP costuma ser bastante inespecífico. Pode variar desde um quadro assintomático até uma parada cardiorrespiratória por choque obstrutivo. Os sintomas clínicos mais comuns são dispneia, dor torácica (pleurítica ou não) e tosse, podendo o paciente apresentar também síncope e hemoptise. Os sinais mais prevalentes são taquicardia e taquipneia. Vale lembrar que TEP deve sempre entrar no diagnóstico diferencial de quadros de dor torácica, choque hemodinâmico e insuficiência respiratória aguda.

Assim como para TVP, os sinais e sintomas podem ser sutis e levantada a suspeita clínica, a probabilidade de TEP também pode ser calculada por meio de um escore específico, o escore de Wells para TEP (Tabela 19.5).

Tabela 19.5. Escore de Wells para TEP

Escore de Wells	Pontos
TVP ou TEP prévios	1,5 pontos
Frequência cardíaca > 100 bpm	1,5 pontos
Cirurgia recente ou imobilização	1,5 pontos
Sinais clínicos de TVP	3 pontos
Diagnóstico alternativo menos provável que TEP	3 pontos
Hemoptise	1 pontos
Câncer	1 pontos
0-1: probabilidade baixa	
2-6: probabilidade intermediária	
≥ 7: probabilidade alta	

Exames complementares

- **Angiotomografia arterial pulmonar:** é o exame de escolha para diagnóstico de TEP em pacientes com estabilidade hemodinâmica. O uso de contraste iodado mostra falhas de enchimento na árvore vascular pulmonar e consegue definir o local da obstrução. Não deve ser realizado em pacientes com instabilidade hemodinâmica e alergia à contraste e deve ser usado com cautela em pacientes com disfunção renal.
- **Cintilografia pulmonar V/Q (ventilação/perfusão):** é o método alternativo à angiotomografia em pacientes com estabilidade hemodinâmica. Permite avaliar áreas que estão sendo ventiladas e não perfundidas (mismatch V/Q) que, no contexto clínico adequado, podem sugerir TEP. Tem a desvantagem de ser menos disponível.
- **Arteriografia pulmonar:** é considerado o padrão-ouro para o diagnóstico de TEP. Por meio de cateterização da artéria pulmonar, permite avaliar falhas de enchimento após injeção de contraste iodado. Possui a vantagem de ser diagnóstico e terapêutico (embolectomia mecânica). Método pouco utilizado devido alternativas menos invasivas para diagnóstico e tratamento.
- **Ecocardiograma transtorácico:** é um exame cada vez mais utilizado para o diagnóstico de TEP, especialmente em pacientes com instabilidade hemodinâmica. Possui a desvantagem de ser operador dependente e requerer treinamento de quem o realiza. São achados ecocardiográficos que sugerem TEP: aumento da pressão sistólica de artéria pulmonar (PSAP), aumento de câmaras direitas com disfunção de ventrículo direito, sinal de McConnel (acinesia de parede lateral de VD e movimento normal do ápice) e movimento paradoxal do septo interventricular.
- **Doppler de membros inferiores:** em pacientes com suspeita de tromboembolismo, mas com outros exames inconclusivos ou indisponíveis, a presença de TVP de membros inferiores pode presumir o diagnóstico de TEP.
- **D-dímero:** já descrito anteriormente, devendo ser solicitado apenas em pacientes com baixa ou intermediária probabilidade de TEP.
- **Eletrocardiograma:** o achado mais comum é a taquicardia sinusal. Outros achados que podem sugerir o diagnóstico são a sobrecarga de câmaras direitas, desvio de eixo para direita e padrão S1Q3T3 (este último pouco sensível e geralmente relacionado a TEP com repercussão hemodinâmica).
- **Angiorressonância de tórax:** equivalente à angiotomografia de tórax, mas com desvantagem de ser menos disponível e mais demorado para obtenção das imagens.

Algoritmo diagnóstico

O algoritmo diagnóstico vai depender da presença ou não de estabilidade hemodinâmica do paciente. Pacientes instáveis não devem ser levados à tomografia.

Em pacientes estáveis, podemos lançar mão de dois escores: Wells e PERC. O escore de Wells já foi citado anteriormente e define a probabilidade pré-teste do diagnóstico. Já o PERC é um escore que deve ser aplicado em pacientes com baixa probabilidade TEP para descartar o diagnóstico. Para tal, é necessário que todos os critérios sejam negativos. Caso alguma das variáveis esteja presente, não é possível descartar o diagnóstico e exames complementares devem ser solicitados.

Os algoritmos diagnósticos de TEP em pacientes estáveis e instáveis estão ilustrados na Tabela 19.6 e nas Figuras 19.2 e 19.3.

Tabela 19.6. Escore PERC (*Pulmonary Embolism Rule-Out Criteria*)

Idade ≥ 50 anos
Frequência cardíaca > 100 bpm
Saturação de oxigênio < 95%
Edema unilateral de membro inferior
Hemoptise
Cirurgia recente ou trauma (< 4 semanas)
TVP ou TEP prévios
Uso de hormônios (anticoncepcionais, terapia de reposição)

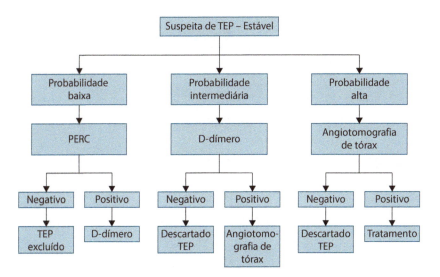

Figura 19.2. Algoritmo diagnóstico de TEP para pacientes estáveis.

Estratificação do TEP

Feito o diagnóstico de TEP, o próximo passo é definir a gravidade do evento para guiar terapia e local de tratamento. Para tal, usamos os seguintes parâmetros:

- **Escore PESI:** utiliza dados clínicos e comorbidades para estratificar o TEP em classes de I a V (prediz mortalidade em 30 dias).
- **Troponina e BNP:** geralmente estão relacionados a algum grau de disfunção miocárdica associada ao TEP e, se alterados, conferem pior prognóstico.
- **Presença de disfunção de ventrículo direito:** pode ser avaliada pelo ecocardiograma transtorácico ou pela própria angiotomografia (mostra relação VD/VE ≥ 1,0).

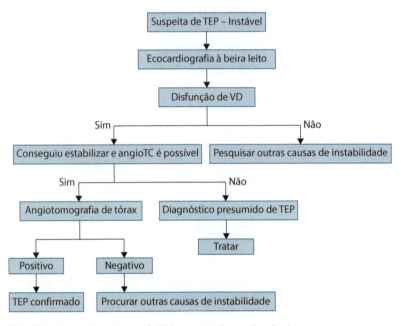

Figura 19.3 . Algoritmo diagnóstico de TEP para pacientes instáveis.

Escore PESI

Idade (anos)	+ n anos
Sexo masculino	+ 10 pontos
Câncer	+ 30 pontos
Insuficiência Cardíaca	+ 10 pontos
DPOC	+ 10 pontos
FC ≥ 110 bpm	+ 20 pontos
PAS < 100 mmHg	+ 30 pontos
FR > 30 ipm	+ 20 pontos
Temperatura < 36 °C	+ 20 pontos
GCS < 15	+ 60 pontos
Saturação de oxigênio < 90%	+ 20 pontos

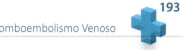

- PESI I: < 65 pontos
- PESI II: 65-85 pontos
- PESI III: 86-105 pontos
- PESI IV: 106-125 pontos
- PESI V: > 125 pontos

Definido o PESI e solicitados os exames complementares para estratificação, deve ser definido o local de tratamento. Cada caso deve ser individualizado, mas de maneira geral, podemos esquematizar como mostra na Tabela 19.7.

Tabela 19.7. Local de tratamento

Tratamento ambulatorial	PESI I e II, sem disfunção de VD, troponina e BNP negativos
Tratamento em enfermaria	PESI III e IV
Tratamento em UTI	PESI V, instabilidade hemodinâmica, uso de ventilação invasiva, disfunção de ventrículo direito ou alteração de marcadores (troponina e BNP)

Tratamento

O tratamento da fase aguda do TEP envolve as seguintes etapas:

Monitorização e estabilização

O paciente com suspeita/diagnóstico de TEP deve monitorizado e estabilizado inicialmente de preferência em sala de emergência. Os cuidados iniciais devem ser:

- Oxigenoterapia e ventilação

  - Alvo de saturação > 90%
  - Evitar intubação orotraqueal se instabilidade hemodinâmica grave. Caso necessária, preferir drogas com maior estabilidade e evitar altas pressões intratorácicas

- Tratamento da hipotensão (se presente)

  - Realizar tentativa de expansão com soro fisiológico em pequenas alíquotas (em geral não responde)
  - Considerar início de droga vasoativa: noradrenalina e dobutamina

- Atendimento avançado de vida se parada cardiorrespiratória

  - Seguir protocolo de ACLS
  - Considerar trombólise intraparada

Início de anticoagulação

Na suspeita de TEP em pacientes com probabilidade intermediária a alta, o anticoagulante deve ser iniciado já na suspeita, sem necessidade de aguardar confirmação do diagnóstico. Em geral é iniciado medicação parenteral (enoxaparina, heparina sódica ou fondaparinux) e depois transicionado para medicação oral. A heparina sódica em bomba de infusão contínua é preferida se disfunção renal e instabilidade hemodinâmica, pois a absorção de drogas subcutâneas é reduzida em pacientes com choque hemodinâmico.

Os anticoagulantes usados são os mesmos para TVP e estão descritos na tabela anterior (parte de TVP).

Terapia de reperfusão

É indicada terapia de reperfusão em pacientes com TEP e instabilidade hemodinâmica. É definida instabilidade hemodinâmica relacionada ao TEP a presença de parada cardiorrespiratória, choque obstrutivo (hipotensão associado a disfunção orgânica) e hipotensão persistente.

A terapia de escolha inicial é a trombólise química. Tem maior eficácia se realizada nas primeiras 48 horas do evento, mas tendo benefício se realizada até 14 dias. A heparinização deve ser iniciada concomitante ao trombolítico.

Em casos de parada cardiorrespiratória, a dose utilizada de alteplase é diferente do habitual e a velocidade de infusão é maior. Tal protocolo é chamado de "Protocolo de Infusão Acelerada".

Os principais trombolíticos estão demonstrados a seguir na Tabela 19.8, assim como as contraindicações a seu uso.

Tabela 19.8. Principais trombolíticos e contraindicações para o uso

Trombolítico	Dose
Alteplase (Actilyse®)	100 mg IV durante 2 horas
Alteplase – Protocolo de infusão acelerada	0,6 mg/kg (máx 50 mg) em 15 minutos
Tenecteplase (Metalyse®)	< 60 kg: 30 mg 60-69 kg: 35 mg 70-79 kg: 40 mg 80-89 kg: 45 mg ≥ 90 kg: 50 mg
Contraindicações absolutas	
Hemorragia intracraniana prévia	Lesão vascular cerebral conhecida
Neoplasia intracraniana conhecida	AVC isquêmico nos últimos 3 meses
Sangramento ativo	Diátese hemorrágica
Neurocirurgia recente (cerebral e espinhal)	TCE nos últimos três meses

Contraindicações relativas	
PA > 180/110 mmHg	Sangramento recente (não intracraniano)
Cirurgia recente	Procedimento invasivo recente
AVCi há mais de 3 meses	Uso de anticoagulantes
Gravidez	Idade > 75 anos
Pericardite	RCP traumática

Em caso de falha ou contraindicação à trombólise química, está indicada a terapia endovascular (embolectomia mecânica). Embolectomia cirúrgica é tratamento de exceção e pouco disponível.

Tempo de anticoagulação

O tempo mínimo de anticoagulação é 3 meses e deve ser prolongado em situações específicas. Nestas, o risco de sangramento deve ser periodicamente avaliado e se caso seja maior que o benefício do tratamento, a anticoagulação pode ser suspensa.

As principais situações estão indicadas na Tabela 19.9 e 19.10.

Tabela 19.9. Tempo de anticoagulação no TEV

Situação	Tempo de anticoagulação	Observações
TEV com fator de risco transitório e removido	3 meses	
TEV com fator de risco não identificado	> 3 meses	Reavaliar periodicamente possibilidade de suspensão
TEV recorrente	> 3 meses	Reavaliar periodicamente possibilidade de suspensão
TVP/TEP associado a câncer	≥ 6 meses	Usar apenas: Enoxaparina, Fondaparinux, Edoxabana ou Rivaroxabana (não usar os dois últimos se câncer de TGI)

Tabela 19.10. Avaliação do risco de sangramento

Idade > 65 anos (1pt), Idade > 75 anos (2 pts)	Redução da capacidade funcional	Câncer (1 pt)
		Câncer metastático (2 pts)
Doença renal	Doença hepática	Plaquetopenia
AVCi prévio	Diabetes	Anemia
Uso de antiagregantes	Quedas frequentes	Etilismo
Uso de AINES	Sangramento prévio	Cirurgia recente
0 pontos: baixo risco 1 ponto: moderado ≥ 2 pontos: alto risco		

Pontos-chave

- O termo TEV engloba duas situações: trombose venosa profunda e tromboembolismo pulmonar.
- O exame inicial a ser solicitado na suspeita dessas situações vai depender da probabilidade pré-teste estimada pelo escore de Wells, sendo o d-dímero indicado em situações de baixa a moderada probabilidade e exames de imagem se alta probabilidade.
- O doppler venoso de membros inferiores é o método de escolha para diagnóstico de TVP e a angiotomografia de tórax para o diagnóstico de TEP.
- O tratamento da TVP envolve o uso de anticoagulantes e deve ser dada preferência ao uso de DOACs. Se contraindicada anticoagulação, a colocação do filtro de veia cava inferior está indicado.
- O tratamento do TEP envolve estabilização, anticoagulação e terapia de reperfusão nos casos de instabilidade hemodinâmica. A opção inicial de reperfusão é a trombólise química e os tratamentos endovascular e cirúrgico podem ser opção aos que possuem contraindicação ou falha do trombolítico.
- Pacientes com TEP devem ser estratificados com relação ao prognóstico por meio de escore específico (PESI) e, se possível, com exames laboratoriais (troponina, BNP) e imagem (ecocardiograma).
- O tratamento do TEV deve ser feito por pelo menos 3 meses, sendo prolongado em algumas situações e o risco de sangramento com a terapia deve ser periodicamente avaliado.

Referências bibliográficas

1. Fernandes CJCS, Alves Junior JL, Gavilanes F, Prada LF, Morlnaga LK, Souza R. New anticoagulants for the treatment of venous thromboembolism. Jornal Brasileiro de Pneumologia (Online). 2016;42:146-54.
2. Kearon C, et al. Antithrombotic therapy for VTE disease. Chest. 2016;149(2):315-52.
3. Konstantinides SV, Meyer G, et al. 2019 ESC Guidelines for the diagnosis and management of acute pulmonary embolism developed in collaboration with the European Respiratory Society (ERS) European Hearl Jouma l. 2020;41:543-603.
4. Mazzolai L, Aboyans V, Ageno W, Agnelli G, Alatri A, Bauersachs R, et al. Diagnosis and management of acute deep vein thrombosis: a joint consensus document from the European Society of Cardiology working groups of aorta and peripheral vascular diseases and pulmonary circulation and right ventricular function. Eur Heart J 2018;39:42084218.
5. Wells PS, Ginsberg JS, Anderson DR, Kearon C, Gent M, Turpie AG, et al. Use of a clinical model for safe management of patients with suspected pulmonary embolism. Ann Intern Med 1998;129:9971005.
6. Farge D, Frere C, Connors JM, et al. 2019 International clinical practice guidelines for the treatment and prophylaxis of venous thromboembolism in patients with câncer. The Lancet 2019; http://dx.doi.org/10.1016/S1470-2045(19)30336-5.

Cefaleia na Unidade de Urgência

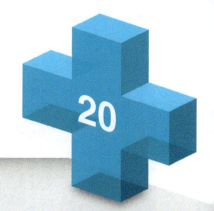

20

José Pedro Soares Baima
Iago Navas Perissinotti

Objetivos

- Identificar sinais de alarme na cefaleia.
- Diagnosticar e tratar as principais cefaleias primárias no pronto-socorro.
- Reconhecer e investigar as principais cefaleias secundárias.

Introdução

Cefaleia é uma das principais queixas de procura ao Pronto-Socorro (PS). Ela pode ser classificadas quanto à sua etiologia, como primárias, nas quais a cefaleia é a doença em si, ou secundárias, em que são causadas por uma outra patologia manifestando a cefaleia como um dos sintomas. Enquanto no ambulatório o foco é tentar identificar a síndrome exta, na emergência, é fundamental saber diferenciar pacientes que possuem causas de cefaleia ameaçadoras à vida de cefaleias primárias, que podem gerar incômodo, mas não requerem internação ou procedimentos diagnósticos; para isso, tenta-se buscar pela história e exame físico a presença de sinais de alarme.

Para lembrar os principais sinais de alarme existem alguns mnemônicos, sendo o SNOOP10 o mais famoso (Tabela 20.1).

Tabela 20.1. SNOOP10.

Sintomas sistêmicos (febre, perda ponderal)	Neuroinfecções
Neoplasia	História de neoplasia sistêmica, metástases ou primários do cérebro
Déficits Neurológicos	AVC, abscesso, MAV

(continua)

Tabela 20.1. SNOOP10. (continuação)

Início súbito (Onset)	Hemorragia subaracnoide, dissecções arteriais
Início > 50 anos (Older)	Arterite de células gigantes, neoplasias
Padrão	Neoplasia, TVC, outras manifestações vasculares
Cefaleia Posicional	Hipotensão ou hipertensão liquórica
Precipitada por valsava	Malformações de fossa posterior, Chiari
Papiledema	Hipertensão intracraniana
Progressiva	Neoplasia e outras patologias
Puerpério e gravidez	TVC, pós-raquianestesia, AVC
Dor ocular e eritema ocular (Painful eye)	Glaucoma, trombose de seio cavernoso
Pós-trauma	Hematomas, cefaleia pós-trauma
Patologia do sistema imune (HIV)	Infecções oportunísticas
Abuso de medicações (Painkiller overuse)	Cefaleia por abuso de analgésicos

AVC: acidente vascular cerebral, MAV: malformação arteriovenosa, TVC: trombose venosa cerebral.

Apesar das causas secundárias serem preocupantes, elas constituem a minoria dos casos. Apesar disso, cefaleias primárias podem ser motivo de bastante incômodo e desconforto e saber medicar adequadamente estes pacientes, além de referenciá-los a um especialista quando necessário pode evitar retornos excessivos à unidade de emergência.

Como investigar uma cefaleia secundária

Na presença de sinais de alarme (*red flags*), uma investigação para causas secundárias deve ser realizada no PS por meio de exames de imagem e estudo do líquido cefalorraquidiano.

Exames de imagem (TC e RM) permitem investigar causas estruturais como hemorragia subaracnoide, tumores, eventos cerebrovasculares e outros, podendo, ainda, mostrar sinais indiretos de hipertensão ou de hipotensão intracraniana. O uso de contraste, muitas vezes esquecido pelo médico emergencista, é fundamental e deve incluir as fases arterial e venosa, sendo a única maneira de diagnosticar corretamente a trombose venosa cerebral, aneurismas e lesões tumorais ou infecciosas. A adição da fase venosa deve ser prescrita visto que não é feita de rotina quando solicitada angiotomografia e a quantidade de contraste infundida é a mesma, com a única diferença sendo o tempo da aquisição da imagem.

O outro exame necessário para a exclusão de causas secundárias é o exame de líquor com medida da sua pressão de abertura. Esse exame pode auxiliar no diagnóstico de hemorragia subaracnoide com a TC de crânio normal, meningites, além do diagnóstico de síndromes de hipertensão ou hipotensão liquórica. Cabe lembrar que na suspeita de uma lesão estrutural com risco de herniação, é fundamental a realização do exame de imagem antes da coleta de líquor a fim de evitar complicações graves.

Cefaleia em trovoada (*thunderclap headache*)

A cefaleia em trovoada é o principal tipo de cefaleia secundária no pronto-socorro e merece grande cuidado e atenção, pois pode estar associado a eventos graves como hemorragia subaracnoide, meningites ou a síndrome de vasoconstricção reversível. Apesar de frequentemente descrita como "a pior dor da vida", a característica definidora é o tempo até o pico de dor, que deve ser menor do que um minuto, por definição. Caso identificada, é imperativo a investigação com exames de imagem e o uso de contraste endovenoso, além da coleta de líquor no PS. O tratamento da dor envolve as medicações habituais e vai depender do fenótipo clínico da cefaleia.

Enxaqueca

Dentre as cefaleias que procuram o PS, a enxaqueca é a mais frequente e a que o emergencista precisa melhor reconhecer e tratar. Os critérios diagnósticos estão na Tabela 20.2.

Tabela 20.2. Critérios de enxaqueca – ICHD 3.

Cefaleia com duração de 4-72 horas (não tratada ou tratada sem sucesso)
Cefaleia tem 2 das 4 características a seguir: • Unilateral • Pulsátil • Dor moderada ou grave • Piora com atividade rotineiras
Pelo menos um dos seguintes: • Náuseas e/ou vômitos • Fotofobia e fonofobia

Para diagnóstico, são necessários 5 episódios com as características da Tabela 20.2 na ausência de aura e apenas 03 episódios na enxaqueca com aura.

A aura é definida como sintomas reversíveis com instalação gradual e duração de 5 a 60 minutos e podem ser visuais, sensitivos, alterações de linguagem, motores, tronco cerebral ou retinianos.

Tratamento

O primeiro passo no tratamento da enxaqueca é administrar analgésicos simples ou AINES. No ambiente da emergência, há a tendência de fazer medicações endovenosas ou intramusculares.
- Dipirona 1 g EV
- Cetoprofeno 150 mg EV

Caso o paciente apresente falha terapêutica com uso de analgésicos simples/ AINES em episódios anteriores, pode-se fazer uso de triptanos, que são específicos para crises de enxaqueca e existem combinações no mercado com AINES. Há apresentações por via oral, subcutânea e nasal. Contraindicações a essas medicações são infarto e AVC pelo efeito vasoconstritor. A maior limitação é a não disponibilidade no SUS.

- Sumatriptano 50 mg (+ naproxeno em casos refratários)

Frequentemente há a presença de náuseas, a medicação de escolha para tratar esses sintomas, por apresentar um efeito também na cefaleia é a metoclopramida.

- Metoclopramida 10 mg EV

Lembrar: Manter o paciente hidratado, especialmente na presença de vômitos, ajuda no controle da dor.

Lembrar: Opioides devem ser evitados na enxaqueca por terem pouco ou nenhum efeito na enxaqueca, potencial de abuso e maiores efeitos colaterais como náuseas e constipação.

Objetivos do tratamento da enxaqueca

- Identificar os sinais de alarme da doença.
- Diagnosticar corretamente o tipo de dor de cabeça.
- Usar medicações adequadas (e evitar opioides).
- Identificar resposta ao tratamento.
- Otimizar o tratamento.
- Tratar novamente se necessário.
- Evitar a recorrência.

Estado de mal enxaquecoso

A duração superior a 24 horas, geralmente com proeminência de vômitos, é denominada estado de mal enxaquecoso. Pela gravidade, em geral requer uma combinação de terapias e cuidados para evitar a recorrência após a alta do PS.

Hidratação é um passo importante, pois a desidratação pode ser causa, manutenção e motivo de refratariedade da dor. A reposição de fluidos também ajuda a combater o efeito hipotensor de algumas medicações.

Na falha das medicações supracitadas, pode-se tentar a clorpromazina de 6-16 mg por via oral de 6 em 6 horas (usar a apresentação em gotas, visto que o comprimido de menor dosagem possui 25 mg, dose excessiva para enxaqueca e que pode aumentar o risco de efeitos adversos) e a dexametasona 4-10 mg EV. Apesar de os *guidelines* recomendarem a clorpromazina por via endovenosa, a biodisponibilidade da droga por via oral é razoável (cerca de 32%) e o tempo até o início de efeito é curto e recomendamos reservar esta via apenas para pacientes com náuseas muito intensas e dor incapacitante, tendo em vista os potenciais efeitos colaterais (arritmias e reações extrapiramidais).

É importante que, na alta, o paciente tenha uma estratégia para enfrentamento de novos episódios. Seguimento ambulatorial com um médico de família ou clínico com experiência no tratamento de enxaqueca ou neurologista deve sempre ser incentivado para avaliar a necessidade de tratamento profilático e acompanhar a resposta terapêutica. Essa medida evita novas idas ao PS por crises que poderiam ser manejadas em domicílio com o tratamento adequado e efetivo.

Cefaleia tensional

A cefaleia do tipo tensão é a causa mais comum de cefaleia na população geral. Geralmente os episódios são menos intensos do que a migrânea (enxaqueca) e não apresentam os sinais cardinais como foto e fonofobia, caráter pulsátil, piora com o esforço e caráter hemicraniano. Apesar de menos intensas, por vezes podem ser agravadas por estresse, privação de sono, medicamentos ou presença de dor miofascial acometendo a musculatura paravertebral e se tornarem bastante incômodas, motivando a procura ao pronto-socorro. O tratamento é feito com analgésicos simples e anti-inflamatórios na ausência de contraindicações e relaxantes musculares podem ser benéficos se usados por curtos períodos de tempo (ciclobenzaprina 5-10 mg por 3-5 dias). Terapias não farmacológicas como agulhamento seco, acupuntura e fisioterapia podem ser benéficas, mas não costumam estar disponíveis no pronto-socorro. Na abordagem inicial na emergência, o mais importante é reconhecer o padrão tensional, tranquilizar o paciente e estabelecer um plano terapêutico, uma vez que a resposta a analgésicos simples, costuma ser excelente e suficiente para evitar novas procuras ao pronto-socorro.

Cefaleia em salvas

A cefaleia em salvas faz parte de um grande grupo de cefaleias com características semelhantes de alterações autonômicas faciais, denominadas cefaleias trigêmino-autonômicas, sendo a mais frequente neste grupo. Os pacientes descrevem os ataques como muito forte intensidade, unilateral, supraorbital, retro-orbital ou temporal com duração média de 15-180 minutos e podem apresentar lacrimejamento, obstrução nasal ou hiperemia ocular, geralmente unilaterais durante o episódio. Uma característica que ajuda a diferenciá-la da enxaqueca é que durante as crises, os indivíduos acometidos costumam ficar inquietos e agitados, enquanto na enxaqueca a tendência é permanecerem deitados em um ambiente quieto e escuro. Curiosamente, é bem estabelecido um padrão periódico na cefaleia em salvas, seguindo padrões circadianos ou sazonais.

O tratamento dos ataques deve incluir triptanos, especialmente o sumatriptano subcutâneo ou nasal, pelo menor tempo até efeito. Outra opção de tratamento é o oxigênio em altos fluxos, geralmente por meio de máscara não reinalante por 15 minutos. Pelo caráter recorrente da dor, "salvas", é interessante encaminhar ao neurologista para avaliar o tratamento profilático (geralmente feito com verapamil) e afastar causas secundárias como lesões de fossa média.

Neuralgia do trigêmeo e outras neuralgias

Um importante diagnóstico diferencial e motivo frequente de falha terapêutica de cefaleias no PS são as cefaleias neurálgicas, sendo a mais frequente a neuralgia do trigêmeo. A característica principal é a dor de curta duração, descrita como choques ou pontadas, em algum território do nervo trigêmeo, sendo mais comuns em V2 e V3. As dores podem ser desencadeadas por estímulos leves como lavar o rosto, barbear-se, pentear o cabelo ou o simples toque na região e a principal característica que a diferencia do grupo das trigêmino-autonômicas é a presença do período refratário (período em que após um episódio de dor desencadeado por um estímulo, o estímulo pode ser repetido sem desencadear novos eventos álgicos). Outras neuralgias mais raras incluem a neuralgia do occipital (acometendo a região parieto-occipital), do glossofaríngeo (acometendo garganta e ouvidos), do laríngeo superior (apenas garganta) e do nervo intermédio, ramo sensitivo do nervo facial (acomete apenas ouvido). Este grupo, em contraste a outros tipos de cefaleia, não responde bem a analgésicos, anti-inflamatórios ou triptanos, porém apresenta excelente resposta a anticonvulsivantes e bloqueadores de canais de sódio como a carbamazepina e a fenitoína.

Conclusão

Cefaleias são motivo frequente de procura ao PS. O emergencista tem um papel importante tanto em afastar causas potencialmente graves, que merecem investigação imediata, quanto no alívio dos sintomas. Mudança no padrão de dor ou o início de uma cefaleia nova em um paciente que não apresentava história pregressa são os principais sinais de alarme para causas secundárias.

Referências bibliográficas

1. Do TP, et al. Red and orange flags for secondary headaches in clinical practice: SNNOOP10 list. Neurology, January 15, 2019; 92 (3).
2. Rozen, T. Emergency Department and Inpatient Management of Status Migrainosus and Intractable Headache. Continuum (Minneap Minn) 2015;21(4):1004–1017.
3. Friedman BW, Grosberg BM. Diagnosis and management of the primary headache disorders in the emergency department setting. Emerg Med Clin North Am. 2009 February; 27(1): 71–viii.
4. Wei DY, Khalil M, Goadsby PJ. Managing cluster headache. Practical Neurology 2019;19:521-8.

Rebaixamento de Nível de Consciência

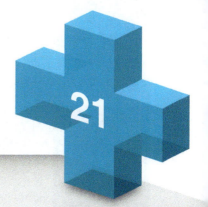

Marco Aurélio Campanha Sartori

Introdução

A alteração do nível de consciência é considerada uma situação de urgência médica já que traduz um estado de prejuízo aos mecanismos regulatórios do organismo para a manutenção do reconhecimento de si e do ambiente ao seu redor. Logo, caracteriza-se como uma situação em que o médico generalista deverá ter o reconhecimento rápido, devido a diversas situações de gravidade que está sobreposta a este sinal clínico.

Fisiopatologia

A manutenção do nível de consciência é dada por agrupamentos de neurônios de duas regiões principais, sendo cada uma delas responsável por um dos componentes da consciência:

- O nível de alerta: estruturado por projeções oriundas da formação reticular ativadora ascendente (FRAA) ao córtex cerebral e à região talâmica.
- O conteúdo: estruturado por redes estabelecidas entre os neurônios do córtex superiores, sendo chamadas de funções nervosas superiores.[1]

Desse modo, alterações estruturais e/ou metabólicas que afetem a função de cada uma dessas estruturas levam potencialmente a um estado de alteração de nível de consciência (Tabela 21.1).

Tabela 21.1. Adaptado de Plum and Posner's Diagnosis and Treatment of Stupor and Coma.[2]

Lesões Supratentoriais	Hemorragias	Intraparenquimatosa
		Epidural
		Subdural
		Apoplexia pituitária
	Infartos	Arteriais
		Oclusões venosas
	Tumores	Primários
		Metastáticos
	Abscessos	Intracerebrais
		Subdurais
	Concussão cerebral	
Lesões Infratentoriais	Lesões compressivas	Hemorragia cerebelar
		Hemorragia de fossa posterior subdural ou epidural
		Infarto cerebelar
		Tumor cerebelar
		Aneurisma basilar
	Lesões isquêmicas ou destrutivas	Hemorragia pontina
		Infarto de tronco cerebral
		Migrânea basilar
		Desmielinização de tronco cerebral
Encefalopatias generalizadas ou acometimento difuso	Distúrbios intrínsecos ao cérebro	Encefalite e encefalomielites
		Hemorragia subaracnoide
		Crises epilépticas e estados pós ictais
		Distúrbios neuronais primários
	Distúrbios extrínsecos ao cérebro e metabólicos	Anóxia
		Hipoglicemia
		Nutricional (P. Ex.: encefalopatia de Wernicke.)
		Encefalopatia hepática
		Uremia e diálise
		Doenças pulmonares
		Cetoacidose diabética e estado hiperosmolar hiperglicêmico
		Encefalopatia do câncer
		Distúrbios relacionados ao sódio e ao cálcio
		Intoxicações
		Distúrbios acidobásicos
		Desregulação da temperatura corpórea
	Distúrbios psiquiátricos	Reações conversivas
		Depressão
		Estado catatônico

Rebaixamento de Nível de Consciência

Dentre as lesões estruturais focais ou únicas, como hematomas epidurais e subdurais, sangramentos intraparenquimatosos, abscessos e tumores, uma possível divisão anatômica poderá ser feita:

- Lesões supratentoriais: oriundas acima do nível da tenda cerebelar, levando à compressão ou destruição dos hemisférios cerebrais, com acometimento das funções nervosas superiores.
- Lesões infratentoriais: oriundas abaixo do nível da tenda cerebelar, levando ao acometimento direto à FRAA.[2]

Em contrapartida, há possibilidade de acometimento multifocal e/ou generalizado, sendo este o principal mecanismo das alterações do nível de consciência de cunho metabólico ou em situações de maior gravidade de lesões originalmente focais, como metástases cerebrais difusas e sangramentos generalizados.

Dentre as causas metabólicas, o acrônimo *AEIOU TIPS* (Tabela 21.2) poderá ser um auxiliador com relação a possíveis etiologias.[3]

Tabela 21.2. Acrônimo AEIOU TIPS para causas metabólicas de rebaixamento de nível de consciência.

A	Álcool e acidose
E	Encefalopatias, eletrólitos e estados endócrinos
I	Infecções do SNC e rebaixamento por sepse
O	Overdose e O_2 (hipoxemia)
U	Uremia
T	Tóxicos
I	Insulina
P	Psicose
S	"Seizures" ou convulsões

Quadro clínico

Frente a manifestação clínica expressa pela alteração do nível de consciência, estabelecem-se, então, os estados de nível de consciência patológicos, sendo eles:

- Estado confusional agudo ou delirium: síndrome orgânica aguda, caracterizada por alteração de nível de consciência caracteristicamente flutuante, com déficit atencional, pensamento desorganizado e frequentemente associado com alterações do sensório e alucinações vívidas.
- Obnubilação ou letargia: denota estado de alerta leve a moderadamente reduzido associado a menor interesse ao ambiente ao seu redor. Pacientes letárgicos podem apresentar-se com menor resposta psicológica aos estímulos, além de ainda conseguirem manter-se acordados, tendo frequentemente, no entanto, maior número de horas de sono.

- **Torpor ou estupor:** condição em que há sono profundo, na qual o indivíduo desperta somente a estímulos vigorosos e contínuos. Mesmo quando alerta após estimulação, o paciente ainda apresenta prejuízo em suas funções cognitivas e frequentemente possui alteração da fala, apenas localizando estímulos dolorosos.
- **Coma:** é um estado de arresponsividade, mesmo mediante a estímulos dolorosos, com perda também do ciclo sono-vigília. Pacientes comatosos podem esboçar posturas patológicas, mas estas não definem responsividade esperada e adequada à estimulação propriamente dita.
- **Estado vegetativo:** denota ainda arresponsividade do paciente porém com recuperação do ciclo sono vigília, tipicamente caracterizado com períodos em que o paciente mantém-se com o olho aberto, ainda que com permanência da ausência do estado de alerta de si e do meio ambiente que o cerca.
- **Estado mínimo de consciência:** estado de comprometimento grave da consciência, de curso crônico, porém com evidências mínimas e autolimitadas de autoconsciência ou de consciência parcial do ambiente.
- **Morte encefálica:** é a perda total e irreversível das funções cerebrais e do tronco cerebral, mas ainda com preservação de circulação sistêmica.[4]
- Incluem-se ainda como estados de alteração do nível de consciência a Síndrome Locked-in, demência, hipersonia, abulia e mutismo acinético,[2] todavia sem aprofundamento para a discussão devido aos propósitos deste capítulo.

Exame físico e a diferenciação entre causas metabólicas e estruturais

O exame físico completo, após a estabilização inicial do doente, é imprescindível para o auxílio da descoberta das possíveis causas para o rebaixamento do nível de consciência no departamento de emergência. Os passos deste exame direcionado estão listados a seguir:

Sinais vitais

A presença de elevação da pressão arterial sugere possível situação de emergência hipertensiva, como por exemplo encefalopatia hipertensiva ou AVC hemorrágico, ou, ainda, pode favorecer o diagnóstico de Hipertensão Intracraniana, especialmente se percebida junto a situação de bradicardia e bradipneia (tríade de Cushing).

Estados hipertérmicos sugerem presença de substrato infeccioso, além de outras situações como intoxicação anticolinérgica, Hipertermia Maligna e estado epiléptico ou pós epiléptico.

Fosberg et al.[5] sugere também que pacientes adultos com menos de 50 anos, sem história de trauma ou sinais focais, admitidos com normotensão ou hipotensão, muito provavelmente sofrem de um distúrbio de cunho metabólico com uma acurácia próxima a 80,9%.

Ectoscopia

Buscar sinais de Traumatismo Crânio Encefálico, tais como achados compatíveis com lesões de base de crânio (Sinal de Battle e bléfaro-hematoma), otorragia, hemotímpano, otoliquorreia, rinoliquorreia ou simplesmente presença de hematomas ou fraturas perceptíveis à palpação do crânio. A presença de petéquias ao exame dermatológico também indica possível causa secundária a sepse, CIVD ou mesmo meningococcemia.[1]

Exame Neurológico

Para fins didáticos, o exame neurológico direcionado para o estabelecimento do rebaixamento de nível de consciência poderá ser dividido em passos, elucidados a seguir:

- Avaliar o nível de consciência: nesse passo, deve-se precisar o estímulo necessário para que o doente exiba alguma resposta, bem como a qualidade de resposta que ele apresenta. Inicia-se o exame físico por meio de chamados com voz e com estímulos vigorosos e, caso paciente não apresente reação, procede-se, então, à realização da estimulação dolorosa (Figura 21.1), sendo graduada a resposta do paciente. Neste momento, o paciente poderá apresentar padrões motores específicos, que serão discutidas em breve, principalmente quando há uma causa subjacente de lesão estrutural.

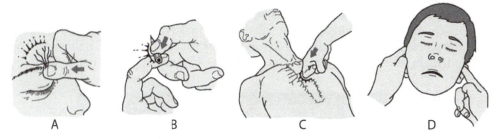

Figura 21.1. Adaptado de Plum and Posner's Diagnosis and Treatment of Stupor and Coma.[2]

- Avaliar a resposta pupilar e fundo de olho: O reflexo fotomotor é controlado por um complexo sistema de vias simpáticas (pupilodilatadoras) e parassimpáticas (pupiloconstrictoras) que têm relação anatômica de proximidade com a FRAA. Ademais, tais vias são pouco responsivas à estresses metabólicos, sendo, portanto, a resposta pupilar à luz um meio rápido e simples para a diferenciação de causas estruturais de metabólicas em uma situação de rebaixamento de nível de consciência e coma (Tabela 21.3). Acrescenta-se que são raras as exceções, tais como as pupilas presentes em encefalopatia anóxica (médio fixas) e as secundárias a intoxicações (como por exemplo por opiáceos, tipicamente mióticas e fotorreativas, e por barbitúricos, sem fotorreação).

Tabela 21.3. Imagens à esquerda adaptadas de Plum and Posner's Diagnosis and Treatment of Stupor and Coma.[2]

Padrão pupilar observado	Descrição	Causas possíveis
	Pupilas mióticas e fotorreagentes	Encefalopatias metabólicas Efeitos de medicações Lesão diencefálica
	Pupila midriática, unilateral e fixa	Lesão de III nervo craniano (Lesão uncal)
	Pupilas médiofixas (4 a 5 mm de diâmetro)	Lesão mesencefálica
	Pupilas midriáticas, fixas, associada a hippus (flutuação de diâmetro) e dilatação ao reflexo cilioespinal.	Lesão pré-tectal
	Pupilas pontinas	Lesão pontina

Paralelamente, destaca-se aqui a importância de realização de fundo de olho nesta condição, também como uma ferramenta diagnóstica adicional para o estabelecimento da possível causa da alteração do nível de consciência. Achados compatíveis com edema de papila sugerem a instalação de Hipertensão Intracraniana e sinais compatíveis com hemorragia vítrea bilateral característica favorecem o diagnóstico de hemorragia subaracnoide (síndrome de Terson – Figura 21.2), por exemplo.

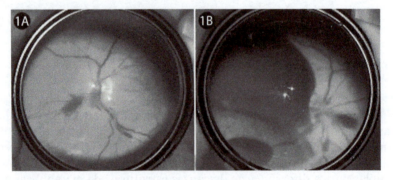

Figura 21.2. Fundo de olho com hemorragia vítrea em uma paciente de 48 anos com HSA por aneurisma de comunicante anterior. Adaptado de https://www.aao.org/eyenet/article/terson-syndrome-dont-let-it-go-unrecognized.

- **Avaliar a resposta oculomotora:** Bem como o reflexo fotomotor, a manobra oculocefálica (coloquialmente dita como "Manobra dos Olhos de Boneca") e a sua possível alternativa em situações de fratura de coluna cervical e estados metabólicos comatosos, a prova calórica ou oculovestibular, apresentam íntima relação anatômica com a FRAA, sendo a alteração desta etapa do exame físico característica de lesões estruturais, sobretudo se percebidas de maneira assimétrica.[2]

A manobra oculocefálica é realizada por meio da rotação ampla da cabeça do doente para a direita e para a esquerda, segurando-se as pálpebras com o primeiro dedo de cada mão do examinador, e, em seguida, para trás e para frente, objetivando a visualização do movimento conjugado do olhar. A partir destes movimentos, o examinador tem acesso à patência dos receptores do sistema labiríntico mediado pelo VIII nervo, e dos núcleos do III (localizado no mesencéfalo) e VI nervos (localizado na ponte), sendo que a resposta esperada é a movimentação ocular oposta ao sentido rotacional da cabeça e de igual velocidade a ela.

Deste modo, por exemplo, pacientes que se apresentam com o chamado "Olho de Boneca desconjugado" ao movimento da cabeça tanto para a esquerda quanto para a direita, corroboram a possibilidade de lesão mesencefálica bilateral, devido a incapacidade da ação do III nervo para a adução do olhar, com preservação da resposta mediada pelo VI nervo bilateralmente.

A partir do panorama anatômico supracitado, alguns padrões podem nos auxiliar na topografia da causa-base do rebaixamento do paciente (Figura 21.3).

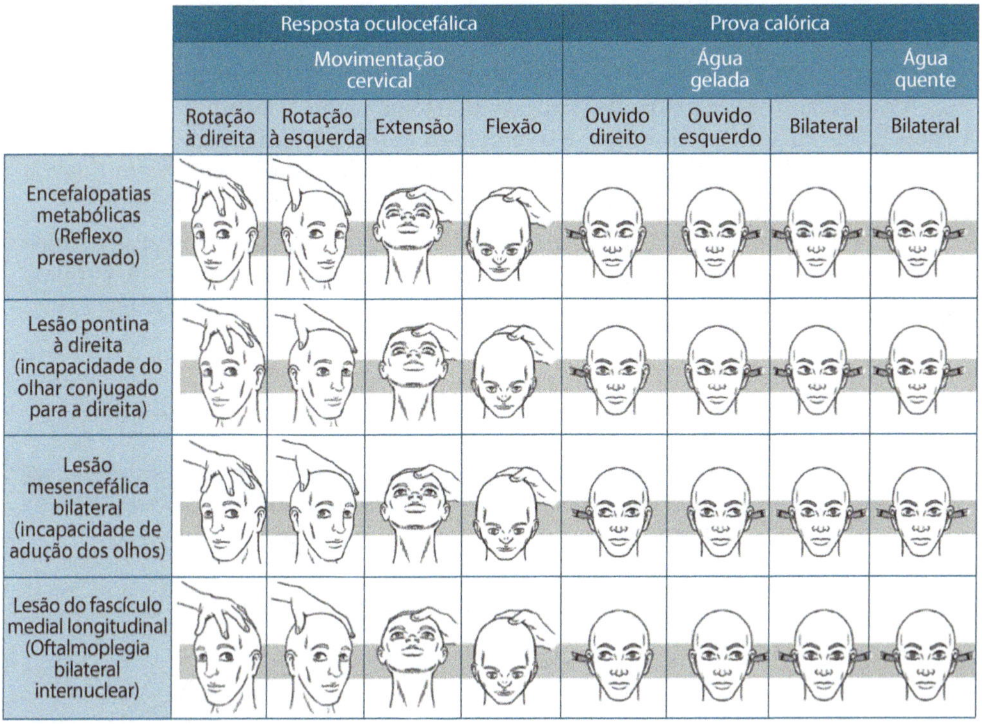

Figura 21.3. Adaptado de Plum and Posner's Diagnosis and Treatment of Stupor and Coma.[2] Cortesia de Marcelo Marinho Iwai.

Aliada à avaliação da manobra oculocefálica e da prova calórica, existem etapas adicionais ao exame completo da resposta oculomotora, sendo elas:

- **Motricididade ocular extrínseca:** permitem a avaliação específica do III, IV e VI nervos cranianos, porém pacientes rebaixados frequentemente não colaborarão com a realização desta etapa do exame.
- **Reflexo Corneopalpebral:** permite a avaliação da aferência oriunda no nervo trigêmio, a eferência do nervo facial e da área tectal.
- **Observação das pálpebras:** frequentemente em pacientes com rebaixamento de nível de consciência as pálpebras permanecem fechadas, sendo uma exceção a lesão aguda de ponte onde o paciente apresenta-se comatoso e com os olhos abertos.

  - Observação de movimentos oculares em repouso e de movimentos oculares espontâneos: nistagmo, bobbing, dipping, ping-pong gaze e olhar de varredura.[2]

- **Avaliar a resposta motora:** a avaliação da resposta motora deve testar a tonicidade dos grupamentos musculares e dos reflexos dos pacientes, bem como registrar padrões motores anormais como hemiplegia e posturas patológicas após a estimulação dolorosa. A avaliação da tonicidade muscular permite a identificação de padrões de rigidez típicos, no entanto, em pacientes profundamente torporosos as vias que permitem a tonicidade muscular estão suprimidas, não permitindo a visualização destes padrões de maneira aprimorada. O teste dos reflexos musculares também é uma ressalva em pacientes extremamente rebaixados, chegando ao ponto de ser impossível a sua obtenção satisfatória.[2]

Com relação ao registro de padrões anormais frente à estimulação dolorosa já antes discutida, deve-se atentar se o indivíduo apresenta uma resposta adequada (tal como resposta evitativa ao estímulo ou de afastá-lo para longe). Além disso o examinador deve perceber se a resposta comparada entre os dímeros é simétrica.

Caso contrário, há possibilidade da presença das chamadas posturas patológicas, que assim como as outras etapas de exame físico já anteriormente discutidas, favorecem a presença de causas estruturais de rebaixamento de nível de consciência, conforme demonstrado na Tabela 21.4.

Tabela 21.4. Imagens à direita adaptadas de Bateman: Neurological assessment of coma. J Neurol Neurosurg Psychiatry 71[Suppl 1]:i13–i17.[6]

Topografia	Resposta motora apresentada	
Lesões em níveis corticais superficiais	Déficit focal, localização de estímulo ou movimento de retirada	

(continua)

Tabela 21.4. Imagens à direita adaptadas de Bateman: Neurological assessment of coma. J Neurol Neurosurg Psychiatry 71[Suppl 1]:i13–i17[6] (continuação).

Topografia	Resposta motora apresentada	
Lesões diencefálicas	Decorticação (flexão e pronação de membros superiores com extensão de membros inferiores)	
Lesões mesencefálicas	Decerebração (extensão e pronação de membros superiores com extensão de membros inferiores)	
Lesões pontinas	Decorticação invertida (flexão de membros inferiores e extensão de membros superiores) ou resposta motora ausente em lesões pontinas baixas	
Lesões bulbares	Resposta ausente	

- **Avaliar resposta respiratória:** o ritmo respiratório é uma característica intrínseca do tronco cerebral, gerado por uma rede de neurônios da medula ventrolateral e influenciado diretamente pelo ramo do seio carotídeo do nervo glossofaríngeo, que traz aferências quanto à oxigenação do sangue e ao conteúdo de dióxido de carbono, associado a aferências do nervo vago que trazem informações quanto ao estiramento pulmonar. Os quimioreceptores do centro respiratório são então responsáveis por aumentar a frequência respiratória frente a aumentos de CO_2 no sangue e a superdistensão dos receptores no pulmão inibirão a insuflação pulmonar caso sejam ativados em demasia.[2] Desse modo, traçam-se possíveis padrões respiratórios percebidos em pacientes com alteração no nível de consciência (Figura 21.4).

  - **Respiração de Cheyne-Stokes:** caracterizado por fases de hiperpneia alternando-se regularmente com períodos de apneia. É um padrão respiratório percebido em encefalopatias metabólicas e em lesões que acometem a função do diencéfalo.
  - **Hiperventilação:** é um padrão respiratório percebido frequentemente em situações de rebaixamento de nível de consciência, mas na maioria das vezes ocorre devido à causa base do rebaixamento (por exemplo, acidose

devido à sepse ou em encefalopatias hepáticas) e não por acometimento do sistema nervoso em si.
- Respiração apnêustica: é caracterizada por uma pausa respiratória após uma inspiração completa. É percebida em lesões do núcleo respiratório localizado na ponte, porém raramente pode ser vista em causas metabólicas como hipoglicemia e meningite.
- Respiração atáxica ou de Biot: é caracterizada por rápidas e curtas inspirações seguidas por períodos regulares e irregulares de apneia, sendo percebida em lesões da junção pontomedular.
- Apneia: ausência de movimentos respiratórios que ocorre quando há comprometimento bilateral dos centros respiratórios na medula ventrolateral.

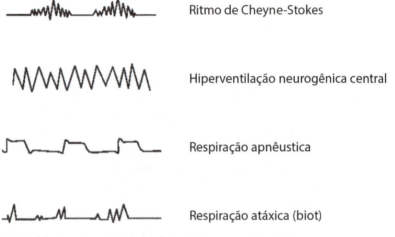

Figura 21.4. Adaptado de A Neurologia que todo médico deve saber.[7]

Cabe a ressalva que o examinador também deverá ficar atento à possibilidade de fingimento e de estar lidando com transtornos somatoformes. Os achados ao exame físico de resistência crescente no sentido de fechar os olhos conforme a intensidade da força aumenta para abrir as pálpebras do doente é sugestivo de distúrbio funcional. Outra manobra é levantar os membros superiores do doente e soltá-los em queda livre. A visualização de uma queda que evita o choque contra a face corrobora também tal condição.[8]

Mundialmente conhecida e de fácil aplicação, a escala de coma de Glasgow (GCS – Tabela 21.5) avalia a consciência por meio de três parâmetros de resposta já anteriormente aqui discutidas. Cabe a ressalva que a GCS foi inicialmente validada para pacientes com Traumatismo Cranioencefálico e, infelizmente, está sujeita a falsas avaliações (tanto super ou subestimadas) por avaliar respostas neurológicas que, nem sempre, estão relacionadas com o nível de consciência real do paciente. Por exemplo, pacientes afásicos receberão 1 ponto na avaliação de resposta verbal e não necessariamente têm o mesmo nível de consciência de pacientes comatosos que receberiam a mesma pontuação. Outro clássico exemplo, pacientes com bloqueio neuromuscular ou paralisias flácidas agudas generalizadas, também receberão baixa pontuação na avaliação da resposta motora e não necessariamente apresentam comprometimento do nível de consciência. Em contrapartida, como exemplo de superestimação do nível de consciência, pacientes com lesões pontinas extensas ou por lesão do núcleo facial, classicamente apresentam-se com os olhos abertos, recebendo uma pontuação de 4 pontos na abertura ocular, porém sabidamente não apresentam nível de consciência como um paciente desperto e alerta.

Recentemente, surgiu a nova adição à GCS que inclui o exame de pupilas dos pacientes (ECG-P), calculada a partir da subtração da GCS menos o score de reatividade pupilar (ERP), a qual demonstrou estratificar melhor pacientes com trauma com escores baixos na GCS.[1]

Tabela 21.5. Escala de Coma de Glasgow (GCS)

Parâmetro	Resposta Observada	Escore
Abertura ocular	Abertura espontânea	4
	Ao estímulo verbal	3
	Ao estímulo doloroso	2
	Ausente	1
Melhor resposta verbal	Orientado	5
	Palavras confusas	4
	Palavras inapropriadas	3
	Sons incompreensíveis	2
	Ausente	1
Melhor resposta motora	Obedece aos comandos	6
	Localiza os estímulos	5
	Movimento de retirada	4
	Padrão em flexão	3
	Padrão em extensão	2
	Ausente	1
Resposta pupilar	Nenhuma	2
	Apenas uma reage ao estímulo luminoso	1
	Reação bilateral ao estímulo	0
Escore de Reatividade Pupilar (ERP) 0: resposta pupilar normal 1: resposta pupilar unilateral 2: ausência de resposta pupilar bilateralmente		

Alternativamente à GCS, foi criada a chamada Escala FOUR (*Full Outline Of Unresponsiveness Score* - Tabela 21.6), em crescente aplicação em serviços de emergência e de neurologia e aparentemente com melhor valor discriminativo em pacientes intubados, com melhor nível de concordância entre os examinadores.[9]

Tabela 21.6. Escala FOUR (*full outline of unresponsiveness score*).

Resposta ocular	Resposta motora
4: abertos, seguem a comandos	4: obedece a comandos
3: abertos, não seguem a comandos	3: localiza a dor
2: abertura ocular aos estímulos verbais	2: resposta flexora
1: abertura ocular aos estímulos dolorosos	1: resposta extensora
0: ausência de resposta	0: sem resposta ou mioclonia generalizada
Reflexos de tronco	**Padrão respiratório**
4: pupilar e corneano presentes	4: normal
3: uma pupila dilatada e fixa	3: Cheyne Stokes
2: reflexo pupilar ou corneano ausentes	2: respiração irregular
1: reflexo pupilar e corneano ausentes	1: VM: FR maior que a do aparelho
0: reflexo pupilar, corneano e de tosse ausentes	0: VM: apneia ou FR do aparelho

Abordagem e tratamento

A abordagem, exames complementares e o tratamento dos pacientes com rebaixamento de nível de consciência serão aqui adaptados do algoritmo sugerido pelo ENLS (*Emergency Neurological Life Support*): *Approach to the Patient with Coma*,8 com algumas adições complementares (Figura 21.5). Cabe a ressalva que o tratamento específico dependerá da causa-base do estado comatoso, com necessidade frequentemente de manejo adicional por equipe especializada, fugindo do escopo deste capítulo. Neste momento, abordaremos o manejo inicial deste tipo de paciente no departamento de emergência, assim que o rebaixamento foi identificado pela equipe de saúde.

1º Passo: ABC's e C-Spine

A verificação da capacidade de proteção e de manutenção das vias aéreas será sempre o primeiro passo na abordagem de um paciente comatoso ou rebaixado. Aqui o médico deverá atentar-se à necessidade de dispositivos de oxigenioterapia, manobras e aparelhos para melhorar a ventilação do paciente em situações de queda de base de língua sob a via aérea (como *jaw-thrust*" *chin-lift* e uso de cânula de guedel), bem como a necessidade de via aérea invasiva, por exemplo. Em seguida, excluiremos sempre colapso do sistema cardiovascular e agiremos prontamente a favor da reversibilidade de possíveis choques que favoreçem a instalação de uma alteração do nível de consciência. "C-Spine" se refere a imobilização cervical em pacientes com possibilidade de trauma cervical.

Neste momento, preconiza-se a obtenção de acessos venosos calibrosos e a realização de exame de glicemia capilar. Caso hipoglicemia seja documentada, realizar prontamente 100 mL de SG a 50% EV e adicionar reposição de 300 mg de tiamina EV em pacientes sob risco de déficits nutricionais (alcoólatras e pós bariátricos, por exemplo).

A sugestibilidade de intoxicação por opioides (seja pelo padrão respiratório-pupilar ou em pacientes adictos) permite a realização de naloxone 0,4 mg a 2 mg EV junto aos passos acima descritos, bem como a realização de outros antídotos a depender da suspeita clínica.

2º Passo: realizar exame físico direcionado

A avaliação direcionada ao paciente comatoso já extensamente descrita deve ser realizada neste momento, após a reversão de causas prontamente fatais abordadas no primeiro passo.

Ressalta-se aqui novamente a importância da realização dos 5 segmentos do exame neurológico para o auxílio na diferenciação entre causas metabólicas e estruturais.

3º Passo: realizar anamnese direcionada

O relato de testemunhas do ocorrido com relação ao passado médico e medicações de uso contínuo do doente, das circunstâncias em que ele foi encontrado, do seu comportamento nos últimos dias ou com relação ao curso de instalação do rebaixamento favorecem fortemente algumas hipóteses ao médico.

Por exemplo, a instalação abrupta de sonolência e coma sugerem causas como choque de origem cardíaca por baixa perfusão cerebral ou algumas estruturais como HSA e AVCs. Passado de Epilepsia, favorece período pós-ictal e condições psiquiátricas ou comportamentos sugestivos nos últimos dias levantam a hipótese de tentativa de suicídio, sobretudo quando o doente foi encontrado perto a cartelas vazias de medicação ou com cartas de despedida. Pacientes diabéticos em uso de insulinas favorecem estados disglicêmicos e hipoglicemia a depender da frequência e dosagem desse fármaco, bem como se aliado ao uso conjunto com outros anti-glicemiantes orais potencialmente hipoglicemiantes.

4º Passo: realizar exames complementares

Caso descartada hipoglicemia, todo paciente deverá coletar exames séricos gerais como hemograma completo, função renal com eletrólitos (sódio, potássio, magnésio, cálcio e cloro), gasometria arterial, função e enzimas hepáticas, glicemia e exames de urina.

Exames adicionais deverão ser adicionados conforme a hipótese clínica (rastreio toxicológico, função tireoideana e função adrenal, por exemplo).

A seguir, são listadas algumas possibilidades de rebaixamento de nível de consciência a depender dos valores dos exames séricos (Tabela 21.7).

Tabela 21.7. Possíveis achados laboratoriais em pacientes com rebaixamento de nível de consciência.

Achado laboratorial	Causas possíveis
Uremia	Encefalopatia urêmica
Disfunção hepática	Encefalopatia hepática
Alterações hidroeletrolíticas	Hiponatremia e hipernatremia Hipercalcemia
Acidose metabólica de Anion-Gap aumentado	Cetoacidoses (diabética, alcoólica, jejum), encefalopatia urêmica, intoxicações (salicilatos, metanol, paraldeído, etilenoglicol e cianetos), acidose lática (Tipo A ou B) e rabdomiólise
Acidose Respiratória	Intoxicações com hipoatividade (Opiáceos, Barbitúricos e Benzodiazepínicos)
Alterações em exames de Urina	Cetonúria: Cetoacidose Diabética Cristalúria e Oxalato de Cálcio: Intoxicação por Etilenoglicol
GAP Osmolar aumentado	Intoxicação por Metanol e Etilenoglicol Cetoacidoses e Acidose Lática

5º Passo: diferenciar causas do coma (estruturais, não estrutural e desconhecidas)

Após a estabilização do doente, anamnese e exame físico realizados e complementares solicitados, há substrato para a diferenciação entre causas metabólicas e estruturais de coma na maioria das vezes. Caso aventada a hipótese de acometimento direto das estruturas do SNC ou se ainda há dúvida entre acometimento estrutural ou não é imprescindível a propedêutica armada para o auxílio diagnóstico.

O exame de escolha é a realização de Tomografia de Crânio Computadorizada, em primeiro momento sem contraste, devido à sua disponibilidade e rápida realização, permitindo a descoberta de, como exemplo, áreas isquêmicas, hemorragias, hipertensão intracraniana, herniação, acometimento infeccioso focal ou massas cerebrais. A partir dos achados deste exame, outros subsequentes poderão ser realizados, a depender da hipótese diagnóstica, tais como a TC com adição de contraste em diferentes fases, Angiografia Cerebral e Ressonância Magnética de Crânio.

6º Passo: Em situação de etiologia ainda desconhecida, solicitar exames adicionais

Em situações de etiologia ainda desconhecida, o coma do paciente poderá ser abordado por meio da realização de exames de imagem ou outros complementares ainda não solicitados neste momento tais como:

- Punção Liquórica: auxilia no diagnóstico de infecções, inflamações e acometimento neoplásico do SNC por meio da análise bioquímica, pressão de abertura, bacterioscopia dentre outros (Tabela 21.8). Além disso, é uma ferramenta diagnóstica adicional nos pacientes com alta suspeita de Hemorragia Subaracnoide com Tomografia de Crânio normal. No entanto, a punção liquórica deverá ser realizada somente após a exclusão de regimes de Hipertensão Intracraniana por meio de TC de Crânio ou exame físico não sugestivo (sinais focais, papiledema, antecedente de risco etc.).
- Eletroencefalograma: É o exame de escolha se laboratoriais, imagem e líquor ainda não foram diagnósticos, percebendo-se alterado em casos metabólicos, em comprometimento difuso cortical e em estados pós-ictais (alentecimento difuso da atividade elétrica cerebral). Classicamente, a documentação de atividade epileptiforme documentada por pelo menos 10 minutos sem movimentos estereotipados, denomina o chamado estado epiléptico não convulsivo, uma condição típica de pacientes previamente epilépticos, porém cada vez mais vista em doentes críticos nos serviços de emergência e Terapia Intensiva.[9]

Tabela 21.8. Possíveis alterações de LCR em pacientes com rebaixamento de nível de consciência. Valores aqui descritos são aproximados, acontecendo exceções em quaisquer uma das etiologias.

Alteração laboratorial liquórica			Causas possíveis
Aumento da pressão de abertura			Obstrução ventricular aguda, edema cerebral (pós traumático, pós isquêmico, encefalopatia hepática), Hemorragia Subaracnoide, Meningite Criptocócica
Diminuição da pressão de abertura			Pós punção liquórica ou Hipotensão Intracraniana Espontânea[2]
Aspecto xantocrômico			Hemorragia Subaracnoide
Celularidade	Proteinorraquia	Glicorraquia	
> 1000, predomínio polimorfonuclear	100 a 500	< 10	Meningite bacteriana
Normal ou ↑, predomínio linfomononuclear	Normal ou ↓	Normal ↓	Meningite viral
100 a 1000, sem predomínio definido	50 a 300 (valores bem mais elevados podem acontecer)	20 a 40	Neurotuberculose

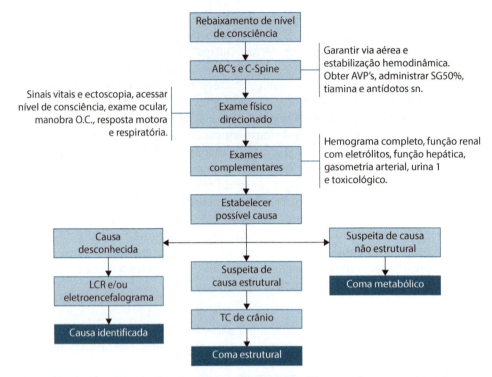

Figura 21.5. Adaptado de Emergency Neurological Life Support: Approach to the Patient with Coma.[8]

Pontos-chave

1. O rebaixamento de nível de consciência é causado por múltiplas etiologias possíveis, sendo elas separadas basicamente em causas metabólicas e estruturais.
2. Antes da avaliação pormenorizada do paciente, a avaliação da perviedade da via aérea e do sistema circulatório por meio do mnemônico *ABC* deverá ser a prioridade devido ao rebaixamento de nível de consciência frequentemente estar acompanhado de comprometimento potencialmente fatal nesses sistemas.
3. O exame neurológico detalhado permite, na maioria das vezes, o médico diferenciar entre diferentes causas de coma, inclusive auxiliando-o ao diagnóstico topográfico já à beira leito.
4. O exame neurológico deverá ser realizado em uma segmentação básica, contemplando a avaliação do nível de consciência, a avaliação ocular, a resposta oculocefálica, o padrão motor e o padrão respiratório apresentados pelo paciente, espontaneamente ou mediante a estímulos vigorosos ou dolorosos.
5. Dentre as causas metabólicas possíveis, o mnemônico *A.E.I.O.U. T.I.P.S* auxilia na gama de etiologias neste espectro.
6. Os exames complementares séricos deverão contemplar a avaliação hematológica, função renal com eletrólitos, função hepática, gasometria arterial,

Rebaixamento de Nível de Consciência

Urina Tipo 1 e toxicológico se necessário, sendo de grande valia para o diagnóstico diferencial entre as causas principalmente metabólicas.
7. Ante a hipótese de causas estruturais de coma ou ainda, diante de uma causa ainda não estabelecida, é imperativa a realização de TC de Crânio e exames mais aprimorados a depender da hipótese diagnóstica estabelecida.
8. Reservar a coleta de LCR para pacientes com achados compatíveis com acometimento inflamatório, infeccioso ou neoplásico do SNC ou na suspeita de Hemorragia Subaracnóide com exames de imagem normais.
9. Realizar Eletroencefalograma na urgência em situações de coma de etiologia desconhecida, se possibilidade de pós-ictal ou estado epiléptico não convulsivo.

Referências bibliográficas

1. Velasco IT, Brandão Neto RA, Souza HP de, Marino LO, Marchini JFM, Alencar JCG de. Medicina de emergência: abordagem prática, 14º edição, 2020.

2. Posner JB, et al. Plum and Posner' diagnosis of stupor and coma. 4. ed. Oxford: Oxford University Press; 2007. p. 1-385.

3. Sanello, A., Gausche-Hill, M., Mulkerin, W., Sporer, K., Brown, J., Koenig, K., ... Gilbert, G. (2018). Altered Mental Status: Current Evidence-based Recommendations for Prehospital Care. Western Journal of Emergency Medicine, 19(3), 527–541. doi:10.5811/westjem.2018.1.36559.

4. Rabinstein, A. A. (2018). Coma and Brain Death. CONTINUUM: Lifelong Learning in Neurology, 24(6), 1708–1731. doi:10.1212/con.0000000000000666.

5. Forsberg S, et al. Metabolic vs structural coma in the ED – an observational study. Am J Emerg Med. 2012;30:1986-90.

6. Bateman, D. Neurological assessment of coma. J Neurol Neurosurg Psychiatry; 2001 71[Suppl 1]:i13–i17.

7. Nitrini, R; Bacheschi, L.A.; A Neurologia que todo médico deve saber, 2º Edição, 2003.

8. Stevens, R. D., Cadena, R. S., & Pineda, J. (2015). Emergency Neurological Life Support: Approach to the Patient with Coma. Neurocritical Care, 23(S2), 69–75. doi:10.1007/s12028-015-0174-1 9 Validity of the FOUR Score Coma Scale in the Medical Intensive Care Unit.

9. Jirsch, J; Hirsch, L.J.; Nonconvulsive status epilepticus: Classification, clinical features, and diagnosis. In: UpToDate, Post, TW (Ed), UpToDate, Waltham, MA, 2021. Disponível em www.uptodate.com

Crise Convulsiva na Emergência

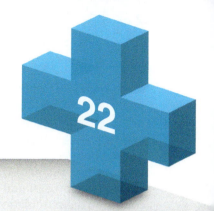

22

Iago Navas Perissinotti

Crises epilépticas (CE) são queixa comum no departamento de emergência, sendo responsáveis por cerca de 1-2% das visitas ao pronto-socorro.[1] Definimos crise epiléptica como alterações súbitas de comportamento ou movimentos, gerados por uma atividade elétrica cerebral síncrona e anormal. Para entender a abordagem, é necessário compreender alguns conceitos básicos em epilepsia, uma vez que a condução vai depender de diversos fatores como a duração, características (focal *versus* generalizada), se o paciente possui ou não história de epilepsia e a causa. Tão importante quanto a administração de um abortivo ou fármaco antiepiléptico (FAE) é investigar o diagnóstico subjacente, que pode ser ameaçador à vida, ou a causa da descompensação em um paciente sabidamente epiléptico.

A maior parte das crises possuem duração menor do que um a dois minutos e os pacientes chegarão ao departamento de emergência em estado pós-ictal ou já plenamente conscientes. No entanto, a anamnese das crises, assim como toda perda de consciência, é bastante desafiadora uma vez que raramente os pacientes recordam-se de detalhes do evento. Adicionalmente, os eventos frequentemente geram muito estresse a familiares e testemunhas, o que dificulta ainda mais a obtenção de informações e detalhes do ocorrido. Apesar disso, é fundamental que o clínico tente resgatar detalhes do evento, especialmente se houver dúvidas quanto se a etiologia da perda de consciência é de fato epiléptica.

Algumas características são relativamente específicas para crises epilépticas, especialmente generalizadas, como mordedura de língua[2] e pós-ictal.[3] Pacientes com outras causas para perda de consciência como síncope reflexa (vasovagal), cardiogênica costumam despertar rapidamente a não ser que o tempo de hipofluxo tenha sido longo o suficiente para gerar dano cerebral. Abalos curtos, liberação esfincteriana e versão ocular, apesar de frequentemente citados, não são específicos para crise e são frequentemente encontrados em síncopes.[4]

A localização da atividade elétrica anormal no cérebro determina a semiologia do evento. Conforme a classificação da liga internacional de combate à epilepsia (ILAE),[5] classificamos as crises em crises focais perceptivas (ou sem alteração de consciência), disperceptivas (com alteração da consciência) e crises generalizadas, sendo as últimas sempre disperceptivas.

A semiologia das crises focais é complexa e irá demandar auxílio do neurologista. Crises tônico-clônicas bilaterais, sejam elas de início focal ou generalizado, por outro lado, são comuns e suas características devem ser conhecidas pelo emergencista ou médico generalista. É comum iniciarem-se com o grito ictal, som gerado pelo ar passando forçadamente pela via aérea contraída impulsionado pela contração da musculatura expiratória. Segue-se postura tônica, geralmente em extensão de membros inferiores e extensão ou flexão de membros superiores. Com a evolução da crise, a postura tônica evolui com abalos síncronos chamados de clonias, que diminuem em intensidade e frequência conforme a crise encaminha-se para sua resolução. Os episódios são seguidos de estado confusional e/ou sonolência, denominado estado pós-ictal, que pode durar minutos a horas a depender da intensidade e duração da crise epiléptica.

Ao avaliar um paciente convulsionando, é importante lembrar das medidas iniciais para todo paciente grave como monitorização de sinais vitais e dextro e proteção de vias aéreas. Essas medidas devem sempre ser realizadas e devem ocorrer antes de se considerar a necessidade da administração de um abortivo, como diazepam ou midazolam, ou um FAE. Como já mencionado, a maior parte das crises são autolimitadas e não vão requerer medicação abortiva. Crises com duração maior do que 5 minutos ou reentrantes, por outro lado, apresentam menor probabilidade de resolução espontânea. Nestes casos, deve-se proceder a administração de um benzodiazepínico abortivo e seguir o protocolo de estado de mal convulsivo (EMC).

Nem todo paciente no pós-ictal vai requerer intubação orotraqueal (IOT) e a escala de coma de Glasgow (ECG) < 8 não é um bom parâmetro nestas situações, uma vez que é comum os pacientes apresentarem rebaixamento importante de consciência nesta fase, mas evoluírem com recuperação gradual rapidamente. Além disso, muitos pacientes apresentam sintomas neurológicos pela doença de base ou pela desorganização elétrica gerada após a crise como o bloqueio afásico pós-ictal, fatores que podem afetar a ECG sem necessariamente representar risco aumentado de broncoaspiração. A presença de sialorreia, sangramento em via aérea, desconforto respiratório franco, crises reentrantes ou pós-ictal mais prolongado são mais indicativos da necessidade de IOT. Se optado por intubação no pós ictal é preferível utilizar medicações de curta duração como propofol e etomidato e manter o paciente sem sedação a fim de tentar a extubação assim que o paciente despertar.

Após as medidas iniciais, o próximo passo é investigar a causa da crise em pacientes não previamente epilépticos, ou causa da descompensação nos portadores de epilepsia, assim como o risco de recorrência.[6] Classificamos as crises quanto à sua causa em crises provocadas, crises sintomáticas agudas ou remotas e epilepsia. Crises provocadas são definidas como crises causadas por desordens clínicas e metabólicas como hipoglicemia, distúrbios hidroeletrolíticos, abstinência de drogas (ex. álcool) ou uso de medicamentos (ex. bupropiona e flumazenil). Nestes casos, o tratamento será a correção do distúrbio.

Crises sintomáticas agudas ocorrem em decorrência de patologias neurológicas agudas como eventos cerebrovasculares, especialmente hemorrágicos, meningoencefalites, trombose venosa cerebral e tumores. Entretanto, lesões antigas como acidentes vasculares cerebrais (AVC) prévios podem gerar focos epileptogênicos que irão se manifestar meses ou anos após. Denominamos estas situações crises sintomáticas remotas. Por fim, pacientes que apresentem duas crises não provocadas com intervalo mínimo de 24 horas ou crise única com risco de recorrência maior do que 60% estimado por meio de outros métodos (como EEG, alterações em exames de imagem ou características clínicas compatíveis com uma síndrome epiléptica) são, por definição, portadores de epilepsia e tem indicação de tratamento com FAEs.[5]

Toda primeira crise epiléptica deve ser investigada. A investigação deve ser guiada pelo restante da anamnese, mas deve incluir exames laboratoriais com eletrólitos (principalmente sódio, cálcio e magnésio), exame de imagem de encéfalo, preferencialmente com estudo de vasos com fase venosa (angiotomografia ou angioressonância venosa) e o estudo do líquido cefalorraquidiano (LCR).[7] O eletroencefalograma (EEG), apesar de importante, nem sempre é disponível na emergência. Em pacientes fora de estado de mal epiléptico, sua função é estimar o risco de recorrência e identificar possíveis síndromes epilépticas, mas é importante lembrar que EEG inter-ictal (fora da crise) não exclui epilepsia. Em pacientes com estado de mal epiléptico, o EEG é fundamental para o manejo e, se disponível, deve-se preferir monitorizações contínuas ou mais prolongadas do que o EEG convencional de 30 minutos.

Pacientes com crise única ou provocada normalmente não requerem tratamento específico. Por outro lado, pacientes com epilepsia de diagnóstico recente devem receber tratamento com algum fármaco antiepiléptico, sendo as opções mais comuns no pronto-socorro a fenitoína, carbamazepina, levetiracetam ou lacosamida e encaminhamento para o neurologista. A lamotrigina, apesar de excelente a longo prazo, requer titulação lenta para evitar reações graves de hipersensibilidade tipo IV (síndrome de Steven-Johnson) e não deve ser prescrita no contexto de emergência.

Atualmente no Brasil possuímos apenas 3 FAEs com apresentação endovenosa: a fenitoína, lacosamida e o fenobarbital, sendo as duas primeiras preferíveis pelo melhor perfil de efeitos colaterais. A fenitoína, droga mais amplamente utilizada, é feita na dose de ataque 10-20 mg/kg, diluída em pelo menos 250 mL de soro fisiológico a 0,9% e infundida até a velocidade máxima de 50 mg/kg. A dose de manutenção habitual é de 100 mg a cada 8 horas. O ataque deve sempre ser realizado sob monitorização, pelo risco de arritmias, e diluições em volumes maiores são preferíveis para evitar flebite. Efeitos colaterais comuns incluem reações de hipersensibilidade, tontura e ataxia. A lacosamida normalmente é feita em dose de ataque de 200 mg e mantida manutenção de 200 mg/dia divididos em duas doses. Efeitos colaterais incluem tontura, ataxia e hiponatremia. Todas as drogas apresentam eficácia semelhante e a escolha normalmente é baseada na disponibilidade, farmacocinética e perfil de efeitos colaterais. Outras medicações de apresentação enteral como topiramato, levetiracetam e valproato podem ser utilizadas em casos selecionados.

Em pacientes previamente epilépticos, as principais causas de escape são má-adesão medicamentosa, infecções ou outros desencadeantes clínicos e metabólicos. A dosagem do nível sérico do fármaco, quando disponível, auxilia na avaliação da adesão ou queda por interação com outros fármacos e permite avaliar se há espaço para aumento de dose daquela medicação ou se deve ser optado pelo início de uma segunda droga. É importante comentar que um terço dos pacientes com epilepsia possuem epilepsia refratária e a chance de controle completo com o tratamento medicamentoso nestes casos é remota.[8] O aumento ou mudança de padrão de crises nestes pacientes são as principais indicações de internação ou referenciamento rápido para o neurologista.

Uma entidade comum e desafiadora é a crise não epiléptica psicogênica (CNEP). Apesar do estigma, estes muitas vezes sofrem com iatrogenias decorrentes do diagnóstico ou manejo inadequado. Para complicar, é frequente a ocorrência de CNEPs em pacientes verdadeiramente epilépticos. Alguns sinais clínicos são característicos para CNEPs e incompatíveis com etiologia epiléptica, como movimento de báscula de quadril, movimentos alternados de membros e de rotação da cabeça.[9] Os pacientes com CNEP frequentemente apresentam olhos fechados e com resistência à tentativa de abertura pelo examinador, em contraste às crises epilépticas, em que os olhos geralmente permanecem abertos. Mordedura de língua pode ocorrer em CNEPs, porém é mais comumente encontrada na ponta da língua, enquanto crises tônico-clônicas costumam gerar lacerações nas regiões laterais.[2] Apesar desses sinais, o diagnóstico muitas vezes é desafiador e requer monitorização com vídeo-EEG para diferenciação. Na suspeita de CNEP, devem ser evitadas intervenções excessivas e potencialmente danosas, além da comunicação de maneira respeitosa e acolhedora da suspeita diagnóstica, evitando termos como "isto não é nada" ou "é psicológico". Na maioria dos casos, os eventos são inconscientes (espectro dissociativo) e a comunicação adequada do diagnóstico, como em todo transtorno neurológico funcional, é parte fundamental do tratamento.

Crises epilépticas são um tema complexo, com muitas nuances e detalhes que frequentemente vão demandar o auxílio ou referenciamento ao médico neurologista. Apesar do potencial dano cerebral em situações como o EMC, a principal função do emergencista é garantir a estabilidade clínica do paciente e identificar potenciais causas ameaçadoras à vida. Essas situações são frequentemente muito mais perigosas do que a crise em si. Por fim, é importante lembrar que todo paciente com CEs possui risco de recorrência independentemente do tratamento. Por isso, orientações como não dirigir até investigação e controle de crises e encaminhamento ao neurologista são tão importantes quanto ou até mais do que medicações abortivas na crise aguda. Apesar disso, crises epilépticas sempre farão parte do dia-a-dia do emergencista. Seu manejo deve ser sempre multidisciplinar e coordenado, a fim de promover os melhores desfechos possíveis, independentemente da causa ou situação que a desencadeou.

Referências bibliográficas

1. Huff JS, Morris DL, Kothari RU, Gibbs MA. Emergency Department Management of Patients with Seizures: A Multicenter Study. *Acad Emerg Med*. 2001;8(6):622–628. doi:10.1111/j.1553-2712.2001.tb00175.x

2. Oliva M, Pattison C, Carino J, Roten A, Matkovic Z, O'Brien TJ. The diagnostic value of oral

lacerations and incontinence during convulsive "seizures". *Epilepsia*. 2008;49(6):962–967. doi:10.1111/j.1528-1167.2008.01554.

3. Pottkämper JCM, Hofmeijer J, van Waarde JA, van Putten MJAM. The postictal state — What do we know? *Epilepsia*. 2020;61(6):1045–1061. doi:10.1111/epi.16519.

4. McKeon A, Vaughan C, Delanty N. Seizure versus syncope. *Lancet Neurol*. 2006;5(2):171–180. doi:10.1016/S1474-4422(06)70350-7.

5. Pack AM. Epilepsy Overview and Revised Classification of Seizures and Epilepsies. *Contin Lifelong Learn Neurol*. 2019;25(2):306-21. doi:10.1212/CON.0000000000000707.

6. Schachter S. Evaluation and management of the first seizure in adults. https://www.uptodate.com/contents/evaluation-and-management-of-the-first-seizure-in-adults. Published 2021. Acesso em 1 de julho de 2021.

7. Schuele SU. Evaluation of Seizure Etiology From Routine Testing to Genetic Evaluation. *Contin Lifelong Learn Neurol*. 2019;25(2):322-42. doi:10.1212/CON.0000000000000723.

8. Yoo JY, Panov F. Identification and Treatment of Drug-Resistant Epilepsy. *Contin Lifelong Learn Neurol*. 2019;25(2):362–380. doi:10.1212/CON.0000000000000710.

9. Hopp JL. Nonepileptic Episodic Events. *Contin Lifelong Learn Neurol*. 2019;25(2):492-507. doi:10.1212/CON.0000000000000711.

Abordagem da Síncope no Pronto-Socorro

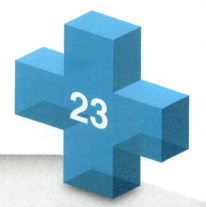

23

Luciana Andrea Avena Smeili

Destaques

Precisamos ter em mente que síncope:

- É ocorrência prevalente na população geral (20%).
- Não tem etiologia considerada maligna na maioria das vezes.
- Pode estar relacionada a causas que se não reconhecidas e tratadas precocemente implicarão em aumento da mortalidade do paciente.
- É ocorrência assustadora para o paciente e para os familiares.
- Em 50% das vezes não será possível fazer o diagnóstico etiológico no pronto-socorro.
- Tem como diagnósticos diferenciais outras causas importantes de perda de consciência.

Introdução

O objetivo desse capítulo será orientar o emergencista a reconhecer a síncope e diferenciá-la de outras causas de perda de consciência, fazer o diagnóstico etiológico quando possível e, principalmente, estratificar o risco do paciente, para decidir entre investigação ambulatorial ou em ambiente hospitalar e avaliar quais pacientes necessitarão de monitorização e investigação imediata adicional.

Conceito (e etiologia) e fisiopatologia

A síncope é uma perda súbita e transitória da consciência, com recuperação completa e rápida da mesma (em geral menos de 2 minutos). Resulta de uma queda abrupta da pressão sanguínea que acarretará um período de hipofluxo cerebral.

A hipoperfusão global de ambos os córtex cerebrais ou hipoperfusão focal do sistema de ativação reticular acarretará perda de consciência transitória e consequente perda do tônus postural.

É importante considerar outros diagnósticos diferenciais, principalmente crise epiléptica e acidente vascular cerebral, especialmente quando a inconsciência durar mais que 4-5 minutos.

As principais causas de perda de consciência são:

- Síncope.
- Crise convulsiva.
- Trauma: concussão cerebral.
- Crise não epiléptica psicogênica (CNEP).
- Acidente vascular cerebral (AVC) ou acidente isquêmico transitório (AIT).
- Queda acidental.
- Distúrbios do sono.
- Intoxicações.
- Distúrbios metabólicos.

O primeiro desafio será identificar se realmente trata-se de uma síncope verdadeira.

O principal diferencial é a crise convulsiva. Os estigmas de: quadro esteriotipado e recorrente, aura, abalos tônicos e/ou clônicos, hipersalivação, mordedura da face lateral da língua, liberação esfincteriana, duração em geral maior que 2 minutos e pós-ictal prolongado (com sonolência e confusão mental) tornam mais fácil o reconhecimento da crise convulsiva, mas para o diagnóstico de síncope será muito importante as informações fornecidas pela testemunha do ocorrido.

Uma dificuldade comum é quando o paciente é trazido sem uma testemunha. Metade das síncopes no idoso não são presenciadas e muitos pacientes não conseguirão nos informar se a queda foi um acidente ou se houve perda de consciência.

Assim, no idoso, o manejo de uma queda inexplicada deve ser o mesmo de uma síncope inexplicada.

O diferencial com crise convulsiva pode ser difícil porque há pacientes com convulsão e sem abalos; pacientes com convulsão breve, em que a fase pós-ictal é mínima e pacientes com síncope com breve episódio tônico-clônico (síncope convulsiva).

O diagnóstico diferencial com AVC, AIT, intoxicação e distúrbios metabólicos se baseará na recuperação completa e rápida nas síncopes.

Pré-síncope é caracterizada por: tontura, turvação visual, sensação de instabilidade na posição ereta, náuseas e/ou sensação de calor ou frio, sem perda de consciência.

Pré-síncope deve ser abordada do mesmo modo que síncope. Pacientes com pré-síncope podem ter fator causal significativo!

Alterações e mecanismos específicos e abordagem diagnóstica

O diagnóstico etiológico da síncope pode ser obtido em até 45-65% dos pacientes após avaliação detalhada da anamnese (importante presença da testemunha), exame físico e eletrocardiograma.

As etiologias de síncope são:
- Síncope reflexa ou neuralmente mediada ou vasovagal.
- Síncope ortostática.
- Síncope por arritmias cardíacas.
- Doença cardiopulmonar estrutural grave ou hemorragia grave.
- Síncope neurogênica.

Os idosos têm muitas comorbidades e por isso podem ter múltiplas etiologias, que podem interagir entre si.

Síncope neurocardiogênica ou vasovagal ou reflexa

É a causa mais comum de síncope (25-65% dos casos) até mesmo entre os pacientes com doença cardíaca. Ocorre por ativação autonômica exacerbada, que pode ser de 3 tipos: resposta cardioinibitória (bradicardia), resposta vasodepressora (hipotensão arterial) ou resposta mista. Uma significativa bradicardia e/ou hipotensão acarreta a perda aguda de consciência.

A síncope vasovagal costuma ter pródromo e ser recorrente, mas nos idosos a maior parte das síncopes reflexas não terão pródromo. Os sintomas clássicos prodrômicos são: tontura, turvação visual, sensação de calor ou frio, sudorese, palpitações, náuseas, desconforto abdominal inespecífico, redução da audição, zumbidos e palidez cutânea.

Outro ponto fundamental no diagnóstico é a presença de uma situação específica desencadeadora do reflexo vagal como: lugar quente e abafado, cheio de gente, tempo prolongado em pé, associação com *stress* emocional, medo ou dor intensa e após exercício.

Há 3 subtipos de síncope reflexa:
1. A vasovagal propriamente dita.
2. A situacional (cujos desencadeantes são: a micção, a evacuação, a tosse, a deglutição ou o pós-prandial).
3. A hipersensibilidade do seio carotídeo, condição mais comum em idosos e em pacientes com cirurgia prévia do pescoço, em que situações que comprimem o seio carotídeo, como o uso de colar apertado, o ato de barbear-se ou movimento abrupto do pescoço, desencadeia o reflexo vagal.

O prognóstico é excelente, não há aumento da mortalidade e morbidade a longo prazo.

Síncope postural

A síncope é em geral causada por perda do volume intravascular, e pode ser exacerbada por instabilidade do sistema autonômico. Muitas vezes é resultado de medicações em paciente com predisposição à instabilidade autonômica (como idosos, etilistas e neuropatas). Esses pacientes têm dificuldade em manter o retorno venoso e o débito cardíaco por vasoconstrição periférica quando há mudança de posição de deitado ou sentado para de pé. O pós-prandial também pode ser um desencadeante de síncope postural, por roubo de fluxo para a circulação esplâncnica.

Cuidado: hipotensão ortostática pode ocorrer em quem tem síncope cardíaca. Assim, síncope por hipotensão postural deve ser um diagnóstico de exclusão no departamento de emergência, reservando esse diagnóstico para pacientes de baixo risco e com sintomas consistentes com esse diagnóstico.

A avaliação da hipotensão postural no exame físico (queda da pressão sistólica > 20 mmHg após 1-5 min de mudança postural e > 30 para hipertensos), não é nem sensível nem específico para o diagnóstico de síncope postural, ou seja, a ausência desse achado no exame físico não afasta o diagnóstico assim como a presença de hipotensão ortostática não faz necessariamente o diagnóstico causal da síncope.

Sempre devemos avaliar a lista de medicamentos, mesmo os não prescritos, assim como a introdução de novas drogas e ajustes medicamentosos recentes.

Síncope cardiogênica por arritmias cardíacas

As síncopes cardíacas são responsáveis, de modo geral, por 10% a 20% dos episódios sincopais (20% entre os idosos). O diagnóstico de síncope cardíaca é importante porque a sua mortalidade em um ano é cerca de 30% (até maior para pacientes com IC e síncope cardiogênica). Por isso devemos fazer eletrocardiograma (ECG) em todo paciente com síncope.

Taquicardia ventricular é a taquiarritmia que mais frequentemente associa-se à síncope.

Taquicardia supraventricular também pode ser a causa de síncope, embora a maioria destas apresentem-se, quando sintomáticas, com manifestações clínicas menos graves, podendo ocorrer síncope em taquiarritmias supraventriculares de alta frequência, no início ou no término da mesma, quando uma queda no débito cardíaco não pode ser adequadamente compensada pela vasoconstrição vascular.

Bradiarritmias que podem levar à síncope incluem a doença do nó sinusal, assim como o bloqueio atrioventricular.

Dentre as causas arrítmicas, a disfunção do nó sinusal é a causa mais frequente no idoso, seguida pelas bradiarritmias, bloqueios atrioventriculares e pela taquicardia ventricular nos pacientes com doença coronária associada.

Síncope por doença cardiopulmonar estrutural grave ou hemorragia grave

Compreendem as seguintes etiologias:
- Perda de sangue (grande perda de volume, especialmente hemorragia aguda pode se manifestar como síncope): trauma, sangramento digestivo, rotura de aneurisma de aorta, rotura de cisto de ovário, gravidez ectópica rota e rotura de baço. Hematócrito < 30% em paciente com síncope aumenta o risco de eventos adversos a curto prazo.

- Tromboembolia pulmonar (TEP): hemodinamicamente significativa, apesar de fator causal relativamente incomum é uma causa de síncope importante e bem documentada.
- Hemorragia subaracnóidea: pensar nessa etiologia em pacientes que apresentam cefaleia e síncope.
- Cardíaca por obstrução da via de saída do ventrículo esquerdo: estenose aórtica grave, cardiomiopatia hipertrófica, mixoma de átrio esquerdo, compressão extrínseca, derrame pericárdico. Além dos achados de exame físico, um marcador importante dessa etiologia é a síncope durante o exercício.
- Insuficiência coronária aguda: é incomum a doença arterial coronariana (DAC) aguda manifestar-se com síncope (3% dos casos) mas quando ocorre em geral o eletrocardiograma será diagnóstico de doença arterial coronária aguda.

Síncope neurogênica

É causa incomum de síncope, sendo responsável por menos de 10% de todos os casos de síncope. Ocorre por disfunção autonômica: Parkinson, falência autonômica pura, atrofia multissistêmica (Shy-Drager), insuficiência autonômica secundária ao diabetes e à amiloidose.

Estratificação do risco do paciente com síncope

Após a avaliação inicial, aproximadamente 50% das síncopes terão uma etiologia determinada:

- Síncope vasovagal clássica com eventos preexistentes como pavor, dor ou stress emocional e pródromo típico.
- Síncope situacional recorrente após urinar, evacuar ou engolir.
- Síncope postural ortostática, história de mudança postural conduzindo à hipotensão principalmente se há presença de hipotensão postural no exame físico com reprodução dos sintomas, em pacientes sem doença cardíaca estrutural.
- Síncope cardiogênica, quando o eletrocardiograma é diagnóstico de taqui ou bradiarritmia significativa ou disfunção de marcapasso.

Para os 50% que permanecerão sem diagnóstico etiológico, teremos que estratificar o risco do paciente e a necessidade ou não de hospitalização.

As causas cardíacas são as causas mais comuns com risco de vida, por isso são as mais importantes para serem diagnosticadas ou previstas.

Pacientes idosos são de maior risco para eventos adversos após uma síncope. Entretanto, muitos estudos sugerem que enquanto idade correlaciona-se com morte e eventos adversos, idade per si é inespecífica e uma história de doença cardíaca estrutural é mais preditiva de risco.

Muitos estudos procuraram identificar os preditores de risco após uma síncope e criaram escores (ainda não validados adequadamente).

Quanto mais tempo passou do episódio sincopal (p. ex., muitos anos atrás) menos comumente a causa será preocupante em termos de risco de vida. O número de síncopes no último ano é melhor preditor de recorrência do que o número de síncopes na vida. Assim, pacientes com múltiplos episódios de início recente podem estar com uma doença grave como bloqueio atrioventricular total (BAVT) intermitente, taquicardia ventricular (TV) paroxística e necessita de um tratamento agressivo. Episódios múltiplos ao longo de muitos anos sugere etiologia benigna.

A ausência de pródromo é associada com causas cardíacas e aumenta o risco de trauma secundário à síncope.

Paciente com doença cardíaca estrutural tem alta probabilidade de causa cardíaca para a síncope.

O eletrocardiograma pode identificar alterações sugestivas de cardiopatia estrutural como onda Q patológica, sobrecarga ventricular esquerda e bloqueios intraventriculares ou atrioventriculares.

Na suspeita de cardiopatia estrutural é importante solicitar um ecocardiograma, que poderá identificar:

- Disfunção ventricular.
- Cardiomiopatia hipertrófica.
- Estenose aórtica.
- Tumores intracardíacos.
- Derrame pericárdico.
- Sugerir tromboembolismo pulmonar (TEP) se houver hipertensão pulmonar e aumento do ventrículo direito.

O encontro de doença estrutural no ecocardiograma não é diagnóstico da etiologia da síncope. Porém, a doença cardíaca é um preditor independente de causa cardiogênica para a síncope com sensibilidade de 95% e especificidade de 45%, já a ausência de doença cardíaca exclui síncope cardiogênica em 97% dos pacientes.

BNP elevado é preditivo de eventos adversos após a síncope, assim como troponina ultrassensível elevada (Tabela 23.1).

Tabela 23.1. Informações que aumentam a chance da síncope ter etiologia com risco de vida.

Doença cardíaca estrutural (mais importante fator)
Sintomas de alerta: palpitações, dispneia, dor torácica, cefaleia
Síncope no exercício
Antecedente familiar para MS (morte súbita) ou DCV (doença cardiovascular) com < 50 anos
Ausência de pródromo
Síncope em posição supina
Alterações importantes no ECG, exemplos: QT curto ou longo, PR curto
Idade e presença de comorbidades
Hematócrito < 30%

Tratamento

Para os pacientes cujo diagnóstico etiológico da síncope pode ser feito a partir da anamnese, exames físico e eletrocardiograma:

- **Síncope reflexa:** orientar o paciente que se trata de uma situação benigna, mas é preciso evitar acidentes. Para isso, evitar situações desencadeantes e para os que têm pródromo, identificá-lo e deitar-se com pernas para cima e/ou realizar manobras de contrapressão como a de *handgrip*. Raramente será necessário marcapasso, em pacientes acima de 40 anos, episódios recorrentes e registro de bradicardia vasovagal ou assitolia prolongadas no monitor. Não é mais preconizado o uso de betabloqueador.
- **Síncope ortostática:** remoção de medicamentos envolvidos, liberar ingesta de sal e água, uso de meias elásticas, manobras físicas (elevar a cabeceira em 10 a 20 graus, levantar-se lentamente, em etapas, de supina, para sentado e depois em pé, dorsiflexão do pé, *handgrip, leg crossing* antes de ficar em pé, dormir com a cabeceira elevada). Se a hipotensão é pós-prandial: manter-se deitado com cabeceira elevada 90min após a refeição, fracionar a alimentação para pequena quantidade por vez e menos carboidratos, andar entre as refeições e exercícios físicos. Iniciar com fludrocortisona para persistência dos sintomas apesar da estratégia não farmacológica. Se não melhorar, associar ou substituir por midodrina (não tem no Brasil).

Indicações de monitorização e de internação hospitalar para investigação e/ou tratamento de causas graves de síncope:

Se anamnese, exame físico e/ou ECG for sugestivo de causa cardíaca: monitorizar o paciente e solicitar ecocardiograma.

Paciente de alto risco: requer hospitalização (maior risco de morte imediata e recorrência):

- Síncope associada com sintomas sugestivos de insuficiência coronária aguda, TEP ou dissecção de aorta.
- Síncope associada com insuficiência cardíaca descompensada ou suspeita de doença cardíaca estrutural causando comprometimento hemodinâmico: cardiomiopatia hipertrófica, estenose aórtica, estenose mitral, hipertensão pulmonar grave.
- Síncope e as seguintes alterações eletrocardiográficas: BAVT, pausas maiores que 3 a 5 seg, síndrome de pré-excitação, suspeita de cardiomiopatia arritmogênica de ventrículo direito, QT longo, Brugada, TV idiopática, síndrome do QT curto.
- Síncope durante o exercício ou com paciente deitado.
- Síncope causando acidente automobilístico ou trauma grave.
- Síncopes frequentes de início recente.

Paciente de risco intermediário: avaliar hospitalização caso a caso, são pacientes com história de doença cardíaca estrutural, mas sem sinais de doença cardíaca instável ou ativa, sem alterações eletrocardiográficas principais, sem história familiar de morte súbita e sem evidência de disfunção de marcapasso. Esses pacientes, em geral, têm sintomas que não são condizentes com síncope reflexa e, portanto, tem síncope cardíaca como possível etiologia.

Paciente de baixo risco: não requer hospitalização, encaminhar para avaliação ambulatorial breve: esses pacientes não têm evidência de doença cardíaca estrutural, não tem alteração eletrocardiográfica. A maioria é reflexa ou hipotensão ortostática. São benignas quanto ao risco de morte, mas podem ocasionar traumas.

Quando insistir na investigação etiológica?

Em 20% dos pacientes, ainda não será possível fazer o diagnóstico etiológico após avaliação diagnóstica inicial, que inclui além de anamnese e exame físico, ECG de repouso e dinâmico, ecocardiograma, hematócrito, *brain natriuretic peptide* (BNP), troponina e investigação de TEP.

Nesses pacientes, a profundidade da investigação adicional dependerá da frequência e gravidade das síncopes e da presença ou ausência de doença cardíaca.

Em pacientes sem doença cardíaca estrutural, a maioria dos pacientes com um único ou raro episódio de síncope e um diagnóstico inexplicado, terá tido uma síncope reflexa.

Para os pacientes com síncopes frequentes e/ou doença cardíaca estrutural a avaliação deverá ser aprofundada, com investigação de isquemia (se suspeita clínica), avaliação do arritmologista, estudo eletrofisiológico e mais modernamente instalação do holter implantável, que pode permanecer até 1 ano com o paciente.

O *tilt test* não é nem sensível nem específico para síncope reflexa, e não costuma ajudar muito no diagnóstico etiológico da síncope.

Para pacientes com síncope recorrente e diagnóstico inexplicado na ausência de doença cardíaca estrutural e que tem um ECG normal, síncope reflexa é também a causa mais provável.

Investigação neurológica

- Síncope é um distúrbio primariamente de natureza cardiovascular, assim a maior parte dos testes diagnósticos serão cardiovasculares.
- Testes neurológicos e avaliação do neurologista são em geral desnecessários e historicamente têm sido feitos mais que o necessário!
- Devem ser realizados apenas se a anamnese sugerir um diagnóstico neurológico.
- Doppler de carótidas não é um exame indicado para investigação de síncope, já que a doença arterial carotídea, quando sintomática, dá sintomas de AVC-AIT e, muito raramente, de síncope (quando a obstrução carotídea é grave e bilateral e ocorre situação de baixo débito).

Conclusão

Enquanto as calculadoras de avaliação de risco da síncope no PS ainda não estiverem validadas em múltiplos centros, podemos optar por utilizar uma ou mais das existentes: *Canadian Syncope Risk Score (CSRS), Faint score in Syncope, San Francisco Syncope Rule e Syncope-EGSYS score*.

> Porém, os passos mais importantes no pronto-socorro são:
>
> - Avaliar se realmente é síncope.
> - Se sim, fazer boa anamnese com testemunha, exame físico e eletrocardiograma.
> - Se após essa conduta identificarmos a causa da síncope (50% das vezes): alta hospitalar com orientações e ajuste terapêutico para síncope reflexa ou postural ou internação para correção das causas graves (hemorragia, arritmia, TEP).
> - Se após anamnese, exame físico e ECG ainda não for possível fazer o diagnóstico etiológico da síncope, fazer estratificação do risco da síncope.

Considerar os seguintes fatores para estratificação do risco do paciente:
- Presença ou não de cardiopatia estrutural.
- Cardiopatia estrutural com ou sem sintomas.
- Alterações eletrocardiográficas.
- Sintomas de dispneia, dor torácica, palpitação ou cefaleia antes, durante ou após a síncope.
- Idade e comorbidades.
- Hematócrito < 30% ou evidência clínica de sangramento.
- Alteração de troponina e BNP.
- Pressão arterial persistentemente abaixo de 90 mmHg.
- Presença ou não de pródromo.
- Síncope durante o exercício físico.
- Síncope em posição supina.
- Antecedente familiar positivo para morte súbita.

Alto risco: paciente com evidências de cardiopatia estrutural descompensada, suspeita de obstrução de via de saída de VE ou VD (estenose aórtica-cardiomiopatia hipertrófica-estenose mitral-hipertensão pulmonar), síncope durante o exercício ou com paciente deitado, síncope causando acidente automobilístico ou trauma grave e síncopes frequentes de início recente: monitorizar e internar para investigação.

Risco intermediário: se suspeita clínica ou eletrocardiográfica de cardiopatia estrutural, solicitar ecocardiograma, troponina, BNP e deixar o paciente em observação até o resultado desses exames ("unidade de síncope") e avaliar caso a caso hospitalização.

Risco intermediário: se o paciente tem história de doença cardíaca estrutural, mas sem sinais de doença cardíaca instável ou ativa e sem alterações eletrocardiográficas principais, sem história familiar de morte súbita e sem evidência de disfunção de marcapasso e sem sintomas condizentes com síncope reflexa, deixar o paciente em observação até o resultado desses exames ("unidade de síncope") e avaliar caso a caso a hospitalização.

Risco baixo: não há evidências de doença cardíaca estrutural nem preditores de risco. Alta com encaminhamento para reavaliação ambulatorial breve (a maioria será reflexa ou ortostática).

Algoritmo para investigação de síncope no pronto-socorro (Figura 23.1).

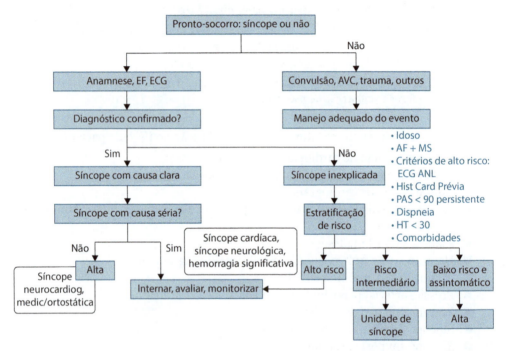

Figura 23.1. Se a síncope for de causa inexplicada, utilize as informações em AZUL para auxiliar na estratificação do risco do paciente. ECG: eletrocardiograma; AVC: acidente vascular cerebral; AF de MS: antecedente familiar de morte súbita; ECG ANL: eletrocardiograma anormal; His Card Prévia: história de doença cardíaca prévia; PAS: pressão arterial sistólica (incluir mmHg após o 90); Ht: hematócrito (incluir % após o 30).

Abordagem da Síncope no Pronto-Socorro

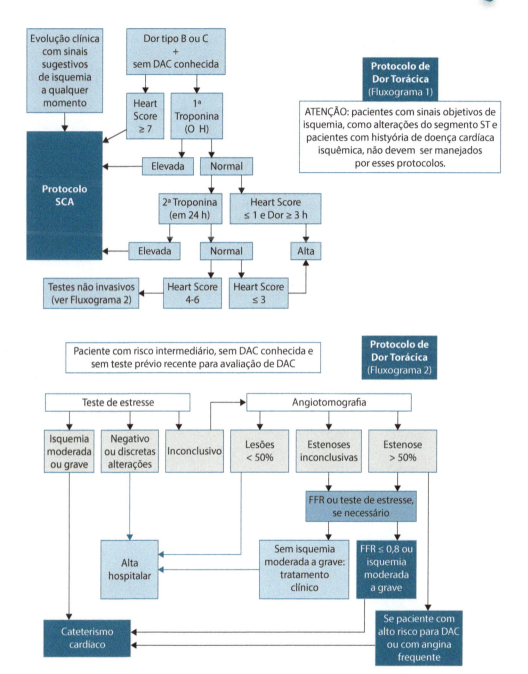

Figura 23.2. Protocolo de dor torácica.

Referências bibliográficas

1. Benditt D. Syncope in adults: Clinical Manifestations and diagnostic evaluation-UPTODATE: May 13, 2020.

2. McDermott D, Quinn JV. Approach to the adult patient with syncope in the emergency department-UPTODATE: Aug 14, 2020.

3. Benditt D. Reflex syncope in adults: Treatment-UPTODATE: Mar 28, 2019.

4. Kaufmann H. Treatment of orthostatic and postprandial hypotension-UPTODATE: Oct 25, 2018.

5. Shen WK, Sheldon RS, Benditt DG, Cohen MI, Forman DE, Goldberger ZD, et al. American College of Cardiology (ACC)/American Heart Association (AHA)/Heart Rhythm Society (HRS): Guideline for the evaluation and management of patients with syncope. Circulation, August 1, Vol 136, Issue 5, 2017.

6. Moya A, Sutton R, Ammirati F, Blanc JJ, Brignole M, Dahm JB, et al. European Society of Cardiology (ESC): Guidelines for the diagnosis and management of syncope. European Heart Journal 30, 2631-71. doi:10.1093/eurheartj/ehp298, 2009.

7. Benditt D. Syncope in adults: Epidemiology, pathogenesis, and etiologies-UPTODATE: Aug 21, 2020.

8. Benditt D. Syncope in adults: Management-UPTODATE: Mar 28, 2019.

Vertigem no Pronto-Socorro

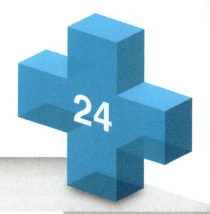

Roger Santana de Araújo
Iago Navas Perissinotti

Introdução

Tontura é um dos sintomas mais comuns em urgência e emergência, chegando a 4% das queixas,[1] assim como um dos mais temidos pelo não-especialista. Há uma grande variedade de diagnósticos possíveis e nem sempre é possível estabelecer o diagnóstico etiológico exato no pronto-socorro (PS). No entanto, é fundamental ao emergencista saber quando suspeitar de causas potencialmente graves, como acidente vascular cerebral (AVC) ou outras doenças do sistema nervoso central (SNC). Além disso, grande parte dos diagnósticos periféricos podem ser tratados no PS, aliviando sintomas inconvenientes e que geram grande incapacidade e desconforto até o acesso ao especialista.

Anamnese

Tontura é um termo vago e muitas vezes mal caracterizado pelos pacientes. Classicamente, podemos dividir em 4 formas na história clínica:[2]
- Vertigem: é uma distorção da percepção do espaço e do movimento. A sensação pode ser rotatória, ou seja, sente que tudo está girando, ou oscilatória, sente que está balançando, flutuando. Para auxiliar, podemos estabelecer comparações, por exemplo, perguntar se parece como se estivesse num barco, num brinquedo de criança ou numa roda gigante.
- Pré-síncope: lipotímia e escurecimento visual.
- Desequilíbrio: dificuldade de ficar em pé ou de andar.
- Inespecífica: cansaço, astenia, mal-estar.

Apesar de entendermos de modo didático essas 4 formas de tontura e valorizarmos a vertigem como típica de doenças neurológicas e pré-síncope típica de doenças cardiovasculares, sabemos que os pacientes não conseguem explicar de maneira clara seus sintomas. A correlação diagnóstica é baixa somente com essa descrição.

Por exemplo, pacientes com vertigem posicional paroxística benigna (VPPB), a causa mais comum de vertigem, somente 50% descreve como rotatória. Em média, as pessoas com tontura descrevem 3 tipos simultaneamente.[3] Em uma análise de queixas de tontura em pacientes cardiológicos, foi estimado que cerca de 10% têm a tontura como sintoma predominante, e de quem tem tontura, 37% a descreveu como vertigem rotatória.[4]

O médico neurologista ou otorrinolaringologista conta com múltiplas manobras e exames complementares para tentar encontrar o diagnóstico exato. No entanto, evidências mostram que a mesma abordagem não é tão eficiente quando aplicada pelo médico emergencista.[5] Ou seja, a abordagem clássica baseada na descrição isolada da tontura pode não ser confiável e deve ser integrada com outras informações, tais como antecedentes pessoais, sintomas associados, duração da crise, recorrência, desencadeantes e fatores de piora. Alguns dos sinais e sintomas que podem direcionar a anamnese estão descritos na Tabela 24.1.[6]

Tabela 24.1. Tontura - sintomas, sinais ou alterações laboratoriais associadas indicando a provável causa

Alteração do nível de consciência – convulsão, intoxicação por álcool ou monóxido de carbono, Síndrome de Wernicke, AVC, hipertensão, encefalite
Perda da consciência – síndrome coronariana aguda, convulsão, dissecção de aorta, TEP, AVC, vasovagal, HSA, hipovolemia, arritmias
Dor nucal – dissecção craniocervical
Dor torácica (anterior ou dorsal) – síndrome coronariana aguda, dissecção de aorta
Dor abdominal – prenhez ectópica rota, dissecção de aorta
Dispneia – TEP, pneumonia, anemia
Palpitações – arritmia, vasovagal, crise de pânico, hipertireoidismo, sangramento ou perda de fluido
Medicamentos
Febre – mastoidite, meningite, encefalite, infecção
Glicose anormal – hipoglicemia, cetoacidose diabética

AVC: acidente vascular cerebral, TEP: tromboembolismo pulmonar, HSA: hemorragia subaracnoide

Adaptada de: Newman-Toker DE, Edlow JA. TiTraTE: a novel, evidence-based approach to diagnosing acute dizziness and vertigo. Neurol Clim 2015;33(3):577-99.

No manejo da vertigem, a American Heart Association (AHA) sugere usar o mnemônico em inglês "*TiTrATe*", sendo *Ti* "*timing*" (tempo), *Tr* "*trigger*" (desencadeante ou gatilho) *And Te* "*targeted examination*" (exame físico direcionado).[7] Em termos práticos, a anamnese vai ser responder 2 perguntas antes do exame físico:

A vertigem é recorrente ou é um episódio único e contínuo?

A vertigem é provocada por algum movimento/posição ou é espontânea?

Vamos dividir em gavetas para facilitar a pesquisa diagnóstica. A classificação sugerida está resumida nas Tabelas 24.2 e 24.3.[8]

Tabela 24.2. Classificação das vertigens

Vertigens recorrentes:
▪ Provocadas (posicionais)
▪ Espontâneas
Episódio único e prolongado:
▪ Agudo
▪ Crônico

Tabela 24.3. Etiologia das vertigens

Vertigem recorrente provocada (posicional)
▪ VPPB
▪ Hipotensão postural
▪ Outros: cinetose, fístula perilinfática, vertigem posicional central
Vertigem recorrente espontânea
▪ Doença de Meniére
▪ Migrânea vestibular
▪ Ataque Isquêmico Transitório (AIT)
▪ Outros: crise de pânico, cardiopatias, paroxismia vestibular
Episódio único e prolongado de vertigem - agudo
▪ Neurite vestibular
▪ AVC
▪ Outras causas centrais: Esclerose Múltipla, Síndrome de Wernicke
▪ Outros: tóxicos, labirintite, trauma
Episódio único e prolongado de vertigem - crônico
▪ Tontura funcional (tontura perceptual postural persistente - TPPP)
▪ Mal de Débarquement
▪ Vestibulopatia bilateral
▪ Pós-trauma leve
▪ Outros: tumor, tóxicos

Vertigem recorrente posicional

Este grupo contém as vertigens que são intermitentes e somente acontecem quando são provocadas por movimento da cabeça ou mudanças posturais, como por exemplo se levantar, com ausência de tontura no intervalo entre as crises, mesmo que permaneçam sintomas como náusea e mal-estar por alguns minutos. As crises duram em geral de segundos a poucos minutos (< 2 minutos).

A principal causa é a vertigem posicional paroxística benigna (VPPB), devido ao deslocamento dos cristais de cálcio no labirinto e, consequentemente, uma percepção alterada dos movimentos. Pode ocorrer em qualquer idade, mas tem um pico aos 50 e 60 anos, mais comum em mulheres, tem predisposição por trauma, cirurgias locais, osteoporose e neurite vestibular prévia. Dos 3 canais do labirinto, o mais comumente acometido é o canal posterior. Neste caso o diagnóstico é feito pela manobra de Dix-Hillpike (Figura 24.1). Uma vez gerado nistagmo, o tratamento é realizado pela manobra de Eppley (Figura 24.2). O acometimento dos canais horizontal e anterior são menos comuns, mas se houver interesse em aprender mais sobre o assunto, está esquematizado ao final do capítulo, no Apêndice 24.1.

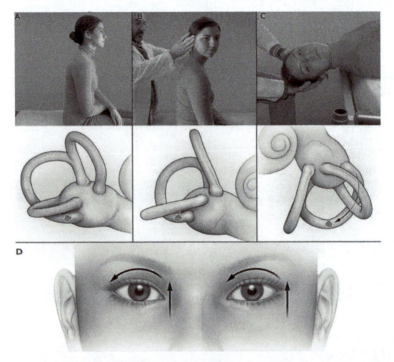

Figura 24.1. Manobra de Dix-Hillpike. Com o paciente sentado (A), a cabeça é virada 45° para a direita (B). O paciente é movido da posição sentada para a deitado (posição supina), com a cabeça inclinada 20° para fora da mesa (C). O nistagmo gerado tem a fase rápida para baixo e torcional, com o topo dos olhos girando na direção da orelha de baixo (direita) (D). Se a manobra vier normal, testar do lado esquerdo.[9]

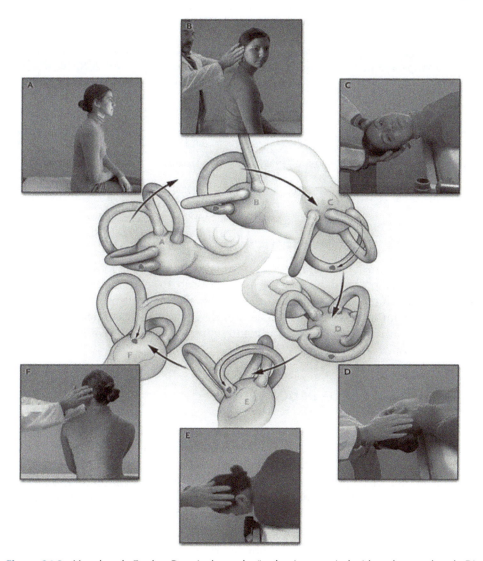

Figura 24.2. Manobra de Eppley. Depois da resolução do nistagmo induzido pela manobra de Dix-Hallpike (A, B e C), a cabeça é virada em 90° para o lado contrário não afetado (D), o que pode gerar nistagmo pela movimentação dos otólitos. Depois de pelo menos 30 segundos, depois do nistagmo e os sintomas se resolverem, a cabeça é virada mais 90° na mesma direção, com a face para baixo. O tronco deve ser ajustado para a posição (E). Depois de mais 30 segundos, o paciente deve ser movido para a posição sentada.[9]

A vertigem posicional central é muito rara e deve ser suspeitada quando o nistagmo gerado pelas manobras é diferente dos nistagmos típicos mostrados neste capítulo. Neste caso, deve ser realizada investigação com ressonância magnética (RM) de crânio e encaminhar ao especialista. As principais diferenças de um nistagmo de VPPB para um nistagmo central está na Tabela 24.4.[10]

Tabela 24.4. As diferenças entre nistagmo típico de VPPB gerado pela manobra de Dix-Hallpike e sinais de alarme para vertigem posicional central

VPPB canal posterior	Vertigem posicional central
Torcional para a orelha de baixo	Vertical puro ou várias direções
Latência de até 30 segundos	Sem latência
Crescendo-decrescendo	Decrescendo ou persistente
Duração menor que 1 minuto	Duração maior que 1 minuto
Com fatigabilidade (diminui se realizado várias vezes)	Sem fatigabilidade (> 80%)
Diminui com fixação visual	Não diminui com fixação visual
-	Pode ter achados cerebelares (ex.: ataxia, disartria), vômitos e cefaleia posicional

A segunda causa mais comum de tontura desencadeada por mudança posicional é a hipotensão postural, ou seja, queda da pressão ao se levantar, e deve sempre ser testada no exame físico. Neste caso, deve ser investigado causas clínicas para pré-síncope ou disautonomia, sendo as mais comuns a síndrome vasovagal, hipotensão ortostática ou outras situações clínicas como sepse, anemia sintomática, insuficiência cardíaca e outros.

Vertigem recorrente espontânea

As vertigens recorrentes espontâneas não possuem desencadeantes, ou seja, não são causadas por movimentos da cabeça ou do corpo, permanecendo mesmo no repouso, apesar de ser comum haver alguma piora com o movimento. Geralmente têm duração mais prolongada, de minutos a horas. As causas periféricas mais comuns são a migrânea vestibular e doença de Menière. Causas centrais incluem acidentes isquêmicos transitórios, AVCs e doenças desmielinizantes.

Migrânea vestibular é caracterizada por uma vertigem que ocorre concomitante a uma enxaqueca em mais de 50% das vezes.[11] O tratamento é o controle da cefaleia (capítulo Y). Doença de Menière gera uma vertigem recorrente, associada a sintomas auditivos proeminentes e progressivos, tais como zumbido, plenitude e hipoacusia. Geralmente são prescritos sintomáticos na fase aguda (ex.: dramin e meclin), com boa resposta à betaistina.[12] Crises de pânico e cardiopatias também podem causar tonturas recorrentes e devem ser excluídas pela anamnese.[7,8]

Ataque isquêmico transitório (AIT) é o diagnóstico diferencial que deve ser pensado no pronto socorro, pois é a doença mais grave das listadas, podendo ser um prenúncio de um AVC. A vertigem pode ser um sintoma isolado ou vir acompanhada de outros sintomas de circulação posterior, tais como ataxia, hemiparesia, disartria, disfonia, diplopia e alterações visuais. Caso o paciente apresente fatores de risco cerebrovasculares, recomenda-se cautela em dar alta sem uma avaliação mais cuidadosa. A AHA recomenda usar o escore ABCD2, com um escore ≥ 3 sendo considero de alto risco (Tabela 24.5).[7] A suspeita de investigação deve ser baixa nas vertigens de início recente e nas que não se encaixam nos diagnósticos mais comuns. Nos casos duvidosos é importante afastar estenoses das artérias vertebrais e basilar (insuficiência vertebro-basilar) com exames de imagem. As condutas para AIT estão no Capítulo 25.

Tabela 24.5. Escore ABCD2.

	Pontos
Age ≥ 60 (idade maior ou igual a 60 anos)	1
Blood pressure ≥ 140/90 (pressão arterial sistólica ≥ 140 mmHg ou pressão arterial diastólica ≥ 90 mmHg) maior ou igual a 140/90 mmHg)	1
Clinical features (achados clínicos):	
• fraqueza unilateral	2
• distúrbio de linguagem	1
Duration of symptons (duração dos sintomas)	
• Entre 10 e 59 minutos	1
• ≥ 60 minutos	2
Diabetes	1

Johnston and Rothwell et al. Lancet 2007.

Episódio único e prolongado de vertigem – síndrome vestibular aguda

Vertigem contínua, num episódio único, de duração de dias a poucas semanas, deve ser um alerta para médico do pronto socorro, pois AVC é uma causa muito prevalente, diferente dos outros tipos de vertigem, em que as causas centrais ocupam uma posição estatisticamente menos frequente. Os dois principais diagnósticos diferenciais são o AVC de circulação posterior e a neurite vestibular (NV).

A diferença entre AVC e NV estão a seguir:
- História:
    - Náusea: NV tem náuseas mais proeminentes, enquanto os sintomas no AVC costumam ser mais leves - "quando o paciente está mal, o neurologista fica tranquilo; quando o paciente está bem, o neurologista fica preocupado"
    - Hipoacusia e sintomas auditivos são mais comuns em AVC, pois infarto da artéria labiríntica pode acometer o labirinto e a cóclea, enquanto NV é uma inflamação específica do nervo vestibular, poupando, na maioria das vezes, o nervo coclear[13]

- Outros sinais e sintomas de circulação posterior são sugestivos de AVC: rebaixamento, hemiparesia, disartria, disfonia, diplopia, ataxia, alterações de motricidade ocular e alterações visuais
- Dor cervical ou cefaleia *"thunderclap"* (atinge a intensidade máxima em menos de 1 minuto) podem sugerir dissecção da artéria vertebral, algumas vezes associada a AVC

- Antecedentes: fatores de risco cardiovascular (HAS, diabetes, dislipidemia, idade, tabagismo, FA etc).
- Exame físico:
  - Exame neurológico geral pode identificar sinais de projeção como hemiparesia, hipoestesia, ataxia, alteração de motricidade ocular extrínseca ou disartria.
  - HINTS: este é o exame direcionado para episódio único e prolongado de vertigem. Estudos mostram que usar o HINTS pode ser mais sensível e específico do que RM de crânio na fase aguda para identificar AVC.[14] Na ausência de nistagmo ou sintomas no momento da avaliação, o HINTS não funciona. Está descrito na Tabela 24.6.

Tabela 24.6. HINTS.

HINTS
HI: *Head Impulse* - o teste do impulso avalia a integridade das vias vestibulares. Sua execução está ilustrada na Figura 24.3. Quando ele está alterado, ou seja, quando a fixação do olho ocorre em 2 tempos e não imediatamente, isto sugere alteração vestibular periférica, devido um desequilíbrio intenso entre o tônus vestibular. Quando está normal, sugere causa central.
N: *Nystagmus* - o nistagmo deve ser pesquisado pedindo para o paciente seguir lentamente o dedo do examinador para um lado e depois para o outro lado. O nistagmo que sugere NV tem a fase rápida sempre pro mesmo lado, independentemente da posição do olho, gerado pelo desequilíbrio entre os dois lados; já a fase rápida do nistagmo central geralmente bate pro mesmo lado em que o paciente olha - quando esse padrão também ocorre no plano vertical, chamamos isso de "nistagmo evocado pelo olhar", muito sugestivo de acometimento cerebelar
TS: *Test of Skew* - o desvio *skew* é um desalinhamento vertical do olhar. O paciente pode queixar-se de diplopia (visão dupla) vertical em todas as posições do olhar. Um exemplo é mostrado na Figura 24.4. O desvio pode já ser visualizado na inspeção, porém ele pode ser sensibilizado com exame físico direcionado: • Inspeção: é visualizado um olho mais baixo que o outro. Também pode ser visto um desvio da cabeça ("head-tilt") • "Cover-crosscover": o examinador cobre um olho e pede para fixar o olho descoberto num ponto, depois alterna entre os olhos. Quando há desalinhamento vertical, o foco da visão no olho destampado muda, então o que se observa é o olho desviado para cima fazer uma sacada de correção para baixo e ao alternar para o outro olho, o olho desviado para baixo faz uma sacada rápida para cima.

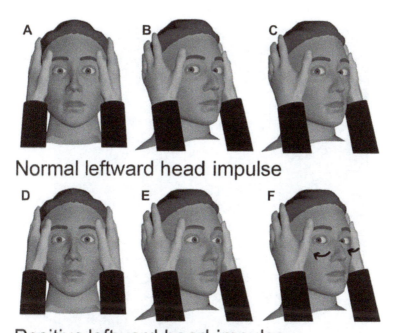

Figura 24.3. Teste do impulso. A imagem de cima mostra um teste normal. O paciente fixa o olhar no nariz do examinador. (A) Quando o examinador vira a cabeça do paciente para a esquerda (é importante que haja rapidez no movimento, menos importante a amplitude), as vias vestibulares produzem um movimento igual e contrário dos olhos para manter a visão no alvo (B, C). Já a imagem de baixo evidencia um reflexo alterado. (E) Quando a cabeça é movimentada para a esquerda, os olhos seguem a cabeça. (F) Depois uma sacada de correção faz os olhos voltarem a ver o alvo.[15]

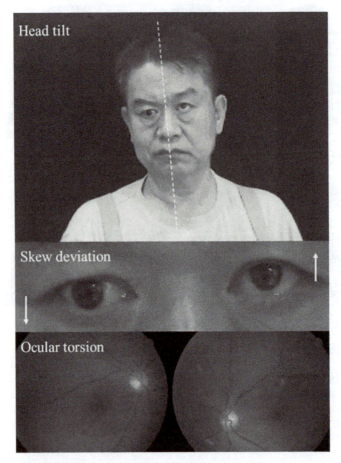

Figura 24.4. Desvio Skew: altamente sugestivo de causa central.[16]

Depois desta avaliação, caso haja qualquer indício de causa central, mesmo somente um item do HINTS positivo, ou fatores de risco cardiovascular, o paciente deve ser conduzido como AVC. Deve ser refletido na fase aguda se paciente é ou não candidato a terapias de reperfusão (trombólise e trombectomia), analisando riscos e benefícios, além de investigação de mecanismo e profilaxia secundária. Muitas vezes pode ser necessário realizar uma RM de crânio para o diagnóstico com mais segurança.

No caso de ser uma neurite vestibular o tratamento é com sintomáticos na fase aguda (ex.: dramin e/ou meclin), evitando ultrapassar 3 a 5 dias de uso (pois essas medicações inibem o tônus vestibular e o paciente precisa se acostumar com este novo equilíbrio) e fisioterapia vestibular (a medida mais eficiente para melhorar funcionalidade). Existe uma discussão sobre o uso de corticoides, sem evidência até o momento, mas alguns advogam que o mecanismo deve ser por infecção viral pelo herpes, à semelhança do que se pensa para paralisia de Bell.[17]

Outras causas de vertigem aguda são tóxicos (Tabela 24.7), trauma e outras causas centrais, como tumores, doenças desmielinizantes e carenciais (encefalopatia de Wernicke). Labirintite é uma inflamação do labirinto, geralmente causado por infecção local, é uma doença muito rara, apesar de ser sempre citada de maneira equivocada.

Tabela 24.7. Drogas que podem ocasionar vertigem aguda[18]

Medicamentos e substâncias que podem gerar vertigem aguda
• Antibióticos: aminoglicosídeos (gentamicina), metronidazol
• Antiepilépticos: fenitoína, carbamazepina, primidona e barbitúricos
• Organofosforados e monóxido de carbono
• Álcool, maconha e opioides
• Descontinuação de ISRS ou duais

Síndrome vestibular crônica

Ao avaliar síndromes vertiginosas crônicas, deve sempre tentar investigar se na realidade os episódios não correspondem a múltiplos episódios de vertigem de curta duração, fortemente sugestivos de VPPB. As demais causas são raras e geralmente benignas e podem ser investigadas em caráter ambulatorial. As principais causas estão na Tabela 24.3.

Vale ressaltar aqui a tontura funcional, devido à sua alta prevalência e pela presença exacerbações, que pode confundir-se com vertigens recorrentes espontâneas. Atualmente a nomenclatura mais utilizada é de tontura perceptual postural persistente (TPPP), sendo antigamente chamada de vertigem postural fóbica. Em algumas séries, esta causa chega a ser a 2ª causa mais comum de vertigem.[19]

A TPPP é uma disfunção crônica do sistema vestibular que produz tontura persistente ou em crises de horas a dias, com sintomas mais vagos como cabeça pesada, tontura não rotatória, sensação de que está flutuando, instabilidade, desencadeados por poluição visual (estímulos visuais complexos, como ruas movimentadas ou imagens com muitos detalhes), postura em pé ou movimentação. Pode ser bastante incapacitante e vir associado a doenças psiquiátricas como ansiedade e depressão, porém em alguns casos não é observado correlação clara. O tratamento consiste em informar o diagnóstico de maneira clara, com empatia, além de fisioterapia e medicamentos (ISRS ou duais).[20]

Conclusão

No pronto socorro, a anamnese deve procurar sintomas associados que podem sugerir doenças clínicas e cardiológicas que causam tontura. As vertigens devem ser abordadas conforme sua classificação: recorrentes (posicionais ou espontâneas) ou contínuas (agudas ou crônicas).

Nas vertigens recorrentes posicionais, os dois diagnósticos mais comuns são VPPB e hipotensão postural e ambos devem ser pesquisados no exame físico. Caso o nistagmo provocado pela manobra de Dix-Hallpike seja atípico, deve-se investigar causas centrais por meio de RM de encéfalo. Nas vertigens recorrentes espontâneas, o diagnóstico a ser excluído é o de AIT. Deve ser interrogado sintomas associados de circulação posterior e atentar-se à existência de fatores de risco cerebrovasculares. Em caso de dúvidas, sempre conduzir a investigação como síndrome neurovascular aguda (AVC).

Nas vertigens contínuas e agudas, o diferencial é entre a neurite vestibular e AVCs. Se houver acometimento auditivo, sintomas de circulação posterior, fatores de risco cardiovascular ou algum item do exame do HINTS positivo, o caso deve ser investigado e conduzido como AVC agudo. Nas vertigens crônicas, a maioria pode ser investigada ambulatorialmente, sendo o diagnóstico mais comum de tontura funcional.

Com algumas variações do que foi dito neste capítulo, existe o fluxograma sugerido pela AHA, descrito no Apêndice 24.1.[7]

Na Figura 24.5, algoritmo de abordagem diagnóstica de tontura e vertigem.

Apêndice 24.1. As manobras para diagnóstico e tratamento de VPPB. Os links são vídeos para exemplificar como são feitas as manobras e quais os achados esperados. (9 e 21)

	Diagnóstico	Tratamento
Canal posterior (80-90%)	Dix-Hallpike Posicionamento lateral	Eppley Semont https://collections.lib.utah.edu/ark:/87278/s6614x1v
Canal horizontal (10-20%)	Supine Roll Test https://collections.lib.utah.edu/ark:/87278/s6wx1fd1	Geotrópico (nistagmo horizontal para o chão): Guffoni https://collections.lib.utah.edu/ark:/87278/s6q55z98 Barbacue https://collections.lib.utah.edu/ark:/87278/s6kd56mc Apogeotrópco (nistagmo horizontal para o teto): Guffoni Head shaking
Canal anterior (2%)	Dix-Hallpike https://collections.lib.utah.edu/ark:/87278/s6hq7wmw	Jacovino Eppley reverso

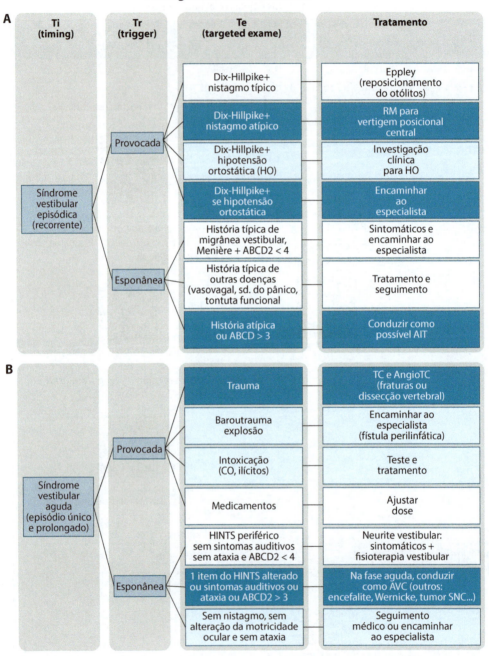

Figura 24.5. *Timing* (Ti), *triggers* (Tr) e *Target* exame (Te): abordagem diagnóstica de tontura e vertigem, destacando as causas cerebrovasculares (azul escuro). Adaptado de: Newman-Toker et al.

Referências bibliográficas

1. Zwergal A, Dieterich M. Vertigo and dizziness in the emergency room. Curr Opin Neurol. 2020 Feb;33(1):117-125. doi: 10.1097/WCO.0000000000000769. PMID: 31743236.

2. Post RE, Dickerson LM. Dizziness: a diagnostic approach. Am Fam Physician. 2010 Aug 15;82(4):361-8, 369. PMID: 20704166.

3. Kerber KA, Callaghan BC, Telian SA, Meurer WJ, Skolarus LE, Carender W, Burke JF. Dizziness Symptom Type Prevalence and Overlap: A US Nationally Representative Survey. Am J Med. 2017 Dec;130(12):1465.e1-1465.e9. doi: 10.1016/j.amjmed.2017.05.048. Epub 2017 Jul 21. PMID: 28739195.

4. Newman-Toker DE, Dy FJ, Stanton VA, Zee DS, Calkins H, Robinson KA. How often is dizziness from primary cardiovascular disease true vertigo? A systematic review. J Gen Intern Med. 2008 Dec;23(12):2087-94. doi: 10.1007/s11606-008-0801-z. Epub 2008 Oct 9. PMID: 18843523; PMCID: PMC2596492.

5. Stanton VA, Hsieh YH, Camargo Jr CA, Edlow JA, Lovett P, Goldstein JN, Abbuhl S, Lin M, Chanmugam A, Rothman RE, Newman-Toker DE. Overreliance on symptom quality in diagnosing dizziness: results of a multicenter survey of emergency physicians. In Mayo Clinic Proceedings 2007 Nov 1 (Vol. 82, No. 11, pp. 1319-1328). Elsevier.

6. Omron R. Peripheral Vertigo. Emerg Med Clin North Am. 2019 Feb;37(1):11-28. doi: 10.1016/j.emc.2018.09.004. PMID: 30454774.

7. Saber Tehrani AS, Kattah JC, Kerber KA, Gold DR, Zee DS, Urrutia VC, Newman-Toker DE. Diagnosing Stroke in Acute Dizziness and Vertigo: Pitfalls and Pearls. Stroke. 2018 Mar;49(3):788-795. doi: 10.1161/STROKEAHA.117.016979. Epub 2018 Feb 19. PMID: 29459396; PMCID: PMC5829023.

8. Modificado de: APPROACH TO THE HISTORY AND EVALUATION OF VERTIGO AND DIZZINESS Terry D. Fife, MD, FAAN, FANS. Continuum (Minneap Minn). April 2021; 27 (2 Neuro-otology):306–329.

9. Kim JS, Zee DS. Clinical practice. Benign paroxysmal positional vertigo. N Engl J Med. 2014 Mar 20;370(12):1138-47. doi: 10.1056/NEJMcp1309481. PMID: 24645946.

10. Joshi P, Mossman S, Luis L, Luxon LM. Central mimics of benign paroxysmal positional vertigo: an illustrative case series. Neurol Sci. 2020 Feb;41(2):263-269. doi: 10.1007/s10072-019-04101-0. Epub 2019 Nov 6. PMID: 31691861.

11. Lauritsen CG, Marmura MJ. Current Treatment Options: Vestibular Migraine. Curr Treat Options Neurol. 2017 Sep 30;19(11):38. doi: 10.1007/s11940-017-0476-z. PMID: 28965306.

12. Nakashima, T., Pyykkö, I., Arroll, M. et al. Meniere's disease. Nat Rev Dis Primers 2, 16028 (2016). https://doi.org/10.1038/nrdp.2016.28

13. Newman-Toker DE, Della Santina CC, Blitz AM. Vertigo and hearing loss. Handb Clin Neurol. 2016;136:905-21. doi: 10.1016/B978-0-444-53486-6.00046-6. PMID: 27430449.

14. Kattah JC, Talkad AV, Wang DZ, Hsieh YH, Newman-Toker DE. HINTS to diagnose stroke in the acute vestibular syndrome: three-step bedside oculomotor examination more sensitive than early MRI diffusion-weighted imaging. Stroke. 2009 Nov;40(11):3504-10. doi: 10.1161/STROKEAHA.109.551234. Epub 2009 Sep 17. PMID: 19762709; PMCID: PMC4593511.

15. Omron R. Peripheral Vertigo. Emerg Med Clin North Am. 2019 Feb;37(1):11-28. doi: 10.1016/j.emc.2018.09.004. PMID: 30454774.

16. Huh YE, Kim JS. Bedside evaluation of dizzy patients. J Clin Neurol. 2013 Oct;9(4):203-13. doi: 10.3988/jcn.2013.9.4.203. Epub 2013 Oct 31. PMID: 24285961; PMCID: PMC3840130.

17. Jeong, Seong-Hae; Kim, Hyo-Jung; Kim, Ji-Soo (2013). Vestibular Neuritis. Seminars in Neurology, 33(3), 185–194. doi:10.1055/s-0033-1354598

18. CONTINUUM (MINNEAP MINN) 2021;27(2, NEURO-OTOLOGY): 402–419.

19. Kanashiro, Aline Mizuta Kozoroski, Pereira, Cristiana Borges, Melo, Antonio Carlos de Paiva, & Scaff, Milberto. (2005). Diagnóstico e tratamento das principais síndromes vestibulares. Arquivos de Neuro-Psiquiatria, 63(1), 140-144. https://dx.doi.org/10.1590/S0004-282X2005000100025

20. Popkirov S, Staab JP, Stone J. Persistent postural-perceptual dizziness (PPPD): a common, characteristic and treatable cause of chronic dizziness. Pract Neurol. 2018 Feb;18(1):5-13. doi: 10.1136/practneurol-2017-001809. Epub 2017 Dec 5. PMID: 29208729.

21. Mandalà M, Salerni L, Nuti D. Benign Positional Paroxysmal Vertigo Treatment: a Practical Update. Curr Treat Options Neurol. 2019 Dec 5;21(12):66. doi: 10.1007/s11940-019-0606-x. PMID: 31807976.

Ataque Isquêmico Transitório

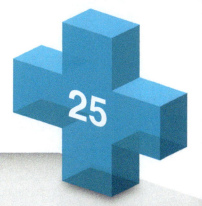

Leonardo Mateus de Lima

Definições e conceitos

Ataque isquêmico transitório (AIT) é definido como uma disfunção neurológica transitória, causada por isquemia cerebral, retiniana ou medular, sem gerar infarto tecidual. Geralmente, os déficits neurológicos são reversíveis em até 1 hora. Até há pouco tempo usava-se 24 horas como uma dimensão temporal que separava o AIT do AVC. Entretanto, a presença de sinais de infarto tecidual em exames de imagem (TC ou RM), mais que a duração do déficit, é um fator determinante na diferenciação do AIT para o AVC. Em pacientes que cheguem precocemente aos serviços médicos com novo déficit neurológico agudo, ainda sintomáticos, deve-se aplicar o protocolo AVC (Capítulo 26), pois não é possível afirmar se o déficit será revertido nos próximos minutos a horas.

Etiologia e classificação

Didaticamente, agrupamos as principais causas de AIT em 3 grandes grupos: grandes vasos (*low-flow*; 20-25%), embólico (10-15%) e pequenos vasos (lacunar; 10-15%). Assim como o acidente vascular cerebral isquêmico (AVCi), ainda podemos classificar os AIT como criptogênicos (35-50%) e outras causas (5%). A classificação do estudo TOAST (Tabela 25.1) pode auxiliar na investigação etiológica do AIT.

Tabela 25.1. Os cinco subtipos de AVCi conforme a classificação TOAST.

Aterosclerose de grandes vasos
Oclusão de pequenos vasos (lacunar)
Cardioembolismo
AVCi de outra etiologia determinada

(continua)

Tabela 25.1. Os cinco subtipos de AVCi conforme a classificação TOAST. (continuação)

AVCi de etiologia indeterminada
▪ 2 ou mais potenciais causas identificadas
▪ Avaliação negativa
▪ Avaliação incompleta

Adaptado de Adams, et al.; Stroke, 1993.

Os eventos associados aos grandes vasos podem ocorrer por estenose de carótida, vertebrais e vasos do polígono de Willis, como a artéria cerebral média. Já os lacunares ocorrem por doença nos vasos penetrantes que se originam da artéria cerebral média, basilar ou vertebral, por exemplo. Por fim, os eventos de etiologia embólica podem ter como fonte mais comum os vasos extracranianos como aorta, carótida e câmaras cardíacas (fibrilação atrial, cardiomiopatia dilatada, endocardite).

Assim que feita a hipótese de AIT, deve-se observar potenciais diagnósticos diferenciais que possam mimetizar o quadro clínico: hipoglicemia, síncope, crises epilépticas e enxaqueca com aura. Outros possíveis diferenciais são quadros metabólicos (uremia, encefalopatia hepática), amnésia global transitória e vestibulopatias periféricas.

Avaliação

Todos os casos de déficit neurológico agudo devem ser prontamente identificados, para que o tratamento seja imediatamente instituído, reduzindo as possíveis sequelas do evento. Muitas vezes não é possível distinguir o AIT do AVC. Assim, todos os casos suspeitos devem realizar uma tomografia de crânio o mais breve possível, desde que o paciente esteja estável o suficiente, e seguir o protocolo de AVC (Capitulo 26).

A Tabela 25.2 resume os principais sinais e sintomas de AVC.

Tabela 25.2. Principais sinais e sintomas de AVC

Desvio de rima
Alterações na fala (disartria, afasia)
Alterações motoras (perda de força)
Alterações de sensibilidade
Perda visual uni ou bilateral
Vertigem súbita, incoordenação motora e dificuldade de deambulação
Crise convulsiva
Confusão mental
Cefaleia súbita e intensa
Rebaixamento do nível de consciência e coma

Ataque Isquêmico Transitório

Todo paciente com suspeita de AVC, principalmente com íctus dentro das últimas 24 h, deve ser encaminhado à sala de emergência para avaliação e estabilização iniciais.

Nos pacientes que já chegaram sem o déficit neurológico ou aqueles em que o déficit foi melhorando durante a avaliação no hospital, é importante documentar quais foram as alterações neurológicas (fala, motora, sensitiva, etc.), sua localização e duração.

Buscar dados da história que apontem a etiologia, como fibrilação atrial, infarto recente, hipertensão arterial, diabetes, tabagismo, uso de drogas, doenças autoimunes.

Alguns padrões auxiliam na suspeita: déficits de longa duração (> 1 hora), são mais sugestivos de fonte embólica que aterosclerose de grandes vasos; sintomas corticais (afasia, perda de campo visual) são mais frequentes nos grandes vasos que nas causas lacunares.

Procurar atentamente evidências de outras afecções que mimetizem o AIT, como hipoglicemia, síncope, aura e crises epilépticas.

Após anamnese completa, o exame clínico direcionado pode complementar o diagnóstico da provável etiologia do AIT. Ausculta cardíaca e palpação de pulso podem evidenciar arritmias como fibrilação atrial; sopro carotídeo pode ser encontrado na aterosclerose de carótidas. É fundamental realizar exame neurológico completo em busca de déficits mantidos.

O risco de recorrência pode ser estimado com o auxílio do escore ABCD2 (Tabela 25.3).

Tabela 25.3. Escore de risco ABCD2.

Variável	Pontos
Idade ≥ 60 anos	1
Pressão Arterial ≥ 140 × 90 mmHg	1
Clínica: fraqueza unilateral	2
Alteração de fala	1
Outros *déficits*	0
Duração: 60 minutos ou mais	2
10 a 59 minutos	1
Menor que 10 min	0
Diabetes	1

Pontuação: 0-3: baixo risco; 4-5: intermediário; 6-7: alto risco.

Exames complementares

Providenciar a coleta do *kit* AVC: hemograma completo, coagulograma, creatinina, ureia, sódio e potássio, troponina (mais importante no AVC), glicemia sérica, função hepática (opcional) e eletrocardiograma (ECG).

O ECG pode mostrar arritmias e sugerir cardiomiopatias que possam ser fonte de êmbolos. Muitas vezes, o ecocardiograma será necessário para descartar etiologia cardioaortoembólica.

Quanto aos exames de imagem, a ressonância magnética (RM) é o exame de escolha para melhor análise tecidual. Entretanto, devido sua baixa disponibilidade, pode ser substituída pela tomografia de crânio (TC).

Os vasos intracranianos podem ser estudados pelo Doppler transcraniano (pouco disponível), pela AngioTC, AngioRM ou angiografia, enquanto os vasos extracranianos (artérias carótidas e vertebrais) podem ser avaliados pelo Doppler de vasos e demais estudos angiográficos, como TC e RM com contraste.

Idealmente, tais exames deverão ser providenciados durante a passagem do paciente no pronto-socorro, principalmente para definir a etiologia e já iniciar o tratamento dos fatores de risco (anticoagulação ou antiagregação plaquetária). Caso algum exame não possa ser realizado, providenciar retorno o mais breve possível em ambulatório, preferencialmente com neurologista.

Tratamento

Quando o mecanismo for aterosclerótico, iniciar antiagregante plaquetário, estatina e otimizar o controle de hipertensão e diabetes. Estudos como o CHANCE e POINT sugerem que no AIT (principalmente de alto risco) a dupla antiagregação plaquetária (DAPT) é segura e benéfica, por 21 dias. Em casos de aterosclerose intracraniana significativa, pode-se optar por DAPT por 3 meses.

Sugestão de doses:

AAS: 300 mg/dia, durante o primeiro mês; em seguida, 100 mg/dia.

AAS + Clopidogrel: ataque de 300 mg de AAS e 300 mg de Clopidogrel, seguido por 100 mg de AAS + 75 mg de clopidogrel por 21 dias (se o mecanismo for aterosclerose intracraniana, pode-se considerar DAPT por até 3 meses).

Estatina: sinvastatina 40 mg/d ou atorvastatina 20 mg/d.

Compensar clinicamente os fatores de risco como hipertensão e diabetes. Estimular a cessação do tabagismo.

Quando o mecanismo for cardioembólico (fibrilação atrial, por exemplo), iniciar a anticoagulação, conforme a avaliação dos riscos e benefícios. Caso o risco de sangramento com anticoagulante seja proibitivo, pode-se considerar DAPT, com nível baixo de evidência.

Caso seja identificado estenose de carótida maior que 50%, ipsilateral ao déficit neurológico, considerar referenciamento para abordagem da lesão, pois pode haver indicação de endarterectomia ou colocação de *stent*. De uma maneira geral, homens com estenose maior que 50% podem se beneficiar de endarterectomia. Entre 70 e 99% de obstrução, tanto homens quanto mulheres se beneficiam. Estenose menor que 50%, o tratamento clínico (antiplaquetário, estatina e anti-hipertensivo) é a melhor escolha. Quanto ao tempo para abordagem, a maioria dos estudos sugerem que as primeiras 2 semanas é o melhor, desde que não seja realizado nas 48 horas imediatamente após o evento.

Alta hospitalar

O principal motivo que justifica a admissão hospitalar do paciente com AIT é o risco de novos episódios isquêmicos nos dias subsequentes ao evento. O escore ABCD2 é o mais amplamente utilizado com essa finalidade, de prever o risco de AVC. Nesse sentido, vale a pena ressaltar que tanto sua especificidade para identificar pacientes de alto risco, quanto sensibilidade para pacientes de baixo risco são baixas e que ele foi inicialmente concebido fora do ambiente de emergência. Assim, o uso dessa ferramenta para definir a alta hospitalar deve ser feito com cuidado e ser apenas um dos fatores ponderados na avaliação do paciente. A Tabela 25.4 resume o risco de AVC conforme o escore ABCD2.

Tabela 25.4. Risco de AVC de acordo com o escore ABCD2.

Risco	2 dias	7 dias	90 dias
Baixo (0-3)	1%	1,2%	3,1%
Médio (4-5)	4,1%	5,9%	9,8%
Alto (6-7)	8,1%	12%	18%

De maneira geral, as primeiras 48 horas após o AIT concentram grande parte do risco de AVC. Assim, recomendamos a internação desses pacientes ou observação por ao menos 24 horas, podendo ser estendida para 48 horas conforme o risco do paciente. Há diretrizes que recomendam a internação até 72 horas do íctus.

Passado o período crítico, programar a alta do paciente com o mecanismo esclarecido (se possível), tratamento iniciado (conforme mecanismo) e demais fatores de risco abordados (hipertensão, diabetes, tabagismo, etc.), com retorno breve com equipe assistente ou, preferencialmente, neurologista.

Referências bibliográficas

1. Adams HP Jr, Bendixen BH, Kappelle LJ, Biller J, Love BB, Gordon DL, et al. Classification of subtype of acute ischemic stroke. Definitions for use in a multicenter clinical trial. TOAST. Trial of Org 10172 in Acute Stroke Treatment. Stroke. 1993 Jan;24(1):35-41.

2. Asimos AW, Johnson AM, Rosamond WD, et al. A multicenter evaluation of the ABCD2 score's accuracy for predicting early ischemic stroke in admitted patients with transient ischemic attack. Ann Emerg Med. 2010;55:201-210.e5.

3. Chandratheva A, Geraghty OC, Luengo-Fernandez R, Rothwell PM. Oxford Vascular Study. ABCD2 score predicts severity rather than risk of early recurrent events after transient ischemic attack. Stroke. 2010;41:851-6.

4. Chimowitz MI, et al. "Stenting versus Aggressive Medical Therapy for Intracranial Arterial Stenosis". *The New England Journal of Medicine*. 2015. 365(11):993-1003.

5. Ederle J, Dobson J, Featherstone RL, et al. International Carotid Stenting Study investigators. Carotid artery stenting compared with endarterectomy in patients with symptomatic carotid stenosis (International Carotid Stenting Study): an interim analysis of a randomised controlled trial. Lancet. 2010;375:985-97.

6. Rahman H, Khan SU, Nasir F, Hammad T, Meyer MA, Kaluski E. Optimal Duration of Aspirin Plus Clopidogrel After Ischemic Stroke or Transient Ischemic Attack. *Stroke*. 2019;50(4):947-53.

7. Ringleb PA, Chatellier G, Hacke W, et al. Safety of endovascular treatment of carotid artery stenosis compared with surgical treatment: a meta-analysis. J Vasc Surg. 2008;47:350-5.

8. Wang Y, Wang Y, Zhao X, Liu L, Wang D, Wang C, Wang C, et al. CHANCE Investigators. Clopidogrel with aspirin in acute minor stroke or transient ischemic attack. N Engl J Med. 2013 Jul 4;369(1):11-9.

Acidente Vascular Cerebral Isquêmico

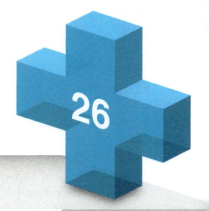

26

Leonardo Mateus de Lima

Objetivo

Definir as diretrizes institucionais do Hospital Universitário da Universidade de São Paulo (HU-USP), baseadas nas mais recentes evidências científicas, para o diagnóstico, investigação etiológica, tratamento e reabilitação dos pacientes com acidente vascular cerebral isquêmico (AVCi).

Definições e conceitos

Acidente vascular cerebral encefálico (AVE): *déficit* neurológico agudo (motor, sensitivo, alterações da fala, nível de consciência, dentre outras funções encefálicas), geralmente com duração superior a 24 horas (ou com alteração de exame de imagem), ou levando ao óbito, com etiologia vascular. Pode ser classificado como AVC isquêmico (AVCi; 80% dos casos); ou AVC hemorrágico (AVCh; 20% dos casos, incluindo os hematomas intraparenquimatosos (HIP) e as hemorragias subaracnoides (HSA).

Já o ataque isquêmico transitório (AIT) é caracterizado por uma alteração transitória neurológica, causada por isquemia encefálica, retiniana ou medular, sendo os déficits, comumente, reversíveis em até 1 hora. Nos pacientes que chegam ao serviço precocemente não é possível distinguir o AVC do AIT (a menos que haja lesão em exame de imagem), de maneira que os casos devem ser conduzidos como AVC.

Wake up stroke: pacientes que acordaram com um novo *déficit* neurológico.

Trombólise: opção terapêutica com medicação trombolítica (alteplase), de uso endovenoso, que objetiva a redução do trombo e o respectivo reestabelecimento de fluxo sanguíneo na área afetada.

Trombectomia: técnica endovascular, realizada por radiologia intervencionista, que objetiva a remoção de trombos para o restabelecimento de fluxo sanguíneo.

Etiologia

Embora o tratamento inicial do AVCi, geralmente, independa da etiologia, é importante conhecer os mecanismos da doença para que a recorrência seja evitada.

Para haver isquemia, deve ocorrer uma redução da perfusão sanguínea, gerando um fluxo insuficiente para as necessidades locais. Obstruções ao fluxo arterial constituem as principais causas do AVCi. Assim, podemos dividir, didaticamente, os mecanismos de AVCi em trombóticos, embólicos e hipoperfusão, conforme a Tabela 26.1. Entretanto, a aterotrombose e cardioembolia são as etiologias mais comuns. Uma maneira resumida de agrupar as causas do AVCi é por meio da divisão sugerida pelo estudo TOAST (Tabela 26.2).

Tabela 26.1. Mecanismos de AVC.

Aterotrombótico	
Grandes vasos	
Comum	Menos comum
Bifurcação da artéria carótida comum	Origem da carótida comum
Sifão carotídeo	Artéria cerebral posterior
Tronco da artéria cerebral média	Origem de ramos da artéria basilar
Artéria vertebral intracraniana	Origem de ramos das artérias cerebrais média, anterior e posterior
Pequenos vasos (lacunar)	
Ramos penetrantes das artérias cerebrais média, anterior e posterior e basilar	Mecanismo
	Lipo-hialinose (degeneração da camada média de pequenas artérias)
	Raramente: oclusão embólica ou aterotrombótica
Cardioaórtico embólico	
Trombos intracavitários	Valvopatias com ou sem prótese
Fibrilação atrial	Infarto recente
Flutter Atrial	Cardiomiopatia dilatada
Endocardite	Êmbolo do arco da aorta
Outros	
Moyamoya	Dissecção arterial
Trombose primária	Massas cerebrais

Acidente Vascular Cerebral Isquêmico

Tabela 26.2. Os cinco subtipos de AVCi conforme a classificação TOAST

Aterosclerose de grandes vasos
Oclusão de pequenos vasos (lacunar)
Cardioembolismo
AVCi de outra etiologia determinada
AVCi de etiologia indeterminada • 2 ou mais potenciais causas identificadas • Avaliação negativa • Avaliação incompleta

Adaptado de Adams, et al.; Stroke, 1993.

Geralmente, a definição da etiologia do AVCi só será obtida após o evento, quando solicitar os exames complementares, conforme discutido mais à frente.

Avaliação

Todos os casos de AVCi agudo devem ser prontamente identificados, para que o tratamento seja imediatamente instituído, reduzindo as possíveis sequelas do evento. Com isso, diversas escalas para identificação de AVC foram desenvolvidas, principalmente para aplicação no ambiente pré-hospitalar. Uma metanálise recente (2019, Cochrane) mostrou que a escala de Cincinati apresentou a maior sensibilidade, com uma especificidade aceitável. Outra vantagem desta escala é a simplicidade de aplicação e excelente reprodutibilidade.

A Tabela 26.3 resume os principais sinais e sintomas de AVC.

Tabela 26.3. Sinais e sintomas de AVC.

Desvio de rima
Alterações na fala (disartria, afasia)
Alterações motoras (perda de força)
Alterações de sensibilidade
Perda visual uni ou bilateral
Vertigem súbita, incoordenação motora e dificuldade de deambulação
Crise convulsiva
Confusão mental
Cefaleia súbita

Todo paciente com suspeita de AVC, principalmente com íctus dentro das últimas 24 horas, deve ser encaminhado à sala de emergência para avaliação e estabilização iniciais.

Avaliação médica

Após anamnese direcionada e manutenção da suspeita de AVC, deve-se aplicar (Veja no QR code) e encaminhar o paciente para a tomografia, assim que estabilizado clinicamente.

Após tomografia, se paciente for candidato à trombólise, a mesma deve ser prontamente iniciada. Em serviços médicos que não realizem tal procedimento, deve ser disponibilizada a remoção do paciente para a referência mais próxima, observando os tempos de janela para trombólise.

Nos últimos anos, novas evidências vêm emergindo quanto a temporalidade do evento neurológico agudo e a medida terapêutica utilizada. Estudos como o DAWN e DEFUSE, além de outros RCTS e metanálises têm mostrado que a trombólise e trombectomia podem ser indicadas mesmo após 4,5 horas do íctus, graças aos protocolos de ressonância magnética RM. Assim, a decisão de utilizar o trombolítico tem mudado da perspectiva baseada no tempo para baseada na viabilidade tecidual.

No HU não dispomos de um serviço de Neurologia nem Ressonância Magnética. Assim, os pacientes elegíveis serão direcionados para a nossa referência em Neurologia e Neurocirurgia: o Hospital das Clínicas da FMUSP, conforme pactuado. Em alguns serviços, a trombólise é realizada por Clínicos ou Emergencistas com supervisão de Neurologista por Telemedicina.

Atualmente, não há um valor de corte da escala de NIHS que indique a trombólise. Déficit incapacitante considerando as individualidades de cada paciente pode indicar trombólise. Assim, todo paciente candidato a trombólise deve ser encaminhado se tempo hábil. Atentar para as chances do paciente ser enquadrado no protocolo *wake up stroke*, janela estendida ou para aqueles candidatos a trombectomia mecânica.

> Todo médico atuando em pronto-socorro deve estar familiarizado com o NIHSS (National Institutes of Health Stroke Scale). Uma cópia do checklist deve estar sempre disponível para a avaliação estruturada. Na internet, há alguns cursos gratuitos para capacitação na aplicação da escala. O link abaixo é um exemplo de treinamento em língua portuguesa: https://secure.trainingcampus.net/UAS/Modules/TREES/windex.aspx.
>
>

Acidente Vascular Cerebral Isquêmico

Coleta de exames e monitorização

Na sala de Emergência, obter pressão arterial, pulso e saturação de oxigênio.

Coleta do *kit* AVC: hemograma completo, coagulograma, creatinina, ureia, sódio e potássio, troponina, glicemia sérica, função hepática (opcional) e ECG. A coleta do *kit* AVC não deverá atrasar a realização da tomografia, podendo ser coletada após o exame de imagem. Glicemia capilar deve ser realizada assim que iniciar o atendimento. Nos pacientes com indicação de trombólise não se deve esperar resultados de exames laboratoriais para iniciar a infusão da droga, se não há motivos para desconfiar de alterações hematológicas e de coagulação.

Avaliação trombólise/trombectomia

Mesmo em serviços médicos que não realizam trombólise, é importante que a equipe conheça os critérios de inclusão e exclusão ponderados quando o Neurologista opta ou não pelo procedimento:

Critérios de inclusão para trombólise:

- Idade ≥ 18 anos.
- AVCi, com déficit incapacitante.
- Início dos sintomas < 4 horas e 30 minutos antes da trombólise.
- *Wake up stroke:*
- Acordou com o déficit ou o início do déficit é ignorado.
- Reconhecimento do déficit há menos de 4 horas e 30 minutos.
- Disponibilidade de ressonância magnética no Serviço ou referência.

Os itens abaixo representam as contraindicações para a trombólise:

Absolutas	Relativas
• TCE grave nos últimos 3 meses.	• Antecedente de hemorragia intracraniana
• Suspeita de HSA, mesmo com TC normal.	• AVCi nos últimos 3 meses
• Pressão arterial sistólica > 185 mmHg ou diastólica > 110 mmHg (controlar antes).	• Neurocirurgia (neuroeixo) nos últimos 3 meses
• Glicemia < 50 mg/dL ou > 400 mg/dL (corrigir antes).	• Neoplasia do TGI ou hemorragia TGI nas últimas 3 semanas
• Plaquetas < 100.000/mm³; INR >1,7; TTPA > 40 s; TP > 15 s.	• Neoplasia intracraniana
• Uso de NOACs nas últimas 24 horas.	• Área hipoatenuante extensa (avaliação subjetiva, não há um corte)
• Dose terapêutica de HBPM nas últimas 24 horas.	
• Endocardite bacteriana.	
• Dissecção aórtica.	
• Hemorragia ativa.	

TCE: traumatismo cranioencefálico; INR: international normalized ratio; TTPA: tempo de tromboplastina parcial ativada; TP: tempo de protrombina; NOACs: new oral anticoagulants; HBPM: heparina de baixo peso molecular; TGI: trato gastrintestinal.

Observação: caso ocorra IAM e AVCi concomitantes: trombólise com droga e dose para AVC, além de angioplastia coronária, a critério de cardiologista.

Trombectomia

Procedimento realizado por Radiologia Intervencionista, disponível apenas em serviços de referência. Tal procedimento depende de disponibilidade de material, equipe e RM de crânio. A decisão sobre a trombectomia ou não será definida pela equipe de Neurologia e Radiologia Intervencionista. Apenas para ilustração, foram adicionados a essa diretriz os critérios de inclusão e exclusão que norteiam a indicação do procedimento. Atentar para os pacientes que francamente não são candidatos a trombectomia.

Critérios de Inclusão

- AVCi agudo.
- Idade ≥ 18 anos.
- Funcionalidade: Rankin prévio 0 ou 1 (escala Rankin disponível no QR code).

- Escore NIHSS: ≥ 6.
- ASPECTS (Alberta stroke program early CT score) ≥ 6 (território de Artéria Cerebral Média).
- Contraindicação a trombólise endovenosa ou queda no NIHSS menor que 50% após trombólise (30 minutos).
- Oclusão da carótida interna intracraniana, segmento M1 da Artéria Cerebral Média ou artéria basilar com possibilidade de tratamento endovascular.
- Horário com disponibilidade da equipe de Radiologia Intervenção e Anestesia.

Contraindicações absolutas à trombectomia

- Doença prévia grave, cuja expectativa de vida seja inferior a 12 meses.
- Rankin maior que 1.
- AVCh.
- Suspeita de dissecção aórtica (realizar angiotomografia conforme necessidade).
- Edema com efeito de massa e desvio significativo de linha média.
- Obstrução de carótida ipsilateral que impeça remoção de trombo (após avaliação da equipe especializada).
- Tumores intracranianos.

Tratamento

Controle pressórico

Na fase inicial do AVCi é comum encontrarmos valores elevados de PA. Quando houver indicação de controle pressórico, sugerimos seguir os alvos da Tabela 26.4.

Tabela 26.4. Alvos de Pressão Arterial e Drogas Sugeridas no AVCi*.

Pacientes trombolisados ou candidatos à trombólise: < 180 × 105 mmHg
Não candidatos à trombólise: reduzir 15% nas primeiras 24 horas se PA > 220 × 120 mmHg
Anti-hipertensivos recomendados • Labetalol: 10 mg EV em 1 a 2 minutos (podendo repetir), seguidos de 2 a 8 mg/minuto • Nicardipina: 5 mg/hora e ir titulando a cada 2,5 mg/hora até alvo; máximo de 15 mg/hora • Nitroprussiado de Sódio: deve-se evitar essa droga pelo risco teórico de hipertensão intracraniana. É droga de segunda linha, podendo ser utilizada na ausência do labetalol e da nicardipina

*Os alvos e drogas utilizados para o AVC hemorrágico serão discutidos no capítulo específico.

Trombólise/Trombectomia

A trombólise deve ser imediatamente iniciada assim que os níveis pressóricos estiverem controlados e o paciente for candidato, conforme os critérios de inclusão e exclusão.

A droga de escolha é a alteplase:

Alteplase: 0,9 mg/kg (dose máxima 90 mg); correr em infusão contínua por 60 minutos, sendo que 10% da dose deve ser administrada em *bolus* em um minuto.

O paciente deverá permanecer o tempo todo monitorizado. Deterioração neurológica e cefaleia intensa devem alertar para possível complicação, como sangramento de sistema nervoso central. Caso haja essa suspeita, interromper infusão, obter Tomografia de Crânio e avaliar: se sangramento, iniciar tratamento (Tabela 26.5); se não apresentar sangramento, continuar alteplase.

Tabela 26.5. Manejo de Complicações da Trombólise.

Sangramento no sistema nervoso central
Interromper infusão imediatamente
Avaliar exames: hemograma, coagulograma, TP, TTPA, fibrinogênio
Iniciar crioprecipitado 10 UI em 10 a 30 minutos (se fibronogênio < 150 mg/dL, fazer dose adicional)
Ácido tranexâmico 1.000 mg, EV, em 10min
Angioedema
Parar infusão imediatamente
Evitar uso de IECA
Garantir via aérea (IOT se necessário)
Considerar: Metilprednisolona 125 mg, EV
Difenidramina 50 mg, EV
Ranitidina 50 mg, EV
Epinefrina 0,1%, 0,3 mL por via subcutânea ou 0,5 mL nebulizada
Icatibanto 30 mg, SC

TP: tempo de protrombina; TPPa: tempo de tromboplastina parcialmente ativada; IECA: inibidores da enzima conversora de angiotensina; IOT: intubação orotraqueal.

Trombectomia

Pacientes candidatos à trombectomia devem ser prontamente encaminhados para serviço especializado para avaliação de equipe da Neurologia e Radiologia Intervencionista.

Outros Cuidados

Por conta dos déficits neurológicos e restrição dos pacientes, diversas complicações podem acontecer, como lesão por pressão, trombose venosa profunda (TVP) e tromboembolismo pulmonar (TEP), pneumonia, sangramentos, dentre outros. Abaixo descrevemos medidas para evitar tais complicações. Há também o risco de hipertensão intracraniana, que será discutida em capítulo específico.

Anticoagulação e Profilaxia de eventos tromboembólicos (TEV)

- Pacientes trombolisados: aguardar 24 horas para anticoagulação profilática e antiagregantes plaquetários.
- Não trombolisados: heparina de baixo peso molecular ou heparina não fracionada nas primeiras 24 horas.
- Estimular deambulação precoce, desde que não haja contraindicação.

Acidente Vascular Cerebral Isquêmico

- Não se deve utilizar meias compressivas com finalidade de profilaxia TEV. Utilizar compressão pneumática, se disponível.

Não há consenso na literatura quanto ao uso dos anticoagulantes profiláticos. Seu uso reduziu a incidência de TEV sintomática, mas não reduziu a mortalidade, além de ter aumentado a frequência de sangramentos do sistema nervoso central.

Dieta

- Paciente estável, solicitar avaliação da Fonoaudiologia e liberar dieta conforme orientação. Em caso leves, a avaliação pode ser feita com o Teste das 3 onças (90 mL de água).
- Sonda nasoenteral se necessário (evitar nas primeiras horas após trombólise).
- Evitar hipoglicemia ou hiperglicemia (manter entre 130 mg/dL e 180 mg/dL).
- Cuidado com hipovolemia.
- Cabeceira elevada a 45° reduz o risco de broncoaspiração.

Membros paréticos

- Não aferir PA ou coletar exames nos membros paréticos.
- Não puncionar acesso nos membros paréticos.

Prevenção de lesões por pressão

- Colchão adequado.
- Mobilizar o paciente a cada 3 horas.
- Evitar dobras nos lençóis.
- Caso observe feridas, acionar equipe da estomatoterapia.

Avaliação Complementar

Antes da alta do paciente, considerar os exames abaixo para auxílio na determinação do mecanismo do AVC do paciente. Atentar para os exames já realizados em outros serviços e o real custo benefício antes de solicitá-los. Essa avaliação deverá ajudar no enquadramento de um dos tipos de AVCi do estudo TOAST, possibilitando o tratamento etiológico para reduzir as chances de recorrência.

- Tomografia de crânio sem contraste, tempo zero e 24 horas após evento. Individualizar conforme deterioração neurológica ou outros critérios.
- Angiotomografia de vasos intra e extracranianos.
- Ultrassonografia Doppler de carótidas e vertebrais.
- Eletrocardiograma.

- Ecocardiograma (quando não disponível no PS, realizar exame clínico cardiológico apurado e analisar junto com ECG; considerar realizar o ECO ambulatorialmente em retorno breve).
- Holter.

No HU não há Ressonância Magnética, Arteriografia e Doppler Transcranianio.

Alta Hospitalar

O tempo para alta do paciente depende de diversos fatores como prognóstico, déficits, necessidade de suporte, complicações, questões sociais, dimensão da área de perda tecidual, dentre outros.

Pacientes sem seguimento externo e com necessidade de retorno ambulatorial precoce ou complementação de investigação do mecanismo de isquemia podem ser encaminhados ao ambulatório dos internos (ACMI), que é um ambulatório de retorno precoce após alta do nosso serviço de urgência.

Tratamento antiplaquetário

Nos pacientes cujo mecanismo provável é aterotrombótico, iniciar AAS nas primeiras 24 horas (ou após 24 horas da trombólise). Em usuários dessa medicação, pode-se considerar a troca por outro antiplaquetário, como o clopidogrel. A opção por dupla antiagregação plaquetária (DAPT) deve ser cuidadosamente discutida e considerada para os AVCi´s com NIHSS ≤ 3 (DAPT não é indicada em AVC de etiologia cardioembólica) ou AIT.

Sugestão de doses:

AAS: 300 mg/dia, durante o primeiro mês; 100 mg/dia após.

AAS + Clopidogrel: ataque de 300 mg de AAS e 300 mg de Clopidogrel, seguido por 100 mg de AAS + 75 mg de clopidogrel por 21 dias (se o mecanismo for aterosclerose intracraniana, pode-se considerar DAPT por até 3 meses).

Estatina: sinvastatina 40 mg/dia ou atorvastatina 20 mg/dia.

Adicionar estatina e otimizar tratamento anti-hipertensivo e antidiabético, conforme indicação clínica.

Discutir e indicar, se pertinente, a anticoagulação de pacientes com provável mecanismo cardioaorticoembólico, geralmente entre 4 a 14 dias após o íctus.

Indicadores institucionais de qualidade

- Adesão de toda equipe multidisciplinar ao protocolo.
- Tempo porta-tomografia de crânio.
- Tempo porta-remoção e consequente trombólise, se indicada.
- Avaliação da fonoaudiologia.

- Prevenção de lesões por pressão.
- Profilaxia TEV em até 48 horas.
- Tempo de internação.
- Escala Rankin de funcionalidade 3 meses após evento.
- Mortalidade.

Referências bibliográficas

1. Zhelev Z, Walker G, Henschke N, Fridhandler J, Yip S. Prehospital stroke scales as screening tools for early identification of stroke and transient ischemic attack. Cochrane Database Syst Rev. 2019 Apr 9;4(4):CD011427. doi: 10.1002/14651858.CD011427.pub2.

2. Kothari RU, Pancioli A, Liu T, Brott T, Broderick J. Cincinnati Prehospital Stroke Scale: reproducibility and validity. Ann Emerg Med. 1999 Apr;33(4):373-8. doi: 10.1016/s0196-0644(99)70299-4.

3. Tsivgoulis G, Katsanos AH, Malhotra K, Sarraj A, Barreto AD, Köhrmann M, et al. Thrombolysis for acute ischemic stroke in the unwitnessed or extended therapeutic time window. Neurology. 2020 Mar 24;94(12):e1241-e1248. doi: 10.1212/WNL.0000000000008904. Epub 2019 Dec 31.

4. Nogueira RG, et al. DAWN Trial Investigators. Thrombectomy 6 to 24 Hours after Stroke with a Mismatch between Deficit and Infarct. N Engl J Med. 2018 Jan 4;378(1):11-21. doi: 10.1056/NEJMoa1706442. Epub 2017 Nov 11.

5. Albers GW, Lansberg MG, Kemp S, et al. A multicenter randomized controlled trial of endovascular therapy following imaging evaluation for ischemic stroke (DEFUSE 3). Int J Stroke. 2017;12(8):896-905. doi:10.1177/1747493017701147.

6. Thomalla G, et al. WAKE-UP Investigators. MRI-Guided Thrombolysis for Stroke with Unknown Time of Onset. N Engl J Med. 2018 Aug 16;379(7):611-22. doi: 10.1056/NEJMoa1804355. Epub 2018 May 16.

Acidente Vascular Cerebral Hemorrágico

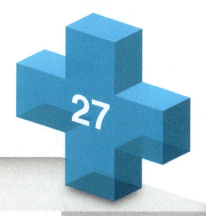

Leonardo Mateus de Lima

Objetivo

Definir as diretrizes institucionais do Hospital Universitário da Universidade de São Paulo (HU-USP), baseadas nas mais recentes evidências científicas, para o diagnóstico, investigação etiológica, tratamento e reabilitação dos pacientes com acidente vascular cerebral hemorrágico (AVCh).

Definições e conceitos

Acidente vascular cerebral encefálico (AVE): *déficit* neurológico agudo (motor, sensitivo, alterações da fala, nível de consciência, dentre outras funções encefálicas), geralmente com duração superior a 24 horas (ou com alteração de exame de imagem), ou levando ao óbito, com etiologia vascular. Pode ser classificado como AVC isquêmico (AVCi; 80% dos casos); ou AVC hemorrágico (AVCh).

O AVCh corresponde a cerca de 20% dos casos, sendo dividido em:

- Hematomas intraparenquimatosos (HIP): quando ocorre um sangramento dentro do parênquima encefálico. Nessa diretriz, consideramos apenas as causas espontâneas de HIP, ou seja, na ausência de trauma ou cirurgia de SNC.
- Hemorragia subaracnoide (HSA): quando há sangramento dentro do espaço subaracnoide, entre a aracnoide e a pia mater. O foco desta diretriz será as causas não traumáticas.

Etiologia e classificação

Hematoma Intraparenquimatoso

O principal fator de risco para o HIP espontâneo é o descontrole da pressão arterial. Outros fatores comuns são idade, abuso de álcool, uso de cocaína e mal formações vasculares. Podemos classificar o HIP espontâneo em 2 grandes grupos:

- HIP primário: 70 - 80% das vezes associado a hipertensão arterial, ocorre devido a ruptura espontânea de pequenos vasos lesados pela hipertensão arterial ou angiopatia amiloide. Os sangramentos lobares, geralmente, se associam a angiopatia amiloide, como resultado da ruptura de pequenos e médios vasos perfurantes corticais. Já as hemorragias associadas à hipertensão arterial, decorrem da ruptura de pequenas artérias perfurantes dos gânglios da base, tálamo, ponte e cerebelo. Assim, as típicas localizações de HIP hipertensivo são o putamen, tálamo, substância branca subcortical, ponte e cerebelo. Os sangramentos talâmicos e subcorticais frequentemente se estendem para os ventrículos.
- HIP secundário: causado por mal formações vasculares, tumores, anticoagulantes e distúrbios da coagulação, agentes trombolíticos, vasculite, drogas e trombose venosa central.

Hemorragia subaracnoide

A HSA aneurismática tem forte associação com o tabagismo, hipertensão arterial sistêmica e abuso de álcool, além de drogas como a cocaína e derivados. Outros fatores de risco mais raros são a doença renal policística e a síndrome do Ehlers-Danlos tipo IV.

A classificação tomográfica de Fisher foi descrita para avaliar a extensão do sangramento subaracnoide e foi extensivamente utilizada por muito tempo:

- Grupo 1: sem sangramento detectado na tomografia de crânio.
- Grupo 2: sangramento difuso ou vertical < 1 mm de espessura.
- Grupo 3: sangramento localizado ou vertical ≥ 1 mm de espessura.
- Grupo 4: sangramento com invasão ventricular ou parenquimatosa.

Uma modificação da classificação de Fisher foi proposta e parece correlacionar-se bem com a incidência de vasoespasmo (Tabela 27.1):

- Grupo 0: ausência de sangramento.
- Grupo 1: sangramento focal ou difuso, < 1 mm de espessura, sem invasão ventricular.
- Grupo 2: sangramento focal ou difuso, < 1 mm de espessura, com invasão ventricular.
- Grupo 3: sangramento focal ou difuso, ≥ 1 mm de espessura, sem invasão ventricular.
- Grupo 4: sangramento focal ou difuso, ≥ 1 mm de espessura, com invasão ventricular.

Tabela 27.1. Risco de vasoespasmo conforme a escala de Fisher modificada.

Escala de Fisher modificada	Risco de vasoespasmo
Grupo 0	0%
Grupo 1	6-24%
Grupo 2	15-33%
Grupo 3	33-35%
Grupo 4	34-40%

Avaliação

Todos os casos de *déficit* neurológico agudo devem ser prontamente identificados, para que o tratamento seja imediatamente instituído, reduzindo as possíveis sequelas do evento. Muitas vezes não é possível distinguir se o AVC é isquêmico ou hemorrágico. Assim, todos os casos suspeitos devem realizar uma tomografia de crânio o mais breve possível, desde que o paciente esteja estável o suficiente.

A Tabela 27.2 resume os principais sinais e sintomas de AVC.

Tabela 27.2. Principais sinais e sintomas de AVC.

Desvio de rima
Alterações na fala (disartria, afasia)
Alterações motoras (perda de força)
Alterações de sensibilidade
Perda visual uni ou bilateral
Vertigem súbita, incoordenação motora e dificuldade de deambulação
Crise convulsiva
Confusão mental
Cefaleia súbita e intensa
Rebaixamento do nível de consciência e coma

Todo paciente com suspeita de AVC, principalmente com ictus dentro das últimas 24 horas, deve ser encaminhado à sala de emergência para avaliação e estabilização iniciais.

Avaliação médica

Após anamnese direcionada e manutenção da suspeita de AVC, deve-se aplicar a escala de AVC do NIH - NIHSS (National Institutes of Health stroke scale) (ainda não sabemos se o evento é isquêmico ou hemorrágico) e encaminhar o paciente para a tomografia, assim que estabilizado clinicamente. Importante questionar quanto ao uso de drogas e medicações, principalmente anticoagulantes.

Após tomografia, se o caso sugerir AVCi e não apresentar sangramento no exame, prosseguir com o protocolo AVCi detalhado no Capítulo 26.

Caso haja evidência tomográfica de AVCh, seguir com os protocolos de HIP ou HSA, apresentados mais à frente.

> Todo médico atuando em Pronto Socorro deve estar familiarizado com o NIHSS (National Institute of Health Stroke Scale). Uma cópia do *checklist* deve estar sempre disponível para a avaliação estruturada. Na internet há alguns cursos gratuitos para capacitação na aplicação da escala. O *link* abaixo é um exemplo de treinamento em língua portuguesa: https://secure.trainingcampus.net/UAS/Modules/TREES/windex.aspx
>
>

Coleta de exames e monitorização

Na sala de Emergência: obter pressão arterial, pulso e saturação de oxigênio.

Coleta do kit AVC: hemograma completo, coagulograma, creatinina, ureia, sódio e potássio, troponina, glicemia sérica, função hepática e eletrocardiograma (ECG). A coleta do *kit* AVC não deverá atrasar a realização da tomografia, podendo ser coletada após o exame de imagem. Glicemia capilar deve ser realizada assim que iniciar o atendimento.

Hemorragia Intraparenquimatosa

Devemos suspeitar de HIP em todo paciente com cefaleia intensa, vômitos, hipertenso e com rebaixamento do nível de consciência. Entretanto, o quadro clínico pode apresentar apenas os déficits relacionados ao local acometido (por exemplo, uma síndrome cerebelar nos sangramentos dessa região) ou serem inespecíficos. Não é incomum o paciente apresentar crise focal ou generalizada. Nenhum dos sinais acima são específicos para diferenciar o evento hemorrágico do isquêmico.

A deterioração clínica pode ser rápida, logo nas primeiras horas do evento, determinada pela expansão do hematoma e por lesão secundária. O coma

Acidente Vascular Cerebral Hemorrágico

pode estar presente nos sangramentos de tronco. Atentar-se aos sinais clínicos e/ou tomográficos do efeito de massa, hidrocefalia, hipertensão intracraniana e herniações.

A tomografia de crânio sem contraste é fundamental na diferenciação do evento hemorrágico ou isquêmico, além de revelar a localização da lesão, a extensão para ventrículos, hidrocefalia, edema, desvios de linha média e herniações secundárias ao hematoma. Ademais, é possível estimar o volume do hematoma, utilizando-se escores como o ABC/2 (Quadro 27.1).

Quadro 27.1. Escore ABC/2

Cálculo do ABC/2:
- Selecionar o corte axial com a maior área de hematoma
- Medir o maior diâmetro nessa área (a)
- Medir o maior diâmetro perpendicular ao a (b)
- Multiplicar o número de cortes em que é possível ver o hematoma pela espessura de cada corte (c)
- Multiplicar A, B e C; dividir por 2
- O valor obtido é expresso em cm^3 ou mL

A angiotomografia de crânio pode trazer informações adicionais, como mal formações vasculares e, de grande relevância, a presença de extravasamento de contraste (*spot sign*), que é um preditor independente de expansão do hematoma e está associado a sangramento ativo durante abordagem cirúrgica.

Ressonância Magnética pode ser utilizada quando houver contra indicação ao contraste, mas geralmente não é realizada no ambiente de emergência.

Os principais fatores prognósticos para a expansão do hematoma são hematomas volumosos na avaliação inicial, uso de anticoagulantes, sinal de extravasamento de contraste. Outros sinais de pior desfecho clínico são invasão ventricular, edemas peri-hematoma, hidrocefalia, crises, febre e infecções.

Hemorragia subaracnoide

O sintoma mais típico de HSA é a cefaleia, estando presente em mais de 70% dos casos. Pode ser descrita como *thunderclap* (início súbito, com pico de dor em 1 minuto), ou como a "pior cefaleia da vida". De todo modo, a apresentação súbita é mais importante que a intensidade em si. Outros achados são rebaixamento do nível de consciência, que pode ser transitório, e os déficits focais. Entretanto, em cerca de 50% dos casos apenas a cefaleia está presente. O principal limitador diagnóstico é quando a descrição da cefaleia apresenta características migranosas ou tencionais, com resposta analgésica eficaz e a tomografia não é realizada. O julgamento clínico deve pautar sempre as avaliações. Uma ferramenta útil para usar como *rule out* é o *Ottawa Subarachnoid Hemorrhage Rule* (Tabela 27.3) que apresentou sensibilidade de 100%, com baixa especificidade (15%). Caso o paciente apresente pelo menos 1 ponto, já não é possível descartar HSA. Novamente, a avaliação clínica deve nortear o diagnóstico, principalmente na interpretação e aplicação desses escores.

Tabela 27.3. Ottawa Subarachnoid Hemorrhage Rule

Se qualquer resposta positiva não é possível afastar HSA
Idade ≥ 40 anos?
Dor ou rigidez de nuca?
Perda de consciência testemunhada?
Início durante atividade física?
Cefaleia em *thunderclap*?
Limitação a flexão cervical ao exame?

Os critérios de inclusão são: pacientes conscientes, maiores de 15 anos, com nova cefaleia intensa sem história de trauma, com pico de dor em até 1 hora. Não aplicar o escore em pacientes com novos déficits, antecedente de HSA, aneurisma e/ou tumor de sistema nervoso central, ou cefaleia crônica recorrente.

Na suspeita de HSA, o exame de escolha é a tomografia de crânio sem contraste. A sensibilidade da TC de crânio é quase 100% quando realizada nas primeiras 6 horas da dor, 97% nas primeiras 72 horas e menor que 50% após 5 dias do início do quadro. Em casos de tomografia sem sinais de sangramento, mas com alta suspeita de HSA, considerar a realização de punção lombar diagnóstica, principalmente nos casos mais tardios. Analisar cuidadosamente os achados da punção lombar, pois os acidentes de punção podem alterar o líquor normal, gerando um falso positivo (separar 3 a 4 tubos sequenciais). Em casos de HSA, o líquor ficará sequencialmente mais claro, o que não ocorre com acidentes de punção.

Uma vez confirmado o diagnóstico de HSA, deve-se proceder ao estudo dos vasos, com a angiotomografia de crânio. Essa etapa é importante para avaliar a localização e dimensões do aneurisma, incluindo o colo, que definirá a abordagem cirúrgica endovascular (*coil* ou *clip*). A critério da equipe neurocirúrgica e de radiointervenção pode ser necessário a angiografia com reconstrução 3D (não disponível no Hospital Universitário). Os pacientes com HSA devem ser encaminhados para serviço de referência, com disponibilidade de equipe de neurocirurgia, para tratamento do aneurisma e das complicações.

O estadiamento clínico é importante para avaliação prognóstica. O primeiro passo é obter a classificação de Fisher (Tabela 27.1), que apenas descreve a dimensão do sangramento e invasão ou não dos ventrículos. Outros escores prognósticos que incluem avaliação clínica são o Hunt & Hess (cada vez mais em desuso), WFNS (*World Federation of Neurosurgical Surgeons*) e o PAASH (*Prognosis on Admission of Aneurysmal Subarachnoid Haemorrhage*), descritos na Tabela 27.4. Quanto maior o grau, maior a mortalidade.

As complicações mais comuns na HSA são o ressangramento, vasoespasmo e isquemia tardia, hipertensão intracraniana e crises.

O ressangramento ocorre, principalmente, nas primeiras 72 horas, com pico nas primeiras 6 horas, nos pacientes não tratados cirurgicamente. Elevada pressão arterial, grandes aneurismas, uso de anticoagulantes e intenso comprometimento clínico inicial.

Hidrocefalia: acomete cerca de 20% dos pacientes, indicando necessidade de cateter intraventricular em pacientes com WFNS grau 2 ou superior. O atraso na inserção do cateter e evolução desfavorável, pode acarretar a necessidade de derivação ventricular permanente.

Crise focal ou generalizada por acontecer em até 28% das vezes, geralmente antes do tratamento cirúrgico do aneurisma. Mais da metade das vezes a crise é secundária a ressangramento.

Isquemia tardia: ocorre mais frequentemente entre o 3º e 14º dias e está associada ao vasoespasmo, dentre outros fatores. Qualquer novo déficit deve alertar para a possibilidade de isquemia tardia e o paciente deve ser submetido a nova imagem (angiotomografia, doppler transcraniano, angiografia) para avaliar a presença de vasoespasmo. Sua identificação pode ser prejudicada no paciente sedado ou com rebaixamento do nível de consciência. Caso não seja possível seu controle com a elevação da pressão sistêmica, é imprescindível avaliação de neurocirurgia ou radiointervenção.

Tabela 27.4. Escalas clínicas prognósticas mais utilizadas na HSA.

Graduação	Hunt & Hess	WFNS	PAASH
Grau 1	Assintomático ou leve cefaleia com discreta rigidez de nuca	GCS 15, sem déficit motor	GCS 15
Grau 2	Cefaleia moderada a intensa, rigidez de nuca, sem *déficit* neurológico (exceto par craniano)	GCS 13-14 sem déficit motor	GCS 11 - 14
Grau 3	Sonolento, confuso, déficit focal moderado	GCS 13-14 com déficit motor	GCS 8 – 10
Grau 4	Estupor, hemiparesia moderada ou grave	GCS 7-13, com ou sem déficit motor	GCS 4 – 7
Grau 5	Coma, postura em descerebração	GCS 3-6, com ou sem déficit motor	GCS 3

WFNS: World Federation of Neurosurgical Surgeons; PAASH: prognosis on admission of aneurysmal subarachnoid haemorrhage; GCS: escala de coma de Glasgow (Glasgow Coma Scale).

Tratamento

Proteção de via aérea

Como o rebaixamento do nível de consciência é frequente, principalmente nos HIP, a intubação orotraqueal (IOT) pode ser indicada. Considerando os riscos dos pacientes neurocríticos, devemos planejar a IOT com base nas seguintes premissas:

- Laringoscopia pode gerar um aumento do reflexo simpático.
- Os sedativos podem gerar hipotensão sistêmica (que prejudicaria a perfusão cerebral).
- As drogas podem piorar a hipertensão intracraniana.

Assim, devemos ajustar o que for possível antes da IOT. Manter oxigenação adequada, controlar a elevada pressão arterial e realizar medidas para hipertensão intracraniana, se presente.

Drogas utilizadas na IOT:

- Fentanil, 3 mcg/kg, como analgésico. Auxilia no reflexo simpático da laringoscopia (cuidado no paciente com hipotensão sistêmica).

- Lidocaína, 1,5 mg/kg, como alternativa ao fentanil. Inibe bem o reflexo simpático, mas pode ocasionar hipotensão (uma estratégia seria usar a lidocaína tópica antes da laringoscopia).

- Etomidato, 0,3 mg/kg, como sedativo. Não eleva a pressão intracraniana e não causa hipotensão. É a droga de escolha.

- Cetamina, 1 a 2 mg/kg. Agente dissociativo promove analgesia e amnésia. Por promover estímulo catecolaminérgico pode ser uma opção para os pacientes com hipotensão sistêmica, elevando a perfusão cerebral. Entretanto, seu uso ainda é controverso.

- Succinilcolina, 1,5 mg/kg, como bloqueador muscular. Estudos em animais sugeriam o risco de aumento da pressão intracraniana, mas pequenos estudos observacionais não mostraram esse risco. As contraindicações são, hipercalemia, história de hipertermia maligna, miastenia gravis, distrofias musculares, rabdomiólise, grandes queimados e AVC há mais de 72 horas (rocurônio é alternativa, com vantagem de poder utilizar o antídoto sugamadex).

Controle da pressão arterial

Diversos estudos têm avaliado qual estratégia para controle pressórico seria mais adequada para a HIP: controle intensivo (Pressão Sistólica (PAS) < 140 mmHg) ou controle padrão (PAS < 180 mmHg). Embora não exista forte evidência de redução de mortalidade ou funcionalidade que favoreça o controle intensivo, a maioria das diretrizes recomendam que se obtenha uma PAS de 140 mmHg ou menos. Uma recente subanálise do estudo ATACH-II levantou a hipótese que o controle intensivo da PAS em pacientes com PAS inicial de 220 mmHg ou mais pode piorar a deterioração neurológica nas 24 horas iniciais e conferir maior risco para insuficiência renal, sem evitar a progressão do hematoma. Assim, nessa diretriz adotaremos o controle padrão quando a PAS inicial for maior ou igual a 220 mmHg e o controle intensivo quando a PAS inicial for menor que 220 mmHg (Tabela 27.5). Atentar-se para o risco de redução da perfusão cerebral e renal com a redução para níveis próximos a 90 mmHg.

Quanto à HSA aneurismática, há duas variáveis para serem levadas em consideração: o risco de sangramento e o risco do aumento da pressão intracraniana com redução da pressão de perfusão cerebral (CPP) e consequente isquemia cerebral. Outra variável é a tolerância à hipertensão se o aneurisma está tratado ou não. De maneira geral, a maioria das diretrizes adotam o controle com o objetivo de manter a PAS < 160 mmHg e a pressão arterial média (PAM) < 110 mmHg. A hipotensão deve ser evitada. Qualquer sinal de hipoperfusão cerebral deve aumentar o limiar pressórico. Após o tratamento do aneurisma, às vezes é necessário o uso de droga vasoativa para elevar a PAS, quando há sinais de vasoespasmo. Não há grandes estudos que avaliaram o benefício do aumento medicamentoso (noradrenalina) da pressão arterial nos casos de vasoespasmo e sinais de isquemia tardia. Entretanto, essa prática é comum em grandes centros e parece segura quando o aneurisma já foi tratado. Se o paciente já apresenta pressão arterial sistêmica elevada, não há benefício em aumentos subsequentes, devendo ser imediatamente avaliado por equipe neurocirúrgica para avaliação de tratamento endovascular. Geralmente o vasoespasmo ocorre no 7º ao 10º dia, com resolução até o 21º dia.

Recomendamos o uso de Nimodipino (60 mg, VO, 4/4 horas) por 14 a 21 dias na HSA aneurismática. Apesar de não reduzir a incidência de vasoespasmo, a droga está associada a melhor desfecho clínico.

Tabela 27.5. Alvos de pressão arterial e drogas sugeridas no AVCh*.

HIP: Pressão arterial sistólica inicial ≥ 220 mmHg = Alvo de PAS: 180-150 mmHg
HIP: Pressão arterial sistólica inicial < 220 mmHg = Alvo de PAS: ≤ 140 mmHg
HSA (aneurisma não tratado): Alvo de PAS ≤ 160 mmHg e PAM ≤ 110 mmHg
HSA (aneurisma tratado): individualizar conforme clínica do paciente
Antihipertensivos recomendados • Labetalol: 10mg EV em 1 a 2 minutos (podendo repetir), seguidos de 2 a 8 mg/minuto • Nicardipina: 5 mg/hora e ir titulando a cada 2,5 mg/hora até alvo; máximo de 15 mg/hora • Nitroprussiado de Sódio: deve-se evitar essa droga pelo risco teórico de hipertensão intracraniana. É droga de segunda linha, podendo ser utilizada na ausência do labetalol e da nicardipina, o que é frequente devido a baixa disponibilidade dessas drogas em nosso país. Hidraliza também pode aumentar a pressão intracraniana.

*Os alvos e drogas utilizados para o AVC isquêmico serão discutidos no capítulo específico. HIP: hemorragia intraparenquimatosa; HSA: hemorragia subaracnoide; PAS: pressão arterial sistólica; PAM: pressão arterial média.

Controle do Sangramento

O controle pressórico é um dos modos sugeridos para evitar a expansão do hematoma e ressangramento. Entretanto, em alguns casos de HIP pode ser necessária a abordagem cirúrgica, o que é quase uma regra na HSA aneurismática. Outra situação cada vez mais frequente é o manejo dos distúrbios da coagulação, principalmente em usuários de anticoagulantes.

Varfarina: não há um valor definitivo de INR que balize as medidas de controle, mas o corte de INR < 1,7 parece ser seguro, embora alguns autores considerem 1,4 como ideal. Assim, nos sangramentos de sistema nervoso central com INR ≥ 1,7 há indicação de vitamina K e derivados plasmáticos (concentrado protrombínico ou plasma fresco congelado). O efeito da vitamina K é, geralmente, obtido com cerca de 6 a 24 horas de sua administração e dura além de 24 horas. Já a reposição dos fatores de coagulação tem efeito imediato (complexo protrombínico) e por isso deve ser administrado mesmo com o uso da vitamina K. O concentrado de complexo protrombínico (CCP) é superior ao plasma fresco congelado (PFC), mas menos disponível. Atentar para os riscos transfusionais do PFC que é mais frequente que a transfusão de hemácias. Repetir o INR após a infusão de PFC ou CCP). A reversão de anticoagulação pode ser individualizada quando o INR estiver entre 1,4 e 1,7.

Novos anticoagulantes (NOACs): cada vez mais frequentemente encontramos pacientes em uso de drogas como rivaroxabana, dabigatrana, apixabana e edoxabana. Apesar de causarem menos sangramento de SNC que a varfarina, quando ocorre, a mortalidade é parecida. No Brasil, apenas a dabigatrana tem antídoto específico (idarucizumab), mas é pouco disponível. Concentrado protrombínico pode ser utilizado para todos NOACs (principalmente com 4 fatores, na dose de 25-50 U/kg, ou dose fixa de 2.000-2.500 U). A dabigatrana pode ser removida na hemodiálise e, se administrada a menos de 2 horas, sua absorção pode ser retardada com o uso de carvão ativado.

Heparina não fracionada: na suspeita de hemorragia secundária a HNF (geralmente com alargamento de TTPA), utilizamos o sulfato de protamina (25-50 mg, dose única, ou utilizar a regra de 1mg de protamina para cada 100 U de heparina, considerando a meia vida de 1 a 2 horas da heparina). A infusão deve ser lenta, pelo risco alto de hipotensão.

Heparina de baixo peso molecular: embora menos eficaz, deve-se utilizar a protamina, principalmente se a última dose foi há menos de 12 horas ou se se atividade do antiXa estiver aumentada. Geralmente as doses profiláticas não causam sangramento do SNC.

Ácido tranexâmico: pequenos estudos sugeriam o uso desta droga para controle de hematoma na HIP. O trial CRASH-3 mostrou modesto benefício em um grupo específico: menos de 3 horas do ictus e escala de coma de Glasgow entre 9 e 15 na apresentação inicial, em paciente com hemorragia traumática. Assim, ainda não deve fazer parte do tratamento padrão. Novos estudos randomizados são necessários.

A Tabela 27.6 resume as medidas terapêuticos para reverter a anticoagulação.

Acidente Vascular Cerebral Hemorrágico

Tabela 27.6. Manejo do Sangramento com alteração da coagulação.

Sangramento Sistema Nervoso Central
Interromper qualquer droga anticoagulante
Avaliar exames: hemograma, TP, TTPA, TT, atividade antiXa
Varfarina (INR ≥ 1,7)
Vitamina K, 5-10 mg, EV (infundir lentamente, em 10 minutos; risco de anafilaxia)
Concentrado de complexo protrombínico, 25-50 U/kg, EV, a 2-3 UI/kg/minuto
Plasma fresco congelado*, 10 a 20 mL/kg, EV, lento
NOAC´s
Carvão ativado (50 g), via oral, se ingerido nas últimas 2 horas (risco broncoaspiração)
Idarucizumab**, 5 mg, EV, dose única (apenas para Dabigatrana)
Concentrado de complexo protrombínico, 50 UI/kg (ou 2.000-2.500 UI), EV
Considerar diálise na doença renal avançada
Heparina
Sulfato de Protamina, 25-50 mg/kg (ou 1 mg a cada 100 UI de heparina), EV
Caso TTPA ainda alargado, repetir 0,5 mg a cada 100 UI de heparina
Enoxaparina*
Se administrado nas últimas 8 horas, usar 1 mg de protamina a cada 1 mg de enoxaparina (máx. 50 mg). Entre 8-12 horas, 0,5 mg a cada 1 mg de enoxaparina.

*O plasma fresco congelado é opção quando o concentrado protrombínico não estiver disponível. **caso utilize idarucizumab não precisa adicionar o concentrado protrombínico. *** geralmente não revertemos anticoagulação quando em dose profilática. TP = tempo de protrombina; TTPA = tempo de tromboplastina ativada; TT = tempo de trombina; EV = endovenoso.

Outros cuidados

Por conta dos déficits neurológicos e restrição dos pacientes, diversas complicações podem acontecer, como lesão por pressão, TVP e TEP, pneumonia, sangramentos, dentre outros. Abaixo descrevemos medidas para evitar tais complicações. Há também o risco de hipertensão intracraniana.

Anticoagulação e Profilaxia TEV (eventos tromboembólicos)

- Não iniciar anticoagulação na fase aguda do sangramento ou até que o risco seja baixo (por exemplo, após a cirurgia do aneurisma).
- Não se deve utilizar meias compressivas com finalidade de profilaxia TEV. Utilizar compressão pneumática, se disponível.

Dieta

Disfagia e alteração do nível de consciência são frequentes no paciente pós AVC. Nos pacientes estáveis, idealmente se deve solicitar avaliação da Fonoaudiologia e liberar dieta conforme orientação. Em casos leves, a avaliação pode ser feita com o Teste das 3 onças: oferecer 90 mL de água, ao paciente sentado, e observar tosse ou engasgos. Se presente, aguardar Fonoaudiologia.

Outras medidas:

- Sonda nasoenteral, se necessário.
- Evitar hipoglicemia ou hiperglicemia (manter entre 130 mg/dL e 180 mg/dL).
- Cuidado com hipovolemia.
- Cabeceira elevada a 45° reduz o risco de broncoaspiração.

Membros paréticos

- Não aferir PA ou coletar exames nos membros paréticos.
- Não puncionar acesso nos membros paréticos.

Prevenção de lesões por pressão

- Colchão adequado.
- Mobilizar o paciente a cada 3 horas.
- Evitar dobras nos lençóis.
- Caso observe feridas, acionar equipe da estomatoterapia.

Profilaxia de Crises

Não é recomendado o uso profilático de anticonvulsivantes. O uso de fenitoina nessa população está associado a piores desfechos. Providenciar EEG em pacientes inconscientes se suspeita de estado de mal epilético. Apenas utilizar anticonvulsivante se evidencias de estado de mal ou presença de crise testemunhada.

Procedimentos Cirúrgicos

Dados de estudos como o STICH I e STICH II mostraram que a drenagem de hematomas intraparenquimatosos supratentoriais não é superior ao tratamento clínico otimizado. Assim, é reservado para paciente com deterioração clínica ameaçadora a vida e para os sangramentos cerebelares com hidrocefalia ou compressão do tronco cerebral. Já a craniotomia descompressiva pode ser indicada nos pacientes comatosos, com desvio de linha media e hipertensão intracraniana refratária a outras medidas clínicas.

Alta Hospitalar

O tempo para alta do paciente depende de diversos fatores como prognóstico, déficits, necessidade de suporte, complicações, questões sociais, dimensão da área de perda tecidual, dentre outros. Na HIP, sugere-se aguardar ao menos 5 dias para alta segura, e ao menos uma nova tomografia sem expansão do hematoma. Já na HSA, a internação é prolongada e deverá ser feita em hospital com equipe de Neurocirurgia disponível.

Pacientes sem seguimento externo e com necessidade de retorno ambulatorial precoce ou complementação de investigação podem ser encaminhados ao ambulatório dos internos (ACMI), que é um ambulatório de retorno precoce após alta do nosso serviço de urgência..

Referências bibliográficas

1. Frontera JA, Lewin JJ 3rd, Rabinstein AA, Aisiku IP, Alexandrov AW, Cook AM, et al. Guideline for Reversal of Antithrombotics in Intracranial Hemorrhage: A Statement for Healthcare Professionals from the Neurocritical Care Society and Society of Critical Care Medicine. Neurocrit Care. 2016 Feb;24(1):6-46. doi: 10.1007/s12028-015-0222-x.

2. Macdonald RL, Schweizer TA. Spontaneous subarachnoid haemorrhage. Lancet. 2017 Feb 11;389(10069):655-66. doi: 10.1016/S0140-6736(16)30668-7.

3. Mendelow AD, Gregson BA, Rowan EN, Murray GD, Gholkar A, Mitchell PM. STICH II Investigators. Early surgery versus initial conservative treatment in patients with spontaneous supratentorial lobar intracerebral haematomas (STICH II): a randomised trial. Lancet. 2013 Aug 3;382(9890):397-408. doi: 10.1016/S0140-6736(13)60986-1. Epub 2013 May 29. Erratum in: Lancet. 2013 Aug 3;382(9890):396.

4. Morotti A, Goldstein JN. Diagnosis and Management of Acute Intracerebral Hemorrhage. *Emerg Med Clin North Am*. 2016;34(4):883-99. doi:10.1016/j.emc.2016.06.010.

5. Perry JJ, Sivilotti MLA, Émond M, Hohl CM, Khan M, Lesiuk H, et al. Prospective Implementation of the Ottawa Subarachnoid Hemorrhage Rule and 6-Hour Computed Tomography Rule. Stroke. 2020 Feb;51(2):424-30. doi: 10.1161/STROKEAHA.119.026969.

6. Qureshi AI, Huang W, Lobanova I, Barsan WG, Hanley DF, Hsu CYet al. ATACH-II trial investigators. Outcomes of Intensive Systolic Blood Pressure Reduction in Patients With Intracerebral Hemorrhage and Excessively High Initial Systolic Blood Pressure: Post Hoc Analysis of a Randomized Clinical Trial. JAMA Neurol. 2020 Sep 8:e203075. doi: 10.1001/jamaneurol.2020.3075.

Injúria Renal Aguda no Departamento de Emergência

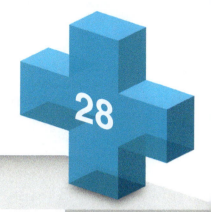

28

Gabriela Segura
Camila Eleuterio Rodrigues

Introdução

Injúria renal aguda (IRA) é um diagnóstico frequente no departamento de emergência e contempla um grupo heterogêneo de doenças. A presença dessa alteração renal é geralmente diagnosticada no contexto de outra patologia aguda, como sepse ou insuficiência cardíaca descompensada, sendo na maioria das vezes multifatorial. Está associada a um aumento na morbimortalidade e no risco de evolução para doença renal crônica (DRC) e terapia renal substitutiva (TRS). As consequências clínicas da IRA incluem distúrbios hidroeletrolíticos e ácido-base, acúmulo de fluidos, alterações imunes e disfunção em outros órgãos. Mesmo que haja remissão completa, entretanto, sabe-se que um episódio de IRA aumenta em até 28 vezes o risco de progressão para DRC. Não existem tratamentos específicos para a IRA estabelecida, sendo o controle de suas causas a melhor estratégia para tratamento até hoje. Deste modo, a identificação precoce e a prevenção são essenciais para melhorar o prognóstico, principalmente, na IRA cuja etiologia seja reversível.

Definição

Diversas definições foram propostas ao longo do tempo, inicialmente com o critério de RIFLE em 2004 seguido por AKIN em 2007 e a mais delas recente, que unifica as anteriores, os critérios propostos pelo The Kidney Disease: Improving Global Outcomes (KDIGO) em 2012: redução abrupta da função renal com aumento da creatinina sérica em 50% em 7 dias ou de 0,3 mg/dL em 48 horas, ou redução de diurese < 0,5 mL/kg/hora por 6 horas. A classificação da IRA segundo o KDIGO pode ser observada na Tabela 28.1.

Tabela 28.1. Classificação de IRA pelo KDIGO.

Estágio de IRA	Débito urinário	KDIGO – critério de sCr
1	< 0,5 mL/kg/h por 6-12 horas	Aumento na sCr basal ≥ 0,3 mg/dL ou aumento de 1,5 a 1,9 vezes com relação à sCr basal
2	< 0,5 mL/kg/h por ≥ 12 horas	Aumento de 2 a 2,9 vezes com relação à sCr basal
3	< 0,3 mL/kg/h por ≥ 24 horas ou anúria por ≥ 12 horas	Aumento de 3 vezes com relação à sCr basal ou aumento na sCr para valores ≥ 4 mg/dL ou indicação de início de TRS

sCr: creatinina sérica, TRS: terapia renal substitutiva

Os pacientes devem ser classificados pelo critério que corresponde ao estágio mais avançado da classificação.

Se a IRA se prolonga e a disfunção renal persiste, tem-se a definição de Doença Renal Aguda até 3 meses de doença, a partir de quando já se configura Doença Renal Crônica (DRC). Deste modo, a Doença Renal Aguda é definida como:

- Presença de taxa de filtração glomerular (TFG) < 60 mL/min/1,73 m² por < 3 meses.
- Redução na TFG ≥ 35% ou aumento na creatinina sérica em 50% por < 3 meses.
- Evidência de lesão estrutural renal < 3 meses. A presença dos critérios de elevação de creatinina e redução de diurese ou persistência da IRA ≥ 3 dias demonstrou associação com a maior mortalidade e necessidade de TRS.[1]

O uso da creatinina sérica e do débito urinário como marcadores de IRA, entretanto, é extremamente falho e com importantes limitações. Apesar de práticas, essas alterações funcionais não refletem necessariamente as alterações estruturais. Além disso, a avaliação da função glomerular não considera a presença de disfunção tubular.

A inabilidade em detectar a IRA em estágios iniciais de lesão é uma das razões para os desfechos desfavoráveis associados a essa síndrome. Tendo em vista a necessidade por melhores critérios, têm sido avaliados nos últimos anos novas ferramentas, biomarcadores e modelos preditivos de estratificação de risco de desenvolver IRA para possibilitar um diagnóstico mais precoce e acurado.

As equações para cálculo de taxa de filtração glomerular desenvolvidas para DRC, como Cockroft-Gault, MDRD ou CKD-EPI, não devem ser aplicadas para pacientes em IRA pois foram formuladas para avaliação da disfunção renal em circunstâncias estáveis. na IRA ocorre rápida alteração hemodinâmica, microcirculatória e metabólica, sendo mais apropriado o uso de ferramentas específicas para variações dinâmicas de creatinina, mas ainda não suficientemente difundidas nem estabelecidas na prática clínica, como a estimativa cinética do ritmo de filtração glomerular (kinetic eGFR, ou KeGFR). Entretanto, além de complexo, o cálculo de KeGFR pressupõe o conhecimento da creatinina e do ritmo de filtração glomerular basais do paciente, o que nem sempre é verdadeiro.

Limitações ao uso da creatinina

Sua utilização como marcador de função renal possui limitações pois avalia apenas a função renal excretora enquanto a injúria renal se inicia antes do prejuízo dessa função. A relação entre a creatinina e a taxa de filtração glomerular (TFG) não é linear e a creatinina somente se eleva quando já existe perda significativa, cerca de 50%, na TFG, o que costuma acontecer até de 1 a 2 dias após a lesão se iniciar.[2]

A necessidade de um valor de creatinina de base dificulta a identificação e classificação da IRA principalmente no departamento de emergência quando essa informação muitas vezes não está presente.

Em pacientes com função renal previamente preservada, um aumento de creatinina de 0,3 mg/dL é decorrente de uma redução significativa da função renal, diferentemente do que ocorre em pacientes com algum grau de DRC. A Figura 28.1 mostra que, para valores baixos de creatinina sérica (sCr), pequenas alterações significam grandes perdas de ritmo de filtração glomerular (linhas contínuas), mas em valores altos de creatinina basais, mesmo grandes alterações podem representar uma perda de filtração glomerular não tão significativa (linhas tracejadas em azul).[3]

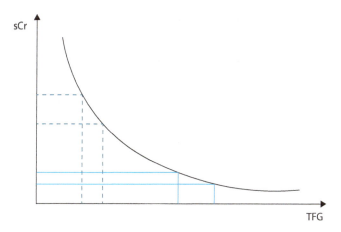

Figura 28.1. Correlação entre creatinina sérica (sCr) e taxa de filtração glomerular (TFG)

Limitações ao uso do débito urinário

Assim como a creatinina, o débito urinário não é um marcador específico de alteração renal, podendo estar presente em situações em que a TFG se encontra extremamente reduzida. Aproximadamente 33% dos quadros de IRA são não oligúricos ao diagnóstico.

Em alguns contextos, a redução na diurese ocorre como resposta fisiológica renal frente a hipovolemia, pós-operatório, dor ou trauma (estímulo a liberação de hormônio antidiurético).

A TFG é o principal determinante do volume urinário em pacientes com IRA, porém existe uma diferença entre fluxo urinário espontâneo e induzido (uso de diuréticos, expansão volêmica) e deste modo, o fluxo urinário pode não se correlacionar com o grau de disfunção renal.[2,3]

Fatores de Risco

O principal fator de risco para IRA é a presença de DRC. A idade avançada, a presença de infecção aguda e comorbidades (como diabetes mellitus e insuficiência cardíaca) também são fatores de risco para desenvolver IRA.

A identificação dos pacientes em risco de desenvolver ou evoluir com progressão da IRA é importante para a avaliação prognóstica e início precoce de medidas preventivas. Existem alguns índices de avaliação clínica que podem ter valor de "biomarcadores funcionais".[1]

Índices de risco clínicos

Em 2015, Chalwa et al.[4] avaliaram o índice de angina renal (renal angina index – RAI), baseado nas alterações de função renal e condições clínicas para estratificação de risco de IRA grave e persistente. Valores de RAI menores que 6 têm um bom valor preditivo negativo para evolução para IRA estagio 2 ou 3 de KDIGO em pacientes de enfermaria (valores baixos indicam com certa segurança que o paciente não evoluirá para uma IRA mais grave e persistente). Para pacientes de UTI, a predição de IRA grave já não é tão boa.

Existem outros índices clínicos de risco de IRA para situações mais específicas, como para IRA associada ao uso de contraste iodado, sendo o mais conhecido o índice de Mehran, e o mais recomendado para uso atualmente, o índice de Tsai.[6] Vale lembrar que esses índices foram validados para uso de contraste intra-arterial, sendo o seu uso para avaliação de contraste intravenoso extrapolado. Não existem índices validados para o uso de contraste intravenoso.

O uso desses índices talvez possa auxiliar na escolha de quais são os pacientes que merecem receber nefroprofilaxia antes da administração de contraste iodado. Entretanto, não existem estudos de medicações profiláticas em pacientes selecionados conforme esses índices de risco

A avaliação em conjunto dos índices clínicos com os novos e velhos biomarcadores talvez seja a melhor alternativa, em breve, para podermos avaliar os pacientes de maior risco para o desenvolvimento de IRA.[7]

Teste de estresse de furosemida (Furosemida stress test, FST)

É um teste funcional renal que tem por objetivo estratificar pacientes em risco de progressão para IRA mais avançada. Foi demonstrado por Koyner e colegas que em pacientes em estágio inicial de IRA, o débito urinário (DU) < 200 mL após 2 horas do uso de furosemida intravenosa na dose de 1 mg/kg ou 1,5 mg/kg naqueles com uso prévio de diuréticos, foi capaz de identificar aqueles com potencial de progressão para IRA grave (KDIGO 2 ou 3) e risco de progressão com necessidade de TRS com sensibilidade de 87,1% e especificidade de 84,1%. Esse teste avalia a integridade da função tubular.[7]

Manifestações Clínicas

A queda rápida da TFG leva ao acúmulo de diversas substâncias tóxicas que seriam eliminadas pelos rins, principalmente a ureia, ocorrendo disfunção de diversos sistemas.

A presença de distúrbios hidroeletrolíticos e ácido-base, desbalanço do metabolismo nitrogenado e hipervolemia são as principais manifestações da síndrome.

Na IRA oligúrica, ocorre acúmulo de fluidos podendo ocorrer hipervolemia, hipertensão e hiponatremia. Outros distúrbios podem estar presentes, como hipocalcemia, hiperfosfatemia e hipermagnesemia, sendo a hipercalemia a mais grave pelo maior risco de arritmias.

O distúrbio acidobase mais frequente na IRA é a acidose metabólica e pode ocorrer pela dificuldade na excreção de ácidos ou secundária a etiologia de base da IRA (p. ex., hipoperfusão levando a hiperlactatemia). A acidose metabólica na IRA inicialmente costuma ser hiperclorêmica, mas logo evolui também com componente de acidose por ânion-gap (pois há redução na filtração de todo o tipo de ácidos, cloreto de amônio e também outros) (Tabela 28.2).

Tabela 28.2. Quadro clínico por sistemas.

Neurológico	Sonolência, tremores, agitação, convulsão, principalmente em quadros mais agudos ou com valores mais elevados de ureia, próximos a 200 mg/dL
Digestivo	Inapetência, náuseas, vômitos, sangramento digestivo
Cardiorrespiratório	Dispneia, edema agudo de pulmão, arritmias, pericardite, taquipneia em situações de acidose importante (respiração de Kussmaul)
Hematológico	Anemia, disfunção plaquetária
Imunológico	tendência à infecção

Em muitos casos, haverá sintomas específicos decorrentes da doença causadora da IRA, como demonstrado a seguir.

Avaliação Clínica de pacientes com IRA

A história clínica atual e pregressa, antecedentes pessoais, uso de medicações e sintomas devem ser sempre avaliados na admissão hospitalar a fim de direcionar à provável etiologia da IRA.

A IRA renal pode ser oligúrica (débito urinário < 400 mL/dia) ou não oligúrica. A distinção entre as duas formas de IRA é importante pois o prognóstico da IRA renal não oligúrica é melhor, além do controle volêmico ser também mais difícil na forma oligúrica.[3]

É essencial, após o diagnóstico sindrômico da IRA, prosseguir para a investigação etiológica que é fundamental para o tratamento. No entanto, isso pode ser difícil na presença de múltiplos mecanismos causadores da IRA.[8]

Para auxílio dessa investigação, pode-se dividir as alterações renais agudas em:

Pré-renal: ocorre limitação ao funcionamento renal de etiologia hemodinâmica pela diminuição do fluxo sanguíneo renal. Pode ocorrer secundário a estados de hipovolemia, como diarreia, vômitos e sangramentos e também em casos de redução na volemia arterial efetiva, como por exemplo cirrose, insuficiência cardíaca avançada e síndrome nefrótica. Na IRA pré-renal os rins permanecem íntegros e o processo é inicialmente reversível com a correção do distúrbio hemodinâmico. Porém, se houver persistência da hipoperfusão, ocorrerá lesão estrutural renal e assim, progressão para uma forma mais grave, a IRA renal por Necrose Tubular Aguda (NTA).

Pós-renal: obstrução das vias urinárias gerando aumento da pressão intratubular (oposta a pressão de filtração glomerular) levando à redução da TFG.

Sintomas como noctúria, frequência urinária aumentada, trauma pélvico, dor em flanco e neoplasia metastática favorecem a hipótese de IRA de origem pós-renal. A nefropatia obstrutiva é mais prevalente em idosos do sexo masculino secundária a hiperplasia prostática, em pacientes com rim único e naqueles com neoplasia abdominal/pélvica.

Todos os tipos de obstrução desencadeiam um processo de inflamação e fibrose que pode resultar em perda progressiva de néfrons e lesão renal permanente se não tratada precocemente. No entanto, muitos casos são passíveis de tratamento e o prognóstico depende do tempo de obstrução, etiologia e associação com infecção. O tratamento da IRA pós-renal se baseia na remoção do fator obstrutivo das vias urinárias e bexiga. Em casos de bexigoma, evitar desobstrução em uma única vez, preferindo a liberação do fluxo urinário progressivo a fim de evitar hematúria *ex vacum* (podemos deixar a sonda vesical sobre a cama, por exemplo, inicialmente, ao invés de já deixá-la mais baixa que o paciente).

A desobstrução em tempo inferior a 1 - 2 semanas, em geral, permite retorno da função renal próximo ao basal, porém pode se prolongar quando na presença de NTA. A TRS é raramente necessária.

Após a desobstrução bilateral ocorre poliúria significativa diferentemente do que ocorre nos casos unilaterais. Pode haver diurese osmótica pelo acúmulo de substâncias como ureia, água e sal, e também inapropriada pela disfunção tubular que pode seguir a desobstrução. Não é incomum o aparecimento de distúrbios hidroeletrolíticos associados ao hiperfluxo urinário, como balanço hídrico negativo com hipernatremia (em *diabetes insipidus* nefrogênico), hipocalemia, hipomagnesemia e alcalose metabólica cloro-sensível. O controle de diurese deve ser intensificado e a correção volêmica e dos distúrbios hidroeletrolíticos, especialmente bicarbonato, potássio e cloreto de sódio, são essenciais nesse período.

Renal: acometimento dos compartimentos renais (glomerular, vascular ou tubulointersticial). A causa mais comum de IRA renal em pacientes intensivos é a sepse. A IRA na sepse não decorre exclusivamente por hipoperfusão renal, ela é multifatorial (inflamação, alteração de fluxo microcirculação e resposta celular). A sepse pode acometer múltiplos órgãos propiciando persistência e recorrência da IRA multifatorial, incluindo nefrotóxicos.[9]

Outra causa bastante frequente de IRA renal é a Necrose Tubular Aguda (NTA), que acontece em consequência de IRA pré-renal prolongada (etiologia isquêmica) ou como consequência de nefrotoxinas (medicamentos, pigmentos ou peçonhas). Está associada à maior mortalidade que a IRA pré-renal. A IRA renal por NTA é potencialmente reversível e o tempo médio de recuperação da paciente é de cerca de 15-30 dias. O tratamento é direcionado para a prevenção.

A investigação etiológica da IRA inicia-se com a avaliação e exclusão de causas pós-renal e pré-renal. Em situações que se iniciaram com IRA pré-renal, por vezes é difícil diferenciar se ainda há espaço para otimização da volemia arterial efetiva (se ainda há manutenção do componente pré-renal) ou se já houve morte das células tubulares (por persistência de hipoperfusão renal e isquemia tubular) e instalação de necrose tubular, com IRA renal arresponsiva à volume. A realização de exames complementares urinários como sedimento urinário e fração de excreção de sódio e ureia podem ser úteis para esta definição etiológica. O item "Investigação Inicial", abaixo, ajudará a elucidar as principais diferenças entre IRA pré-renal e NTA com relação ao sedimento urinário e às frações de excreção de sódio e ureia.[8,10]

Investigação Inicial

Urina tipo 1 e sedimento urinário

A avaliação etiológica inicial de pacientes com IRA deve contemplar o exame de urina tipo 1 e a análise do sedimento urinário, que inclui cilindros, células (hematúria e leucocitúria), proteinúria e cristais, auxiliando no diagnóstico.[11]

Sedimento urinário

A presença de eritrócitos na urina, principalmente se forem dismórficos e com proteinúria associada, podem apontar para a suspeita de quadro glomerular como etiologia da IRA, como acontece em casos de glomerulonefrites crescêntica rapidamente progressivas.

Na presença de proteinúria, deve se solicitar dosagem de proteínas na urina de 24 horas, ou relação proteína/creatinina urinária (em amostra isolada de urina) em que o valor de proteinúria estará ajustado para a função renal. Para maior precisão quanto à etiologia da proteinúria, pode-se avaliar também a relação albumina/creatinina urinária, pois albuminúria fala mais a favor de doenças glomerulares, e proteinúria não representadas pela albumina podem significar proteinúria tubular ou cadeias leves, por exemplo.

A presença de cilindros é comum em danos tubulares, como a NTA, e não costuma ocorrer em situações de IRA pré-renal.

A presença de cristais levanta o alerta para uma possiblidade de cálculo urinário, que pode levar à obstrução de trato urinário levando à IRA pós-renal ou à sepse por pielonefrite obstrutiva e IRA renal.[3]

Fração de Excreção de Sódio (FeNa) e Ureia (FeUr)

A mensuração da FeNa tem por objetivo avaliar a integridade do túbulo contorcido e sua capacidade de reabsorção e deste modo, auxiliar na diferenciação etiológica entre pré renal (túbulos íntegros) e NTA (lesão tubular). Quando ocorre necrose tubular aguda os túbulos tornam-se disfuncionantes, não permitindo absorção adequada de sódio a despeito da presença ou não de hipovolemia. A FeNa < 1% é sugestiva de etiologia pré-renal da IRA, geralmente volume-responsiva, e FeNa > 1%, principalmente se > 2%, é sugestiva de NTA. No entanto, essa medida possui diversas limitações ao seu uso.

O uso de diuréticos altera a concentração de sódio urinário e a FeNa, não refletindo com acurácia o volume circulatório efetivo. Em situações de depleção volêmica, ocorre maior absorção pelo túbulo contorcido proximal de água e ureia. Os diuréticos de alça e os tiazídicos alteram as porções tubulares posteriores ao proximal, deste modo mantendo inalterada a reabsorção de ureia. Assim, a FeNa poderá estar elevada, porém, a FeUr estará reduzida em situações de IRA pré-renal em uso de diuréticos. A FeUr < 35% sugere baixo volume arterial renal efetivo.[12]

Ultrassonografia de rins e vias urinárias (USG RVU)

A avaliação renal por exame de imagem é mandatória na avaliação da IRA. No departamento de emergência pode ser difícil a diferenciação entre os diagnósticos de IRA e DRC agudizada devido a, em muitos casos, ausência de exame prévio com creatinina de base e comorbidades desconhecidas. Deste modo, deve-se buscar além da anamnese outros parâmetros como a ultrassonografia renal com imagem de rins reduzidos com aumento da ecogenicidade e/ou perda da delimitação córtico- medular para corroborar a hipótese de doença crônica. Além de auxiliar na diferenciação entre casos agudos e crônicos pode também colaborar na identificação etiológica da IRA. Podem ser identificados ao exame achados como a presença de neoplasia, hidronefrose, dilatação ureteral, trombose, dentre outros.

A Figura 28.2 demonstra exemplos de um rim normal e um rim já com as alterações crônicas aqui descritas.

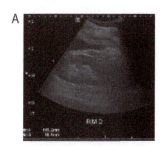 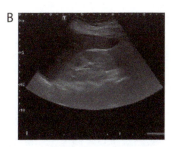 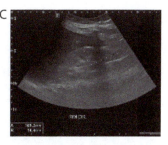

Figura 28.2. A figura A mostra rim direito de características normais enquanto as figuras B e C mostram rins de tamanhos reduzidos, com aumento de ecogenicidade e redução da relação cortico medular, compatível com rins crônicos.

Após avaliação em possíveis etiologias pré-renal, renal ou pós-renal, devemos tentar estabelecer os motivos específicos que levaram à IRA, pois somente com o tratamento delas poderemos resolver a disfunção renal.

A Tabela 28.3 resume as principais causas de IRA, com sugestões de como iniciar a investigação em cada caso.

Tratamento

A prevenção é a prioridade no tratamento dos pacientes em que se identifica risco aumentado para o desenvolvimento de IRA mas também, naqueles já com IRA para evitar novas agressões, retardo na recuperação renal e complicações. Além disso, o tratamento deve ser direcionado para a etiologia da IRA e para o manejo de suas complicações.[1,10]

Conforme as recomendações do KDIGO, independente da etiologia da IRA, algumas medidas devem ser tomadas universalmente em pacientes com disfunção renal aguda ou em grande risco de IRA:

- Medicações nefrotóxicas devem ser descontinuadas ou ajustadas para função renal. O uso de medicações inibidoras da enzima conversora da angiotensina e bloqueadores do receptor da angiotensina 2, além de anti-inflamatórios não-esteroidais (AINE), deve ser evitado.
- Evitar hiperglicemia.
- Evitar uso de contraste iodado quando o risco não superar o benefício.
- O início precoce de antibióticos reduz risco de IRA nos pacientes sépticos. Para cada hora de atraso para o início, o risco de IRA aumenta em 40% além da maior probabilidade de não recuperação renal.

O algoritmo da Figura 28.3 sugere o manejo inicial de investigação e tratamento de pacientes com suspeita de IRA.

Causas e tratamentos específicos

Observe a Tabela 28.3.

Tabela 28.3.

Causas	Diagnóstico	Profilaxia	Tratamento
Pré-renal por hipovolemia (perda de volume intravascular levando a baixo volume arterial efetivo renal)	História clínica FeNa < 1% FeUr < 35% Osmolalidade urinária elevada Ureia/creatinina > 40	Não se aplica	Expansão volêmica com cristaloides e reavaliação – cogitar soluções balanceadas para casos de disfunção renal (creatinina > 1,5 mg/dL) e hipercloremia (cloro sérico > 110 mmol/L). Evitar o uso de coloides sintéticos
Pré-renal por síndrome cardiorrenal (cardiopatia descompensada levando a baixo débito arterial efetivo renal)	História clínica FeNa < 1% FeUr < 35% Osmolalidade urinária elevada Ureia/creatinina > 40	Não se aplica	A retirada de inibidores do sistema renina-angiotensina-aldosterona não deve ser realizada neste contexto. A compensação do quadro cardíaco trata a síndrome cardiorrenal.
Pré-renal por síndrome hepatorrenal (cirrose hepática levando a vasodilatação esplâncnica e baixo débito arterial efetivo renal por roubo de fluxo)	História clínica FeNa <1% FeUr < 35% Osmolalidade urinária elevada Ureia/creatinina > 40 Ausência de resposta de melhora de IRA com a retirada de diuréticos e expansão volêmica com albumina 1 g/kg/dia por 48 h. Cirrose com ascite. Ausência de choque. Ausência de sinais de doenças renais estruturais (proteinúria > 500 mg/dia, hematúria > 50 células vermelhas por campo de grande aumento ou alteração em ultrassonografia renal)	Se PBE: - Antibioticoterapia adequada; - Administração de albumina 20% endovenosa 1,5 g/kg durante as primeiras 6 horas de tratamento e 1 g/kg no terceiro dia de tratamento. Se houver necessidade de paracenteses com retirada de mais de 5 litros de ascite: Repor 6 a 8 g de albumina para cada litro do total retirado. Se ascite contendo líquido < 15 g de proteína/L associada a disfunção hepática (bilirrubinas ≥ 3 mg/dL, Child-Pugh ≥ 9), disfunção renal (sCr > 1,2 mg/dL, U ≥ 54 mg/dL, Na ≤ 130 mEq/l) ou ambas Norfloxacina oral 400 mg/dia. Se sangramento de trato gastrointestinal: Norfloxacina oral 400 mg/dia. Se ascite refratária e recorrente: Retirada de betabloqueadores	Albumina 20-40 g/dia + terlipressina 0,5 mg 4/4 h. Se a Cr sérica não cair > 30% em 3 dias, a dose deve ser dobrada (dose máxima 12 mg/dia). Outras opções de vasoconstritores são: noradrenalina ou midodrina com octreotide. Manter até reversão do quadro ou 15 dias de tratamento.

Causas	Diagnóstico	Profilaxia	Tratamento
Nefropatia por contraste iodado (lesão tubular direta, liberação de espécies reativas de oxigênio e alterações micro-hemodinâmicas renais)	IRA que acontece de 2 a 5 dias após a administração de contraste iodado sem outras causas aparentes	Administrar menor dose total de contraste Uso de contraste de baixa osmolalidade e baixa viscosidade Avaliação de risco com índices (Mehran, Tsai...) Evitar administração de contraste repetida em menos de 48-72 horas Em pacientes de alto risco de IRA: Hidratação intravenosa: 1,0 a 1,5 mL/kg/h de fluido IV por 3 a 12 horas antes e 6 a 12 horas após o contraste ou bicarbonato de sódio 8,4% - 150 mL + solução glicosada 5% - 850 mL – Aplicar 3 mL/kg/h por 1 hora antes do procedimento, seguido por 1 mL/kg/h nas 6 horas após Suspender 24 h antes da administração de contraste: AINE, metformina e diuréticos (a interrupção de inibidores do sistema renina-angiotensina-aldosterona ainda não tem suficiente embasamento científico, mas é recomendada em diversos grupos); N-acetil-cisteína 1.200 mg via oral 12/12 h de 48 antes a 48 após o contraste (evidência ainda bastante discutida na literatura)	O uso do contraste não deve ser evitado em situações ameaçadoras à vida em que o benefício é superior ao risco pelo uso. Não há tratamento específico, apenas suporte e observação. Apesar de a hemodiálise remover o contraste iodado, ela não impede a nefropatia associada ao contraste, portanto não há indicação de diálise após contraste iodado para sua remoção.
Rabdomiólise (lesão muscular por esmagamento ou exercícios extenuantes)	Hipercalemia Hiperfosfatemia Aumento de CPK, DHL e mioglobina Pode haver urina cor vermelho escura (mioglobinúria) Raro desenvolver IRA se CPK < 5.000	Prevenção de IRA com correção volêmica e prevenção de formação de cilindros: Expansão volêmica com SF 0,9% para diurese > 200 mL/h Alcalinizar urina com solução bicarbonatada (200 mL/h além do SF) se ausência de alcalose metabólica e hipocalcemia, e se presença de pH urinário < 6,5 Corrigir hipercalemia - Corrigir hipocalcemia apenas se sintomas.	Tratamento igual às medidas de prevenção, com outras medidas de suporte (como diálise), se necessário.

Causas	Diagnóstico	Profilaxia	Tratamento
Nefrite Intersticial Aguda (NIA) (infiltrado inflamatório reacional em interstício renal)	IRA não oligúrica Artralgia Eosinofilia Eosinofiluria Hematúria microscópica Proteinúria subnefrótica Cilindros leucocitários Rash cutâneo Febre Cintilografia com gálio pode ser feita, mas tem baixa sensibilidade e especificidade Biópsia renal é o padrão-ouro para diagnóstico	Não se aplica	Geralmente associada a drogas (cefalosporinas, penicilina, AINE) ou infecções O tratamento deve incluir a identificação e remoção da possível causa Corticoterapia por 4 a 6 semanas: (prednisona 1 mg/kg/dia por 2 semanas, com desmame gradual até completar 4 a 6 semanas) Em casos graves, prednisona pode ser precedida de pulsoterapia com metilprednisolona 500 a 1.000 mg/dia por 3 dias
Síndrome de Lise Tumoral (liberação rápida de conteúdo de células neoplásicas, em quimioterapias ou tumores de alto turnover, levando à obstrução tubular por cristais de ácido úrico e fosfato de cálcio)	2 alterações laboratoriais e 1 alteração clínica: Laboratoriais: Cálcio ≤ 7 mg/dL Potássio ≥ 6 mg/dL Ácido Úrico ≥ 8 mg/dL Fósforo≥ 4,5 mg/dL (ou variações ≥ 25% do valor basal) Clínicas: IRA Convulsão Arritmia	Expansão volêmica antes da QT (via oral ou IV): SF0,9% 3 litros ao dia Redutores de ácido úrico: Se baixo risco de lise: alopurinol por 14 dias Se alto risco de lise: rasburicase por 5 dias Se hiperfosfatemia: sem indicação de alcalinização urinária (alcalinização reduz deposição de ácido úrico, mas aumenta de fosfato de cálcio)	Tratamento igual às medidas de prevenção, com outras medidas de suporte (como diálise), se necessário. Se hipocalcemia sintomática: reposição de cálcio

Injúria Renal Aguda no Departamento de Emergência

Causas	Diagnóstico	Profilaxia	Tratamento
Hipercalcemia (leva a vasoconstrição renal e a *diabetes insipidus* nefrogênico, com potencial de desidratação)	Níveis altos de cálcio iônico ou de cálcio total corrigido pela albumina (Ca corrigido = Ca total dosado + [(4,0 – albumina) × 0,8]) Poliúria/polidipsia (DI nefrogênico) Redução de intervalo QT Bradicardia Náuseas/vômitos Constipação intestinal Investigar causa: Nível de paratormônio (se alto, já confirma hiperparatireoidismo) Dosagem de 25 – OH vitamina D (e de 1,25 – OH vitamina D, se disponível, pois doenças granulomatosas podem cursar com elevação de 1,25 – OH vit D) Eletroforese de proteínas Dosagem de hormônio tireoidiano Drogas (tiazídicos, lítio...) Neoplasias (PTHrp – pode levar a fosfatúria e hipofosfatemia)	Não se aplica	Hipercalcemia leve (CaT < 12 mg/dL) assintomática ou sintomas leves: Sem necessidade de tratamento imediato (buscar causa) Hipercalcemia moderada (CaT < 14 mg/dL) assintomática ou sintomas leves: Sem necessidade de tratamento imediato exceto em quadros agudos (risco de sintomas): Expansão volêmica com SF 0,9% 200-500 mL/h ajustado para obter 150-200 mL/h de diurese Bisfosfonato: pamidronato, com dose a depender do clearance (ClCr > 60 mL/min 90 mg IV em 2-3 h/ClCr 30-60 mL/min 60-90 mg em 2-3 h/ClCr < 30 60-90 mg em 4-6 h) Hipercalcemia grave (CaT > 14 mg/dL) ou pacientes sintomáticos: Tratamento agressivo: Expansão volêmica com SF 0,9% 200-500 mL/h ajustado para obter 150-200 mL/h de diurese Diurético de alça apenas se hipervolemia Calcitonina na dose 4 U/kg 12/12 hrs e se insatisfatório: 8 U/kg 12/12 6/6 hrs Bisfosfonato: pamidronato, com dose a depender do *clearance* (ClCr > 60 mL/min 90 mg IV em 2-3 h/ClCr 30-60 mL/min 60-90 mg em 2-3 h/ClCr < 30 60-90 mg em 4-6 h) Glicocorticoide: apenas para alguns tumores hematológicos e doenças granulomatosas (hidrocortisona 200-300 mg por 3-5 dias com transição para prednisona 10-30 mg/d) Calcimiméticos (cinacalcet): em hiperparatireoidismo primário

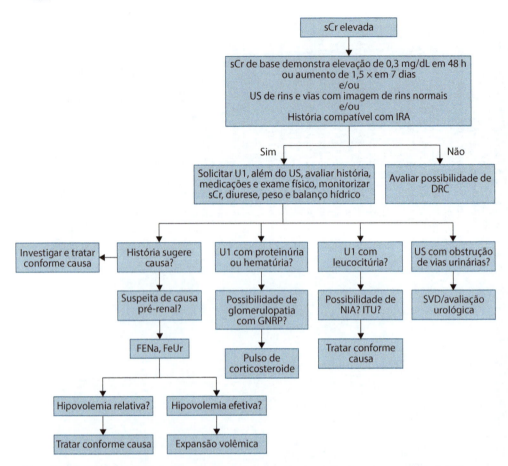

Figura 28.3. Manejo inicial de investigação e tratamento de pacientes com suspeita de IRA.

SCr: creatinina sérica; US: ultrassom; IRA: injúria renal aguda; U1: urina tipo 1; DRC: doença renal crônica; FENa: fração de excreção de sódio. FeUr: fração de excreção de ureia; GNRP: glomerulonefrite rapidamente progressiva; NIA: nefrite intersticial aguda; ITU: infecção do trato urinário; SVD: sondagem vesical de demora.

Tratamento Conservador

Diurético na IRA – manejo da hipervolemia

A prescrição de diurético é frequente para os pacientes com IRA, no entanto, algumas metanálises já demonstraram que não há correlação de seu uso com redução de mortalidade ou melhora na recuperação renal. O uso de diuréticos está indicado exclusivamente para o controle de complicações da IRA, como a hipercalemia ou hipervolemia, preferencialmente intravenoso. Devem ser usados apenas nos pacientes que respondem ao seu uso e não devem postergar terapias de substituição renal naqueles em que não há resposta adequada.[8]

Injúria Renal Aguda no Departamento de Emergência

Em casos de insucesso na remoção do volume desejado com o uso de diuréticos de alça, podemos associar outros diuréticos que atuem em pontos diferentes dos túbulos, como tiazídicos ou com ação em túbulo coletor, ou, ainda, optar pelo início de TRS.

Distúrbios Hidroeletrolíticos (DHE) e Ácido-Base (DAB)

A presença de DHE e DAB é comum em pacientes com IRA, sendo necessária a abordagem direcionada (Tabela 28.4).

Tabela 28.4.

Hipercalemia	Tratamento: medidas de shift de potássio	Tratamento: medidas de remoção de potássio corpóreo
Se alterações de ECG, administrar gluconato de cálcio para estabilização de membranas (gluconato de cálcio 10% - 10 a 30 mL em 10 a 20 minutos)	β2 agonistas, como o salbutamol Solução de insulina com glicose (SG 10% 500 mL + insulina regular 10U IV em 60 minutos) Correção de acidose metabólica com solução bicarbonatada (1 mEq/Kg de bicarbonato)	Diuréticos de alça: Furosemida 40 mg IV Resinas de troca (levam maior tempo até o início de sua ação)
Hiponatremia	**Tratamento: com hipervolemia**	**Tratamento: Com hipovolemia**
	(por ICC, hepatopatia ou síndrome nefrótica) Restrição hídrica Diuréticos de alça	Administração de fluido isotônico
Acidose metabólica	**Tratamento: hiperclorêmica**	**Tratamento: normoclorêmica (por ânion-gap)**
	Bicarbonato de sódio (1 mEq/Kg de bicarbonato)	Remoção da causa da acidose, se possível O estudo o BICAR-ICU avaliou o uso de bicarbonato de sódio em pacientes com acidose metabólica normoclorêmica grave (pH < 7,20), principalmente láctica, e encontrou menor necessidade de diálise no grupo que recebeu bicarbonato. No subgrupo de pacientes com IRA KDIGO 2 ou 3, a mortalidade em 28 dias e as disfunções orgânicas em 7 dias também foram menores

Terapia renal substitutiva (TRS)

Nos pacientes em que as medidas para controle da IRA e de suas complicações são refratárias ou quando não são suficientes para evitar a progressão do descontrole volêmico, hidroeletrolítico/ácido-base e acúmulo de metabólicos tóxicos, a TRS pode ser necessária.

O momento ideal para início da TRS na IRA ainda é incerto e alvo de diversos estudos nos últimos anos. O estudo ELAIN avaliou pacientes em que, além de IRA grave, havia outras disfunções orgânicas progressivas. Houve menor mortalidade em 90 dias nos pacientes que iniciaram a diálise mais precocemente. Em pacientes com IRA grave sem obrigatoriedade de progressão de lesão orgânica, os estudos AKIKI, IDEAL-ICU e STARRT-AKI não viram benefício em começar a diálise muito precocemente. Entretanto, o estudo AKIKI2 demonstrou que se postergarmos a terapia para início apenas quando os níveis de ureia forem maiores que 300 mg/dL (quando comparados aos pacientes com níveis de ureia de até 240 mg/dL), a mortalidade a médio prazo sugere que não se postergue a diálise demasiadamente. Deste modo, a avaliação contínua renal e global do paciente deve ser o guia para a indicação individualizada.[13]

As indicações clássicas de diálise de urgência são: acidose metabólica, hipercalemia refratária ao tratamento clínico, hipervolemia refratária ao tratamento clínico e sintomas de uremia (pericardite, convulsões, sangramento e alteração do nível de consciência). Não existem valores consensuais bem definidos para indicação de terapia com relação a esses parâmetros.[8]

Referências bibliográficas

1. Hoste EAJ, Kellum JA, Selby NM, Zarbock A, Palevsky PM, Bagshaw SM, et al. Global epidemiology and outcomes of acute kidney injury. Nat Rev Nephrol. 2018;14(10):607-25.

2. Chawla LS, Bellomo R, Bihorac A, Goldstein SL, Siew ED, Bagshaw SM, et al. Acute kidney disease and renal recovery: consensus report of the Acute Disease Quality Initiative (ADQI) 16 Workgroup. Nat Rev Nephrol. 2017;13(4):241-57.

3. Ostermann M, Joannidis M. Acute kidney injury 2016: diagnosis and diagnostic workup. Crit Care. 2016;20(1):299.

4. Chawla LS, Goldstein SL, Kellum JA, Ronco C. Renal angina: concept and development of pretest probability assessment in acute kidney injury. Crit Care. 2015;19:93.

5. Matsuura R, Srisawat N, Claure-Del Granado R, Doi K, Yoshida T, Nangaku M, et al. Use of the Renal Angina Index in Determining Acute Kidney Injury. Kidney Int Rep. 2018;3(3):677-83.

6. Tsai TT, Patel UD, Chang TI, Kennedy KF, Masoudi FA, Matheny ME, et al. Validated contemporary risk model of acute kidney injury in patients undergoing percutaneous coronary interventions: insights from the National Cardiovascular Data Registry Cath-PCI Registry. J Am Heart Assoc. 2014;3(6):e001380.

7. Pozzoli S, Simonini M, Manunta P. Predicting acute kidney injury: current status and future challenges. J Nephrol. 2018;31(2):209-23.

8. Moore PK, Hsu RK, Liu KD. Management of Acute Kidney Injury: Core Curriculum 2018. Am J Kidney Dis. 2018;72(1):136-48.

9. Bellomo R, Kellum JA, Ronco C, Wald R, Martensson J, Maiden M, et al. Acute kidney injury in sepsis. Intensive Care Med. 2017;43(6):816-28.

10. Nee PA, Bailey DJ, Todd V, Lewington AJ, Wootten AE, Sim KJ. Critical care in the emergency department: acute kidney injury. Emerg Med J. 2016;33(5):361-5.

11. Cavanaugh C, Perazella MA. Urine Sediment Examination in the Diagnosis and Management of Kidney Disease: Core Curriculum 2019. Am J Kidney Dis. 2019;73(2):258-72.

12. Perazella MA, Coca SG. Traditional urinary biomarkers in the assessment of hospital-acquired AKI. Clin J Am Soc Nephrol. 2012;7(1):167-74.

13. Griffin BR, Liu KD, Teixeira JP. Critical Care Nephrology: Core Curriculum 2020. Am J Kidney Dis. 2020;75(3):435-52.

Cetoacidose Diabética no Adulto

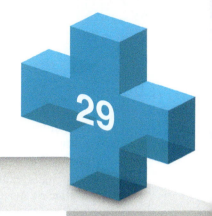

Leonardo Pereira Santana

Objetivos

- Entender a fisiopatologia da cetoacidose diabética (CAD) e alterações metabólicas e hidroeletrolíticas ocorridas na doença.
- Conhecer fatores de risco, quadro clínico e critérios diagnósticos da CAD em Adultos.
- Uniformizar protocolo de tratamento e monitorização de adultos com CAD.

Introdução

A cetoacidose diabética, assim como o estado hiperosmolar hiperglicêmico (EHH), é uma das apresentações clínicas de descompensação hiperglicêmica em pacientes com *diabetes mellitus* (DM).

Ao contrário das hiperglicemias isoladas, CAD e EHH são síndromes que constituem emergências médicas com necessidade de intervenção imediata. O não reconhecimento e tratamento rápido podem trazer risco de morte ou complicações com sequelas graves ao paciente.

Histórico e epidemiologia

A CAD não faz parte das doenças de notificação obrigatória e sua incidência tende a ser subestimada na população que vive com *diabetes mellitus*.

Ocorre mais comumente em pacientes com DM tipo 1 por possuírem deficiência absoluta de insulina e mais raramente em pacientes com DM tipo 2.

Apresenta uma tendência a ocorrer em pacientes com menos de 65 anos, diferente do EHH que costuma acometer mais frequentemente pacientes idosos.

Etiologia

As descompensações hiperglicêmicas no paciente com DM podem ocorrer por diversos motivos e os fatores precipitantes devem ser investigados em caso de suspeita clínica de CAD.

As principais causas de descompensação estão listadas na Quadro 29.1. Devemos destacar a má adesão terapêutica e as infecções como fatores precipitantes importantes (Destaque 1).

Quadro 29.1. Fatores precipitantes de CAD.

Infecções do trato urinário ou respiratórias
Terapia inadequada ou inexistente de DM ou má adesão terapêutica
Doenças clínicas maiores (infarto agudo do miocárdio, acidente vascular encefálico, sepse, pancreatite etc.)
Primodescompensação de DM tipo 1
Medicações (corticoides, diuréticos tiazídicos em altas doses, dobutamina, terbutalina, antipsicóticos de segunda geração)
Uso de cocaína
Desordens alimentares
Mal funcionamento de bomba de infusão de insulina

Fisiopatologia

O mecanismo inicial desencadeador da CAD é a deficiência absoluta ou relativa grave de insulina (por resistência insulínica periférica importante).

No metabolismo normal da glicose, o aumento da glicemia leva à produção de insulina pelas células beta pancreáticas. A insulina é um hormônio cujas ações incluem:
- Aumentar a absorção de glicose por células adiposas e musculares.
- Agir no fígado suprimindo vias alternativas de obtenção de energia, quando há glicose disponível em quantidade suficiente (Figura 29.1).

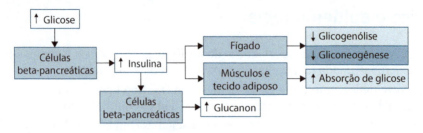

Figura 29.1. Metabolismo normal da glicose.

A deficiência de insulina impede que haja a repressão da glicogenólise e da gliconeogênese hepáticas, além de impedir a entrada de glicose em células adiposas e musculares. Esse fenômeno gera hiperglicemia persistente, que é o primeiro pilar da doença (Figura 29.2).

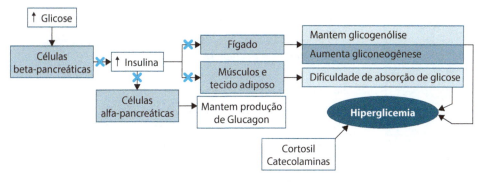

Figura 29.2. Metabolismo da glicose na cetoacidose diabética.

Pela necessidade corporal de produção de Adenosina Tri-Fosfato (ATP), outras vias de obtenção de energia são utilizadas pelo organismo. Inicia-se então o uso das vias que envolvem aminoácidos (em especial a Alanina) e os ácidos graxos. A via de produção de ATP através dos ácidos graxos tem como subprodutos o ácido aceto-acético e o ácido beta-hidroxibutírico. Esses dois ácidos (e alguns outros mais) são conhecidos como corpos cetônicos e fazem parte do segundo pilar da doença (Figura 29.3).

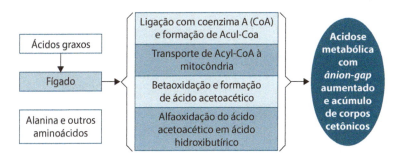

Figura 29.3. Produção de cetoácidos.

As manifestações clínicas da CAD são decorrentes de dois mecanismos principais: Acidose metabólica causada pelo acúmulo de corpos cetônicos, e depleção de volume por diurese osmótica.

Existem outros fatores que contribuem para a velocidade de instalação e gravidade da CAD. Entre esses fatores, pode-se citar o excesso de Glucagon, pela ausência da inibição de células alfa pancreáticas pela insulina. A depender do fator precipitante, pode haver liberação de grande quantidade de hormônios contrainsulínicos como cortisol e catecolaminas, que também contribuem para a hiperglicemia.

A CAD desencadeia o surgimento de diversos distúrbios hidroeletrolíticos. Os principais estão listados na Tabela 29.2.

Tabela 29.2. Água e solutos na cetoacidose diabética.

Água corporal total	Diminuída por diurese osmótica, náusea e vômitos. Volume deslocado do meio intracelular para o extra celular por hiperglicemia
Potássio	*Déficit* corporal total de 300 a 600 mEq. Deslocados do meio intracelular para o meio extracelular por hiperglicemia
Sódio	Sódio corporal total normal ou levemente reduzido. Hiponatremia dilucional pelo deslocamento de água livre para o meio extracelular
Fósforo	Déficit de fósforo corporal total pela diurese osmótica. Deslocado para o meio extracelular pela hiperglicemia e acidose
Osmolalidade sérica	Discretamente aumentada. Não chega aos mesmos níveis do Estado Hiper Osmolar Hiperglicêmico
Ânion-gap	Aumentado à custa de ácidos não mensuráveis (especialmente os corpos cetônicos)

Diagnóstico

O Diagnóstico de CAD é feito a partir de critérios definidos. Os critérios mais usados foram estabelecidos pela "American Diabetes Association" (ADA) e estão listados na Figura 29.4.

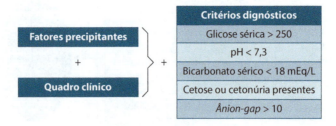

Figura 29.4. Diagnóstico de cetoacidose diabética.

Na suspeição de CAD, é necessário solicitar exames laboratoriais que confirmem o diagnóstico e que serão utilizados para o manejo terapêutico e monitorização. Estão indicados: Hemograma, Ureia, Creatinina, sódio, potássio, cloro, fósforo, gasometria, urina tipo 1, cetonemia (se disponível) ou cetonúria e eletrocardiograma. A radiografia de tórax deve ser realizada se suspeita de infecção do trato respiratório, e a dosagem de amilase e lipase se suspeita de pancreatite aguda. Outros exames podem ser realizados a depender do contexto clínico do paciente (Destaque 2).

O tratamento deve ser iniciado antes da confirmação laboratorial se houver alta suspeição clínica.

Tratamento

O tratamento de CAD segue protocolo já bem estabelecido que visa a reposição do volume depletado, melhora da hiperglicemia e resolução da acidose metabólica associada ao acúmulo de corpos cetônicos (Figura 29.5).

Durante todo o tratamento, é importante a monitorização do paciente e coleta frequente de exames laboratoriais. O manejo de CAD deve ser feito preferencialmente em ambiente de UTI (Tabela 29.3).

Tabela 29.3. Monitorização do paciente.

Sinais vitais e exame clínico	Paciente deverá ficar preferencialmente com monitorização multiparamétrica em ambiente de Unidade de Terapia Intensiva (UTI)
Na	A cada 2-4 horas
K	
Cl	
Gasometria venosa	
Glicose sérica	
P	
Ureia e creatinina	
Glicemia capilar	A cada 1 hora

Na: sódio; K: potássio; Cl: cloro; P: fósforo

Deve-se ficar atento a sinais de complicações relacionadas à CAD, especialmente fenômenos infecciosos graves (bacterianos ou fúngicos, como a mucormicose) e tromboses venosas profundas ou pulmonares. É importante ter atenção a edema cerebral e edema pulmonar não cardiogênico, por desequilíbrio osmótico rápido e infusão de grande quantidade de volume no paciente. Pode-se dizer que houve resolução da CAD quando todos os critérios a seguir forem preenchidos (Tabela 29.4).

Tabela 29.4. Critérios de resolução da CAD.

Normalização do ânion-gap (< 12 mEq/L)
Bicarbonato > 18 mmoL/L
pH > 7,3
Paciente é capaz de retomar dieta por via oral

Ao desligar a bomba de Insulina, deve-se realizar uma dose subcutânea de insulina de ação rápida de 0,1 UI/kg e aguardar uma hora antes de interromper a infusão. Após resolução da CAD, é necessário manter o paciente com insulina em esquema basal-bólus para evitar recaída (Destaque 3).

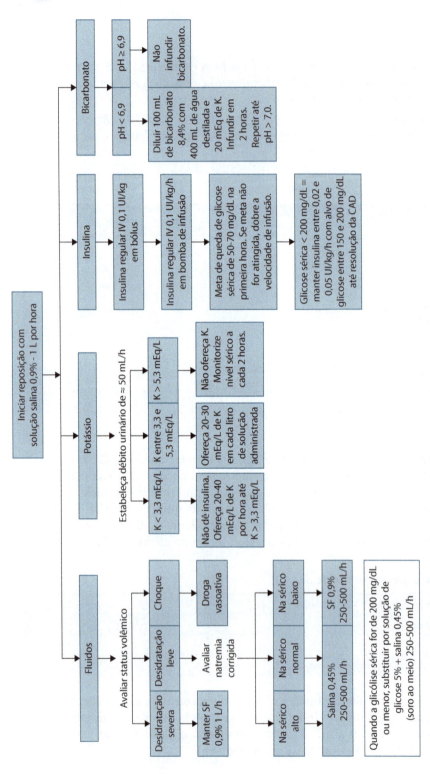

Figura 29.5. Fluxograma de tratamento de cetoacidose diabética.

O momento ideal de transição para insulina subcutânea é logo antes de uma refeição oral. Pacientes que já faziam uso regular de insulina em esquema basal-bólus (e que não necessitaram de doses muito maiores que as anteriores para resolução de CAD) podem ter sua dose habitual mantida.

Em pacientes que não faziam uso prévio de insulina, deve-se calcular uma dose total diária de 0,5 a 0,8 UI/kg. Metade da dose deve ser administrada como insulina basal (NPH 2 ou 3 ×/dia, glargina 1 ×/dia ou determir 1 ×/dia) e a outra metade distribuída em 3 doses pré-refeição de insulina de ação rápida ou ultrarrápida (Regular, Aspart ou Lispro).

É importante também o diagnóstico do fator precipitante e seu adequado manejo. Por fim, é imprescindível garantir a educação do paciente sobre a própria doença e o uso correto da insulina.

Destaques

Destaque 1: Mesmo em pacientes com conhecida má-adesão deve-se ficar atento a outras causas de descompensação.

Destaque 2: Importante! Em pacientes que fazem uso de inibidores de SGLT-2 (Dapaglifozina, Empaglifozina e Canaglifozina) pode ocorrer cetoacidose diabética com níveis glicêmicos menores que 250 mg/dL.

Destaque 3: Em pacientes com resolução lenta da CAD, é importante investigar outras causas de acidose metabólica e considerar possibilidade de fator desencadeante não ter sido resolvido (exemplo: quadros sépticos com foco infeccioso fechado).

Referências bibliográficas

1. American Diabetes Association. Standards of Medical Care in Diabetes. Jan 2021, v44 (s1).
2. Taylor SI, Blau JE, Rother KI. SGLT2 Inhibitors may predispose to ketoacidosis. J Clin Endocrinol Metab 2015; 100:2849.
3. Sociedade Brasileira de Diabetes. Diretrizes 2019-2020. 2019.
4. Velasco IT, Brandão-Neto RA, Souza HP, Marino LO, Marchini JFM. Medicina de Emergência – Abordagem Prática. 14. Ed. São Paulo, 2020.

Dermatoses na Unidade de Urgência

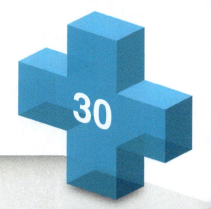

Luciana Maragno

As queixas dermatológicas não são raras no serviço de urgência de um hospital. Cabe ao médico plantonista saber identificar as patologias que deverão ser tratadas ou manejadas prontamente, saber tratar as queixas dermatológicas mais prevalentes, oferecer condutas que poderão ajudar no controle dos sintomas até atendimento pelo especialista, e, até mesmo, evitar terapias que possam prejudicar o quadro do paciente em questão.

Dermatoses infecciosas

Herpes-zoster

O herpes zoster é uma doença neurocutânea causada pela reativação do vírus varicela-zoster (herpes vírus tipo 3) latente, comumente depois de anos após a primo-infecção (varicela). A transmissão do vírus ocorre por meio da inalação de aerossóis provenientes de indivíduos com varicela ou por meio do contato direto com a secreção das vesículas, tanto da varicela quanto do herpes-zoster.

Clinicamente, caracteriza-se inicialmente por prurido ou dor unilateral, em faixa, de forte intensidade (neuropática), seguida, do aparecimento de vesículas agrupadas sobre base eritematosa, no trajeto de um ou mais dermátomos. As vesículas dão origem a erosões que evoluem com crostas em cerca de 7 dias. O diagnóstico é eminentemente clínico, podendo ser confirmado por exame citológico e/ou histopatológico (Figura 30.1).

O tratamento do herpes zoster deve ser feito, de preferência, nas primeiras 72 horas do quadro clínico ou após esse período, se houver lesões novas ou em indivíduos imunossuprimidos. As drogas de escolha são: aciclovir (800 mg, 5 vezes ao dia, por 7 dias), valaciclovir (1.000 mg, 3 vezes ao dia, por 7 dias) ou fanciclovir (1.000 mg, 2 vezes ao dia, por 7 dias). Pacientes com insuficiência renal deverão ter suas doses corrigidas de acordo com o seu *clearance* de creatinina.

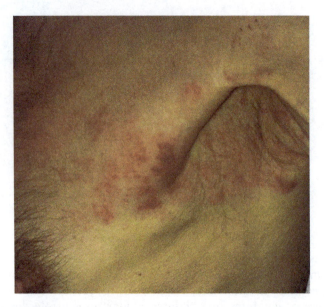

Figura 30.1. Herpes zoster.

Para controle da dor, analgésicos simples ou até mesmo anti-inflamatórios não esteroidais podem ser úteis. Entretanto, para os casos moderados a graves, estão indicados opioides fracos (tramadol ou codeína), assim como as medicações indicadas para neuralgia pós-herpética, tais como amitriptilina e gabapentina. O uso de corticosteroide sistêmico associado a terapia antiviral ainda é controverso na literatura.

Internação hospitalar e aciclovir endovenoso (dose de 10 mg/kg/dia, em três doses diárias, por 7 a 10 dias) estão indicados para indivíduos imunossuprimidos, indivíduos idosos com acometimento cefálico e/ou cervical, herpes zoster com lesões hemorrágicas/necróticas, herpes zoster disseminado, para aqueles que evoluam com complicações (oculares, meningite, encefalite, mielite) ou em casos com dificuldade para controle de dor.[1]

Erisipela e celulite

Erisipela e celulite são infecções bacterianas de pele (piodermites) causadas por bactérias que penetram na pele por solução de continuidade. Os principais agentes etiológicos são: *Streptococcus pyogenes*, tanto para erisipela e celulite e *Staphylococcus aureus,* também nos casos de celulite.

A erisipela é uma infecção da derme superficial e vasos linfáticos superficiais, geralmente de evolução aguda e caracterizada clinicamente por eritema intenso, bem delimitado, com dor e calor locais, podendo estar associado a sintomas sistêmicos, tais como febre e mal-estar. Enquanto na celulite, o processo ocorre na derme profunda e subcutâneo, portanto, com eritema e edema menos vivos e bordas mal delimitadas, com evolução subaguda ou crônica, com ou sem sintomas sistêmicos discretos.

O diagnóstico da erisipela e celulite é clínico (Figura 30.2). Pesquisa de agente por meio de aspirado de bolhas ou cultura de secreção ou biópsia de pele apresenta baixa sensibilidade. A hemocultura tem baixa positividade.

O tratamento ambulatorial da erisipela pode ser feito com amoxicilina (500 mg de 8/8 horas ou 875 mg de 12/12 horas), cefalexina (500-1.000 mg 6/6 horas) ou clindamicina (600 a 1.800 mg por dia, divididos em 2, 3 ou 4 vezes), para pacientes alérgicos à penicilina. Para os casos com sintomas sistêmicos de infecção, progressão rápida do eritema, ausência de resposta ao tratamento ambulatorial por 48 horas ou intolerância ao antibiótico oral, as opções terapêuticas são penicilina G procaína (400.000-800.000 UI, intramuscular, 12/12 horas) ou cristalina (200.000 UI/kg/dia, intramuscular ou endovenoso, 4/4 horas), cefazolina (1 g, endovenoso, 8/8 horas), ceftriaxone (1 g, endovenoso, 12/12 horas) ou clindamicina (para os alérgicos a betalactâmicos).

Para os casos de celulite tratados ambulatorialmente, cefadroxila (1 g/dia), cefalexina ou clindamicina, para os alérgicos a betalactâmicos são opções terapêuticas adequadas. Entretanto, se a suspeita de *S. aureus* meticilinorresistente for alta, considerar sulfametoxazol-trimetoprina (800/160 mg, 12/12 horas) ou amoxicilina associada a doxicilina ou minociclina. Se houver indicação de internação hospitalar, entre os antibióticos mais indicados estão: cefazolina (1-2 g endovenosa 8/8 horas), oxacilina (2 g endovenoso 4/4 horas) ou clindamicina (para os alérgicos a betalactâmicos) e vancomicina (15-35 mg/kg, 8/8-12/12 horas, de acordo com a gravidade do quadro e função renal do doente), nos casos com manifestação sistêmica ou associação de próteses ortopédicas e/ou enxertos.

Com relação à duração do tratamento, em geral, 5 a 7 dias de antibioticoterapia são suficientes na maioria dos casos; entretanto, nos casos de imunossupressão, progressão lenta ou infecção grave, ampliar para 10 a 14 dias de tratamento.

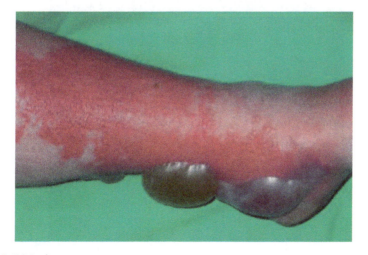

Figura 30.2. Erisipela

Para os casos tratados em ambiente hospitalar, uma vez que houver melhora clínica e ausência de manifestações sistêmicas, a terapia endovenosa pode ser substituída para via oral.

É importante lembrar-se de de tratar as causas que predispõem ao desenvolvimento de celulite/erisipela recorrentes (*tinea pedis*, onicomicose, linfedema, insuficiência venosa crônica, obesidade e imunodepressão).

Por fim, para pacientes com 3 ou 4 episódios de celulite por ano associados a fatores predisponentes que não podem ser excluídos, terapia supressora com antibióticos pode ser de extrema valia. Para os casos de infecção por estreptococo beta hemolítico, a escolha seria com penicilina benzatina 1.200.000 U, intramuscular, a cada 2 a 4 semanas, e, para infecção estafilocócica, cefadroxila, clindamicina ou sulfametoxazol-trimetoprima podem ser utilizados para prevenção de novas infecções.

Furúnculo e antraz

O furúnculo e o antraz são piodermites causadas pelo *Staphylococcus aureus* que acometem a unidade pilo-sebácea. A coleção contígua de furúnculos é denominada antraz (Figura 30.3).

Clinicamente, o furúnculo caracteriza-se por um nódulo eritematoso ao redor do folículo piloso, com calor e dor locais, que evolui para amolecimento da região central, seguida de necrose e supuração. Os locais mais acometidos são nuca, dorso e coxas. Pode haver manifestação sistêmica, como febre e mal-estar. O indivíduo pode ter lesão única ou múltiplas, simultaneamente ou seguidas no decorrer de semanas a meses (furunculose de repetição). Ocorre em indivíduos saudáveis, porém diabéticos, obesos, desnutridos e imunossuprimidos são mais acometidos.

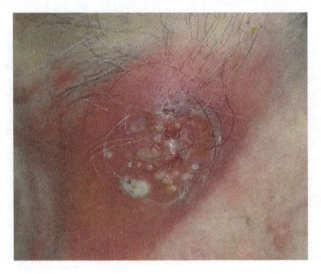

Figura 30.3. Antraz

Dermatoses na Unidade de Urgência

O antraz é uma confluência de furúnculos no tecido subcutâneo que, superficialmente, dá origem a múltiplos pontos de drenagem de material purulento e ulceração. Em geral, acomete sobretudo indivíduos imunodeprimidos e diabéticos.

Antibioticoterapia ambulatorial com cefalexina (1 g de 6/6 horas, por pelo menos 7 dias) está indicada em todos os casos. Orienta-se colocar compressas mornas, duas vezes ao dia, até drenagem do material purulento. Nos casos de coleção líquida, a drenagem cirúrgica está indicada.

Escabiose

Dermatose bastante prevalente, causada por um ácaro, *Sarcoptes scabiei, var. hominis*, caracteriza-se clinicamente por prurido intenso, sobretudo noturno, e lesões cutâneas, por vezes inespecíficas. A única lesão cutânea característica da escabiose é o sulco, ou seja, saliência linear, menor que 1cm, com uma vesicopápula em uma das extremidades. Na maioria dos casos, as lesões observadas são pápulas eritematosas associadas a sinais de escoriação, decorrente do prurido. A distribuição das lesões é bastante característica, afetando regiões quentes do corpo, ou seja, região periumbilical, cintura, glúteos, mamas, axilas e pênis, ademais região interdigital das mãos e punhos (Figura 30.4).

Entre as complicações possíveis estão infecções cutâneas secundárias (impetigo, celulite, abscesso), glomerulonefrite pós-estreptocóccica, febre reumática e sepse.[2]

O diagnóstico clínico pode ser confirmado com exame direto (escarificação da lesão) e observação do agente por microscopia comum. Entretanto, a positividade deste exame é baixa, justificando, se suspeita clínica importante, prova terapêutica. Sempre questionar se existem outras pessoas próximas com quadro semelhante.

Com relação à terapêutica, a permetrina (loção a 5%) e a ivermectina sistêmica são medicações consideradas de primeira linha de tratamento.[2] A taxa de cura com a permetrina excede 90%; já o uso da ivermectina é mais cômodo e de baixo custo.

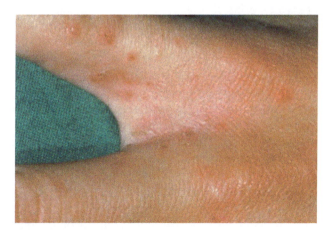

Figura 30.4. Escabiose

O tratamento tópico deve ser adequadamente orientado: Aplicar a permetrina no corpo todo, abaixo do pescoço e removê-la após 8 a 14 horas. No caso de crianças, acima dos 2 meses, a aplicação deve ser feita também no couro cabeludo e face, poupando olhos e boca. Um segundo ciclo deve ser feito entre 1 e 2 semanas. Após cada ciclo, trocar roupa de banho e roupa de cama.

A dose da ivermectina é 200 mcg/kg, dose única, embora deva ser repetida após 1 a 2 semanas. As principais contraindicações são gestantes, lactante e crianças abaixo de 15 kg.

A eficácia do tratamento é alta, entretanto a baixa adesão, a reinfecção e/ou a resistência ao tratamento devem ser consideradas quando não houver melhora clínica ou manutenção dos sintomas após 2 a 4 semanas.

O tratamento dos contactantes, independente dos sintomas, deve ser sempre indicado e orientado a ser feito ao mesmo tempo que os pacientes sintomáticos, para que se evite reinfecção.

Farmacodermias

Exantema

Entre as farmacodermias, o exantema é o tipo mais frequente entre as reações cutâneas medicamentosas. Considerado imprevisível, o exantema ocorre geralmente em indivíduos suscetíveis, com maior associação a determinadas comorbidades (p. ex.: doenças virais, inclusive, HIV) e certos medicamentos, entre eles: betalactâmicos, sulfonamidas, alopurinol, anticonvulsivantes, quinolonas e anti-inflamatórios não hormonais.

O exantema costuma ser simétrico, iniciando-se comumente no tronco, em geral após 4 a 14 dias do início da medicação responsável. Pode-se iniciar antes, em pacientes previamente sensibilizados, assim como também mais tardiamente ou, até mesmo, após a suspensão da droga (Figura 30.5).

Clinicamente, caracteriza-se por exantema maculopapular, confluente nas áreas intertriginosas e, em geral, poupando região palmo-plantar. Pode haver prurido, febre e linfadenopatia. Em geral, desaparece espontaneamente após 1 a 2 semanas da retirada da medicação.

O principal diagnóstico diferencial é o exantema viral. Uma boa anamnese, exame físico detalhado, sorologias e, até mesmo, o exame histopatológico podem ajudar no diagnóstico correto. As reações medicamentosas graves, síndrome de hipersensibilidade a drogas, síndrome de Stevens-Johnson e necrólise epidérmica tóxica podem iniciar-se com um exantema, mas em geral apresentam outros sinais e sintomas, tais como: febre alta, edema facial, acometimento mucoso, bolhas e sensação de queimação ou até mesmo dor na pele.

A medida terapêutica mais indicada é a interrupção da medicação responsável. O uso sistêmico de anti-histamínico pode ajudar no controle do prurido. Se necessário, e excluída possibilidade de exantema viral, corticoterapia tópica ou sistêmica pode ser instituída.

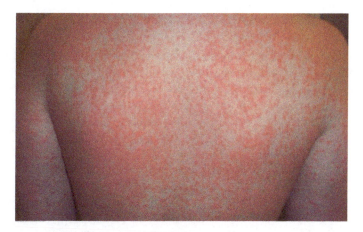

Figura 30.5. Exantema maculopapular.

Urticária e angioedema

Outra reação medicamentosa bastante prevalente é a urticária, podendo ou não estar associada ao angioedema. Podem resultar de reações de Gell & Coombs do tipo I (IgE-mediadas) ou do tipo III (imunocomplexos), além de reações não relacionadas a anticorpos, também denominadas pseudoalérgicas.

As urticárias e os angioedemas são causados principalmente por anti-inflamatórios não hormonais, penicilinas, cefalosporinas e contrastes radiológicos. Os opiáceos, a tiamina, alguns relaxantes musculares, a ciprofloxacina e a vancomicina são drogas que podem liberar mediadores químicos diretamente dos mastócitos, causando aumento dos níveis plasmáticos de histamina, levando a prurido e eritema generalizados.

Clinicamente, a urticária caracteriza-se por lesões eritemato-edematosas (Figura 30.6), pruriginosas e fugazes (desaparecem, sem deixar cicatriz, em menos de 24 horas). Pode ocorrer, dependendo do mecanismo de liberação de histamina, entre 15 minutos a 24 horas após a ingestão da medicação. Em até 60% dos casos,

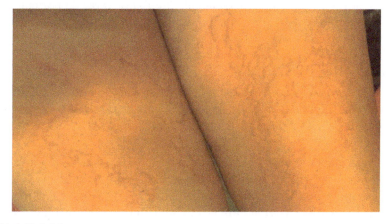

Figura 30.6. Urticária.

pode vir associada a angioedema nos olhos, lábios, língua, genitália, mãos e pés (Figura 30.7).

A primeira conduta a ser tomada no serviço de emergência é identificar a medicação responsável e suspender seu uso. Na ausência de sintomas sistêmicos associados, investigação laboratorial e internação hospitalar não são necessários. O tratamento deverá ser feito com anti-histamínicos sistêmicos por, pelo menos, 14 dias. No caso de angioedema, corticosteroides sistêmicos estão indicados (prednisona 20-60 mg/dia, por 7 dias).

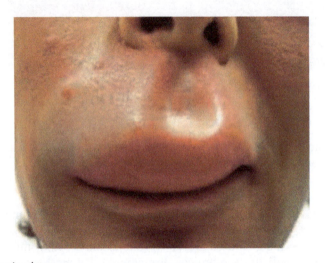

Figura 30.7. Angioedema.

SHID (ou DRESS, Drug Rash with Eosinophilia and Systemic Symptoms)

Reação adversa a droga, potencialmente fatal, caracterizada por manifestação cutânea, febre, linfadenopatia, anormalidades hematológicas, acometimento sistêmico e reativação de infecção viral latente.[3] Esse acometimento multivisceral, associado à persistência do quadro apesar da suspensão da medicação desencadeante, diferenciam a SIHD das demais farmacodermias.

Trata-se de uma grave reação de hipersensibilidade a drogas e a seus metabólitos reativos, associada à predisposição genética relacionada a mecanismos enzimáticos de metabolização daquelas. A taxa de mortalidade é de cerca de 10 a 20%.

As drogas mais frequentemente associadas a SHID são os anticonvulsivantes (carbamazepina, lamotrigina, fenobarbital, fenitoína), antimicrobianos (minociclina, ampicilina, linezolida, vancomicina, sulfametoxazol-trimetoprim, sulfassalazina, dapsona), antivirais (abacavir, nevirapina, tenofovir, telaprevir), antidepressivos (bupropiona, fluoxetina), anti-hipertensivos (amlodipina, captopril), anti-inflamatórios não hormonais (celecoxibe, ibuprofeno, hidroxicloroquina), dentre outros (alopurinol, ranitidina, ácido acetilsalicílico, atorvastatina).

O acúmulo de seus metabólitos intermediários, decorrente da alteração dos mecanismos de detoxificação das drogas, desencadeia respostas imunológicas, tanto autoimunes, quanto alterando respostas imunes a vírus, levando a reativação de vírus latentes no hospedeiro (HHV-6, HHV-7, CMV, EBV), promovendo a cronicidade e até mesmo a gravidade dos sintomas.[4]

As manifestações clínico-laboratoriais se iniciam na maioria das vezes entre 2 e 6 semanas de uso da medicação. A manifestação cutânea mais comum é um exantema morbiliforme (Figura 30.8), iniciando-se na face, tronco superior e membros superiores, com progressão craniocaudal. Pápulas foliculares, edema da face, sobretudo periorbitário e descamação furfurácea compõem o quadro cutâneo. Pode haver acometimento mucoso leve.[4]

Com relação ao acometimento sistêmico, os órgãos mais comumente afetados são fígado, rins, pulmões, coração, medula óssea e, nos casos graves e atípicos, os sistemas neurológico, gastrointestinal e endócrino também podem evoluir para disfunções (Tabela 30.1). Febre persistente de 38 - 40 graus e linfadenopatia, generalizada e dolorosa, são manifestações bastante prevalentes nesses casos.

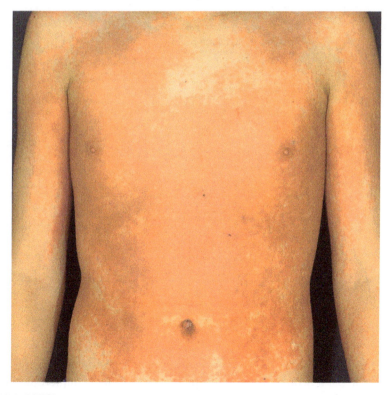

Figura 30.8. DRESS.

Tabela 30.1. Manifestações sistêmicas da SIHD.

Sistema acometido	Manifestações	Drogas mais associadas	Características
Gastrointestinal	Fígado	Anticonvulsivante (fenitoína), minociclina, sulfassalazina	• Mais comumente hepatite anictérica, sem colangite • Principal causa de mortalidade: Insuficiência hepática
	Pâncreas		• Pancreatite aguda • DM tipo I (manifestação tardia)
	Glândulas salivares		• Aumento bilateral de parótidas • Xerostomia
	Intestino		• Gastroenterite • Colite • Desidratação secundária
Sistema renal		Alopurinol, anticonvulsivante (carbamazepina), dapsona	• Maior prevalência em nefropatas e idosos • Em geral leve e transitório, porém podendo evoluir para nefrite intersticial e insuficiência renal
Sistema pulmonar		Minociclina	• Redução da função pulmonar, pneumonite intersticial aguda, pneumonite intersticial linfocitária, pleurite e síndrome da angústia respiratória aguda
Sistema nervoso			• Meningite e encefalite
Sistema endócrino	Tireoide (hipo ou hipertireoidismo)		• Raramente acometimento agudo; em geral, as manifestações são tardias (3 meses a 2 anos)
Sistema cardíaco		Amoxicilina, minociclina	• Miocardite: rara, porém potencialmente fatal; pode ser manifestação tardia

Laboratorialmente, a SHID pode apresentar leucocitose acentuada com linfocitose atípica ou leucopenia com linfopenia, eosinofilia, plaquetopenia, queda nos níveis de hemoglobina e diminuição importante dos títulos de IgG, IgA e IgM;

elevação das transaminases, com ou sem aumento dos níveis de bilirrubinas; elevação de ureia e creatinina, podendo haver redução do *clearance* de creatinina; (creatinofosfoquinase) CPK e troponina podem estar elevadas.

Importante ressaltar que o diagnóstico de SHID é um diagnóstico de exclusão, devendo ser feito investigação laboratorial para descartar diagnósticos diferenciais, tais como outras farmacodermias (síndrome de Stevens-Johnsons ou a necrólise epidérmica tóxica), doenças infecciosas (síndrome da mononucleose-símile), autoimunes e, até mesmo, neoplásicas (hematológicas), tendo em vista que há quadros clínicos incompletos ou menos característicos, assim como os achados laboratoriais não são específicos. Há vários critérios diagnósticos distintos na literatura para diagnóstico de SHID, apesar de não haver uma padronização universal desses. Na Tabela 30.2, segue o critério proposto pelo grupo japonês em 2006.[3,4]

Tabela 30.2. Critérios diagnósticos para SIHD (grupo japonês, 2006).

1. Erupção maculopapulosa com início após três semanas do início do uso de um grupo conhecido de drogas
2. Sintomas clínicos prolongados após a retirada da droga causal
3. Febre (acima de 38 °C)
4. Anormalidades hepáticas (ALT > 100 U/L)*
5. Anormalidades hematológicas: • Leucocitose (> 11.000/mm³) e/ou • Linfocitose atípica (> 5%) • Eosinofilia (> 1.500/mm³)
6. Linfadenopatia
7. Reativação do herpes-vírus 6 (HHV-6)**

O diagnóstico é confirmado pela presença dos sete critérios (SHID típica) ou de cinco (de 1 a 5) dos sete critérios (SHID atípica). (*): a manifestação hepática pode ser substituída por outro acometimento sistêmico. (**): detectada entre a segunda e a terceira semana após o início dos sintomas, por meio de PCR ou elevação dos títulos da IgG anti-HHV6.

Com relação à investigação laboratorial inicial frente à suspeita de SHID, esta deve incluir: hemograma completo, enzimas hepáticas, função renal, urina tipo I, creatinofosfoquinase, desidrogenase láctica, ferritina e triglicérides séricos, cálcio e paratormônio, glicemia, coagulograma, lipase, eletroforese de proteínas, sorologias (síndrome mononucleose-símile, incluindo hepatites), FAN, hemoculturas e, se possível, polimerase chain-reaction (PCR) quantitativo para HHV-6, HHV-6 EBV e CMV.[5]

Por fim, com relação ao tratamento, a medida mais importante é a identificação precoce do diagnóstico e retirada imediata da droga suspeita. O uso de corticosteroides sistêmicos precoce deve ser feito de acordo com a gravidade da reação e a retirada do mesmo deve ser feita de modo lento e gradual, em um período de 3 a 6 meses, para se evitar a recidiva do quadro (Tabela 30.3). Nos casos desencadeados por anticonvulsivantes, o neurologista deve ser acionado para orientar substituição da medicação, sobretudo, pela reação cruzada entre os anticonvulsivantes.[5]

Tabela 30.3. Protocolo de tratamento para SIHD sugerido pelo grupo europeu

Ausência de sinais de gravidade	- Corticosteroides tópicos de alta potência e emolientes - Anti-histamínicos sistêmicos
Presença de sinais de gravidade: Transaminases > 5 x limite da normalidade, insuficiência renal, pneumopatia, hemofagocitose, cardiopatia	- Corticosteroide sistêmico (1 mg/kg/dia de prednisona) - Avaliação multidisciplinar do acometimento visceral
Presença de risco de morte: hemofagocitose com insuficiência medular, encefalite, hepatite grave, insuficiência respiratória	- Corticosteroide sistêmico geralmente associada a imunoglobulina endovenosa - Avaliação multidisciplinar do acometimento visceral
Presença de sinais de gravidade com confirmação de reativação viral relevante	- Corticosteroide sistêmico associado a antiviral (ganciclovir) e/ou imunoglobulina endovenosa

Síndrome de Stevens-Johnson (SSJ)/necrólise epidérmica tóxica (NET)

A SSJ e a NET são erupções raras, potencialmente fatais, cuja principal etiologia são os medicamentos. Por definição, são consideradas como doença única com pólos de gravidade diferentes, nos quais quando o acometimento da superfície corpórea (descolamento epidérmico) é menor que 10% denomina-se SSJ; maior que 30%, NET; e entre 10 e 30%, sobreposição SSJ-NET.

As principais medicações implicadas com o espectro SSJ/NET são: anticonvulsivantes aromáticos, anti-inflamatórios não esteroidais, alopurinol, sulfonamidas, nevirapina, fluoroquinolonas e minociclina. A imunopatogênese do espectro SST/NET ainda não é totalmente esclarecido. Estudos recentes demonstram que há uma reação de hipersensibilidade mediada por células T (CD8 positivas) associada a importante apoptose de queratinócitos, em indivíduos geneticamente predispostos (HLA).

O período médio entre o início da medicação e o surgimento dos sintomas varia de 4 a 28 dias. Inicialmente, o paciente apresenta sintomas prodrômicos, febre, odinofagia, mal-estar, astenia, seguidos da manifestação mucocutânea. O quadro dermatológico começa com um exantema, seguido de aparecimento de máculas purpúricas e bolhas ou erosões, disseminadas com progressão craniocaudal. Lesões em alvo atípico (Figura 30.9), ou seja, lesão arredondada eritematosa com centro

Dermatoses na Unidade de Urgência

mais escuro ou até mesmo uma bolha central, são comuns. O acometimento mucoso é frequente, sobretudo, nos casos de SSJ, podendo preceder ou suceder o quadro cutâneo. As mucosas mais acometidas são orofaringe, ocular, genitais e anal.

O acometimento sistêmico é comum, sendo mais prevalentes e mais graves nos casos de NET. Disfunções nos sistemas gastrointestinais, pulmonar, cardiovascular, renal e hematopoiético não são incomuns porém, em geral, não tão graves quanto na SHID.

O diagnóstico da SSJ e da NET é primariamente clínico, podendo ser confirmado pelo exame histopatológico. Entretanto, as condutas iniciais não deverão ser adiadas por conta do exame anatomopatológico.

A principal conduta é a suspensão da medicação desencadeante.[6] Internação hospitalar, se possível em ambiente de terapia intensiva, suporte clínico adequado e avaliação multidisciplinar (incluindo dermatologista, oftalmologista, otorrinolaringologista, ginecologista/urologista) são medidas necessárias e urgentes para o adequado cuidado desse doente.

Quanto à terapia específica, o uso de corticosteroides sistêmicos, imunoglobulina endovenosa e outros imunossupressores (ciclosporina e ciclofosfamida) apesar de muitas vezes indicados, não tem consenso na literatura, embora pareça haver um maior benefício com o uso de corticoterapia sistêmica e ciclosporina.[6] Suporte nutricional, controle de dor e cuidados locais são essenciais para a boa evolução desses casos.

O prognóstico da doença SSJ/NET é variável; segundo a literatura, a taxa de mortalidade está entre 1 a 5% para casos de SSJ, podendo chegar a 25 e 30%, nos casos de NET. Entre as principais causas de óbito estão infecção e a falência de múltiplos órgãos (sangramento gastrointestinal, embolia pulmonar, infarto do miocárdio e edema pulmonar).

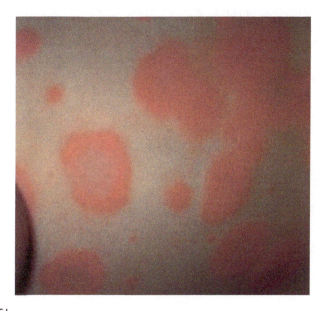

Figura 30.9. SSJ.

Finalmente, entre os doentes que sobrevivem a fase aguda da doença, muitos ainda poderão evoluir com sequelas, entre elas: cicatrizes cutâneas/discromias, lesões oculares (inclusive amaurose), complicações dentárias, problemas genitourinários e pneumopatias.

Dermatoses inflamatórias

Eritrodermia

Síndrome subaguda ou crônica, de etiologias múltiplas, caracterizada por eritema generalizado e persistente, acometendo mais de 80% da superfície corpórea, acompanhado de descamação e prurido variável.[7] A taxa de mortalidade pode variar entre 3,75% a 64%.

Entre as possíveis causas estão:

- Evolução de dermatoses pré-existentes (pênfigo foliáceo, pitiríase rubra pilar).
- Agravamento de dermatoses pré-existentes (psoríase, dermatite atópica, dermatite seborreica, dermatite de contato).
- Farmacodermias, (geralmente por bloqueador de canal de cálcio, alopurinol, antibióticos betalactâmicos, anticonvulsivantes, lítio, cimetidina, sulfassalazina, sulfonamidas).
- Linfoma cutâneo (fase inicial).

Entretanto, muitos casos permanecem como idiopáticos.[7]

O quadro clínico pode ser súbito ou insidioso, por vezes com episódios de exacerbações e remissões, durante meses a anos. As lesões cutâneas (Figura 30.10) podem ser caracterizadas por eritema, descamação, ressecamento e liquenificação (espessamento da pele, hipercromia e aumento dos sulcos naturais da pele), comumente associadas a prurido. Manifestações sistêmicas tais como linfonodomegalia periférica, hepatomegalia, taquicardia, hipertermia, edema e anorexia são comuns.

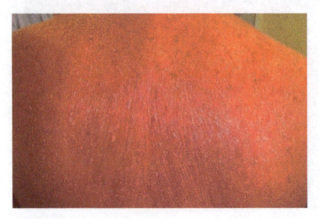

Figura 30.10. Eritrodermia.

Para diagnóstico, uma boa anamnese, exame físico geral e dermatológico são fundamentais. O exame histopatológico deve ser feito, em mais de um ponto, para tentar identificar o diagnóstico etiológico. Frente a casos de eritrodermia, a internação hospitalar pode ser necessária e a avaliação pelo dermatologista deverá ser feita o quanto antes, pela gravidade do quadro.[7]

Independentemente da etiologia, medidas para suporte clínico deverão ser priorizadas. O tratamento específico deverá ser dirigido de acordo com a causa. Anti-histamínicos sistêmicos devem ser indicados em casos nos quais o prurido esteja presente. O uso de corticosteroides sistêmicos pode ser prejudicial tanto na evolução, por exemplo nos casos de psoríase, assim como dificultar a identificação do diagnóstico por meio do exame histológico posterior.

Eritema nodoso

O eritema nodoso (EM) é uma reação de hipersensibilidade caracterizada por nódulos, mais palpáveis do que visíveis, eritematosos que evoluem com aspecto contusiforme, dolorosos, acometendo sobretudo os membros inferiores.

Entre os fatores etiológicos do EN estão: infecção (estreptocócica, tuberculose, hanseníase, sífilis, infecção por HIV, hepatite B, histoplasmose, esporotricose, dermatofitoses, toxoplasmose, giardíase, amebíase, ascaridíase, etc.), sarcoidose, medicamentos (anticoncepcionais orais, sulfonamidas, penicilina, salicilatos), doenças inflamatórias intestinais, neoplasias hematológicas, doença de Behçet e gestação. Entretanto, na maioria dos casos não é possível identificar uma causa.

Clinicamente, antecedendo, os nódulos subcutâneos (Figura 30.11), bilaterais, nos membros inferiores, o paciente pode apresentar febre e artralgias. Quando presença de lesões disseminadas, deve-se, principalmente em nosso meio, descartar eritema nodoso hansênico. Importante ressaltar que as lesões nunca ulceram, apesar de evoluir com cicatriz hipercrômica e com leve depressão.

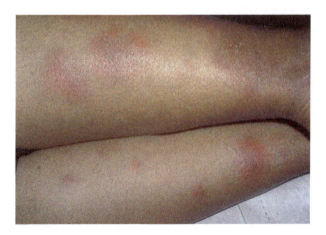

Figura 30.11. Eritema nodoso.

O diagnóstico deve ser sempre confirmado com exame anatomopatológico e, após confirmação, investigação laboratorial direcionada para etiologia. Quanto ao tratamento, deve-se sempre recomendar repouso e elevação dos membros inferiores e terapêutica direcionada a causa identificada. Nos casos idiopáticos, excluída possibilidade de infecção, ácido acetilsalicílico, anti-inflamatórios não esteroidais e até mesmo corticoterapia sistêmica podem ser utilizadas para remissão do surto atual. Por fim, para os casos de EN hansênico, a droga de escolha continua sendo a talidomida.

Pontos-chaves

- Casos de herpes zoster disseminados, com lesões necróticas, indivíduos imunossuprimidos, indivíduos idosos com acometimento cefálico e/ou cervical, e/ou aqueles que evoluam com complicações (oculares, meningite, encefalite, mielite) devem ser tratados com aciclovir endovenoso em ambiente hospitalar.
- Para tratamento da escabiose, permetrina 5% loção e ivermectina oral têm eficácia semelhante, com esquema completo e tratamento dos contactantes.
- Após investigação das manifestações sistêmicas nos casos de SIHD, a corticoterapia sistêmica, quando indicada, deve ser retirada gradual e lentamente para evitar reativação do quadro.
- As condutas iniciais nos casos de SSJ/NET devem ser tomadas rapidamente, entre elas: suspensão da droga suspeita, internação em ambiente de terapia intensiva e suporte clínico.
- Nos casos de eritrodermia, a corticoterapia sistêmica não deve ser considerada antes de um diagnóstico etiológico firmado, pois pode dificultar a investigação laboratorial e até mesmo piorar o prognóstico destes pacientes.
- Eritema nodoso disseminado, ou melhor, acima dos membros inferiores, deve-se investigar hanseníase.

Referências bibliográficas

1. Werner RN, Nikkels AF, Marinovic B, et al. European consensus-based (S2k) Guideline on the management of Herpes Zoster – guided by European Dermatology Forum (EDF) in cooperation with the European Academy of Dermatology and Venereology (EADV), Part 2: Treatment. J Eur Acad Dermatol Venereol. 2017; 31(1):20-9.
2. Thomas C, Coates SJ, Engelman D, et al. Ectoparasites: Scabies. J Am Acad Dermatol. 2020; 82(3):533-48.
3. Cardones AR. Drug reaction with eosinophilia and systemic symptoms (DRESS) syndrome. Clin Dermatol. 2020;38(6):702-11.
4. Husain Z, Reddy BY, Schwartz RA. DRESS syndrome: Part I. Clinical perspectives. J Am Acad Dermatol. 2013;68(5):693.e1-14.

5. Husain Z, Reddy BY, Schwartz RA. DRESS syndrome: Part II. Management and therapeutics. J Am Acad Dermatol. 2013;68(5):709.e1-9.

6. Zimmermann S, Sekula P, Venhoff M, et al. Systemic immunomodulating therapies for Stevens-Johnson syndrome and toxic epidermal necrolysis: a systematic review and meta-analysis. JAMA Dermatol. 2017;153(6):514-22.

7. Miyashiro D, Sanches JA. Erythroderma: a prospective study of 309 patients followed for 12 years in a tertiary center. Sci Rep. 2020;10(1):9774.

Cirrose Hepática e suas Complicações

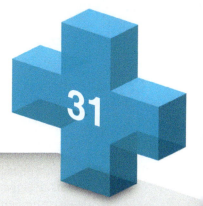

Guilherme Aquarone Salzstein

Introdução

Cirrose hepática é uma destruição da arquitetura do fígado causada por fibrose hepática decorrente de uma situação de agressão continuada que pode ser proveniente de diversas etiologias. Essa fibrose, por sua vez, é entremeada por nódulos de regeneração com hepatócitos saudáveis, porém fora de sua organização estrutural habitual, o que compromete sua vascularização e funções normais.

As possíveis etiologias da cirrose são múltiplas, podendo haver mais de 1 fator agressor simultaneamente. A velocidade de instalação da cirrose costuma ser relativamente lenta e muda conforme a intensidade e frequência da agressão. Quando a cirrose está instalada a mesma possui duas fases: compensada e descompensada. A fase compensada é quando a hipertensão portal e a insuficiência hepática são insignificantes e consequentemente insuficientes para causar alterações na homeostase que tenham repercussões clínicas relevantes. Já a fase descompensada produz alterações que poderão eventualmente virar complicações com potencial significativo de morbimortalidade. Neste capítulo trataremos dos aspectos da fase descompensada sob a perspectiva da medicina de urgência e emergência.

Epidemiologia

Nos últimos 20 anos, a cirrose hepática mata aproximadamente 9.000 pessoas ao ano no Brasil.[1] A sobrevida mediana de pacientes com cirrose compensada é de cerca de 12 anos e pode chegar a aproximadamente 6 meses na sua fase descompensada.

Complicações

Ascite

- A ascite é basicamente o acúmulo de líquido na cavidade peritoneal. Trata-se da complicação mais comum da cirrose hepática e 60% dos pacientes cirróticos desenvolvem o quadro ao longo de 10 anos a partir do diagnóstico de cirrose.[2] Seu mecanismo fisiopatológico tem hoje como explicação mais aceita a de que haja um excesso de acúmulo de líquidos nas fases iniciais da ascite devido a vasodilatação (extravasamento de líquido do próprio fígado para a cavidade). Após, inicia-se uma vasodilatação mais severa que acomete significativamente a circulação esplâncnica e a isto associa-se uma queda importante da pressão oncótica (decorrente da hipoalbuminemia). Consequentemente, há uma queda significativa do volume circulante efetivo, causando uma hiperativação do sistema renina-angiotensina-aldosterona, arginina-vasopressina (ADH) e outros hormônios, culminando em retenção hídrica. O líquido retido, por sua vez, torna a extravasar através dos sinusoides hepáticos e, em menor quantidade, dos vasos esplâncnicos devido a vasodilatação, diminuição da pressão oncótica e hipertensão portal. O ciclo se repete.[3,4]
- História e exame físico: aumento do volume abdominal, distensão e desconforto abdominais e desconforto respiratório num paciente com estigmas de insuficiência hepática são bastante sugestivos de ascite. Ao exame físico podemos detectar ascite com volumes acima de 300 mL lançando mão de manobras como macicez móvel, semicírculo de Skoda e piparote (que geralmente só é positivo em grandes ascites acima de 3 L – Figura 31.1). Sendo a mais sensível a macicez móvel.
- Diagnóstico: o diagnóstico definitivo da ascite causada por hipertensão portal dá-se por meio do ultrassom associado a punção e análise do líquido. Ela pode ser grau 1 (pequena quantidade apenas visível em ultrassom), grau 2 (moderada quantidade que pode ser detectada ao exame físico) ou grau 3 (grande quantidade promovendo distensão abdominal visível).[3]

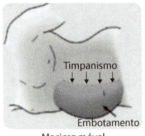
Macicez móvel

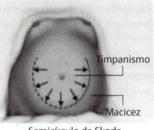
Semicírculo de Skoda

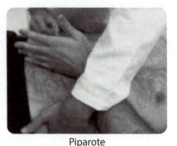
Piparote

Figura 31.1. Alterações da Ascite ao Exame Físico.

Fonte: https://www.sanarmed.com/achados-semiologicos-presentes-no-exame-de-abdome-colunistas.

O diagnóstico definitivo da ascite causada por hipertensão portal é estabelecido quando o gradiente de albumina soro-ascite (GASA: albumina sérica - albumina do líquido ascítico) é maior ou igual a 1,1 g/dL. Sugere-se que a causa desta hipertensão portal seja cirrose se, além dos dados na história, exame físico e do GASA que corroborem, tivermos uma proteína total do líquido ascítico menor do que 2,5 g/dL.[3]

Tratamento

- Implementar dieta hipossódica (máximo de 6,9 g de sal de cozinha ao dia: 120 mmol de sódio).[4]
- Não implementar restrição hídrica caso sódio for maior ou igual a 125 mmol/L).[4]
- Diureticoterapia com espironolactona e furosemida nas razões de 100 e 40 mg, respectivamente, aumentando a cada 3 a 5 dias conforme resposta até a dose máxima de 400 e 160 mg de espironolactona e furosemida, respectivamente.[4]
- Diminuir ou suspender a espironolactona se hipercalemia.[4]
- Diminuir ou suspender a furosemida se hipocalemia.[4]
- Iniciar profilaxia para peritonite bacteriana espontânea (PBE) se proteínas no líquido menores que 1,5 g/dL e disfunção renal (creatinina > 1,2, ureia maior/igual a 50 ou sódio menor/igual a 130 mEq/L) e disfunção hepática (Child maior/igual a 9 e bilirrubina total maior/igual a 3 mg/dL).[4]
- Realizar punção de alívio em caso de ascite volumosa com sintomas (preferencialmente guiada por USG; na falta de um aparelho disponível, puncionar nos locais assinalados na Figura 31.2.
  - Ponto médio entre a cicatriz umbilical e a sínfise púbica.
  - Ponto médio a 2/3 a distância entre a cicatriz umbilical e a espinha ilíaca anterossuperior esquerda).[4]

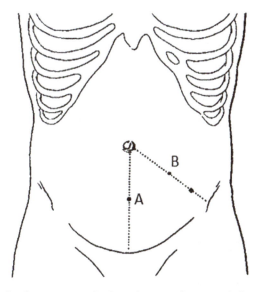

Figura 31.2. Locais indicados para punção de ascite sem ultrassom. A. Ponto médio entre a cicatriz umbilical e a sínfise púbica, B. Ponto médio a 2/3 a distância entre a cicatriz umbilical e a espinha ilíaca anterossuperior esquerda. Fonte: https://slideplayer.com.br/slide/284272.

Peritonite bacteriana espontânea (PBE)

- Se trata da infecção mais comum em pacientes cirróticos, correspondendo de 10 a 30% das infecções em pacientes cirróticos hospitalizados. O provável mecanismo fisiopatológico está correlacionado com a alteração da flora intestinal e diminuição da proteção da mucosa devido possivelmente a um estado de isquemia crônico provocado pela hipertensão portal. A mortalidade hospitalar aproximada é de 17,6%.[5]
- História e exame físico: suspeitar em pacientes que apresentem ascite com estigmas de insuficiência hepática e sinais locais como aumento do volume abdominal, dor abdominal, constipação ou diarreia, vômitos ou sistêmicos como febre, calafrios, taquicardia, piora ou início de encefalopatia hepática sem outra causa aparente, sintomas iniciados após episódio de hemorragia digestiva ou precipitando o mesmo. O quadro pode manifestar-se de forma oligo ou assintomática.[5]
- Diagnóstico: o diagnóstico é firmado a partir da realização da paracentese (idealmente em até 6 horas) e análise do líquido ascítico. Um paciente com ascite decorrente de hipertensão portal (GASA maior ou igual a 1,1 g/dL; não repetir caso paciente já tenha diagnóstico prévio firmado) com mais de 250 polimorfonucleares/mm³ no líquido ascítico associados a um *gram* ou cultura positivos confirmam o diagnóstico. Para efeitos práticos, devido à baixa sensibilidade da cultura e do gram, autoriza-se o início do tratamento apenas com o critério da contagem de neutrófilos satisfeita (ascite neutrofílica). Quando há apenas cultura/gram positivos, temos uma bacterascite, devendo-se então repetir a paracentese em 48 horas e, caso persista, deverá ser tratada da mesma maneira que a PBE.[5]
- Antes do início do tratamento deve-se coletar também culturas de sangue periférico.[5]
- Deve-se proceder o início do tratamento em pacientes que não satisfaçam o critério da ascite neutrofílica, porém tenham história compatível e febre ou dor abdominal até resultado do *gram*/cultura do líquido ascítico.[5]

Sempre descartar a possibilidade de peritonite bacteriana secundária – PBS – (suspeitar quando: dor e distensão abdominais significativos; líquido com mais de 1000 polimorfonucleares/mm;³ cultura/*gram* polimicrobiana; glicose menor ou igual a 50 mg/dL; sem melhora expressiva do quadro e/ou sem queda significativa da contagem de neutrófilos no líquido após 48 horas do início do tratamento; líquido com antígeno carcinoembriogênico e fosfatase alcalina elevados). Em caso de suspeita de PBS, realizar imagem de abdome (p. ex.: tomografia).[5]

Tratamento

- Iniciar Ceftriaxone 1 g EV de 12/12 horas ou Cefotaxima 2 g EV de 8/8 horas por 5 a 7 dias em caso de infecções comunitárias.
- Iniciar Piperacilina-Tazobactam 4,5 g de 6/6 horas por 5 a 7 dias em caso de risco de bactérias multirresistentes.[5]
- Considerar Ciprofloxacino 500 mg VO de 12/12 horas após 48 horas de tratamento EV para pacientes com melhora expressiva e que tenham condições de alta.[5]
- Realizar albumina humana a 20% em pacientes que tenham creatinina maior que 1 mg/dL, bilirrubina total maior que 4 mg/dL e tempo de protrombina

menor do que 60% na dose de 1,5 g/kg EV em 6h no primeiro dia e 1,0 g/kg EV em 6 horas no terceiro dia após o diagnóstico.[5]
- Profilaxia para recorrência de PBE com Norfloxacino 400 mg 1 × ao dia na alta.[5]

Encefalopatia Hepática

Aproximadamente 35% dos pacientes cirróticos desenvolverão a forma evidente do distúrbio ao longo da história da doença e, até 80%, a forma sutil/discreta.[6] A fisiopatologia exata é incerta, porém sabe-se que tem relação com a incapacidade do fígado de metabolizar a amônia através do ciclo da ureia. Tanto a insuficiência hepatocelular, quanto o desvio do fluxo de sangue para o fígado decorrente da hipertensão portal contribuem para isto. No mais, muitas vezes a causa da cirrose (p. ex.: etilismo; Doença de Wilson) pode afetar diretamente o sistema nervoso central, sendo um fator adicional para a encefalopatia e até motivo de confusão diagnóstica.[6]

A amônia, quando em grande quantidade, atravessa a barreira hematoencefálica sendo então convertida em glutamina que em excesso causa edema cerebral e desregulação em neurotransmissores.[6]

- História e exame físico: pode ocorrer em pacientes cirróticos ou em doenças que provoquem hipertensão portal e/ou insuficiência hepática agudas. Pacientes podem se apresentar de modo variado. O quadro típico cursa com lentidão, flutuação do nível de atenção e alteração do ciclo sono-vigília. Devem também ser pesquisados alterações no humor, apetite, interesse pelas atividades, coordenação motora e nível de consciência. Outro achado clássico é a presença de *asterixis* ou *flapping* (Figura 31.3). Na forma discreta, as manifestações podem ser quase imperceptíveis, o que dificulta o diagnóstico. Quando há suspeita deve-se lançar mão de testes psicométricos. Para a forma evidente da doença utiliza-se os critérios de West Haven (Tabela 31.1) para o estadiamento clínico.[6]

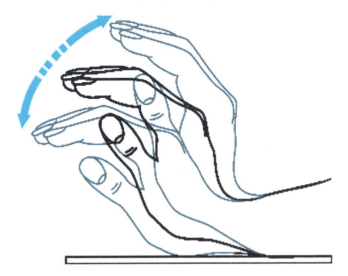

Figura 31.3. Asterixis ou Flapping. Fonte: https://www.medway.com.br/conteudos/encefalopatia-hepatica-sintomas-e-diagnosticos.

Tabela 31.1. Critérios de West Haven.

Estágio	Consciência	Intelecto e comportamento	Achados neurológicos
0	Normal	Normal	Exame normal: testes psicomotores prejudicados
1	Leve perda de atenção	Redução na atenção: adição e subtração prejudicadas	Tremor ou *flapping* leve
2	Letárgico	Desorientado comportamento inadequado	*Flapping* evidente: fala arrastada
3	Sonolento mas responsivo	Desorientação severa comportamento bizarro	Rigidez muscular e *clonus*: hiperreflexiva
4	Coma	Coma	Postura de descerebração

Fonte: http://www.doencasdofigado.com.br/index.php?src=pagina&id=58.

- Diagnóstico: estabelecido por meio do quadro clínico somado a um antecedente que possa justificar a doença. A amônia está disponível para dosagem sérica, porém níveis baixos não devem descartar o diagnóstico em pacientes com história e exame físico compatíveis. Também não se deve dosar de rotina para pacientes com quadro neurológico que não tenham antecedentes que sugiram hipertensão portal ou insuficiência hepática.[6]

A realização do eletroencefalograma (EEG) em pacientes com suspeita clínica pode reforçar o diagnóstico e, em caso de paciente comatoso que tenha outros motivos para as disfunções neurológicas, apresentar alterações específicas que corroborem com o diagnóstico de encefalopatia hepática (EH) como fator principal ou um dos fatores contribuintes.[6]

Exames de imagem podem auxiliar na constatação de edema cerebral (principalmente ressonância) e alterações nos gânglios da base, porém ambas são alterações inespecíficas para o quadro e também podem não estar presentes. O principal papel da neuroimagem neste contexto é excluir outra causa (TCE; HSA etc.) para o quadro neurológico do paciente.[6]

Ponto de extrema relevância é identificar o fator precipitante do quadro. Os principais fatores são: infecções; sangramento gastrointestinal; lesão renal aguda; uso de diuréticos; distúrbios hidroeletrolíticos (principalmente o potássio); constipação; medicações (sedativas ou hepatotóxicas); alcalose metabólica; aumento da ingesta proteica; carcinoma hepatocelular; trombose aguda de veia porta (variação súbita da pressão portal).[6]

Tratamento

- Primeiramente avaliar níveis neurológicos do paciente e se ele tem indicação de proteção de vias aéreas com intubação orotraqueal: pacientes com Glasgow menor igual a 8 com sinais de via aérea desprotegida e/ou sem

perspectiva de melhora breve com medidas específicas para EH devem ter via aérea definitiva.[6]
- Excluir outras possíveis causas para o quadro neurológico que possam estar sendo confundidas com EH ou que eventualmente estejam associadas a mesma.[6]
- Identificar e tratar fator precipitante da EH é a medida mais importante a ser realizada (p. ex.: antibiótico para infecções, medidas para limpeza dos cólons na obstipação, suspensão de drogas com potencial exacerbador etc.) e a que mais contribui para a melhora (muitas vezes a única).[6]
- Suspender diuréticos caso o paciente esteja em uso.[6]
- Corrigir distúrbios hidroeletrolíticos (principalmente hipocalemia).[6]
- Iniciar Lactulose (que é o padrão-ouro para o tratamento) com dose inicial de 20 mL via oral ou enteral de 8/8 horas e podendo chegar até a dose de 60 mL de 4/4 horas. Deve-se almejar 3 - 4 evacuações pastosas ao dia. O seu principal efeito é a acidificação do bolo fecal que converte amônia em amônio (diminuindo absorção da primeira). Também pode auxiliar em pacientes cuja causa precipitante seja constipação e pode ser, inclusive, usada em forma de enema por via retal com 20 a 30% de Lactulose em 1 L de manitol ou glicerina.[6]
- Um antibiótico deverá ser associado a lactulose caso o paciente já tenha cursado com 2 ou mais episódios prévios de EH. A droga de escolha é a Rifaximina na dose de 550 mg oral de 12/12 horas ou 400 mg oral de 8/8 horas, porém é pouco disponível no Brasil. A alternativa preferível é Neomicina na dose de 1 a 1,5 g oral ou enteral a cada 6 horas e caso também indisponível há a opção do Metronidazol de 250 a 500 mg oral a cada 8 horas. O antibiótico poderá ser suspenso após controle do(s) fator(es) precipitante(s).[6]
- Caso o precipitante seja constipação pode-se lançar mão de outros laxativos (além da lactulose) e clisteres/enemas.[6]
- Em pacientes refratários ao tratamento pode-se considerar o uso de L-ornitina L-aspartato em granulado (3 g/envelope) ou intravenosa (5 g/ampola). A dosagem máxima descrita não deverá ultrapassar 40 g/dia.[6]
- O aporte calórico deverá ser de 35-40 kcal/kg/dia e o proteico de 1,2-1,5 g/kg/dia. Não realizar restrição proteica na dieta, porém se possível, optar por fontes de aminoácidos de cadeia ramificada (origem vegetal).[6]

Síndrome hepatorrenal

- Injúria renal decorrente da disfunção hemodinâmica provocada pela hipertensão portal na cirrose. A fisiopatologia mais aceita atualmente é de um aumento desproporcional da vasoconstrição das artérias e arteríolas renais secundário a ativação expressiva do sistema nervoso simpático, do eixo renina-angiotensina-aldosterona e aumento também importante da liberação de hormônio antidiurético. Essa ativação seria causada pelo importante sequestro esplâncnico do volume circulante, diminuindo progressiva e significativamente o volume circulante efetivo.[7]

- Há 2 tipos de Síndrome Hepatorrenal (SHR). A tipo 1 (também chamada de SHR com injúria renal aguda) é caracterizada pelo rápido declínio da função renal.8 Suas principais causas são descompensações infecciosas agudas (principalmente PBE) e hemorragias digestivas. Caso não tratada, sua sobrevida em 3 meses é de apenas 20%.[7] A tipo 2 (também chamada de SHR com doença renal crônica) cursa com uma piora lenta e progressiva da função renal que é atribuída principalmente a ascite refratária e retenção hidrossalina. O prognóstico em geral é melhor no tipo 2 com relação à tipo 1.[7,8]
- História e exame físico: a SHR tipo 1 geralmente é precedida por um insulto relativamente grave (Exemplos: PBE; HDA varicosa; grande procedimento cirúrgico prévio; sepse etc.). O aumento da creatinina nesses casos vai do valor basal até um maior que 2 mg/dL em menos de 2 semanas. A SHR tipo 2 cursa com piora da função renal do basal para um valor que excede um pouco o de 1,5 mg/dL. Sua evolução é mais lenta e marcada por ascite refratária e retenção hidrossalina (cursando com hiponatremia hipervolêmica).[7,8]
- Diagnóstico: o diagnóstico é de exclusão cumprindo-se TODOS os seguintes critérios:

1. Cirrose com ascite.
2. Presença de disfunção renal (tipo 1: maior ou igual a 0,3 mg/dL da creatinina em período menor ou igual a 48 horas ou 50% ou mais de aumento dessa com relação ao basal na última semana; tipo 2: aumento insidioso (tempo não definido) do valor da creatinina com valor final maior que 1,5 mg/dL).
3. Não obtenção de melhora após reposição de albumina na dose de 1 g/kg/d (máximo de 100 g/d) por 2 dias.
4. Ausência de choque.
5. Sem uso recente de drogas nefrotóxicas.
6. Sem evidências de lesão estrutural do rim (proteinúria menor que 500 mg/d; hematúria menor que 50 hemácias por campo; ultrassom renal sem alterações).[8]

- Outras características: fração de excreção de sódio menor que 1% em mais de 90% dos casos; osmolaridade urinária geralmente maior do que a sérica.[8]
- Os principais diagnósticos diferenciais são: hipovolemia (superdosagem de diuréticos; vômitos e diarreia; HDA); sepse; glomerulonefrites (por exemplo secundárias a hepatites virais); uso de nefrotóxicos (anti-inflamatório não--esteroidal; aminoglicosídeo; vancomicina; inibidores da enzima conversora da angiotensina etc.); nefrite intersticial aguda etc.[8]

Tratamento

- Suspender drogas nefrotóxicas.[8]
- Iniciar albumina humana a 20% (já tendo realizado a dose inicial da triagem de 1 g/kg/d por 2 dias – máx. 100 g/d) na dose de 20 a 40 g/d por 3 dias consecutivos.[8]
- Iniciar terlipressina (droga de escolha) na dose de 1 mg a cada 4 ou 6 horas em bólus (opção de 2 mg/d em bomba de infusão contínua diminuí efeitos colaterais) ou noradrenalina (segunda opção) na dose de 0,5 mg/h e aumentar até 3 mg/h caso necessário.[8]

- Se não houver decréscimo de ao menos 25% no valor da creatinina após 2 dias aumentar a dose da terlipressina progressivamente até 12 mg/d.[8]
- Continuar com albumina 20 a 40 g/d até creatinina menor do que 1.5 mg/dL ou por no máximo 14 dias se resposta parcial ou ausente (monitorizar volemia constantemente).[8]
- Caso paciente com hiponatremia hipovolêmica considerar reposição com salina a 0,9%.[8]
- Caso paciente com hiponatremia hipervolêmica, considerar restrição hídrica de 1 L/d e reposição de salina hipertônica em pacientes com hiponatremia severa que estejam aguardando transplante para os próximos dias.[8]
- Considerar terapia de substituição renal (TRS) em pacientes que são candidatos a transplante hepático (pacientes costumam tolerar melhor diálise contínua por conta de seu perfil hemodinâmico).[8]
- A melhora definitiva (mesmo em pacientes respondedores a outras medidas) se dará com transplante hepático (considerar transplante hepático e renal em pacientes com rins em estágio final).[8]
- Em pacientes com SHR tipo 2, o TIPS pode possivelmente fornecer uma melhora temporária significativa.[8]

Sangramento de varizes esofágicas

- As varizes do esôfago são decorrentes da hipertensão portal. Trata-se de uma das complicações mais importantes em incidência e morbimortalidade nos pacientes cirróticos. A sobrevida dos pacientes em 30 dias após o evento varia de 15 a 20%. Após 1 ano a taxa de ressangramento é de aproximadamente 70% nos sobreviventes.[9]

O aumento da pressão na veia porta faz com que o retorno venoso seja desviado para um trajeto alternativo com menor pressão através da veia gástrica, que por sua vez repercute no ingurgitamento e afrouxamento das veias do esôfago (Figura 31.4). Sua ruptura acontece quando a pressão no interior da veia aumenta muito ou mais raramente lesão direta pela passagem de corpos traumatizantes deglutidos.[9]

- História e exame físico: a história do paciente irá depender do volume do sangramento. Pode variar de melena, exclusivamente, até vômitos com grande quantidade de "sangue vivo". Em pacientes com história típica para hemorragia digestiva alta sempre procurar por estigmas de hipertensão portal, insuficiência hepática, doenças e/ou hábitos que cursem com hepatopatia.[9]
- Diagnóstico: o diagnóstico definitivo do sangramento varicoso é obtido por meio da endoscopia digestiva alta (Figura 31.5) que deve ser realizada preferencialmente em até 12 horas da chegada do paciente ao pronto-socorro ou quando o paciente estiver estável e sem contraindicações. Métodos laboratoriais e de imagem podem sugerir que uma hemorragia digestiva alta (HDA) é secundária a ruptura de varizes por direcionarem para um diagnóstico de hipertensão portal: a razão entre a contagem de plaquetas e o

diâmetro esplênico maior do que 909 células/mm³ possui alto valor preditivo negativo para presença de varizes esofageanas em pacientes com cirrose (sensibilidade 93% e especificidade 84%).[10] Realizar Tomografia de Abdome (preferencialmente contrastada) para investigar possível incremento da hipertensão portal decorrente de Carcinoma Hepatocelular (CHC), Trombose de Veia Porta e para mapeamento de colaterais.[12]

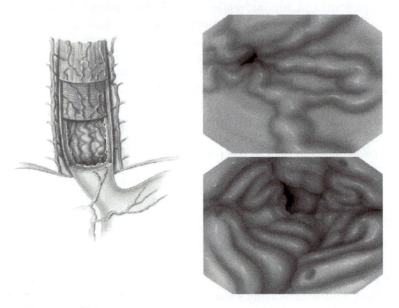

Figura 31.4. Varizes esofágicas.

Fonte: https://felipegastro.com.br/enciclopedia/ligadura-elastica-de-varizes-de-esofago.

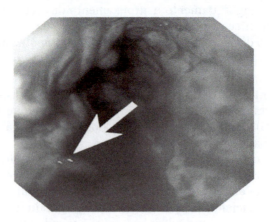

Figura 31.5. Varizes Sangrantes.

Fonte: https://www.msdmanuals.com/pt/profissional/multimedia/image/v889746_pt.

Tratamento

- Todo paciente com suspeita clínica de HDA deverá ser avaliado para possível internação e investigação.[9]
- Avaliar se o sangramento ainda está ativo, é de alto risco (p. ex.: todo sangramento varicoso) e se há critérios de instabilidade (PAM < 65 mmHg; FC > 100 bpm; GCS < 15; FR > 22 irpm; TEC > 4 segundos; extremidades frias): em caso positivo, conduzir paciente na sala de emergência e UTI, com monitorização contínua de sinais vitais, aquisição de 2 acessos periféricos calibrosos para reposição volêmica, transfusão e medicação conforme necessário.[9]
- Infundir cristaloides (preferível Ringer Lactato) conforme necessário (1-2 L costumam ser suficientes) para manter estabilidade hemodinâmica.[9]
- Transfundir pacientes se necessário para alvo de hemoglobina entre 7 e 8 g/dL (controle rigoroso de HB/HT de 6/6h se sangramento ativo).[9]
- Iniciar empiricamente inibidor de bomba de prótons em dose de ataque e após manutenção até descartar sangramento por doença ulcerosa péptica (ex: omeprazol 80 mg EV em ataque e após 40 mg EV de 12/12h). Suspender seu uso após endoscopia caso não haja outras indicações.[9, 12]
- Iniciar vasoconstritor esplâncnico já na suspeita de HDA associada a hipertensão portal. As opções são:

    - Terlipressina 4 mg EV de 4/4 horas nas primeiras 48 horas que pode ser baixada para 1 mg de 4/4 horas se o sangramento for controlado, mantendo-se esta dose até completar 5 dias.
    - Somatostatina 250 mcg dose inicial e após infusão contínua de 250 - 500 mcg/h por até 5 dias.
    - Octreotide (análogo da somatostatina) 50 mcg EV em bôlus e após 50 mcg/h EV em infusão contínua por até 5 dias.[9]

- Reverter ação de anticoagulantes com complexo protrombínico, vitamina K (ação lenta) e crioprecipitados. Se paciente em uso de novos anticoagulantes (NOAC's) tentar complexo protrombínico e, para dabigatran especificamente, usar idarucizumab (antídoto específico) ou diálise. Evitar uso de plasma fresco congelado devido sobrecarga volêmica. Medidas aleatórias alteradas de valores do coagulograma e plaquetas no paciente cirrótico não refletem necessariamente funcionamento da cascata de coagulação.[12]
- Realiza-se endoscopia digestiva alta com propósito diagnóstico e terapêutico e, quando detectadas varizes sangrantes, realiza-se ligadura elástica (preferencialmente), escleroterapia ou colocação de adesivos teciduais.[9] Os pacientes que estão vomitando sangue ativamente e/ou com rebaixamento do nível de consciência devem ser preventivamente intubados antes do procedimento (com posterior extubação a ser realizada o mais precocemente possível).[12]
- Para ruptura varizes de fundo gástrico, entidade com fisiopatologia semelhante, porém geralmente mais grave que as correspondentes esofágicas, deve-se optar por uso de adesivos teciduais com cianoacrilato, de preferência,

e não demorar a lançar mão do uso do TIPS (*transjugular intrahepatic portosystemic shunt*) em caso de refratariedade.[9,12]
- Lembrar de realizar a suspensão de betabloqueadores não seletivos em caso de instabilidade hemodinâmica ou risco de instabilidade (eles podem estar fazendo parte da prescrição do paciente como profilaxia de sangramento).[9]
- Quando o sangramento é refratário ou não há disponibilidade de endoscopia no tempo previsto, pode-se lançar mão do uso do balão de Sengstaken-Blakemore (Figura 31.6) provisoriamente pelo tempo limitado de 24 horas (devido potencial de isquemia esofágica) até solução definitiva do problema. Após a retirada do balão há ressangramento em aproximadamente 50% dos pacientes.[9]
- Falha de tratamento consiste em ausência de controle de sangramento ou ressangramento dentro de 5 dias.[12]
- No primeiro ressangramento da variz ligada (que/se ocorrer em até 5 dias) pode-se repetir a endoscopia com intuito de reforçar a ligadura ou tentar outras estratégias (adesivo tecidual, escleroterapia).[9]
- Em caso de sangramento refratário, a próxima opção é o *transjugular intrahepatic portosystemic shunt* (TIPS) (Figura 31.7), realizando ponte com balão de Sengstaken-Blakemore até o procedimento.[9,12]
- Realizar profilaxia para PBE por 7 dias com:

    - Norfloxacino 400 mg VO de 12/12 horas.
    - Ciprofloxacino 400 mg EV de 12/12 (caso via oral indisponível).
    - Ceftriaxone 1 a 2 g EV 1 × ao dia (preferível para casos de cirrose avançada; pacientes usando profilaxia com quinolonas previamente).[9,12]

- Monitorização de estado neurológico para possível incidência de encefalopatia hepática.[9] Recomenda-se uso de Lactulose por via oral ou enema no intuito de remover o sangue rapidamente do TGI e prevenir encefalopatia hepática.[12]
- Caso o paciente permaneça estável após a abordagem do sangramento e não tenha contraindicações, (re)adicionar betabloqueador não seletivo à prescrição devido necessidade de profilaxia secundária. As opções em doses iniciais são:

    - Nadolol 40 mg VO 1 × ao dia.
    - Propranolol 20 mg VO de 12/12 horas.
    - Carvedilol 3,125 mg VO de 12/12 horas.[9]

Cirrose Hepática e suas Complicações

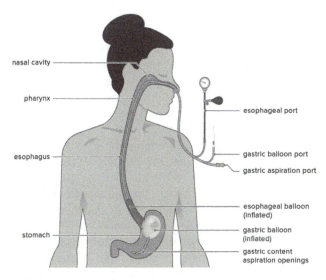

Figura 31.6. Balão de Sengstaken-Blakemore.

Fonte: https://agora.resposta.net/tubo-sengstaken-blakemore-objetivo-procedimento-e-complicacoes.

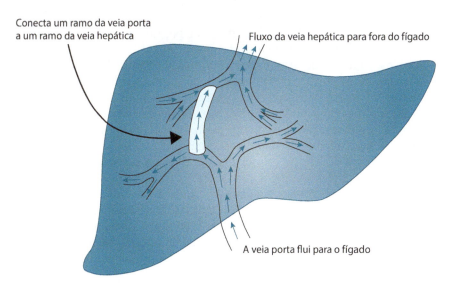

Figura 31.7. Transjugular intrahepatic portosystemic shunt (TIPS).

Fonte: https://liverfoundation.org/pt/for-patients/about-the-liver/transjugular-intrahepatic-portosystemic-shunt-tips.

Outras complicações

- **Trombose de veia porta**: trombose parcial ou total da veia porta que resulta em aumento significativo e abrupto da hipertensão portal que pode até culminar com isquemia mesentérica. Pacientes mais acometidos são cirróticos e/ou portadores de carcinoma hepatocelular. Bem como pacientes portadores de trombofilias. Na história e no exame físico deve-se pesquisar fatores de risco e caracteristicamente uma dor abdominal contínua e difusa com mais de 24 horas de duração com o sem febre e íleo adinâmico. Também suspeitar em pacientes com clínica compatível e sem fatores de risco, porém que não tenham outra justificativa para a dor. Para realizar o diagnóstico deve-se lançar mão da tomografia de abdome com contraste em fase portal (ressonância também possui boa sensibilidade para definir extensão do trombo). Caso estes exames não estejam disponíveis de imediato, um ultrassom doppler de abdome superior tem boa acurácia para o diagnóstico (porém não consegue definir tão bem extensão). Para o tratamento deve-se considerar anticoagulação conforme natureza do evento trombótico (provocado, não provocado etc.) e avaliar abordagem cirúrgica em caso de isquemia mesentérica. Os *shunts* portossistêmicos devem ser deixados como última alternativa.[11]
- **Hipertensão portopulmonar**: a fisiopatologia é desconhecida, porém propõem-se que seja decorrente de uma disfunção na sinalização de fatores de crescimento, mediadores inflamatórios e peptídeos vasoativos associada a um *by-pass* promovido pela hipertensão portal de neuro-hormônios vasoativos e fatores de crescimento endotelial produzidos no intestino que juntos acabam por promover hipertensão portal primária (pertencente ao grupo 1). Fatores de risco conhecidos são sexo feminino e doença hepática autoimune. Os achados clínicos típicos possíveis são dispneia, palpitações, fadiga, dor torácica e síncope além de achados de sobrecarga cardíaca direita como edema de membros inferiores, ascite e turgência jugular. Normalmente ocorre na quinta década de vida e sucede de 4 a 7 anos a hipertensão portal. O diagnóstico é feito inicialmente com um ecocardiograma transtorácico para triagem de hipertensão pulmonar e depois confirmado com cateterismo cardíaco direito. O tratamento pode ser realizado com vasodilatadores pulmonares (antagonistas da endotelina, análogos da prostaciclina e inibidores da fosfodiesterase) e oxigênio suplementar. O papel do transplante hepático é incerto e o próprio quadro pode causar alterações que contraindiquem o mesmo.[4]
- **Síndrome hepatopulmonar**: complicação rara que consiste na disfunção hepática associada a hipertensão portal que produz um excesso de vasodilatadores (principalmente óxido nítrico e monóxido de carbono) promovendo vasodilatação pulmonar acentuada e prejudicando a interface de contato alvéolo-capilar (Figura 31.8) e, portanto, a troca gasosa. Pacientes com doença hepática e/ou portadores hipertensão portal podem desenvolver a doença. Os escores de CHILD e MELD não são preditores de incidência nesse caso. O diagnóstico deve ser suspeitado em pacientes com dispneia, platipneia,

fatiga e hipoxemia e que sejam portadores de doença hepática. Pode ser estabelecido com o cumprimento dos critérios:

1. Presença de doença hepática e/ou hipertensão portal.
2. Gradiente alvéolo-arterial de oxigênio maior igual a 15 mmHg (ou 20 para pacientes com 65 anos ou mais).
3. Ecocardiograma com contraste ou microbolhas evidenciando vasodilatação pulmonar. O tratamento consiste em oxigenioterapia suplementar se necessário e transplante hepático.[4]

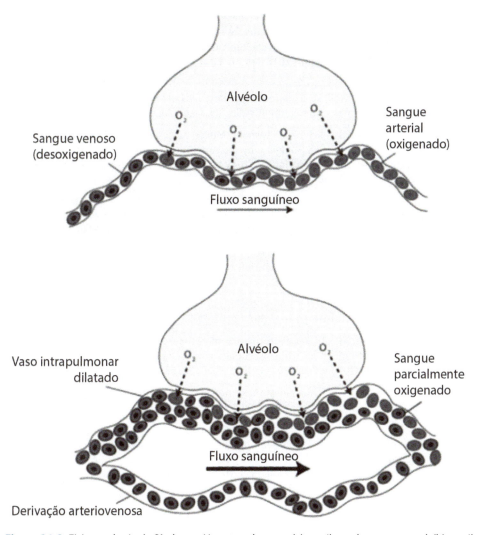

Figura 31.8. Fisiopatologia da Síndrome Hepatopulmonar. (a). capilar pulmonar normal. (b). capilar pulmonar acometido.

Fonte: https://www.rccc.eu/protocolos/SHP-HH.html.

Referências bibliográficas

1. Brasil, Ministério da Saúde. Banco de dados do Sistema Único de Saúde-DATASUS. Disponível em http://www.datasus.gov.br. Acesso em 20 de janeiro de 2022.

2. Runyon BA, AASLD Practice Guidelines Committee. Management of adult patients with ascites due to cirrhosis: an update. Hepatology. 2009 Jun;49(6):2087-107. doi: 10.1002/hep.22853. PMID: 19475696.

3. Tsochatzis EA, Bosch J, Burroughs AK. Liver cirrhosis. Lancet. 2014 May 17;383(9930):1749-61. doi: 10.1016/S0140-6736(14)60121-5. Epub 2014 Jan 28. PMID: 24480518.

4. European Association for the Study of the Liver. Electronic address: easloffice@easloffice.eu; European Association for the Study of the Liver. EASL Clinical Practice Guidelines for the management of patients with decompensated cirrhosis. J Hepatol. 2018 Aug;69(2):406-460. doi: 10.1016/j.jhep.2018.03.024. Epub 2018 Apr 10. Erratum in: J Hepatol. 2018 Nov;69(5):1207. PMID: 29653741

5. Marciano S, Diaz JM, Dirchwolf M, Gadano A. Spontaneous bacterial peritonitis in patients with cirrhosis: incidence, outcomes, and treatment strategies. Hepat Med. 2019;11:13-22

6. Vilstrup H, Amodio P, Bajaj J, Cordoba J, Ferenci P, Mullen KD, et al. Hepatic encephalopathy in chronic liver disease: 2014 Practice Guideline by the American Association for the Study of Liver Diseases and the European Association for the Study of the Liver. Hepatology. 2014 Aug;60(2):715-35. doi: 10.1002/hep.27210. Epub 2014 Jul 8. PMID: 25042402.

7. Barbano B, Sardo L, Gigante A, Gasperini ML, Liberatori M, Giraldi GD, et al. Pathophysiology, diagnosis and clinical management of hepatorenal syndrome: from classic to new drugs. Curr Vasc Pharmacol. 2014 Jan;12(1):125-35. doi: 10.2174/1570161112014032716393 0. PMID: 24678726.

8. Amin AA, Alabsawy EI, Jalan R, Davenport A. Epidemiology, Pathophysiology and Management of Hepatorenal Syndrome. Semin Nephrol. 2019 Jan;39(1):17-30. doi: 10.1016/j.semnephrol.2018.10.002. PMID: 30606404.

9. Toubia N, Sanyal AJ. Portal hypertension and variceal hemorrhage. Med Clin North Am. 2008 May;92(3):551-74, viii. doi: 10.1016/j.mcna.2007.12.003. PMID: 18387376.

10. Ying L, Lin X, Xie ZL, Hu YP, Shi KQ. Performance of platelet count/spleen diameter ratio for diagnosis of esophageal varices in cirrhosis: a meta-analysis. Dig Dis Sci. 2012 Jun;57(6):1672-81. doi: 10.1007/s10620-012-2058-y. Epub 2012 Feb 26. PMID: 22367112.

11. Kinjo N, Kawanaka H, Akahoshi T, Matsumoto Y, Kamori M, Nagao Y, et al. Portal vein thrombosis in liver cirrhosis. World J Hepatol. 2014 Feb 27;6(2):64-71. doi: 10.4254/wjh.v6.i2.64. PMID: 24575165; PMCID: PMC3934638.

12. Franchis R, Bosch J, Garcia-Tsao G, Reiberger T, Ripoll C; Baveno VII Faculty. Baveno VII - Renewing consensus in portal hypertension. J Hepatol. 2021 Dec 30:S0168-8278(21)02299-6. doi: 10.1016/j.jhep.2021.12.022. Epub ahead of print. PMID: 35120736.

Diarreia Aguda

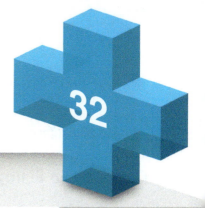

32

Maíra Solange Camara dos Santos

A diarreia aguda é um problema global de saúde com importante repercussão na faixa etária pediátrica e que vem aumentado na população acima de 70 anos, mas pode ocorrer em qualquer idade.

O impacto e repercussão epidemiológica da doença diarreica refletem as condições sanitárias, bem como o acesso à água potável e comorbidades da população afetada.

Existem vários modos de classificar a diarreia, as principais maneiras guardam relação com a fisiopatologia e/ou apresentação clínica.

As principais etiologias das doenças diarreicas agudas são de natureza infecciosa.

Na maioria das vezes cursa como uma condição autolimitada e de bom prognóstico em indivíduos imunocompetentes, no entanto, pode se apresentar sob a forma de choque hipovolêmico/séptico.

Uma das principais discussões no paciente que procura serviço médico é a definição de quais pacientes irão se beneficiar de investigação diagnóstica e/ou antibioticoterapia.

Mudanças implementadas no suprimento de água, saneamento e higiene pessoal promoveram importante redução dos casos de diarreia e esforços nesse sentido devem ser encorajados, juntos com a implementação da vacina para rotavírus e padronizações no manejo da diarreia aguda e amplo acesso aos sais de reidratação oral.

Nos países desenvolvidos o impacto na mortalidade é menor, mas é também uma importante causa de morbidade com repercussão na qualidade de vida, custos em saúde e busca por atendimento em serviços de emergência.

Histórico (epidemiologia)

Em 2016, a doença diarreica aguda foi a oitava principal causa de mortalidade, responsável por mais de 1,6 milhão de mortes em todo o mundo, de acordo com dados do estudo Global Burden of Disease. O principal grupo impactado foram as crianças abaixo de 5 anos de idade (26,93%) e adultos acima de 70 anos, onde se observou maior mortalidade. O rotavírus é o principal agente associado globalmente, mas nos países desenvolvidos, os idosos acima de 70 anos são os mais afetados e o *Clostridium difficile* é o maior responsável pelos óbitos.

Conceitos e Fisiopatologia

Diarreia aguda ou doença diarreica aguda

É caracterizada pelo aumento do número de evacuações ou diminuição da consistência das fezes, que decorre do aumento do conteúdo de líquido nas fezes, secundário ao comprometimento da absorção de água e/ou secreção ativa de água pelo intestino. Por definição temos a ocorrência de no mínimo três episódios de diarreia no período de 24 horas. O início é abrupto, na grande maioria dos casos, a etiologia é presumivelmente infecciosa (associado à ingestão de água e alimentos contaminados com microrganismos patogênicos e toxinas alimentares), potencialmente autolimitado e com duração inferior a 14 dias. A diarreia é considerada persistente quando se estende por período superior a 14 dias, e crônica quando ultrapassa a duração de 4-8 semanas, a principal importância desta definição guarda relação com a mudança do perfil etiológico nos diferentes cenários (Tabela 32.1).

Tabela 32.1. Classificação da diarreia com base na duração dos sintomas.

Diarreia Aguda	Duração menor ou inferior a 14 dias
Diarreia Persistente	Duração superior a 14 dias e menor a 30 dias
Diarreia Crônica	Duração superior a 30 dias

O intestino delgado e o cólon são normalmente envolvidos na absorção e secreção de fluídos, íons e nutrientes. A cada 24 horas, o duodeno recebe aproximadamente 8 a 10 litros de fluidos, dos quais aproximadamente 80% são absorvidos no delgado. O cólon recebe aproximadamente 1,5 litros do fluido restante e apresenta 100 mL para formação das fezes. A diarreia ocorre quando uma série de fatores interfere nesse processo ocasionando uma menor absorção ou maior secreção de fluidos e eletrólitos, e decorre em menor proporção de alterações na motilidade intestinal.

As diarreias agudas podem ser classificadas com base na sua fisiopatologia em: diarreia aquosa que pode ser decorrente de alteração osmótica, secretória ou mecanismos inflamatórios. E por sua vez, as diarreias inflamatórias, podem ser aquosas ou com presença de sangue (disenteria). Do ponto de vista prático, uma das principais distinções a serem feitas na conduta clínica, diz respeito à presença de sangue ou não nas fezes, em associação a sintomas que sugerem inflamação (Tabela 32.2).

Tabela 32.2. Classificação da diarreia com base na fisiopatologia.

Diarreia aquosa	Diarreia sanguinolenta
Osmótica: decorre da presença de solutos não absorvidos (magnésio, sorbitol, manitol) ou mal absorvidos que puxam água e secundariamente íons de sódio e cloreto	
Secretória: decorre da alteração no transporte de íons pela mucosa, o que resulta em maior secreção e menor absorção (p. ex.: enterotoxinas)	
Inflamatória: processo inflamatório na ausência de sangue (rotavirus)	Inflamatória: presença de inflamação grave, com lesão vascular imunomediada ou ulceração (*Shigella, Campylobacter, E.coli* enteroinvasiva) com presença de sangue e muco-disenteria

Classificação das diarreias

Com base na clínica

- Diarreia inflamatória: caracterizada por evacuações frequentes, de pequeno volume com presença de produtos patógenos nas fezes, tais como muco, pus e por vezes sangue consequente ao processo subjacente e potencial invasivo do agente etiológico. Febre, tenesmo e dor abdominal em cólica geralmente estão presentes. As causas mais frequentes são as bactérias enteroinvasivas.
- Diarreia não inflamatória: caracterizada por fezes aquosas e volumosas, na ausência de produtos patológicos. A febre geralmente está ausente. Não ocorre ruptura ou dano do epitélio intestinal. Os vírus são os agentes mais frequentes, mas as diarreias secretórias decorrentes da ingestão de toxinas alimentares causadas por *S. aureus, B.cereus* e *Clostridium perfringens*, bem com a produção de enterotoxinas por *Vibrio cholerae, E.coli* enterotoxigênica e *Aeromonas sp* também são agentes bacterianos implicados.

Com base no local acometido

- Diarreia alta: acomete principalmente o intestino delgado, a diarreia é aquosa e volumosa, acompanhada de cólica abdominal generalizada.
- Diarreia baixa: acomete principalmente o intestino grosso, a diarreia é de pequeno volume com fezes disentéricas (presença de muco e sangue), acompanhada de tenesmo.

Etiologia

Aproximadamente 90% dos casos de diarreia aguda são devidos à infecção e são autolimitados. Embora dados epidemiológicos de incidência e etiologia sejam escassos, em adultos, as principais causas de diarreia infecciosa incluem vírus (norovírus, rotavírus, adenovírus, dentre outros), bactérias (*Salmonella, Shigella, Escherichia coli* enterotoxigênica, *Clostridium difficile* etc) e protozoários (*Cryptosporidium, Giardia, Cyclospora, Entamoeba* etc). Os vírus são o agente mais frequente; isto foi demonstrado em estudos de coproculturas realizados em pacientes com quadro agudo, em que apenas 1,5 a 5,6% das culturas foram positivas. Na presença de quadros de maior gravidade as bactérias são mais frequentes.

As diarreias causadas por bactérias prevalecem em determinadas populações, e entre elas está a diarreia do viajante.

Clostridium difficile é um dos principais agentes causais de diarreia no ambiente nosocomial, está associado ao uso de antibióticos e pode ocorrer até três a seis meses após seu uso e com base em dados dos Estados Unidos da América é a causa mais comum de mortalidade associado a diarreia.

Os parasitas podem ser responsáveis por quadros de diarreia aguda, mas assumem maior relevância nos quadros de diarreia persistente.

O restante é decorrente de causas não infecciosas: medicamentos, intoxicação ambiental (envenenamento por metais pesados, intoxicação por inseticidas – organofosforados e carbamatos); e também podem ser a apresentação inicial de diarreias crônicas (doença inflamatória intestinal, isquemia intestinal).

Quadro clinico

Os pacientes com diarreia aguda infecciosa podem se queixar de nauseas, vômitos e cólicas abdominais associada a diarreia aquosa ou sanguinolenta, acompanhada ou não de febre. Na presença de vômitos proeminentes, gastroenterite viral ou intoxicação alimentar com uma toxina pré-formada são mais prováveis. A correlação entre o início dos sintomas e exposição alimentar, sobretudo na investigação dos surtos pode auxiliar na diferenciação entre infecções virais (> 16 horas, frequentemente 24 a 48 horas) e intoxicação alimentar (2 a 6 horas – toxina pré-formada *S. aureus* e *B.cereus*). O norovírus é uma importante causa de gastroenterite viral e pode estar associado a surtos em comunidades fechadas, sobretudo nos países que apresentam uma boa cobertura vacinal para rotavírus, ambos são mais prevalentes no inverno, acometem tipicamente crianças, mas podem ocorrer em qualquer faixa etária. O rotavírus tende a ser assintomático ou oligossintomático em adultos.

Conforme já salientamos, a presença de sangue nas fezes e produtos patógenos, tais como muco e pus, além de febre e tenesmo -sugerem quadros de maior gravidade e aumentam a preocupação referente a bactérias (*Shigella, Salmonella, Campylobacter*) e organismos citotóxicos (*C. difficile*) e invasivos (*Entamoeba histolytica*) (Tabela 32.3).

O exame físico é útil na avaliação da gravidade da diarreia e deve focar na hidratação do paciente por meio da verificação dos sinais vitais, se as membranas mucosas estão secas ou não, avaliação do turgor cutâneo, pesquisa de hipotensão postural e de alteração do sensório. O exame abdominal deve atentar para sinais de íleo ou peritonite: distensão abdominal, dor abdominal intensa, rigidez abdominal e dor à descompressão brusca, importantes no diagnóstico diferencial e definição de propedêutica complementar.

Tabela 32.3. Características clinicas e diagnóstico diferencial das diarreias causadas por agentes bacterianos.

Campylobacter
A infecção normalmente se dá pela ingestão de aves contaminadas e mal cozidas e é relativamente frequente.
A diarreia pode ser aquosa ou sanguinolenta.
A síndrome de Guillain-Barre afeta 1 em cada 1.000 pessoas com colite, a artite reativa é outra complicação descrita.
O diagnóstico requer coprocultura.
Shigella
É um agente classicamente associado aos quadros de diarreia colônica com presença de sangue nas fezes, febre, cólica e tenesmo.
Por ser altamente infecciosa, é um grande problema em creches e instituições/"*daycare*"
O diagnóstico requer coprocultura.
Salmonella
Na salmonelose não tifoide os sintomas clássicos são: náuseas, vômitos e diarreia que pode ser aquosa ou sanguinolenta.
É comumente associada à ingesta de aves e derivados, bem como laticínios.
O quadro pode ser mais grave em pacientes idosos e imunossuprimidos
A febre entérica é causada pela *Salmonella typhi* e *Salmonella paratyphi* (febre tifoide e paratifoide): febre, dor abdominal e calafrios. Hepatoesplenomegalia, sangramento e perfuração intestinal podem ocorrer secundário à bacteremia e peritonite.
O diagnóstico requer coprocultura, mas o agente pode ser isolado em hemocultura.
E.coli enterotoxigênica
É uma causa comum de diarreia em países em desenvolvimento e o principal agente associado à diarreia do viajante.
Caracteriza-se por uma diarreia aquosa volumosa de padrão secretor secundário à produção de toxinas.
E.coli entero-hemorrágica, sorotipo O 157
A diarreia é incialmente aquosa, mas na maioria dos pacientes o sangue torna-se visível dentro de um a três dias, acompanhada de cólica abdominal e vômitos, que inclusive podem preceder o quadro diarreico. A febre geralmente é ausente

(continua)

Tabela 32.3. Características clinicas e diagnóstico diferencial das diarreias causadas por agentes bacterianos. (continuação)

E.coli entero-hemorrágica, sorotipo O 157
O diagnóstico é realizado por meio de coprocultura. A pesquisa de toxina Shiga nas fezes é relevante nestes pacientes.
Síndrome hemolítico-urêmica é uma complicação descritas sobretudo em crianças e antibioticoterapia pode aumentar o risco.
Yersinia
A infecção geralmente ocorre pela exposição direta ou indireta a carne e intestino de suínos e produz diarreia inflamatória.
Pode cursar com dor persistente em quadrante inferior direito e pelo acometimento preferencial do íleo terminal e gânglios mesentéricos por vezes mimetiza apendicite aguda.
O diagnóstico é realizado pro coprocultura com pesquisa específica.
Clostridium difficile
Principal causa de diarreia no ambiente hospitalar -decorrente da colonização do trato intestinal após uso de antibióticos, sobretudo quinolonas, clindamicina, cefalosporinas e penicilinas até 6 meses após o uso.
O quadro clinico é variável de formas leves até colite fulminante.
O diagnóstico é feito por meio da pesquisa de toxinas e na sua ausência os achados colonoscópicos podem ser decisivos.
O tratamento é realizado com metronidazol nas formas leves e vancomicina oral nas formas com maior gravidade.

Diagnóstico diferencial

Conforme já salientamos a grande maioria das diarreias agudas se deve a infecções por vírus, bactérias, helmintos e protozoários, no entanto, cabem alguns diagnósticos diferenciais. Nos casos de diarreia aquosa devemos valorizar a ingesta de alimentos (cogumelos, cafeína etc.), drogas (inseticidas organofosforados) e medicamentos em geral. Na presença de sangue considerar a possibilidade de isquemia intestinal em paciente acima de 60 anos, com antecedente de aterosclerose, evento trombótico ou fibrilação atrial. A dor abdominal é habitualmente do lado esquerdo e geralmente precede a diarreia com sangue. Na doença inflamatória intestinal o início dos sintomas é usualmente gradual e piora ao longo de semanas, o sangue pode estar presente ou não, sendo mais frequente na retocolite ulcerativa, já na Doença de Crohn a dor abdominal é o sintoma de maior relevância.

Diarreia associada a antibióticos: embora comumente associemos o uso de antibióticos a infecção por *C.difficile*, este agente é observada em um percentual menor de pacientes, em boa parte dos casos o que se observa é um quadro leve e autolimitado coincidente com o uso do antibiótico.

Avaliação: manifestações clinicas e abordagem diagnóstica

A abordagem do paciente deve ser direcionada pelo quadro clínico e está apoiada na avaliação dos seguintes aspectos:
- Identificação e triagem de pacientes com um quadro benigno em oposição a um quadro com risco de evolução desfavorável: alteração de sinais vitais, faixa etária e presença de comorbidades.
- Identificar se há gravidade da doença.
- Grau de magnitude da desidratação: avaliação do estado mental, das mucosas dos olhos, boca e língua, turgor da pele, presença de lágrima e queixa de sede.
- Determinar possíveis causas implicadas com base na história, achados clínicos e presença de sangue nas fezes.

Na avaliação dos pacientes, a história clinica é útil na avaliação da gravidade e definição dos possíveis agentes implicados e deve se apoiar nos seguintes dados:
- Característica e duração dos sintomas.
- História de alimentos ingeridos.
- Hospitalização recente ou confinamento às comunidades fechadas.
- Uso recente de antibióticos ou introdução de remédios novos, bem como o uso de inibidores de bomba de prótons.
- Exposição a outros indivíduos com quadro similar.
- História recente de viagens.
- Fatores de risco profissional: *daycare* (Shigella, Cryptosporidium, Giardia e rotavirus), profissionais do sexo.
- História sexual.
- Fatores de risco para HIV e imunossupressão.
- Exposição a animais (aves domésticas, tartarugas e animais de estimação têm sido associados à infecção por *Salmonella*).
- Comorbidades.

A distinção entre quadros de diarreia aquosa e sanguinolenta/invasiva tem implicações prognósticas e terapêuticas. Os quadros de diarreia aquosa tendem a ter evolução benigna e raramente justificam investigação diagnóstica ou antibioticoterapia.

Exames complementares

A maioria dos pacientes com diarreia aguda não requer investigação, pois a maioria dos casos são agudos e autolimitados e o diagnóstico é feito com base na história e exame físico. No entanto, a gravidade da apresentação (toxemia, desidratração grave), bem como peculiaridades do paciente (idoso, imunossupressão e comorbidades) são indicações de solicitarmos exames complementares (Tabela 32.4).

Tabela 32.4. Quais apresentações se beneficiam de exames complementares?

Diarreia aquosa profusa com sinais de hipovolemia
Dor abdominal intensa
Diarreia com sangue
Temperatura ≥ 38,5 °C
Diarreia persistente
Idade superior a 70 anos
Comorbidades e imunossupressão
Sinais de gravidade: alteração do nível de consciência, hipotensão, desconforto respiratório, oligúria/anúria, má perfusão periférica

Exames de sangue: dosagem de eletrólitos e função renal devem ser solicitados na presença de desidratação grave e toxemia, bem como nos pacientes que requerem internação. Hemograma completo pode ser importante na presença de síndrome hemolítico urêmica (SHU) –(plaquetopenia) e sugerir infecções graves (leucocitose no C. difficile) e estrongiloidiase na presença de eosinofilia. Hemocultura pode ser solicitada nos pacientes toxemiados ou imunodeprimidos.

Exames de fezes: além do arsenal envolvido na elucidação do agente etiológico ser vasto e custoso ele é de pouco utilidade na maioria dos casos. A busca por patógenos específicos deve ser realizado nos casos de gravidade nos quais a sua pesquisa terá repercussão na conduta terapêutica ou nos alertar quanto ao potencial para o desenvolvimento de complicações. A coprocultura tem por objetivo detectar bactérias enteropatogênicas, no entanto, os germes pesquisados variam entre diferentes laboratórios e na suspeita de agentes específicos faz-se necessário pesquisa específica, tais como: *E. coli* entero-hemorrágica -sorotipo O157:H7, *Yersinia*, *Listeria* etc). A pesquisa de leucócitos nas fezes pode auxiliar no diagnóstico de diarreia inflamatória e geralmente está presente nos quadros causados por *Shigella*, *E.coli* enteroinvasiva e *Campylobacte*r. Dosagem de lactoferrina e calprotectina fecal podem estar presente em processos inflamatórios de natureza infeciosa ou não, mas não são solicitados de rotina em serviços de emergência. O exame parasitológico de fezes é importante nas diarreias persistentes em que as causas parasitárias são mais prevalentes.

A pesquisa da toxina do C.difficile é importante na avalição das diarreias nosocomiais após uso de antibiótico.

O exame parasitológico de fezes é importante nas diarreias persistentes em que as causas parasitárias sobretudo nos países em desenvolvimento ou de recursos limitados são mais prevalentes. Os agentes mais comumente implicados são: *Giardia, Cryptosporidium, Strongyloides stercolaris e E. histolytica*.

Exames endoscópicos: têm valor limitado nos quadros agudos. Sigmoidoscopia flexível e colonoscopia podem ser útil nos casos de diarreia persistente, nos casos suspeitos de *C. difficile* com pesquisa de toxina negativa (o exame endoscópico pode revelar alterações na mucosa, presença de eritema ou formação de pseudomembranas), diarreia com sangue com testes microbiológicos negativos e sem resposta a antibioticoterapia que podem ajudar na caracterização de padrões associadas a agentes infecciosos específicos, como também permitir diagnostico diferencial com doença inflamatória intestinal. Endoscopia digestiva alta com aspirado duodenal pode auxiliar nos quadros de diarreia persistente nos quais exames de fezes e testes sorológicos não foram diagnósticos, sobretudo nas suspeitas de giardíase e doença celíaca.

Exames de imagem devem ser solicitados na presença de sinais de irritação peritoneal ou íleo, nos quais a tomografia computadorizada, pode auxiliar no diagnóstico diferencial e na identificação de complicações. O exame tomográfico pode revelar perfuração intestinal, abscesso, megacólon tóxico, obstrução intestinal.

Tratamento

O manejo dos pacientes com diarreia passa por medidas gerais que visam minimizar e tratar os distúrbios hidroeletrolíticos, manutenção da dieta com ajustes se necessário (restrição de lactose etc.), prescrição de sintomáticos quando indicado e antibioticoterapia em casos selecionados.

As doenças diarreicas agudas podem evoluir com quadros de desidratação com maior ou menor repercussão na dependência do agente etiológico e do perfil do indivíduo acometido. A desidratação é um dos principais riscos e deve ser cuidadosamente pesquisada e tratada.

Reposição de fluidos

A terapia de reidratação oral é uma das principais condutas a serem implementadas, ela é efetiva na prevenção e correção da desidratação e na grande maioria dos pacientes será a única conduta preconizada.

A utilização de soluções de reidratação oral (solução padrão recomendada pela Organização Mundial de Saúde (OMS) ou soluções comercias com eletrólitos balanceados) deve ser considerada sobretudo nos pacientes idosos e nos pacientes com maior repercussão (desidratação moderada).

A maioria dos indivíduos com diarreia aguda podem ser orientados a aumentar o consumo de soluções que contenham água, sal e açúcar, por meio da ingestão de água, sucos diluídos, *"sport drinks"* (como o Gatorade), sopas e biscoitos salgados.

A via oral deve ser sempre priorizada, exceto nos casos em que seu uso está contraindicado: desidratação grave (hipotensão/*delirium*) e vômitos frequentes e persistentes. Nestes casos devemos expandir o paciente com hidratação endovenosa em torno de 15 a 20 mL/kg (solução salina a 0,9%, ringer lactato).

Uso de sintomáticos

Agentes antimotilidade, tais como a loperamida, podem ser usados, para diminuir a frequência das evacuações diarreicas, com cautela nos pacientes, na ausência de febre e diarreia com sangue. Dose inicial 4 mg (2 comprimidos) e na sequência 2 mg, após cada episódio de diarreia (dose máxima de 16 mg/dia). O salicilato de bismuto pode ser uma opção nos pacientes com disenteria. O racecadotril (dose 100 mg 3 × ao dia), um inibidor da encefalinase, reduz o número de episódios e duração da doença e parece ter menos efeitos adversos quando comparado à loperamida, mas não deve ser indicado de maneira rotineira.

Probióticos e prebiótiocos: de modo geral não são recomendados no tratamento da diarreia aguda. Os probióticos podem ser benéficos na tentativa de manter ou recolonizar o intestino com flora não patogênica e sua principal recomendação parece ser na diarreia pós-antibiótico. *Saccharomyces boulardi* pode ser efetivo em diminuir a duração da diarreia por *C.difficile*.

Antibioticoterapia

O uso de antibióticos para diarreia adquirida na comunidade deve ser desencorajado com base em estudos epidemiológicos que demonstram que os principais agentes implicados são vírus e que a antibioticoterapia não encurta o tempo de doença, além dos riscos de efeitos colaterais, colaborar para a emergência de resistência bacteriana, erradicação da flora normal e custos.

O uso empírico de antibiótico deve ser oferecido para pacientes selecionados com doença mais sintomática ou de risco para doenças mais grave, que geralmente se traduz por: febre alta, mais de seis a dez dejeções por dia, queda importante do estado geral com necessidade de internação, diarreia mucossanguinolenta, casos selecionados de diarreia dos viajantes, idade superior a 70 anos, presença de comorbidades e pacientes imunossuprimidos.

Uma das implicações que devemos dimensionar na prescrição de antibióticos em diarreias sanguinolenta é a possibilidade de *E.coli* entero-hemorrágica (ECEH), pela ausência de benefício e risco de síndrome hemoliticourêmica. No entanto esta condição é descrita sobretudo em crianças e a ECEH não é o agente mais frequente implicado nas diarreias sanguinolentas.

Esquemas de antibiótico empírico recomendado:
- Fluoroquinolonas: ciprofloxacino 500 mg, VO,12/12 horas ou 200 mg, EV de 12/12 horas por três a cinco dias, levofloxacino 500 mg dose única ou 500 mg 1 ×/dia por três a cinco dias.
- Cefalosporina de segunda geração ou terceira geração: cefaclor 500 mg de 8/8 horas, cefuroxima 250 a 500 mg de 12/12 horas por três a cinco dias.
- Azitromicina: 500 mg, 1 ×/dia por três dias ou dose única de 1.000 mg/d.

Referências bibliográficas

1. GBD 2016 Causes of Death Collaborators. Global, regional, and national age-sex specific mortality for 264 causes of death, 1980–2016: a systematic analysis for the Global Burden of Disease Study 2016. *Lancet* 2017; 390: 1151-210.

2. Bresee JS, Marcus R, Venezia RA, et al. The etiology of severe acute gastroenteritis among adults visiting emergency departments in the United States. J Infect Dis.2012; 205(9): 1374-81.

3. Guerrant RL, Van Gilder T, et al. Practice guidelines for the management of infectious diarrhea. Clin. Infect. Dis 2001, 32 (3): 331.

4. Riddle MS, Du Pont HL, Connor B0. ACG clinical guideline: diagnosis, treatment, and prevention of acute diarheal infection in adults. Am. J Gastroenterol 2016; 11: 602-22.

5. Campion EW, Du Pont HL. Acute infectious diarrhea in immunocompetent adults. N. Engl. J Med 2014; 370: 1532-40.

6. La Rocque R, Harris JB. Approach to the adult with acute diarrhea in resource-rich settings. Disponível em www.uptodate.com, UpToDate, 2020.

7. Hecht GA, et al. Approach to the patient with diarrhea. N: Yamada's textbook of gastroenterology. 6. ed. Oxford: Wiley Blackwell; 2016 p 735-56.

8. Shane AL, Mody RK, Crump JA, et al. Infetious Disease Society of Americal clinical practice guidelines for the diagnosis and management of infectious diarrhea. Clin. Infect. Dis. 2017; 65 (12): e45-e80.

9. Acree M, Davis AM. Acute Diarrheal infections in adults. JAMA Clinical Guidelines Synopsis. 2017; 318 (10): 957-58.

10. ACG Clinical Guideline: diagnosis, treatment, and prevention of acute diarrheal infections in adults. Am J Gastroenterol. 2016; 111: 602-22.

Dor Abdominal

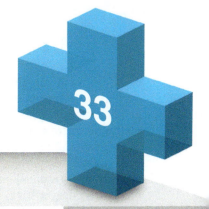

33

Flávio Luengo Gimenez

Destaque

A dor abdominal é uma das causas mais frequentes de procura ao Pronto-Socorro, correspondendo a 7-10% dos atendimentos nos serviços de emergência, podendo ser causada por doenças benignas (diarreia, dispepsia) assim como causas potencialmente fatais (úlcera perfurada, gravidez ectópica, trombose mesentérica, diverticulite perfurada).

Aspectos Históricos

Condições patológicas do abdome têm sido reconhecidas desde a época de Hipócrates e referidas tanto por Paracelsus (1493-1541) como por Sydenham (1624-1689). Havia muita relutância em entrar no abdome por cirurgias antes da introdução da anestesia. Mais ainda, muitas das condições que determinavam o abdome agudo só foram melhor entendidas a partir do final do século 19; por exemplo, a apendicite foi reconhecida como condição grave só em 1886; outras condições como hérnia encarcerada e obstrução intestinal só eram tratadas raramente antes de 1850. Com a introdução da anestesia e das técnicas de cirurgia asséptica aliada a um instrumental mais adequado levou à exploração do abdome no começo do século 20. Também a habilidade de determinar as condições patológicas por meio do uso de exames radiológicos e contrastados, assim como a introdução de antibióticos precocemente, melhorou tanto a acurácia quanto a evolução das condições agudas abdominais.[7]

Introdução

A interpretação correta da dor abdominal pode ser um desafio dos maiores ao médico e poucas situações requerem tanta habilidade no diagnóstico como esta condição, uma vez que eventos eventualmente catastróficos podem ter sinais sutis e eventos aparentemente mais graves podem necessitar de avaliações mais prolongadas e menos invasivas.[2] Durante todo o tempo, nessa condição, o médico deve distinguir entre aquelas condições em que há necessidade de abordagem mais rápida (eventualmente cirúrgica) daquelas em que se pode observar a evolução sem necessidade de operar o doente.[2] É importante frisar que a dor abdominal, embora sintoma desagradável, pode ser um sintoma útil que leva o paciente ao hospital para elucidação diagnóstica, muito embora eventualmente nos casos de dor crônica, o tratamento do sintoma é exigido independentemente de haver uma abordagem etiológica do processo que a ocasiona.[1]

Vale dizer também que a condição basal psicológica do paciente pode interferir na avaliação de uma dor abdominal. Lembramos Balint, em seu livro *O Médico, Seu Paciente e Sua Doença*[3] onde o autor também cita a importância de se levar em conta esta condição ainda mais nos casos onde há um substrato depressivo que costuma piorar a intensidade dos sofrimentos e das dores. A história é a chave de quase toda queixa clínica e sabemos que ela embasa os passos para elucidação diagnóstica. Introduzimos aqui uma tabela que pode nos ajudar com estas possíveis chaves (Tabela 33.1).

Tabela 33.1. Componentes importantes da dor abdominal.[2]

Alguns dados-chave da história do paciente[2]
Idade do paciente
Tempo de início e modo de início
Características da dor
Duração dos sintomas
Localização da dor e irradiação da dor
Sintomas associados e sua relação com a dor: náusea/vômito/anorexia/diarreia/mudança de hábito
História menstrual

Modificada de Harrison, *Principles of Internal Medicine*, 2018

Idade do paciente: Sabemos que as dores abdominais podem ser mais atenuadas no idoso. Uma dor de evolução insidiosa num paciente idoso, com mudança de hábitos intestinais ou aparecimento de emagrecimento, palidez e possível perda de sangue nas fezes sinaliza um possível processo neoplásico de intestino grosso, assim como dor em hipocôndrio esquerdo e fossa ilíaca esquerda associada a diarreia e/ou obstipação pode sinalizar uma possível diverticulite aguda, cujo tratamento em geral é clínico (salvo se houver perfuração). Já o paciente jovem acometido de dores abdominais agudas em região de cicatriz umbilical inicialmente que migra para região de fossa ilíaca direita pode sinalizar uma apendicite em evolução, o que indica um procedimento cirúrgico breve.

Tempo de início e modo de início da dor

Temos basicamente dois grupos de dor abdominal: A aguda e a crônica.

A dor aguda dura no máximo algumas horas e eventualmente se dura mais de seis horas, já indica uma possível cirurgia; a dor crônica pode evoluir por dias e meses, até alguns anos (casos da colecistopatia calculosa, nefrolitíase, pancreatite crônica), o que traz sempre a necessidade de, em cada episódio de dor aguda, inquirir sobre episódios similares anteriores.[1] Uma dor aguda e severa não necessariamente é patologia cirúrgica, assim como, em idosos, uma dor eventualmente leve e prolongada pode necessitar intervenção mais precoce. Portanto, o nome "abdome cirúrgico" pode trazer conotações erradas à questão.[2]

Se a dor tem início abrupto, pode apontar para uma causa potencialmente ameaçadora como perfuração de víscera, torção de cisto de ovário ou ruptura de aneurisma aórtico; litíase renal ou biliar começam também abruptamente, porém a cólica biliar geralmente sucede uma alimentação gordurosa. Já dor que vem após a alimentação pode significar uma doença péptica ou, nos mais idosos, isquemia mesentérica.[5]

Se a dor progride em intensidade, isso pode indicar um processo inflamatório, como uma diverticulite ou apendicite; se ela persiste em intensidade, sem piorar, pode ser alguma causa não passível de cirurgia.[2,5] As dores viscerais têm localização mais mediana e são mais surdas. Dores em cólica de característica intermitente com progressiva piora podem sinalizar uma suboclusão intestinal; já dor abdominal súbita que irradia para região dorsal pode sinalizar uma dissecção de aorta.[2,5]

Devemos, sempre, perguntar sobre sintomas associados, tais como náusea, vômitos, febre, diarreia ou obstipação ou ainda mudança de hábito intestinal. Em homens, é importante perguntar se a dor atinge testículos e nas mulheres, nunca esquecer de perguntar sobre a menstruação.

Também devemos questionar sobre abuso de drogas ilícitas e lícitas como o álcool.

Os tipos de dor abdominal

Dor visceral, parietal e irradiada

A dor visceral é mal localizada, porque o peritônio visceral é acometido. As vísceras abdominais são inervadas por fibras tipo C que terminam no tronco encefálico, tornando-a mais difícil de localizar.[6] A dor deste tipo é invariavelmente acentuada por pressão ou mudanças na tensão do peritônio, seja por aumento da pressão abdominal (tosse, vômitos, espirros) seja pela palpação manual.[1,2] Estes pacientes ficam normalmente imóveis, evitando movimentos; já os pacientes com cólicas não guardam posição pelo desconforto que sentem. A dor visceral é tipicamente vaga, imprecisa e nauseante. Estruturas do intestino proximal (estômago, duodeno, fígado e pâncreas) causam dor abdominal na porção superior do abdome. Estruturas do intestino médio (intestino delgado, cólon proximal e apêndice) causam dor periumbilical. Estruturas do intestino distal (cólon distal e aparelho geniturinário) causam dor abdominal baixa.[1,2]

A dor parietal ou somática vem do peritônio parietal, o qual é inervado por nervos somáticos que respondem à irritação secundária a processos infecciosos, químicos ou inflamatórios; as fibras tipo A-delta terminam no tálamo e o cérebro percebe mais precisamente o local de onde a dor se origina.[6] A dor somática é forte e bem localizada.

A dor referida é a dor percebida em locais distantes de sua origem e resulta da convergência de fibras nervosas na coluna vertebral (Figura 33.1); ela também é uma consequência das fibras tipo C.[6] Exemplos comuns incluem dor escapular decorrente de cólica biliar, dor inguinal decorrente de cólica renal e dor em ombro secundária a sangue ou inflamação irritando o diafragma.[1,2,4,5]

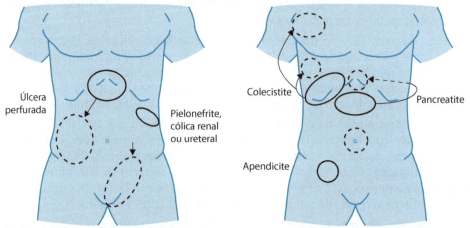

Figura 33.1. Dor referida. Círculos contínuos - local de origem do insulto; Círculos tracejados - local onde a dor é sentida (modificada de Slideshare, 2020).

As Figuras 33.2 e 33.3 a seguir, modificadas de *Sabinston: Acute abdome, páginas 736-755* assinalam as localizações das dores abdominais mais prováveis e suas causas mais comuns.

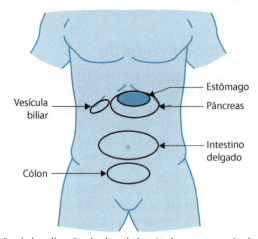

Figura 33.2. Correlação da localização da dor abdominal com a provável víscera acometida.

Dor Abdominal

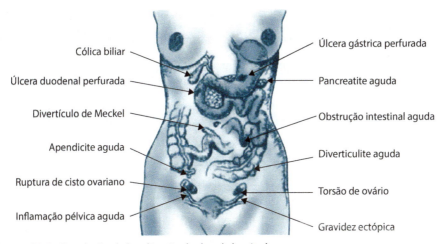

Figuras 33.3. Correlação da localização da dor abdominal com sua causa.

Nas Tabelas 33.2 a 33.6, citamos algumas causas importantes de dor abdominal.

Tabela 33.2. Causas de dor abdominal se originando no abdome.[2]

Inflamação do peritônio parietal
Contaminação bacteriana
Apêndice perfurado ou outra víscera
Doença inflamatória pélvica
Irritação Química
Úlcera perfurada
Pancreatite
"Dor do Meio"
Obstrução mecânica de víscera oca
Obstrução do delgado ou grosso
Obstrução das vias biliares
Obstrução do ureter
Distúrbios vasculares
Embolismo ou trombose
Ruptura vascular
Torção de vísceras
Anemia falciforme
Parede abdominal
Distorção ou tração do mesentério

(continua)

Tabela 33.2. Causas de dor abdominal se originando no abdome.[2] (continuação)

Parede abdominal
Trauma ou infecção de músculos
Distensão de superfícies de vísceras
Hepática ou renal (sangramentos)
Inflamação
Apendicite
Febre tifoide
Enterocolite neutropênica

Modificada de Harrison, Principles of Internal Medicine, 2018.

Tabela 33.3. Causas de dor referida de fonte extra-abdominal.[2]

Dor referida de fonte extra-abdominal
Cardiotorácica
Infarto agudo do miocárdio
Miocardite, endocardite, pericardite
Insuficiência cardíaca
Pneumonia
Embolia pulmonar
Pleurodinia
Pneumotórax
Dor de origem esofagiana (espasmos, inflamação)
Genitália
Torção de testículos

Modificada de Harrison, Principles of Internal Medicine, 2018.

Tabela 33.4. Causas metabólicas de dor abdominal.[2]

Causas metabólicas	
Diabetes	Insuficiência adrenal aguda
Uremia	Febre familiar do Mediterrâneo
Hiperlipidemia	Porfiria
Hiperparatireoidismo	Edema angioneurótico

Modificada de Harrison, Principles of Internal Medicine, 2018.

Tabela 33.5. Causas neurológicas/psiquiátricas de dor abdominal.[2]

Causas neurológicas/psiquiátricas	
Herpes zoster	Compressão de raiz nervosa ou de medula
Tabes dorsalis	Desordens funcionais
Causalgia	Desordens psiquiátricas
Radiculites	

Modificada de Harrison, Principles of Internal Medicine, 2018.

Tabela 33.6. Causas tóxicas de dor abdominal.[2]

Causas tóxicas
Envenenamento por chumbo
Picadas de animais peçonhentos
Picada de viúva negra/Aranha marrom
Picadas de cobras
Picada de escorpião

Modificada de Harrison, Principles of Internal Medicine, 2018.

A dor abdominal e suas localizações aproximadas

A dor abdominal pode se originar de diversas estruturas, como veremos a seguir na Tabela 33.7. Isto corresponde aproximadamente às vísceras localizadas, sem nos esquecer dos processos que geram dor referida.

Tabela 33.7. Diagnóstico diferencial de dor abdominal: Localização.

Quadrante superior direito	Epigástrica	Quadrante superior esquerdo
Colecistite	Doença ulcerosa péptica	Infarto esplênico
Colangite	Gastrite	Ruptura esplênica
Pancreatite	Refluxo gastroesofágico	Abscesso esplênico
Pneumonia/empiema	Pancreatite	Gastrite
Pleurite/pleurisia	Infarto agudo do miorcádio (IAM)	Úlcera gástrica
Abscesso subdiafragmático	Pericardite	Pancreatite
Hepatite	Aneurisma roto aorta	Abscesso subdiafragmático
Síndrome de Budd-Chiari	Esofagite	

(continua)

Tabela 33.7. Diagnóstico diferencial de dor abdominal: Localização. (continuação)

Quadrante inferior direito	Periumbilical	Quadrante inferior esquerdo
Apendicite	Apendicite inicial	Diverticulite
Salpingite	Gastroenterite	Salpingite
Hérnia inguinal	Obstrução intestinal	Hérnia inguinal
Prenhez ectópica	Aneurisma aorta roto	Prenhez ectópica
Nefrolitíase		Nefrolitíase
Doença inflamatória intestinal		Síndrome intestino irritável
		Doença inflamatória intestinal
Linfadenite mesentérica		
Dor difusa mal localizada		
Gastroenterite		
Malária		
Isquemia mesentérica		
Doenças metabólicas		
Obstrução intestinal		
Doenças psiquiátricas		
Cólon irritável		
Peritonite		
Diabetes		

Modificada de Harrison, Principles of Internal Medicine, 2018.

Anamnese: Nada suplanta uma história detalhada e ordenada: como lembram diversos autores, a história será a base do diagnóstico na maioria dos casos.[2,5,6] Nos casos de dor abdominal aguda o diagnóstico geralmente é estabelecido com facilidade, o que já não acontece com os casos de dor crônica. Os autores dão muita importância à sequência cronológica que origina a dor na história do paciente, mais até do que a localização dela. O examinador deve ter paciência para ouvir o relato do paciente, eventualmente evitando manobras desconfortáveis. Uma história do ciclo menstrual da mulher deve ser feita, lembrando que dor abdominal pode ocorrer durante a gestação sem significar patologia cirúrgica.

No exame físico, os autores defendem que quanto mais gentileza e cuidado tiver o examinador, mais informações podem e devem ser conseguidas. Por exemplo, a simples inspeção do estado geral do paciente, sua fácies e sua posição na cama já nos dão pistas; daí a história pode derivar se houver um bom contato desde o início. O exame físico brusco, as manobras de provocação eventualmente feitas sem um acordo prévio são desnecessárias e na maior parte das vezes origina defesa do paciente. A percussão (leve e gentil de todo o abdome), sempre encarando as reações do paciente pode originar as mesmas informações que a palpação exagerada das áreas dolorosas.[2,5] A palpação deve ser gentil e, leve onde há menos dor para localizar melhor (e com menos defesas) a região mais dolorida, sempre conversando com o paciente com o intuito de distraí-lo.[6] Pode-se, com certeza, pedir ao paciente que, com suas próprias mãos, indique onde mais lhe dói. Alguns sinais aparecem e são úteis no diagnóstico diferencial (Quadro 33.1). Importante sinal é o da *rigidez involuntária* que em geral aponta para uma causa cirúrgica; lembremos que idosos e imunossuprimidos podem ter estes sinais atenuados[6]. O sinal de Giordano pode desmascarar uma litíase renal ou pielonefrite. As *mulheres* eventualmente precisam ser submetidas a exame ginecológico, na suposição de uma anexite ou até gravidez ectópica. Os *homens* eventualmente têm de ser submetidos a palpação de testículos para afastar torção e epididimite. O toque retal deve ser feito para afastar melena ou hematoquezia e para descartar abscesso perirretal e corpos estranhos[5,6]. Exames seriados são necessários na abordagem.

Quadro 33.1. Sinais e manobras.[6]

Carnett: o teste é útil para diferenciar dor visceral de dor de parede; define-se a área de dor maior à palpação e pede-se que o paciente faça a flexão do abdome. Se a dor for menor à palpação nesta posição fletida, é provável que seja dor visceral. Se a dor piora nesta posição, tem causa na parede.

Murphy: Durante a palpação profunda do quadrante superior direito, a cessação abrupta da inspiração sugere colecistite aguda.

Rovsing: há aparecimento de dor no quadrante inferior direito durante a compressão exercida no lado esquerdo, sugerindo inflamação pélvica ou apendicite (Figura 33.4) A sensibilidade do sinal de Rovsing é baixa 15-35%, mas tem alta especificidade 85-95% para o diagnóstico.

Blumberg: dor no ponto de McBurney à descompressão súbita, o que sugere fortemente apendicite aguda.

Psoas: o teste é positivo quando há dor durante a manobra, o que sugere processo inflamatório adjacente ao músculo (Figura 33.5).

Obturador: quando positivo, originando dor no hipogástrio durante a manobra, sugere processo inflamatório adjacente (Figura 33.6).

Modificada de Tratado de Medicina e Comunidade, Editora Artmed, 2019.

A ausculta eventualmente tem pouca utilidade nos casos de abdome agudo, porque mesmo em fases tardias de processos obstrutivos os ruídos podem estar normais, até mesmo em casos de perfuração de vísceras. Nas diarreias, os borborigmos costumam estar aumentados e nas fases agudas de obstrução intestinal, podem também estar aumentados, com características metálicas e agudas no setor onde há obstrução. Um detalhe importante é auscultar a presença de sopros que podem aparecer nos casos de aneurismas de artéria aorta e renais.[2,5]

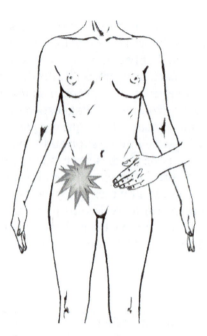

Figura 33.4. Sinal de Rovsing.[6]

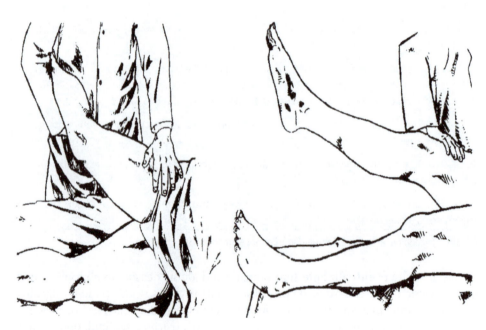

Figura 33.5. Manobra do Psoas.[6]

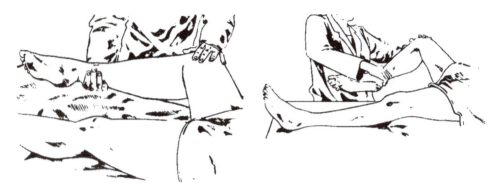

Figura 33.6. Manobra do Obturador.[6]

O manejo da dor abdominal no pronto-socorro

Na Figura 33.7 sugerimos como proceder com um quadro de dor abdominal que chega ao pronto-socorro. Devemos considerar a avaliação imediata dos pacientes que chegam com esta condição na emergência para descartarmos causas como perfuração de vísceras, ruptura de aneurisma, isquemia mesentérica. Estas são potenciais catástrofes. Os pacientes devem ser devidamente estabilizados, monitorizados e submetidos à punção de veia calibrosa para reposição de volume e coleta de exames e tipagem de sangue na eventual necessidade de transfusão. Uma vez mais estáveis, devem ser submetidos a exames complementares que podem elucidar as causas.[6]

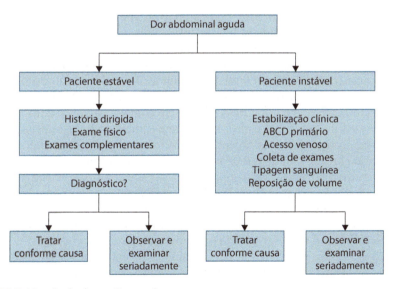

Figura 33.7. Manejo da dor no Pronto-Socorro.

Modificada de Manual de Emergências: Abordagem Prática, 12a Edição, Editora Artmed.

Exames Complementares

- **Ultrassom à beira do leito:** conforme a queixa e especialmente em pacientes mais graves, pode ser útil para rapidamente diagnosticar aneurisma de aorta, hidronefrose/litíase renal, gravidez ectópica rota, líquido livre na cavidade, apendicite aguda e pneumoperitôneo.[2,5,6] Já o Ultrassom de abdome pode ser útil e é o exame inicial em casos de suspeita de doença renal ou de anexos.[5] Ultrassom transvaginal pode confirmar gravidez ectópica e doenças do ovário.
- **Rx de abdome:** feito em ortostase, decúbito e cúpulas, pode confirmar pneumoperitôneo e perfuração de vísceras. Obstrução intestinal e corpos estranhos podem ser visualizados;[6] as limitações devem ser consideradas. Por exemplo, um filme na posição vertical padrão não irá demonstrar ar livre em até 40% dos pacientes com uma úlcera perfurada.[2,6]
- **Eletrocardiograma:** dor abdominal em quadrante superior ou em epigástrio pode ter origem em isquemia miocárdica; também é útil nos casos de risco cardiovascular aumentado.[2,5,6]
- **Tomografia de abdome:** boa acurácia nos casos de litíase renal, dissecção de aorta, pancreatite aguda, diverticulite, apendicite detecção de coleções intra-abdominais e gás no peritônio. É um exame caro, eventualmente necessitando de contraste – o que traz algumas limitações nos nefropatas e nos alérgicos a contrastes.[2,5]
- **Os exames de laboratório:** Hemograma pode ajudar, porém a leucocitose nunca deve indicar, por si só, se o paciente deve ou não ser operado, porque pode estar presente em perfuração de víscera mas também está presente em condições tais como pancreatite aguda, colecistite aguda doença inflamatória pélvica e até infarto intestinal.[2,5] Já o diagnóstico de anemia, combinado com uma história bem feita, pode ajudar até mais do que a leucocitose isoladamente (casos de sangramentos intestinais, por exemplo). A Urina tipo I pode ajudar no diagnóstico de infecção urinária, (muito embora até 20-30% dos pacientes com apendicite terem leucocitúria),[5] no diabetes e até se muito concentrada pode nos ajudar na avaliação de hidratação do paciente. A amilase sérica pode estar aumentada na pancreatite, na úlcera perfurada, na colecistite aguda e na obstrução intestinal com estrangulamento, na doença renal e até na parotidite e alcoolismo, nem sempre indicando necessidade de cirurgia. A lipase é mais específica para os casos de pancreatite, sendo que estando elevados mais que três vezes o limite superior indica pancreatite.[2,5] A creatinina, a ureia e a glicemia podem ser úteis; a tipagem sanguínea deve ser solicitada para eventuais transfusões. Enzimas cardíacas podem auxiliar nos casos de dor epigástrica, afastando possível insuficiência coronariana aguda. O teste de gravidez em casos de mulheres com dor abdominal sem esclarecimento deve ser pedido (gravidez ectópica).
- A laparoscopia pode ser útil para diagnosticar condições pélvicas tais como cisto de ovário roto, gravidez tubária, salpingite e apendicite aguda[5,6] eventualmente substituindo cirurgia a céu aberto.

Palavras-chave: Histórico, Dor, abordagem prática, manejo, condutas na abordagem, exames, diferenciais da dor.

Referências bibliográficas

1. Silva FM, Atta JÁ, Benseñor I, Martins MA. Semiologia Clínica. 1 ed. Editora Sarvier, 2002.
2. Harrison. Principles of Internal Medicine. 19 ed. Editora McGraw Hill, 2015.
3. Balint M. O Médico, seu Paciente e a Doença. Rio de Janeiro: Atheneu, 1984.
4. The Merck Manual. Disponível em: http://www.MSDmanuals.com/PT-PT/Profissional, 2018.
5. Martins HS, Brandão Neto R, Velasco IT. Medicina de Emergência, Abordagem Prática. 12 ed., Editora Manole, 2017.
6. Gusso G, Lopes JMC, Dias LC. Tratado de Medicina de Família e Comunidade. 2 ed. Editora Artmed, 2019.
7. Arnold G.Diethlen, MD and Robert J. Stanley, MD in Sabinston, Tratado de Cirurgia ,19a Edição, 2014, The Acute Abdomen, pp736-755.

Dispepsia

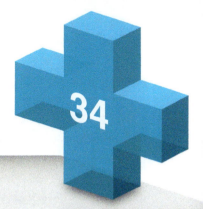

34

Victor Van Vaisberg

Objetivos

Discutir a abordagem da dispepsia no adulto, do diagnóstico ao tratamento, considerando os dados mais relevantes no departamento de emergência.

Definição

Existe certa dificuldade em uniformizar a definição de dispepsia. Mais do que um diagnóstico propriamente dito, é uma queixa clínica que envolve quaisquer sintomas gastrointestinais altos. O sintoma mais relevante aparenta ser a dor epigástrica e essa é a principal preocupação do paciente. Também pode se manifestar com:

- Empachamento precoce.
- Saciedade pós-prandial.
- Queimação.

Os critérios de Roma IV para doenças funcionais do trato gastrointestinal também podem auxiliar na abordagem diagnóstica. A dispepsia funcional, isto é, quadro dispéptico em que não há acometimento estrutural, justamente define-se pela exclusão de diferenciais orgânicos somados aos sintomas. Maior detalhamento no Quadro 34.1.

Quadro 34.1. Critérios diagnósticos para diagnóstico de dispepsia funcional.

Síndrome do desconforto pós-prandial: deve preencher um ou dois dos seguintes critérios pelo menos 3 dias por semana com início há pelo menos 6 meses antes do diagnóstico e preenchimento de critérios há pelo menos 3 meses: ■ Sensação de plenitude pós-prandial que interfira o suficientemente no andamento das atividades usuais ■ Sensação de saciedade precoce que interfira o suficientemente para não permitir terminar uma refeição de tamanha usual Obrigatoriamente devem-se excluir causas orgânicas, metabólicas ou sistêmicas que expliquem tais sintomas na investigação de rotina, incluindo realização de endoscopia digestiva alta. São considerações adicionais sobre esse diagnóstico: ■ Dor epigástrica ou queimação, distensão epigástrica, borborigmo e náuseas podem estar presentes ■ A presença de vômitos sugere outro diagnóstico ■ Azia não é um sintoma dispéptico em si, mas pode estar presente ■ Melhora dos sintomas associada a eliminação de fezes ou flatos não deve ser considerada como parte da dispepsia ■ Outros sintomas gastrointestinais ou conjunto de sintomas podem coexistir com essa síndrome
Síndrome da dor epigástrica: deve preencher um ou dois dos seguintes critérios pelo menos um dia por semana com início há pelo menos 6 meses antes do diagnóstico e preenchimento de critérios há pelo menos 3 meses: ■ Dor epigástrica que interfira suficientemente no andamento das atividades usuais ■ Queimação epigástrica que interfira o suficientemente no andamento das atividades usuais Obrigatoriamente devem-se excluir causas orgânicas, metabólicas ou sistêmicas que expliquem tais sintomas na investigação de rotina, incluindo realização de endoscopia digestiva alta. São considerações adicionais sobre esse diagnóstico: ■ Dor pode ser causada ou melhorada por uma refeição, e pode ocorrer durante o jejum ■ Distensão, borborigmo e náusea também podem estar presentes ■ A presença de vômitos sugere outro diagnóstico ■ Azia não é um sintoma dispéptico em si, mas pode estar presente ■ A dor não preenche critérios para cólica biliar ■ Melhora dos sintomas associada a eliminação de fezes ou flatos não deve ser considerada como parte da dispepsia ■ Outros sintomas gastrointestinais ou conjunto de sintomas podem coexistir com essa síndrome
Dispepsia funcional: deve preencher critérios para síndrome do desconforto pós-prandial e/ou para síndrome da dor epigástrica

Relevância

É uma afecção bastante prevalente, podendo acometer até 20% da população em algum momento da vida. Não é associada à diminuição de sobrevida, mas sobretudo a prejuízo à qualidade de vida e a custos em saúde. Estima-se que a dispepsia custe para os serviços de saúde norte-americanos por ano em torno de 18 bilhões de dólares. Em 25% dos casos, associa-se a alguma condição orgânica de base que pode ser clinicamente abordada.

Epidemiologia

É mais comum em mulheres, tabagistas e usuários de anti-inflamatórios não-esteroidais (Tabela 34.1).

Tabela 34.1. Diagnósticos diferenciais de dispepsia.

Doenças gastrointestinais	Doença ulcerosa péptica, neoplasia gástrica, cólica biliar, hepatoma, esteato-hepatite
Condições tóxico-metabólicas	Induzida por medicamentos, hipercalcemia
Doenças infiltrativas ou de depósito	Doença de Crohn, gastrite eosinofílica, sarcoidose, linfoma e amiloidose
Vascular	Angina mesentérica, compressão extrínseca do plexo celíaco, síndrome artéria mesentérica superior
Funcional	Síndrome da dor epigástrica

Abordagem

Baseia-se em história clínica, exame físico e investigação laboratorial. Um importante fator a ser avaliado no departamento de emergência é o tempo de instalação da patologia. Quadros agudos ou com piora aguda podem ser manifestações de condições potencialmente graves que devem ser excluídas no departamento de emergência, como o infarto agudo do miocárdio ou abdome agudo perfurativo no contexto de doença ulcerosa péptica.

Além do tempo de instalação, deve-se explorar se o paciente tem um polo de dor ou de desconforto pós-prandial. Se queixar-se de dor, devemos caracterizar a dor (Quadro 34.2).

Quadro 34.2. Características da dor epigástrica a serem avaliadas.

- Localização
- Qualidade
- Tempo de início
- Irradiação
- Fatores desencadeantes
- Fatores de melhora ou piora
- Sintomas associados
- Periodicidade
- Duração

Antecedentes pessoais e familiares são relevantes. Uma dor episódica, intensa, em cólica e de curta duração pode tratar-se de cólica biliar, enquanto o uso pregresso de anti-inflamatórios pode associar-se à doença ulcerosa péptica.

Não costumamos notar alterações de exame físico na dispepsia. Pacientes podem se queixar de dor epigástrica à palpação e isso não diferencia a dispepsia de fundo orgânico da funcional. Achados como palidez, icterícia, massa palpável e ascite podem ser encontrados em patologias que cursem com dispepsia e merecem investigação.

A investigação laboratorial visa a identificação de patologias em que a dispepsia é manifestação secundária, e não necessariamente precisa ser realizada no departamento de emergência salvo se considerado que existam riscos de deterioração aguda. O hemograma procura investigar a presença de anemia; amilase e lipase avaliam o diferencial de lesão pancreática; transaminases, bilirrubina e tempo de protrombina avaliam o acometimento hepático por causa secundária (Quadro 34.3).

Quadro 34.3. Sinais e sintomas de alarme para malignidade.

- Perda de peso não-intencional
- Disfagia
- Odinofagia
- Anemia ferropênica não-explicada
- Vômitos persistentes
- Idade de início dos sintomas - acima dos 60 anos
- História familiar de neoplasia gastrointestinal
- Alteração de exame físico: massa palpável, linfonodomegalia e outros

Sinais e sintomas de alarme para malignidade podem não interferir nas condutas de urgência e emergência, mas devem ser avaliadas e o paciente deve ser referenciado para avaliação ambulatorial se presentes na história ou exame físico.

Tratamento

O tratamento no departamento de emergência tem por objetivo o alívio sintomático, podendo ser usados no departamento de emergência inibidores da bomba de próton (p. ex.: omeprazol), bloqueadores H2 (p. ex.: ranitidina) e antiácidos (p. ex.: hidróxido de alumínio). O paciente pode receber prescrição domiciliar de medicamentos para tratamento ambulatorial, como inibidor de bomba de próton e procinéticos (p. ex.: domperidona e bromoprida).

Referências bibliográficas

1. Lacy BE, Weiser KT, Kennedy AT, et al. Functional dyspepsia: the economic impact to patients. Aliment Pharmacol Ther 2013; 38:170.
2. Moayyedi P, Lacy BE, Andrews CN, et al. ACG and CAG Clinical Guideline: Management of Dyspepsia. Am J Gastroenterol 2017; 112:988.
3. Talley NJ. Dyspepsia. Gastroenterology 2003; 125:1219.Talley NJ, Vakil NB, Moayyedi P. American gastroenterological association technical review on the evaluation of dyspepsia. Gastroenterology 2005; 129:1756.
4. Ford AC, Forman D, Bailey AG, et al. Effect of dyspepsia on survival: a longitudinal 10-year follow-up study. Am J Gastroenterol 2012; 107:912.
5. Stanghellini V, Chan FKL, Hasler WL, et al. Gastroduodenal disorders. Gastroenterology 2016;150:1380–1392.
6. Kurata JH, Nogawa AN, Everhart JE. A prospective study of dyspepsia in primary care. Dig Dis Sci 2002; 47:797.

Particularidades do Atendimento ao Idoso na Unidade de Urgência

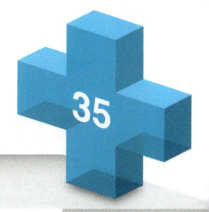

Leonardo da Costa Lopes

Destaques

- O envelhecimento não é uma doença, muito embora idosos apresentem, com frequência, doenças crônicas e multifatoriais.
- A manutenção da qualidade de vida e da capacidade funcional é um objetivo importante na assistência ao idoso. Ela deve ser realizada com base na análise de fatores biológicos, psicológicos e sociais, abordados sob uma ótica multiprofissional.
- A unidade de urgência é um ambiente de risco para a maioria dos idosos, por aumentar o risco de iatrogenias, alterações cognitivas e comportamentais.
- Desse modo, é necessária uma abordagem no Pronto-Socorro (PS) adaptada às especificidades do idoso, que são apresentadas neste capítulo.

O envelhecimento e a unidade de urgência

O envelhecimento populacional é um fenômeno global e o aumento progressivo da busca de serviços de urgência por idosos é uma realidade.[1] Muitas vezes, o atendimento de urgência é o primeiro e o único contato do idoso com o serviço de saúde. É importante, portanto, que este atendimento esteja preparado para lidar com as especificidades do envelhecimento, oferecendo ao mesmo tempo um atendimento individualizado e preventivo.

Os idosos costumam apresentar problemas de saúde mais complexos que os jovens. Além das alterações fisiológicas do envelhecimento, observa-se com maior frequência a associação de comorbidades, o uso de diversas medicações e as dificuldades cognitivas, que tornam o processo diagnóstico desafiador. Há ainda a possível coexistência de problemas "não médicos" que influenciam diretamente as questões de saúde, como demandas sociais. O tempo reduzido para atender cada paciente pode gerar diagnósticos incompletos e uma avaliação superficial pode não conduzir à resolução do problema ou favorecer o seu agravamento.

O ambiente do PS, habitualmente, é hostil ao idoso. São locais com iluminação intensa e ruídos, o que dificulta o descanso noturno. Além disso, é muito frequente o desconforto pelo deslocamento da maca que o paciente ocupa e pelo difícil acesso a sanitários, o que aumenta o imobilismo. Frequentemente órteses como óculos ou aparelhos auditivo são removidos, dificultando a comunicação. É comum que idosos no PS tenham sensação de abandono, o que é provocado por longos períodos de espera para atendimento e comunicação profissional precária. Este cenário gera irritabilidade e ansiedade.[2] De fato, as dificuldades de comunicação entre profissionais no serviço de urgência, motivadas pela sobrecarga de trabalho, desmotivação e múltiplas interrupções por diversas demandas comprometem a qualidade da assistência, que deixa de estar "centrada no paciente". Desse modo, aumentam o risco de erros, o estresse familiar e a prescrição de fármacos desnecessários. É neste sentido que surgem iniciativas como "hospitais amigos do idoso" ou "pronto-socorros geriátricos" em todo mundo, inclusive em nosso país.

A importância das modificações fisiológicas do envelhecimento

A fisiologia do envelhecimento é caracterizada pela redução das reservas funcionais de órgãos e sistemas. Estas reservas podem estar mais comprometidas quando da ocorrência de doenças agudas. Dada a heterogeneidade do envelhecimento, é compreensível que certas reservas funcionais estejam mais reduzidas que outras, a depender do idoso em questão. Deste modo, um idoso sedentário pode ter como principal "órgão de choque" o sistema osteomuscular. Quando afetado por uma doença aguda (p. ex.: pneumonia), além das manifestações respiratórias, poderá apresentar exuberantes sinais de declínio da função muscular, como instabilidade postural, fadiga intensa e quedas. Nos idosos que já apresentam alguma doença orgânica, o declínio da reserva funcional é ainda mais evidente numa doença aguda. Assim sendo, a título de exemplo, um idoso com insuficiência cardíaca (IC) compensada pode apresentar, no contexto de uma pneumonia, sinais de descompensação da IC, como congestão pulmonar e dispneia.

A Tabela 35.1 apresenta algumas das modificações morfofuncionais mais significativas no envelhecimento e seu potencial impacto clínico.

Tabela 35.1. Modificações fisiológicas do envelhecimento (senescência).

Órgão	Alteração	Impacto Clínico
Pele	Mais seca, fina e menos vascularizada	Fragilidade cutânea, pele mais suscetível a traumatismos
Mucosas	Maior ressecamento por redução da secreção glandular	Dificuldade na avaliação do grau de hidratação

(continua)

Tabela 35.1. Modificações fisiológicas do envelhecimento (senescência). (continuação)

Órgão	Alteração	Impacto Clínico
Órgãos dos sentidos	Aumento do limiar auditivo para sons de alta frequência; adaptação mais lenta do cristalino à luminosidade	Maior dificuldade para ouvir em ambientes ruidosos; intolerância ao excesso de luminosidade
Sistema nervoso central	Redução da transmissão colinérgica e dopaminérgica	Predisposição ao *delirium*; redução da memória de trabalho e da atenção
Sistema osteomuscular	Redução de massa magra e consequente aumento proporcional da massa gordurosa	Aumento da meia vida de drogas lipofílicas; maior risco de efeitos adversos das drogas hidrofílicas; maior predisposição à desidratação e hipotensão postural
Sistema cardiovascular	Redução da complacência cárdica; maior rigidez dos vasos sanguíneos; hiporresponsividade beta-adrenérgica	Redução do enchimento ventricular; tendência à hipertensão mas também à hipotensão postural
Sistema respiratório	Redução da elasticidade pulmonar e do reflexo da tosse; aumento da reatividade das vias aéreas	Presença de crepitações pulmonares basais; predisposição a infecções respiratórias e ao broncoespasmo
Sistema digestivo	Movimentação peristáltica mais lenta	Predisposição à constipação intestinal
Sistema renal e urinário	Redução da taxa de filtração glomerular; redução da capacidade de diluição e concentração urinárias	Aumento do risco de toxicidade de fármacos; intolerância à desidratação, mas também a sobrecargas hídricas e salinas

A avaliação multidimensional do idoso

As demandas de saúde do idoso, por serem complexas, dificilmente conseguem ser atendidas apenas com a assistência de um profissional. Deste modo, a abordagem multiprofissional é o pilar fundamental da adequada assistência geriátrica. Sempre que disponível, todos os profissionais devem ser engajados na assistência, como enfermeiros, fisioterapeutas, fonoaudiólogos, nutricionistas, farmacêuticos e assistentes sociais, dentre outros. Do ponto de vista médico, portanto, é importante realizar uma mínima avaliação multidomínios, que inclua a cognição e o humor, a mobilidade, o risco de quedas e o grau de dependência funcional (Tabelas 35.2 a 35.4

e Quadros 35.1 e 35.2). Caberá, também, realizar uma avaliação do suporte social, que influenciará na capacidade de adesão e na segurança terapêuticas. A avaliação multidimensional do idoso reduz a mortalidade no PS, com NNT (número necessário para tratar) de 17.[3]

Até 60% dos idosos atendidos no PS apresentam dificuldades com atividades de vida diária. Na avaliação da capacidade funcional, é fundamental aplicar uma escala objetiva, como a de Katz e Lawton. Isso porque perguntas subjetivas a respeito das capacidades funcionais do idoso costumam obter respostas que as superestimam. Para alguns familiares, a condição prévia de dependência do idoso é considerada "normal" e o problema de saúde que preocupa é apenas aquele que trouxe o paciente ao PS.

Tabela 35.2. Instrumentos sugeridos para avaliação multidimensional.

Domínio	Instrumento
Cognição	Ottawa 3DY
Humor	Escala de depressão geriátrica
Mobilidade/risco de quedas	*Timed up and go test*
Independência	Escala de Katz e Lawton

Quadro 35.1. Avaliação cognitiva: Ottawa 3 DY.

QUESTÕES
■ Que dia é hoje?
■ Que dia da semana é hoje?
■ Quais são as letras da palavra MUNDO de trás para frente? (ODNUM)
■ Em que ano estamos?

Considera-se um resultado anormal se o paciente não for capaz de acertar todas as questões

Tabela 35.3. Avaliação do humor: escala de depressão geriátrica.

Questões	Respostas que pontuam 1
Está satisfeito (a) com sua vida?	Não
Interrompeu muitas de suas atividades?	Sim
Acha sua vida vazia?	Sim
Aborrece-se com muita frequência?	Sim
Sente-se bem com a vida a maior parte do tempo?	Não
Teme que algo de ruim lhe aconteça?	Sim

(continua)

Tabela 35.3. Avaliação do humor: escala de depressão geriátrica. (continuação)

Questões	Respostas que pontuam 1
Sente-se alegre a maior parte do tempo?	Não
Sente-se desamparado com frequência?	Sim
Prefere ficar em casa a sair e fazer coisas novas?	Sim
Acha que tem mais problemas de memória que as outras pessoas?	Sim
Acha que é maravilhoso estar vivo (a)?	Não
Sente-se inútil?	Sim
Sente-se cheio (a) de energia?	Não
Sente-se sem esperança?	Sim
Acha que os outros tem mais sorte que você?	Sim

Pacientes idosos são considerados deprimidos quando obtida uma pontuação igual ou superior a 6.

Quadro 35.2. Avaliação da mobilidade e risco de quedas: *Timed up and go test*.

Estando sentado numa cadeira sem apoio para os braços, o paciente deve se erguer da cadeira sem apoio das mãos, caminhar por três metros e dar uma volta no sentido oposto, sentando-se novamente na cadeira sem auxílio das mãos.
Pontos de corte:
até 10 seg. – desempenho normal para idosos hígidos.
11 - 20 seg. – desempenho normal para idosos frágeis. Baixo risco de queda.
21 - 29 seg. – risco de queda moderado.
maior que 29 seg. – risco de queda elevado.

Tabela 35.4. Avaliação da capacidade funcional: Escala de Katz e Lawton.

Escala de Katz (atividades básicas de vida diária)	Tomar banho, vestir-se, usar banheiro, controle de esfíncteres, transferência e alimentação
Escala de Lawton (atividades instrumentais de vida diária)	Usar telefone, fazer compras, preparar comida, cuidar da casa, lavar roupa, tomar um transporte, cuidar das medicações e lidar com dinheiro

Apresentações atípicas

As apresentações atípicas são definidas como a ausência de sinais e sintomas usuais para as doenças apresentadas pelo paciente, o que ocorre em até 30% dos idosos atendidos em serviços de urgência.[4] Dentre as queixas atípicas estão as manifestações ligadas a órgãos de menor reserva (p. ex.: ortopneia na insuficiência cardíaca, dispneia na DPOC ou quedas no paciente com sarcopenia) ou sintomas gerais como delirium, declínio da capacidade funcional, fraqueza e tontura. Estes podem ser os únicos sintomas de quadros de infecção, desidratação ou infarto agudo do miocárdio (IAM).

As respostas infecciosas como taquicardia, febre e leucocitose são menos comuns. Apesar da febre estar associada a infecção em 90% dos idosos, está ausente em um terço dos idosos com infecção. A leucocitose também está ausente em até 45% dos idosos com bacteremia. Uma resposta imune mais lenta permite que sintomas localizatórios de quadros infecciosos possam ser leves ou até ausentes (p. ex.: pneumonias sem tosse), principalmente nos idosos com distúrbios cognitivos. Desse modo, os focos infecciosos não são identificados em até um terço dos idosos.[5] Por conta disso, há uma maior necessidade do emprego de exames complementares nessa população. A tomografia de abdome na investigação dor abdominal, por exemplo, é capaz de identificar anormalidades não suspeitas pelo exame físico em 43% dos pacientes com 80 anos ou mais.[6]

As respostas dolorosas são menos intensas, o que se observa no IAM sem dor torácica ou na irritação peritoneal sem sinais de peritonite. Nos idosos com 80 anos ou mais, a dor torácica só está presente em 40% dos casos de IAM sendo prevalentes queixas como dispneia (49%), sudorese (26%), náuseas e vômitos (24%) e síncope (19%).[7]

Delirium

O *delirium* se caracteriza por um quadro confusional agudo, acompanhado de distúrbios de atenção, do nível e do conteúdo da consciência. É marcado por flutuações (melhora e piora) e pode se manifestar na forma hipoativa, hiperativa ou mista. Cerca de 10% dos idosos atendidos em serviços de urgência apresentam delirium. São pacientes com elevada permanência hospitalar, risco dobrado de morte e maior chance de institucionalização na alta. Ao lado da insuficiência renal aguda e da desnutrição, o delirium é um dos maiores marcadores de mortalidade hospitalar. O risco de delirium já se eleva quando a permanência de um idoso no PS ultrapassa o prazo de 10 horas.[8] Isso se justifica pelo fato do ambiente de PS ser muitas vezes inconsistente: os pacientes são expostos a ruídos e a iluminação exagerados, além de mudanças no posicionamento de suas macas. O fator de risco mais importante, entretanto, é o declínio cognitivo prévio, o que ocorre com um quarto dos idosos que procuram o PS. A Tabela 35.5 apresenta os principais predisponentes e desencadeantes dessa síndrome.

Cerca de metade dos idosos com delirium não são identificados, e seu quadro clínico é descrito apenas como queda do estado geral ou rebaixamento do nível de consciência. É comum que o delirium não seja percebido com rapidez nos pacientes que apresentam a forma hipoativa, quando não ocorre agitação psicomotora. O atraso na identificação da síndrome, por também retardar o tratamento de suas causas, pode estar implicado numa maior mortalidade. Deste modo, recomenda-se que uma estratégia para o rastreio de delirium seja implementada. A ferramenta mais comumente empregada é o CAM (*Confusion Assessment Method*) (Quadro 35.3).

Particularidades do Atendimento ao Idoso na Unidade de Urgência

Tabela 35.5. Predisponentes e desencadeantes de *delirium*.

Predisponentes (fatores de risco)	Desencadeantes
Demência	Má qualidade do sono
Mudança ambiental	Dor
Declínio funcional/imobilismo	Distúrbios hidroeletrolíticos e metabólicos
Polifarmácia	Medicamentos Inapropriados, intoxicações por drogas ou abstinência
Contenção física (amarrar no leito, leitos com grades, uso de sondas, acesso venoso)	Inconsistência ambiental (p. ex.: mudanças no domicílio, mudança de leito no PS, ausência de familiar junto ao paciente)
Ato cirúrgico	Infecções
Ato anestésico	Hipoxemia e hipercarbia
Distúrbios visuais	AVC, IAM
Distúrbios auditivos	Constipação intestinal

Quadro 35.3. Confusion Assessment Method (CAM).

Critério	Descrição
1	Início agudo e curso flutuante
2	Desatenção
3	Alteração da consciência
4	Pensamento desorganizado

Considera-se CAM positivo quando o paciente reúne os critérios 1 e 2 associados aos critérios 3 ou 4.

O tratamento do *delirium* deve estar vinculado à identificação de suas causas. Uma especial atenção deve ser dada ao manejo da dor, principalmente nos pacientes com declínio cognitivo, que apresentam dificuldades de comunicação e localização do sintoma. Devem ser valorizadas as manifestações comportamentais da dor, tais como expressões faciais de desconforto, vocalizações que sugerem sofrimento, expressões corporais (p. ex.: rigidez, contorcimento) e alterações nas interações pessoais (p. ex.: agressividade e irritabilidade).

A estratégia preventiva é a mais importante. Dentre os cuidados não farmacológicos, merece destaque a manutenção de um ambiente confortável, acompanhamento de familiar, atendimento das necessidades de alimentação, hidratação, higiene e mobilização precoce. Os pacientes devem receber frequentes instruções de orientação temporal e espacial e ter acesso à luz natural durante o dia, bem como a garantia de um sono sem interrupções. É necessário ter as aferências sensoriais compensadas (uso de óculos e aparelhos auditivos), evitando-se a contenção física se houver agitação. A agitação psicomotora costuma ser agravada se o paciente está sozinho, sem acompanhamento de um familiar. Se houver agitação significativa podem ser usadas baixas doses de neurolépticos (ex.: 1 mg de haloperidol ou 25 mg de quetiapina), evitando-se o uso de benzodiazepínicos.

Polifarmácia e reações adversas a medicamentos (RAM)

As medicações são um tópico relevante na abordagem dos sintomas manifestos por idosos que procuram serviços de urgência. Isso porque:

- Podem provocar sintomas diretamente (p. ex.: escopolamina e hipotensão arterial).
- Podem provocar sintomas por interação (p. ex.: amiodarona associada à varfarina e sangramentos).
- Podem provocar sintomas por agravar doenças prévias (p. ex.: betabloqueadores na DPOC e broncoespasmo).

Cerca de 35% dos idosos da comunidade apresenta ao menos uma RAM por ano e até 10% das visitas de idosos a PS são provocadas por RAM. Os principais fatores de risco para as RAM são a existência de comorbidades, polifarmácia (uso de 5 ou mais fármacos) e incapacidade funcional.

As manifestações mais comuns das RAM são síncopes, quedas, sangramentos, diarreia, hipotensão e hipoglicemia. São efeitos colaterais significativos, já que são o motivo de cerca de 30% das internações de idosos. Durante a admissão hospitalar de um idoso, observam-se inconformidades na associação de fármacos em até 67% das receitas.[9] Pode ser o momento oportuno para a desprescrição de tratamentos iatrogênicos e deve-se ter o cuidado de avaliar droga por droga, evitando-se o costume de apenas transcrever a receita de uso contínuo do paciente para sua prescrição hospitalar.

Algumas classes de drogas estão mais associadas à ocorrência de efeitos adversos. A principal delas é a dos anticolinérgicos. Deve-se ter atenção também aos anticoagulantes, antiagregantes plaquetários, benzodiazepínicos, anti-inflamatórios não esteroidais, hipoglicemiantes orais e insulina. A Tabela 35.6 apresenta algumas drogas e classes terapêuticas consideradas de risco para uso nos idosos, de acordo com os Critérios de Beers.

Tabela 35.6. Principais Medicamentos Potencialmente Inapropriados para Idosos pelos Critérios de Beers.

Fármacos	Efeitos adversos principais
Antidepressivos tricíclicos	Anticolinérgicos: sedação, *delirium*, hipotensão, visão turva, boca seca, risco de quedas, retenção urinária e constipação intestinal
Anti-histamínicos de primeira geração	Hidroxizina e Meclizina: efeitos anticolinérgicos (vide antidepressivos tricíclicos)

(continua)

Tabela 35.6. Principais Medicamentos Potencialmente Inapropriados para Idosos pelos Critérios de Beers. (continuação)

Fármacos	Efeitos adversos principais

Particularidades do Atendimento ao Idoso na Unidade de Urgência

Anti-inflamatórios	Aumento do risco de edema, descontrole de HAS, sangramento digestivo e insuficiência renal
Opioides	Sedação, delirium, constipação intestinal, náuseas e prurido
Antibióticos	Nitrofurantoína: risco de fibrose pulmonar se uso crônico Ciprofloxacino: risco de *delirium*
Antipsicóticos	Aumento do risco de acidente vascular cerebral (AVC), sedação, efeitos extrapiramidais e declínio cognitivo
Benzodiazepínicos	Aumento do risco de sedação, quedas e declínio cognitivo
Procinéticos	Risco de efeitos extrapiramidais
Inibidores de bomba de prótons	Aumento do risco de infecções por *Clostridium difficile* e fraturas
Relaxantes musculares	Ciclobenzaprina: efeitos anticolinérgicos (vide antidepressivos tricíclicos)

Quedas e fraturas nos idosos

A principal causa de traumatismos nos idosos são as quedas, especialmente as quedas da própria altura. A fragilidade é o maior preditor de desfechos negativos no trauma do idoso, mais relevante que a idade.[10]

Cerca de dois terços dos idosos que procuram o PS apresentam dificuldades de mobilidade e risco de quedas. A mortalidade associada às quedas nos idosos é elevada, tendo aumentado cerca de 36% nos últimos 10 anos. Além disso, a queda ameaça a independência funcional do idoso, pois corresponde a até 40% dos eventos que levam um idoso à institucionalização.

O evento mais temido em decorrência de uma queda é a fratura do fêmur (fraturas de colo ou trocantéricas). O manejo clínico desses pacientes é crítico, pois com frequência comorbidades pré-existentes se descompensam com rapidez, aumentando o declínio funcional e a mortalidade (Tabela 35.7). As intervenções cirúrgicas precoces nos idosos com fraturas de fêmur, por sua vez, estão associadas à menor mortalidade e menor incidência de complicações.

Os pacientes que apresentam quedas devem ter avaliado o risco para novas quedas e serem encaminhados a serviços ambulatoriais para manejo e redução do risco. É fundamental, portanto, acessar as causas da queda do paciente a fim de se implementar estratégias de prevenção (Quadro 35.4).

Tabela 35.7. Cuidados Clínicos Importantes para Idosos com Fratura de Fêmur.

Condição	Manejo
Desidratação	Favorecer hidratação oral. Se não há cuidador junto ao paciente, prescrever Ringer ou salina 0,45%. Não usar SF 0,9%, a não ser que haja hiponatremia. Volumes em torno de 1.200-1.500 mL/dia costumam ser suficientes para evitar a desidratação
Distúrbios eletrolíticos	Tratar conforme protocolos estabelecidos e monitorar com frequência a sua correção. Os distúrbios de sódio, mesmo quando leves, podem provocar *delirium*
Constipação intestinal	Monitorar o funcionamento intestinal. Há elevado risco de obstrução funcional dos cólons (Sd. Ogilvie). Prescrever laxativos osmóticos precocemente. Realizar toque retal se há suspeita de fecaloma
Infecções	Corrigir sempre a dose de antibióticos pelo *Clearence* de Creatinina. Não solicitar exames de urina se não houver queixa urinária, evitando o tratamento desnecessário da bacteriúria assintomática
Avaliação pré-operatória	O pré-operatório, na condição de cirurgia de urgência, não se destina a retardar a realização da cirurgia. Visa obter informações sobre a condição clínica do idoso, a fim de otimizá-la. Devem ser solicitados exames básicos: eletrocardiograma, hemograma, coagulograma, glicemia, função renal e eletrólitos
Reconciliação medicamentosa	Na prescrição de fármacos de uso domiciliar, reduzir em 50% a dose inicial de anti-hipertensivos. Suspender diuréticos a não ser que haja condição clínica descompensada que exija seu uso. Cuidado no uso de hipoglicemiantes. Atenção a drogas com efeito no SNC, pelo risco de *delirium*. Evitar o uso de anticolinérgicos e AINE
Profilaxia de TEV	Evitar o uso de Enoxaparina se ClCr < 50 mL/min. Dar preferência à heparina sódica, 5.000 U SC 2-3 x/dia
Dor	Prescrever analgesia com posologia fixa e não "se necessário". Sempre prescrever uma dose de resgate para analgesia. Se prescrever opioides, associar anti-emético e laxativo se necessário
Delirium	Não usar benzodiazepínicos. Dar preferência a baixas doses de antipsicóticos se houver agitação (haloperidol 1 mg EV ou quetiapina 25 mg VO). Evitar ao máximo a contenção física.
Sinais vitais	Atenção para as condições clínicas que mantém a FC do idoso exposto a um trauma acima de 90 bpm e a pressão sistólica menor que 110 mmHg, por maior relação com mortalidade

Quadro 35.4. Fatores de risco para quedas.

Déficit visual e auditivo	Instabilidade postural (ex.: Parkinson)
Riscos ambientais (ex.: piso escorregadio, tapetes)	Distúrbios da propriocepção (ex.: neuropatia diabética)
Distúrbios cerebelares e labirínticos	Arritmias
Fraqueza muscular e sarcopenia	Efeitos colaterais de fármacos
Deformidades nos pés	Hipotensão postural
Osteoartrose nos MMII e dor	Desidratação
Déficit Cognitivo	Hipoglicemia

Pontos-chave

- Pesquisar síndromes geriátricas ao atender o idoso. Raciocinar com base na multicomplexidade (um sintoma pode ser provocado por diversas causas). Fazer uma mínima avaliação multidimensional, considerando aspectos como cognição, mobilidade e funcionalidade.
- Considerar as manifestações atípicas como "típicas" para o idoso.
- Questionar sobre todos os fármacos em uso. Evitar as iatrogenias medicamentosas.
- Questionar sobre dor e tratá-la adequadamente.
- Atentar para sinais de maus tratos, abuso e negligência contra o idoso.
- Certificar-se de que o paciente compreendeu toda e qualquer prescrição médica. Se a receita for manuscrita, é necessário que seja legível. Este cuidado melhora os desfechos clínicos e reduz os custos do atendimento em saúde.
- Manter, na alta do PS, uma boa comunicação para que a transição domiciliar seja bem sucedida. Antecipar as possíveis necessidades do paciente, mantendo a empatia, fazendo contato visual e evitando jargões médicos.

Referências bibliográficas

1. Schoenenberger AW, Exadaktylos AK. Can geriatric approaches support the care of old patients in emergency departments? A review from a Swiss ED. Swiss Med Wkly.2014;144:w14040.
2. Shankar KN, Bhatia BK, Schuur JD. Toward patient-centered care: a systematc review of older aldults´ view of quality emergency care. Ann Emerg Med 2014;63:529-50.
3. Ellis G, Whitehead MA, O'Neill D, et al. Comprehensive geriatric assessment for older adults admitted to hospital. Cochrane Database Syst Rev. 2011;(7):CD006211.
4. Linpawattana P, Phungoen P, Mitsungnern T, et al. Atypical presentations of older adults at the emergency department and associated factors. Arch Gerontol Geriatr 2016;2016(62):97-102.
5. Perry A, Tejada JM, Melady D. Na Approach to the Older Patient in the Emergency Department. Clin Geriatr Med 2018;34:299-311.
6. Gardner CS, Jaffe TA, Nelson RC. Impact of CT in elderly patients presenting to the emergency department with acute abdominal pain. Abdom Imaging 2015;40:2877-82.
7. Grosmaitre P, Le Vavasseur O, Yachouh E, et al. Significance of atypical symptoms for the diagnosis and management of myocardial infarction in elderly patients admitted to emergency departments. Arch Cardiovasc Dis 2013;106(11):586-92.
8.
9. Unroe KT, Pfeiffenberger T, Riegelhaupt S, et al. Inpatient medication reconciliation at admission and discharge: a retrospective cohort study of age and other risk factors for medication discrepancies. Am J Geriatr Pharmacother. 2010; 8: 115-26.
10. 10. MgGwin G Jr, Nunn AM, Mann JC, et al. Reassessment of the tri-modal mortality distribution in the presence of a regional trauma system. J Trauma 2009;66(2):526-30.

Cuidados Paliativos no Departamento de Emergência

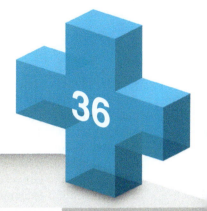

36

Carla Romagnolli Quintino

Destaques

- O alívio do sofrimento devido aos sintomas do fim da vida, sejam físicos ou existenciais, é também responsabilidade do médico que trabalha no Departamento de Emergência (DE).
- A familiaridade do médico que trabalha no DE com as recomendações baseadas em evidências sobre o manejo dos sintomas no final da vida é essencial.

Introdução

A procura de pacientes por atendimento no departamento de emergência (DE) nos seus últimos dias ou horas de vida é inevitável em decorrência dos avanços da medicina, com consequente aumento da expectativa de vida globalmente. Com a demanda por leitos de internação ultrapassando em muito a oferta na maior parte do mundo, o resultado é a aglomeração no DE. Assim, os médicos que trabalham nestas unidades precisam adaptar suas habilidades para atender essa necessidade crescente.[1]

A cultura da medicina de emergência de fornecer estabilização em emergências agudas se contrapõe muitas vezes à cultura dos Cuidados Paliativos (CP), que coloca na balança a qualidade de vida e a limitação de suporte de vida invasivo.[2]

As barreiras para CP no DE incluem: a formação deficitária ou inexistente dos profissionais de saúde em CP, a percepção generalizada que o DE é um "lugar errado para morrer", a carga emocional, a falta de espaço, o tempo, a escassez de recursos humanos e o contexto sociofamiliar.[1]

Explicar sobre CP para pacientes crônicos e com doenças incuráveis, assim como para seus familiares, é essencial. Apesar disto, ainda é prática pouco corrente no meio ambulatorial. Um estudo[5] realizado para avaliar as opiniões dos médicos sobre o planejamento de cuidados antecipados, objetivos de cuidados e conversas sobre o fim da vida demonstrou que 99% dos médicos entrevistados concordaram que é importante ter conversas de fim de vida com o paciente, mas apenas 29% relataram ter treinamento formal para tais conversas, outras barreiras para esse tipo de conversa foi a falta de tempo, não querer que o paciente perdesse a esperança ou sentir-se desconfortável. O ponto é: se o médico que acompanha o doente ambulatorialmente não conversa sobre diretivas, resta ao médico da emergência, que tem o contato com o paciente pela primeira vez, realizar esta conversa, muitas vezes, em situações não ideais.

Relevância clínica

No ambiente hospitalar, os CP mostraram controlar sintomas, melhorar a qualidade de vida, aumentar a satisfação dos pacientes e de seus familiares, melhorar a compreensão do diagnóstico e prognóstico e reduzir custos.[3,4]

Os objetivos dos CP definidos pela Organização Mundial de Saúde (OMS) são: promover a qualidade de vida de pacientes e seus familiares diante de doenças que ameaçam a continuidade da vida, por meio de prevenção e alívio de sintomas que causem o sofrimento, por meio da assistência de qualidade envolvendo equipe multiprofissional, integrando os aspectos físicos, psicossociais e espirituais do paciente e de seus familiares.[6] A OMS indica que os CP devam ocorrer de maneira continuada desde o diagnóstico, em paralelo com o tratamento modificador da doença. À medida que a doença avança, os CP devem aumentar progressivamente até que se tornem a única terapêutica cabível durante o processo ativo de morte (Figura 36.1).

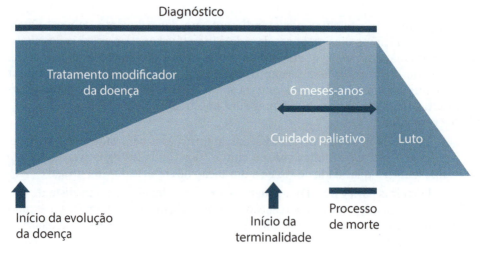

Figura 36.1. CP em todas as fases de uma doença avançada (modificada de OMS).

Cuidados Paliativos no Departamento de Emergência

Comunicação, avaliação de autonomia e tomada de decisão

Estar habituado e ter habilidade para conversas relativas ao fim da vida e questões paliativas é fundamental para todos os médicos que trabalham no DE. As discussões sobre o fim da vida devem ser centradas no modelo de tomada compartilhada de decisão. Esta abordagem é muitas vezes o ponto crucial da medicina centrada na pessoa.[7]

A autonomia do paciente é o padrão ouro para tomada de decisão relativas ao cuidado, porém a avaliação da capacidade de tomada de decisão numa situação de emergência pode representar um desafio significativo para médicos em treinamento e médicos assistentes. Em 2010, foi publicado um artigo[8] propondo o mnemônico CURVES (*Choose and Communicate, Understand, Reason, Value, Emergency, Surrogate*) para auxiliar o médico a se certificar de que o paciente tem pleno juízo de valores sobre si mesmo para que possa estar apto a tomar decisões (Quadro 36.1).

Quadro 36.1. Mnemônico CURVES para avaliar autonomia para tomada de decisões.

Duas perguntas devem ser respondidas:
- O paciente tem capacidade para tomar decisão?
- O paciente está em emergência ameaçadora à vida de modo que possa ser submetido a um tratamento sem necessidade de consentimento informado?

Para responder à primeira pergunta:
- C: capacidade de comunicar a escolha
- U: capacidade de entender (*understand*) os riscos, benefícios e consequências de sua decisão (e as consequências de não seguir decisão alternativa)
- R: capacidade de comunicar suas razões e explicar de maneira lógica sua decisão
- V: correlação escolha e sistema de valores do paciente

Para responder à segunda pergunta:
- E: há um risco iminente ao bem estar do paciente
- S: não existe um mandato duradouro, diretivas antecipadas de vontade nem outro documento substituto na tomada de decisão, nem tempo para uma consulta bioética

Se o paciente não consegue se comunicar, o médico deve buscar o registro de diretivas antecipadas de vontade ou tentar resgatar os valores do paciente com seus familiares/cuidadores, em busca da tomada de decisão compartilhada relativa a CP, incluindo os cuidados de fim de vida.[7]

Neste livro, existem dois capítulos dedicados aos aspectos relativos à comunicação: "Informações ao paciente e familiares" (capítulo 2) e "Comunicação de más notícias" (capítulo 3).

Avaliação da necessidade de CP e prognóstico no DE

Várias ferramentas para avaliação da necessidade de CP foram descritas na literatura.[9] Essas ferramentas são frequentemente baseadas em diagnósticos ou sintomas, padrões de utilização de cuidados de saúde, necessidades psicossociais e/ou impressões clínicas. Uma ferramenta baseada na impressão clínica pode ser particularmente adequada para médicos das unidades de urgência e emergência (UUE), que regularmente empregam técnicas intuitivas de reconhecimento de padrões para fazer julgamentos clínicos rápidos. A pergunta surpresa: "Você ficaria surpreso se este paciente morresse no próximo ano?" (Quadro 36.2) tem sido utilizada como uma ferramenta de rastreamento da necessidade de CP em pacientes com câncer, dialíticos e populações em geral para prever a mortalidade em um ano com sensibilidade moderada e alta especificidade.[10]

Quadro 36.2. Pergunta surpresa.

"Você ficaria surpreso se este paciente morresse no próximo ano?"

Embora a simplicidade dessa ferramenta a torne atraente para o ambiente de emergência, o período de um ano pode ter utilidade clínica limitada e será conceitualmente desafiador para o médico do DE. Na tentativa de melhorar a relevância clínica da pergunta surpresa, mantendo sua simplicidade, Haydar et al.[11] propuseram uma versão modificada para o DE (Quadro 36.3).

Quadro 36.3. Pergunta surpresa modificada para o DE.

"Você ficaria surpreso se este paciente morresse no próximo mês?

A pergunta surpresa modificada é um gatilho simples para as necessidades de cuidados paliativos, identificando com precisão aqueles com maior risco de mortalidade hospitalar e utilização de recursos. Com um valor preditivo negativo de 98%, as respostas afirmativas à pergunta surpresa modificada indicam que a morte intra-hospitalar é improvável.

Critérios de elegibilidade

Pacientes portadores de doença crônica, evolutiva e progressiva, com prognóstico de vida supostamente encurtado a meses ou anos. Para doenças de progressão lenta, como as demências, considera-se o período de alta dependência para as atividades básicas de vida diária (ABVDs).

Uma ferramenta interessante para identificação de pacientes com critérios de elegibilidade para CP é a *"Supportive and Palliative Care Indicators Tool"* (SPICT)[12], desenvolvida pela Universidade de Edimburgo, validada no Reino Unido e com versão para o português do Brasil (SPICT-BR™) (Figura 36.2) de fácil aplicabilidade,

Cuidados Paliativos no Departamento de Emergência

sendo adequada para o contexto hospitalar. A versão brasileira pode ser acessada em: http://www.spict.org.uk/the-spict/spict-br.

Supportive and Palliative Care Indicators Tool (SPICT-BR™)

O SPICT é um guia para identificação de pessoas sob o risco de deterioração e morrendo. Avaliar esse grupo de pessoas para necessidade de suporte e cuidado paliativos.

Procure por indicadores gerais de piora da saúde.

- Internações hospitalares não programadas.
- Capacidade funcional ruim ou em declínio com limitada reversibilidade. (a pessoa passa na cama ou cadeira mais de 50% do dia).
- Dependente de outros para cuidados pessoais devido a problemas físicos e/ou de saúde mental. É necessário maior suporte para o cuidador.
- Perda de peso significativa nos últimos 3-6 meses e/ ou um baixo índice de massa corporal.
- Sintomas persistentes apesar do tratamento otimizado das condições de base.
- A pessoa ou sua família solicita cuidados paliativos, interrupção ou limitação do tratamento ou um foco na qualidade de vida.

Procure por quaisquer indicadores clínicos de uma ou mais das condições avançadas.

Câncer
Capacidade funcional em declínio devido a progressão do câncer.
Estado físico muito debilitado para tratamento do câncer ou tratamento para controle dos sintomas.

Demencia/ fragilidade
Incapaz de vestir-se, caminhar ou comer sem ajuda.
Redução da ingestão de alimentos e líquidos e dificuldades na deglutição.
Incontinência urinária e fecal.
Incapaz de manter contato verbal; pouca interação social.
Fratura de fêmur, múltiplas quedas.
Episódios frequentes de febre ou infecções; pneumonia aspirativa.

Doença neurológica
Deterioração progressiva da capacidade física e/ou da função cogntiva mesmo com terapia otimizada.
Problemas da fala com dificuldade progressiva de comunicação e/ou deglutição.
Pneumonia aspirativa recorrente; falta de ar ou insuficiência respiratória.

Doença cardiovascular
Classe funcional III/IV de NYHA-insuficiência cardíaca ou doença coronariana extensa e intratável com:
- falta de ar ou dor precordial em repouso ou aos mínimos esforços.

Doença vascular periférica grave e inoperável.

Doença respiratória
Doença respiratória crônica grave com:
- falta de ar em repouso ou aos mínimos esforços entre as exacerbações.

Necessidade de oxigênioterapia por longo prazo.
Já precisou de ventilação para insuficiência respiratória ou ventilação é contraindicada.

Deterioração e sob o risco de morrer de qualquer outra condição ou complicação que não seja reversível.

Doença renal
Estágios 4 e 5 de doença renal crônica (TFG< 30ml/ml) com piora clínica.
Insuficiência renal complicando outras condições limitantes ou tratamentos.
Decisão de suspender a diálise devido à piora clínica ou intolerância ao tratamento.

Doença hepática
Cirrose avançada com uma ou mais complicações no último ano:
- Ascite resistente a diuréticos
- Encefalopatia hepática
- Sindrome hepatorrenal
- Peritonite bacteriana
- Sangramentos recorrentes de varizes esofágicas

Transplante hepático é contraindicado.

Revisar o cuidado atual e planejar o cuidado para o futuro.

- Reavaliar o tratamento atual e medicação para que o paciente receba o cuidado otimizado.
- Considere o encaminhamento para avaliação de um especialista se os sintomas ou necessidades forem complexos e difíceis de manejar.
- Acordar sobre objetivos do cuidado atual e futuro e planejar o cuidado com a pessoa e sua família.
- Planejar com antecedência caso a pessoa esteja em risco de perda cognitiva.
- Registre em prontuário, comunique e coordene o plano geral de cuidados.

SPICT™, abril 2016

Figura 36.2. SPICT-BR™

Avaliação dos pacientes elegíveis para CP

A boa prática dos Cuidados Paliativos requer conhecimento técnico refinado, aliado à percepção do ser humano como agente de sua história de vida e determinante do seu próprio curso de adoecer e morrer. Valoriza-se a história natural da doença, a história pessoal de vida e as reações fisiológicas, emocionais e culturais diante do adoecer. Promove-se, em contrapartida, uma atenção dirigida para o controle de sintomas e promoção do bem-estar ao doente e seu entorno. Os familiares precisam compreender a evolução da doença e da cadeia de acontecimentos que levará ao evento final.[13] Os principais elementos da avaliação clínica do doente são relacionados a seguir:

- Biografia.
- Cronologia da doença – diagnóstico e evolução da doença.
- Funcionalidade (baseando-se em escalas de performance – Escala de Performance Paliativa [PPS]).
- Prognóstico.
- Avaliação de Sintomas – baseado na demanda da equipe assistente ou em avaliação sistematizada – Escala de Avaliação de Sintomas de Edmonton (ESAS).
- Exame físico.
- Impressão Clínica.

Escalas úteis para avaliação da funcionalidade em cuidados paliativos

A avaliação da funcionalidade em Cuidados Paliativos é fundamental para a vigilância da curva evolutiva da doença e se constitui em elemento valioso na tomada de decisões, previsão de prognóstico e diagnóstico da terminalidade.

Existem algumas escalas de avaliação funcional que podem ser usadas em Cuidados Paliativos. A escala de Karnofsky,[14] elaborada há quase 80 anos ainda é usada em Oncologia para a tomada de decisões. Porém, para pacientes oncológicos utiliza-se cada vez mais a escala do *Eastern Cooperative Oncology Group* (ECOG),[15] por sua praticidade (Tabela 36.1). Se o paciente passa mais de 50% do tempo restrito ao leito (ECOG igual ou maior que 3), a sobrevida estimada é em torno de 3 meses.

Tabela 36.1. Eastern Cooperative Oncology Group (ECOG).

0	Assintomático, capaz de realizar todas as atividades sem restrições
1	Sintomático, mas ambulatorial, com restrição à atividade física extenuante, porém capaz de executar um trabalho leve ou de natureza sedentária (trabalhar em escritório, atividades leves de cuidado da casa)
2	Sintomático, < 50% do tempo na cama durante o dia (ambulatorial e independente para autocuidado, mas incapaz de desenvolver atividades de trabalho)

(continua)

Cuidados Paliativos no Departamento de Emergência

Tabela 36.1. Eastern Cooperative Oncology Group (ECOG). (continuação)

3	Sintomático, > 50% do tempo na cama, mas não completamente acamado (parcialmente capaz de autocuidado)
4	Acamado (completamente incapacitado para autocuidado, completamente confinado à cama)
5	Morte

Em 1996 o Victoria Hospice, no Canadá, desenvolveu um instrumento de avaliação de performance, baseado no Karnofsky e adaptado aos Cuidados Paliativos. Trata-se da *"Palliative Performance Scale"* (PPS) (Tabela 36.2).[16] Em 2002, aperfeiçoou a escala, agregando um texto de instruções e definições. A escala possui 11 níveis de *"performance"*, da 0 a 100, divididos em intervalos de 10. O PPS tem sido usado na tomada de decisões em Cuidados Paliativos e tem valor prognóstico quando associado a outros sintomas como edema, *delirium*, dispneia e baixa ingesta alimentar.

Tabela 36.2. Escala de performance paliativa (*Palliative Performance Scale* [PPS]).

	%	Deambulação	Atividade e evidência da doença	Autocuidado	Ingesta	Nível de consciência
( )	100	Completa	Atividade normal e trabalho; sem evidência de doença	Completo	Normal	Completa
( )	90	Completa	Atividade normal e trabalho; alguma evidência de doença	Completo	Normal	Completa
( )	80	Completa	Atividade normal e trabalho; alguma evidência de doença	Completo	Normal ou reduzida	Completa
( )	70	Reduzida	Incapaz para o trabalho, doença significativa	Completo	Normal ou reduzida	Completa
( )	60	Reduzida	Incapaz para os hobbies, trabalhos domésticos; doença significativa.	Assistência ocasional	Normal ou reduzida	Completa ou períodos de confusão
( )	50	Maior parte do tempo sentado ou deitado	Incapacitado para qualquer trabalho; doença extensa	Assistência considerável	Normal ou reduzida	Completa ou períodos de confusão
( )	40	Maior parte do tempo acamado	Incapaz para a maioria das atividades; doença extensa	Assistência quase completa	Normal ou reduzida	Completa ou sonolência; +/- confusão
( )	30	Totalmente acamado	Incapaz para qualquer atividade; doença extensa	Dependência completa	Normal ou reduzida	Completa ou sonolência; +/- confusão

(continua)

Tabela 36.2. Escala de performance paliativa (*Palliative Performance Scale* [PPS]). (continuação)

%	Deambulação	Atividade e evidência da doença	Autocuidado	Ingesta	Nível de consciência
( ) 20	Totalmente acamado	Incapaz para qualquer atividade; doença extensa	Dependência completa	Mínima a pequenos goles	Completa ou sonolência; +/- confusão
( ) 10	Totalmente acamado	Incapaz para qualquer atividade; doença extensa	Dependência completa	Cuidados com a boca	Sonolência ou coma. +/- confusão
0	Morte	-	-	-	-

Aspectos éticos-legais

A prática dos CP costuma suscitar insegurança do ponto de vista jurídico e dilemas éticos nos profissionais de saúde. Nos parágrafos abaixo, consta o substrato que corrobora a existência de segurança ética e jurídica para a prática dos CP no Brasil.

A Constituição Federal de 1988 estabelece a dignidade da pessoa humana como um dos fundamentos da República Federativa do Brasil (art. 1º, inciso II) e garante que "ninguém será submetido a tortura ou a tratamento desumano ou degradante" (art. 5º, inciso III).[17]

Em São Paulo, a lei estadual nº. 10.241/1999, "Lei Mário Covas", garante a pacientes e familiares o direito de recusar tratamentos dolorosos ou desproporcionais para prolongar a vida.[18]

A Resolução nº. 1.805, de 2006, do Conselho Federal de Medicina, diz que é permitido ao médico limitar ou suspender procedimentos que prolonguem a vida do doente em fase terminal de enfermidade grave e incurável, respeitada a vontade do paciente ou de seu representante legal.[19]

A Resolução nº. 1.995, de 2012, do Conselho Federal de Medicina define no seu artigo 1º que diretivas antecipadas de vontade (DAV) são o conjunto de desejos, prévia e expressamente manifestados pelo paciente, sobre cuidados e tratamentos que quer, ou não, receber no momento em que estiver incapacitado de expressar, livre e autonomamente, sua vontade. No parágrafo 4º diz que caberá ao médico registrar no prontuário as DAV que lhes forem diretamente comunicadas pelo paciente.[20]

O Código de Ética Médica no seu capítulo I diz que nas situações clínicas irreversíveis e terminais, o médico evitará a realização de procedimentos diagnósticos e terapêuticos desnecessários e propiciará aos pacientes sob sua atenção todos os cuidados paliativos apropriados.[21]

O Juiz José Henrique Rodrigues Torres, em capítulo do livro "Conflitos bioéticos do viver e do morrer", editado pelo CFM, resume a discussão do tema sobre "omissão de socorro" da seguinte maneira: "No caso do doente terminal, em face a doença incurável, os aparelhos de suporte são ligados ou mantidos não para evitar a morte, que é inevitável, irreversível e inexorável, mas para manter a vida

Cuidados Paliativos no Departamento de Emergência

artificialmente. A vida, nessa situação, mantida por aparelhos (ventilação assistida, reanimadores, tratamento em UTI), não é um dado da realidade, mas mero artifício. O médico não pode evitar a morte. A situação é irreversível e não é transitória. Os procedimentos e tratamentos não têm sentido curativo. Portanto, não há dever de manutenção desses procedimentos e não se pode dizer que o médico deu causa a morte do paciente quando os suspendeu ou limitou".[22]

Controle de sintomas

Sintomas descontrolados são causa frequente de procura do DE. O controle de sintomas é um dos pilares dos CP. Walsh D et al.,[23] em 2000, encontraram uma mediana de 11 sintomas por paciente com câncer avançado (variando de 1 a 27 sintomas por paciente)! Logo, é muito importante realizar uma avalição sistemática inicial e sequencial. Neste sentido, a escala de avaliação de sintomas de Edmonton (ESAS) é um instrumento valioso (Figura 36.3).

O manejo dos sintomas em CP deve abordar o paciente de maneira holística, considerando não apenas o aspecto físico dos sintomas, mas também as dimensões psicológicas, sociais e espirituais do sofrimento para o alívio total dos sintomas.

Os sintomas mais comumente apresentados por pacientes em CP são: dor, dispneia, *delirium*, náuseas e vômitos, diarreia, constipação intestinal, edema e ansiedade.

Avaliação de sintomas	
Paciente:	Registro:
Preenchido por:	Data:
Por favor circule o n°. que melhor descreve a intensidade dos seguintes sintomas neste momento. (Também se pode perguntar a média durante as últimas 24 horas)	
Sem DOR =	0 – 1 – 2 – 3 – 4 – 5 – 6 – 7 – 8 – 9 – 10 = Pior dor possível
Sem Cansaço =	0 – 1 – 2 – 3 – 4 – 5 – 6 – 7 – 8 – 9 – 10 = Pior cansaço possível
Sem Náusea =	0 – 1 – 2 – 3 – 4 – 5 – 6 – 7 – 8 – 9 – 10 = Pior náusea possível
Sem Depressão =	0 – 1 – 2 – 3 – 4 – 5 – 6 – 7 – 8 – 9 – 10 = Pior depressão possível
Sem Ansiedade =	0 – 1 – 2 – 3 – 4 – 5 – 6 – 7 – 8 – 9 – 10 = Pior ansiedade possível
Sem Sonolência =	0 – 1 – 2 – 3 – 4 – 5 – 6 – 7 – 8 – 9 – 10 = Pior sonolência possível
Muito Bom Apetite =	0 – 1 – 2 – 3 – 4 – 5 – 6 – 7 – 8 – 9 – 10 = Pior apetite possível
Sem Falta de Ar =	0 – 1 – 2 – 3 – 4 – 5 – 6 – 7 – 8 – 9 – 10 = Pior falta de ar possível
Melhor sensação de =	0 – 1 – 2 – 3 – 4 – 5 – 6 – 7 – 8 – 9 – 10 = Pior sensação de bem estar possível
Outro problema =	0 – 1 – 2 – 3 – 4 – 5 – 6 – 7 – 8 – 9 – 10 =

Figura 36.3. Escala de avaliação de sintomas de Edmonton (ESAS).

A ESAS consiste num pequeno questionário com nove sintomas determinados e um décimo, de livre escolha do paciente. A cada sintoma solicita-se ao paciente que atribua uma nota de zero a dez, sendo zero a ausência do sintoma e dez a sua maior intensidade. O profissional deve se manter imparcial e permitir que o paciente expresse a sua própria avaliação. A ESAS inclui sintomas objetivos e subjetivos. Na impossibilidade de o paciente estabelecer uma comunicação coerente (demenciados, por exemplo), a ESAS pode ser preenchida por seu cuidador com base na observação cuidadosa do seu comportamento e, neste caso, os sintomas subjetivos (cansaço, depressão, ansiedade e bem-estar) devem ser deixados em branco. Esta escala pode ser utilizada diariamente em pacientes internados ou a cada consulta ambulatorial.

Sintomas físicos

Dor

A avaliação e manejo da dor é abordada no Capítulo 4.

Dispneia

A dispneia é um dos sintomas mais comuns e que causam mais sofrimento em pacientes no final da vida[24]. Ela pode ter diversas causas (insuficiência cardíaca, doença pulmonar obstrutiva crônica, fibrose pulmonar, hipertensão pulmonar, câncer, doenças neurodegenerativas), inclusive pode ser multifatorial e o componente psicogênico (ansiedade) é presente com frequência. Os principais mecanismos desencadeantes de dispneia são:

- Aumento do esforço respiratório por causa mecânica: derrame pleural, obstrução na via aérea, doença pulmonar restritiva.
- Aumento na proporção do uso da musculatura: fraqueza muscular, caquexia.
- Aumento da demanda ventilatória: hipóxia, hipercapnia, anemia, acidose metabólica.

Para o manejo adequado da dispneia é importante compreendermos a fisiopatologia da causa desencadeante e a fase da doença em que o paciente se encontra:

- Fase em que predominam medidas específicas para o tratamento da doença de base e busca de causas reversíveis.
- Fase em que predomina dispneia em repouso: aumento significativo da importância das medidas paliativas para manejo da dispneia.
- Fase de terminalidade: predominam medidas de caráter puramente paliativo. Na Tabela 36.3 encontram-se causas comuns de dispneia em doenças avançadas e medidas adequadas para o manejo.

Tabela 36.3. Manejo das causas de dispneia.

Causas	Tratamento adequado
Anemia sintomática	Transfusão de concentrado de hemácias
Ansiedade	Benzodiazepínicos, psicoterapia

(continua)

Cuidados Paliativos no Departamento de Emergência

Tabela 36.3. Manejo das causas de dispneia. (continuação)

Causas	Tratamento adequado
Ascite volumosa	Paracentese de alívio, diuréticos (a depender da causa)
Broncoespasmo	Beta-2-agonista de curta duração inalatório, corticoide sistêmico
Congestão	Diuréticos, ventilação não invasiva, inotrópicos (como dobutamina) podem ser considerados
Derrame pleural volumoso	Toracocentese de alívio, drenagem torácica com *"pigtail"*, pleurodese
Hipertensão pulmonar	Sildenafila
Infecção respiratória	Antibióticos
Linfangite carcinomatosa	Dexametasona
Obstrução de via aérea	Radioterapia, *stent*
Secretividade de vias aéreas	Escopolamina, ipratrópio (inalatório), atropina (sublingual), propantelina gel (retroauricular)
Tromboembolismo pulmonar	Anticoagulação

Adaptada de Carvalho RT, Souza MR, Franck EM. Manual da residência em cuidados paliativos. Barueri: Manole, 2017.

Com relação ao tratamento sintomático da dispneia:

- Medidas não farmacológicas:

    - Posicionamento adequado no leito: cabeceira elevada.
    - Ambiente: arejado e ventilado.
    - Hipoxemia: oxigenioterapia. Não há indicação de oxigenioterapia em paciente dispneico sem hipoxemia!
    - Ventilação não invasiva: é uma intervenção bem estudada e baseada em evidência, que reduz esforço respiratório, pode melhorar conforto em pacientes congestos, hipercápnicos e também com doenças neuromusculares.[25]

- Medidas farmacológicas:

    - Opioides sistêmicos: a morfina é o opioide com melhor efeito para alívio da dispneia. Dose de ataque: 1 a 2 mg IV ou SC (5 a 10 mg VO). Dose de manutenção: 1 a 2 mg IV ou SC (5 a 10 mg VO) a cada 4 horas ou se necessário infusão contínua: 0,5 mg/hora IV ou SC (12 mg em 24 horas). Há evidência também de benefício com codeína para dispneia leve (30 mg VO a cada 4 horas) e fentanil para pacientes com disfunção renal grave. Já é bem documentado na literatura que opioides não estão associados à depressão respiratória quando utilizados de maneira adequada.
    - Benzodiazepínicos: não são eficazes como agente principal para o tratamento de dispneia, mas podem ser úteis em associação com opioides. Considere associação de benzodiazepínicos quando: o paciente necessita de doses frequentes ou crescentes de opioides ou há ansiedade importante associada. Pode ser utilizado o diazepam 5 - 10 mg VO ou o midazolam 2,5 - 5 mg IV ou SC.

Delirium

Delirium é uma síndrome clínica caracterizada por alteração aguda e flutuante do conteúdo da consciência, principalmente do domínio cognitivo da atenção. É uma condição comum em pacientes em fase final de vida atendidos no DE.

Em 98% dos casos, *delirium* é uma manifestação neuropsiquiátrica de um insulto orgânico subjacente, sendo quadros infecciosos (pneumonia e infecção urinária) os mais comuns; porém, é possível que fatores ambientais, como isolamento social e restrição física, sejam os responsáveis pela sua precipitação.[26] *Delirium* acomete principalmente indivíduos que já possuem comprometimento da reserva cognitiva, sendo o diagnóstico prévio de demência o fator de risco mais comum, acompanhado por outros fatores como idade acima de 70 anos, polifarmácia, imobilidade, déficits sensoriais, funcionalidade reduzida, múltiplas doenças crônicas, depressão e etilismo.

O *delirium* pode ser hipoativo, hiperativo ou misto. O tratamento não farmacológico deve ser instituído para todos os pacientes. Já o tratamento farmacológico deve ser limitado a pacientes agitados, principalmente quando existe o risco de auto ou heteroagressão, ou em pacientes com sintomas psicóticos (Tabela 36.4).

Tabela 36.4. Tratamento do *delirium*.

Não farmacológico:
▪ Fornecer informações de orientação temporal e espacial
▪ Disponibilizar relógios, calendários, uso de óculos e aparelhos auditivos
▪ Proporcionar a presença dos familiares para reorientação e conforto
▪ Manter ambiente calmo e escuro à noite com o uso de protetores de ouvido, ajudando o ciclo circadiano, assim como ofertar um ambiente claro e adequado durante o dia. De preferência, quarto com janelas
▪ Controle da dor e de outros sintomas que podem estar incomodando o paciente (como retenção urinária ou obstipação)
▪ Estimular a deambulação sempre que possível
▪ Não realizar contenção física, quando indicado, realizar contenção química
Farmacológico:
A medicação e via devem ser escolhidas de acordo com o grau de agitação do paciente.
Medicações VO: preferência por medicamentos que o paciente já utiliza. Opções:
▪ Risperidona 1 mg VO
▪ Quetiapina 25-50 mg VO
▪ Haloperidol 1-2 mg VO
Medicações parenterais. Opções:
▪ Haloperidol 1-2,5 mg IV/SC/IM
▪ Olanzapina 2,5-5 mg IV/IM
Medicação intravenosa em bomba de infusão contínua: Dexmedetomidina 0,2-0,7 mcg/kg/h
Benzodiazepínicos devem ser escolhidos quando o *delirium* tem provável causa a abstinência alcoólica ou a abstinência a benzodiazepínico

Sintomas gastrintestinais

Náuseas, vômitos, anorexia, disfagia, constipação e obstrução intestinal são sintomas comuns em pacientes sob cuidados paliativos. Dada a diversidade de sintomas, etiologia e tratamento, a anamnese e o exame físico são imprescindíveis para determinar a causa e o melhor plano de tratamento. A disfagia pode resultar de miopatias, distúrbios neuromusculares, doenças anatômicas da nasofaringe e doenças sistêmicas.[27]

O organismo apresenta diversos mecanismos responsáveis por desencadear náuseas e vômitos. A Figura 36.4[28] representa as vias ativadas e os receptores envolvidos. De modo geral, a zona de gatilho quimiorreceptora (principais receptores: dopamina D2 e serotonina 5HT3), o sistema vestibular (principais receptores: histamina H1 e acetilcolina muscarínico AChm), o córtex cerebral (principais receptores: GABA e H1) e o sistema gastrointestinal (principais receptores: serotonina 5HT3 e 5HT4, D2 e AChm) enviam eferências ao centro do vômito (principais receptores: H1, AChm e 5HT), que provoca náusea e/ou vômito. Esse conhecimento é importante para o tratamento, uma vez que a maioria das medicações antieméticas age por meio do antagonismo de neurotransmissores.

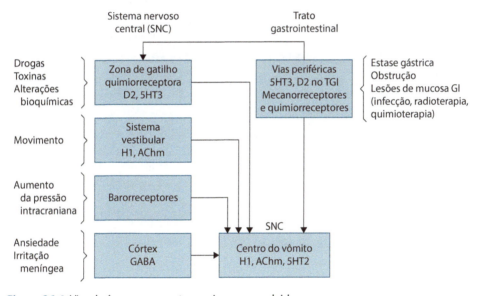

Figura 36.4. Vias de êmese e neurotransmissores envolvidos.
Adaptada de: Velasco IT, Ribeiro SCC. Cuidados paliativos na emergência. 1. ed. Barueri: Manole, 2021.

Para o manejo adequado das náuseas e vômitos é indicado determinar a causa base e o possível neurotransmissor ativado. Escolher o antiemético com ação no receptor envolvido (Tabela 36.5).

A constipação é um sintoma comum em pacientes sob cuidados paliativos, frequentemente tendo mecanismo multifatorial. Constipação primária é relacionada a hábitos de vida como sedentarismo, baixa ingesta de líquidos e fibras e pode ser influenciada por fatores ambientais. Constipação secundária se deve a doenças, como tumores abdominais, doença diverticular, diabetes, fissura anal, hipotireoidismo. Constipação também pode ser induzida por drogas, destacando-se opioides, anticolinérgicos e antidepressivos tricíclicos.[29] A anamnese e exame físico detalhados serão importantes para estabelecer as possíveis causas. Idealmente, a prevenção da constipação deve ser sempre uma meta no cuidado paliativo, devido à sua prevalência e carga sintomática. Medidas não farmacológicas devem ser estimuladas sempre que possível, incluindo aumento de ingesta hídrica, atividade física conforme tolerância e consumo adequado de fibras. Porém, muitos pacientes terão restrições a essas medidas, como imobilismo, intolerância a volume devido à insuficiência cardíaca ou ascite refratária e baixa aceitação via oral, dentre outros.[28] Deve-se rever as medicações em uso e considerar a suspensão de tratamentos não essenciais que provoquem constipação. Uma vez instalada a constipação, a terapia medicamentosa deve ser instituída. O manejo mais usual da constipação em pacientes com doenças avançadas é a prescrição de laxantes (Tabela 36.6).

Tabela 36.5. Antieméticos recomendados conforme mecanismo e causa.

Causa	Mecanismo	Medicamento
Estase gástrica/motilidade reduzida	Distensão com ativação de receptores gástricos e vagal	Antieméticos com efeito procinético ou ação no receptor D2 Metoclopramida 10 mg IV/SC 8/8 horas
Químico	Ativação da zona de gatilho quimiorreceptora, D2 e 5HT3	Ondansetrona 4-8 mg IV/SC 8/8 horas Haloperidol 1-2,5 mg IV/SC 8/8 horas
Vestibular	Efeito direto no sistema vestibular; medicações	Dimenidrato 30 mg IV 6/6 horas
Hipertensão intracraniana	Zona de gatilho quimiorreceptora	Dexametasona 4-8 mg IV/SC 12/12 horas
Obstrução intestinal	Receptores D2, 5HT3, zona de gatilho	Haloperidol 1-2,5 mg IV/SC 8/8 horas Dexametasona 4-8 mg IV/SC 12/12 horas Octreotide 100-300 UI/dia
Cortical	Associada à ansiedade	Diazepam 5-10 mg IV/VO

Adaptada de: Velasco IT, Ribeiro SCC. Cuidados paliativos na emergência. 1. ed. Barueri: Manole, 2021.

Tabela 36.6. Laxantes conforme mecanismo.

Mecanismo	Medicamento	Observação
Agentes estimulantes (ou irritativos)	Bisacodil 5 mg (no máximo 30 mg/dia em 2-3 tomadas) Picossulfato de sódio 10 gotas à noite (no máximo 60 gotas/dia em 2-3 tomadas) Senne 1-2 cápsulas à noite (no máximo 4 cápsulas/dia)	Induzem contrações intestinais por ação direta no plexo mioentérico, reduzindo o tempo de trânsito intestinal. Podem provocar náusea, cólica abdominal e diarreia Indicados para a constipação pelo uso de opioides

(continua)

Tabela 36.6. Laxantes conforme mecanismo. (continuação)

Mecanismo	Medicamento	Observação
Agentes osmóticos	Lactulose (aumenta distensão abdominal e gases devido à metabolização por bactérias) - 15 mL de manhã (no máximo 60 mL/dia em 2-3 tomadas) Polietilenoglicol (PEG) – melhor tolerado – 1-2 sachês de manhã	Por meio da promoção de um meio osmolar, aumentam o conteúdo líquido no bolo fecal e reduzem o tempo de trânsito intestinal
Formadores de bolo fecal	Metilcelulose	Não recomendados nessa população por provocarem empachamento, flatulência e risco de impactação fecal se houver baixa ingesta hídrica
Lubrificantes	Docusato 60 mg à noite (no máximo 300 mg/dia em 2-3 tomadas) Óleo mineral	Reduzem o tempo de trânsito intestinal e aumentam o conteúdo líquido nas fezes. Pouco utilizados (podem causar pneumonite se broncoaspirados)
Procinéticos	Metoclopramida	Pequeno efeito na motilidade colônica, com resultados insatisfatórios para constipação
Supositórios e enemas	Supositório de glicerina Solução glicerinada (500 mL via retal)	Aumentam conteúdo líquido nas fezes e estimulam peristalse. Devem ser reservados para constipação refratária a medicações orais

Anorexia, em contexto de doenças ameaçadoras à vida, é consequência de mecanismos multifatoriais, além do estado catabólico que leva à perda ponderal não intencional. Na síndrome anorexia-caquexia, o sofrimento familiar está presente de forma acentuada. Frequentemente existe a percepção de que o paciente "não quer comer" ou que está "desistindo de lutar", situação que provoca desconforto emocional e psicológico intensos. É importante acessar os sentimentos e percepções do paciente e de seus familiares com relação à situação. Acolher e validar o sofrimento, além de fornecer explicações simples sobre o quadro e sua irreversibilidade podem aliviar o peso dessa situação. Quanto ao tratamento, deve inicialmente estar baseado em causas modificáveis, como: dificuldades com a deglutição, dificuldades com a digestão, má-absorção e sintomas físicos ou psicológicos mal controlados. Além disso, informar para a família que o quadro faz parte de uma síndrome clínica grave e esperada para a fase da doença, que independe de escolhas do paciente, pode alinhar as expectativas dos familiares.

Sintomas psicológicos e espirituais

Os sintomas psicológicos afetam diretamente a qualidade de vida do indivíduo, interferindo em sua capacidade de se comunicar com outros indivíduos, de sentir prazer e de encontrar um significado na doença. Os sintomas psicológicos podem variar desde respostas emocionais, como medo, tristeza, raiva e luto, que oscilam em intensidade ao longo do tempo durante a doença, até estados mórbidos, como depressão e pânico. Sua expressão depende da biografia do indivíduo e da maneira com que lida com sua doença, relacionando-se com a própria vivência psicológica (características cognitivas, comportamentais e emocionais), assim como as experiências social e espiritual. Apesar da prevalência de angústia chegar a 50% dos pacientes em fase final de vida, a literatura constata que é uma condição frequentemente subdiagnosticada e subtratada. O auxílio de psicólogo pode ser essencial para esses pacientes. Outro sintoma importante no paciente e na família é a ansiedade. Sua prevalência pode chegar a 60% nos pacientes com câncer avançado ou na fase terminal de outras doenças. É um sintoma que existe ao longo de um *continuum,* desde formas leves até as formas mais incapacitantes, como o pânico. Além disso, sua intensidade varia na mesma pessoa ao longo do curso da doença, não sendo um diagnóstico estático. O papel do médico nesse sintoma é crucial; simplesmente ouvir mais pode contribuir para diminuição de ansiedade e aumento da satisfação, enquanto a comunicação feita de forma apressada ou de difícil compreensão pode aumentá-la, contribuindo para a síndrome do estresse pós-traumático.[30] Depressão também é comum em pacientes no final da vida e o diagnóstico nesta população pode ser difícil. Existem diversas estratégias comprovadas para diminuir os sintomas psicológicos em pacientes, familiares e cuidadores de pacientes que estão morrendo. Todas elas, no entanto, têm um ponto em comum: ouvir. Ouvir é uma arte e o médico deveria ser perito nessa arte. É ferramenta essencial para diagnóstico, seja em cuidados paliativos ou curativos.

Espiritualidade é a característica humana que permite a uma pessoa encontrar sentido e significado para a vida e envolve o que cada pessoa considera sagrado em sua vida. Difere de religiosidade, que, por sua vez, abrange textos, práticas e crenças sobre questões transcendentais compartilhadas por uma comunidade específica. Assim, espiritualidade não necessariamente envolve religião.[30] Tradicionalmente, a medicina costuma ignorar questões de âmbito espiritual. No entanto, nos últimos anos, literatura da melhor qualidade tem repetidamente demonstrado a importância dessa dimensão durante o cuidado ao paciente, especialmente aos pacientes e familiares que enfrentam situações com risco de morte. Uma maneira rápida de avaliar da espiritualidade é o questionário FICA, validado em língua inglesa, que consiste em uma regra mnemônica para avaliação de quatro aspectos da espiritualidade: F: fé ou crenças; I: importância e influência destas na vida da pessoa; C: comunidade frequentada com finalidade religiosa ou espiritual; e A: abordagem pela equipe que o paciente/familiar necessita ou deseja. Sua aplicação dura aproximadamente 2 minutos e permite ao médico entender melhor as necessidades mínimas de seu paciente. É importante observar que médicos, enfermeiros, familiares e pacientes atribuem valores diferentes às questões espirituais. Da mesma forma, diferentes culturas apresentam diferentes valores nesses aspectos. O essencial é respeitar os valores daqueles que estão morrendo e isso inclui avaliar também as suas necessidades espirituais da melhor forma possível.[30]

Sedação paliativa

A sedação paliativa está indicada quando há um sintoma refratário às medidas instituídas. Os sintomas são considerados refratários quando não são adequadamente controlados após o esgotamento de todos os recursos disponíveis, farmacológicos e não farmacológicos.

A Associação Europeia de Cuidados Paliativos (EAPC) define sedação paliativa como o uso monitorado de medicamentos destinados a induzir um estado de consciência reduzido ou ausente (inconsciência) para aliviar a carga de sofrimento intratável de uma maneira que seja eticamente aceitável para o paciente, familiares e profissionais de saúde. Revisão sistemática recente[31] sobre o tema revelou que os sintomas refratários mais comuns são: *delirium*, dor e dispneia. Outros sintomas físicos que exigiram sedação paliativa foram convulsões, vômitos, obstrução maligna, mioclonias e sangramento maciço. Os sofrimentos psíquico e existencial também foram mencionados, o que constitui um desafio na prática clínica: quando determinar que são refratários às medidas instituídas? A incidência de sedação paliativa variou entre 7% e 18%.[31] Entretanto, essa incidência não é facilmente interpretada devido à existência de várias definições e termos alternativos.

A sedação paliativa pode ser intermitente ou contínua, superficial ou profunda. O medicamento mais utilizado na prática clínica é o midazolam. Cabe ressaltar que a morfina é um opioide e, portanto, não deve ser utilizada como sedativo, mas pode ser utilizada em associação ao sedativo para controle de sintomas, como dor ou dispneia. Outras opções de sedativos são: neurolépticos, fenobarbital, propofol e dexmedetomidina. Na Tabela 36.7, são sugeridas opções para a realização da sedação paliativa.

Tabela 36.7. Opções para a realização da sedação paliativa.

Droga	Dose de ataque	Dose de manutenção
Midazolam	2-5 mg, IV/SC – repetir a dose a cada 15 min se necessário até obter alívio do sintoma	0,02-0,1mg/kg/h, com ajuste de velocidade de infusão, conforme o controle de sintomas a cada 1-2 horas
Clorpromazina	12,5 mg, IV/SC a cada 4-12 horas	Contínua: 3-5 mg/hora Dose máxima: 300 mg/d
Fenobarbital	1-3 mg/kg, IV/SC Repetir se necessário 15/15 minutos	0,5 mg/kg/h Dose usual: 50-100 mg/h Dose máxima: 1.600 mg/d
Propofol	20-50 mg, IV	Contínua: 20 mg/h com ajuste de 10 mg a cada 15 minutos até conforto Dose habitual 50-70 mg/hora Resgates 10-20 mg a cada 10 minutos Obs.: estabilidade da solução de 12 horas, troca da bolsa não deve demorar mais que 1 minuto Dose máxima: 4 mg/kg/h
Dexmedetomidina	1 mcg/kg por 10 minutos IV/SC	0,2-0,7 mcg/kg/h IV/SC

Adaptada de Carvalho RT, Souza MR, Franck EM. Manual da residência em cuidados paliativos. Barueri: Manole, 2017.

Após tomada a decisão pela sedação paliativa, é importante que sejam descritos em prontuário: a doença de base e sua condição de irreversibilidade, o sintoma refratário que levou à sedação paliativa, as medidas adotadas para controle do sintoma que não tiveram resultado, as medicações escolhidas para a sedação, assim como os membros da equipe e da família que participaram da tomada de decisão.[28] Não é necessário termo de consentimento específico para dar início ao procedimento, o registro no prontuário médico é suficiente.

Ajuste de suporte artificial na emergência

A retirada ou a limitação de medidas de suporte artificial de vida no DE é prática recorrente. A maioria dos especialistas e artigos considera que não há diferença em termos legais ou éticos entre não iniciar uma intervenção e retirar uma intervenção, embora, em geral, familiares e a própria equipe se sintam mais confortáveis com a primeira alternativa. Permitir a morte natural é ética e legalmente diferente de acelerar o processo de morte (eutanásia). A eutanásia não faz parte da prática de cuidado paliativo nem de seus princípios. A retirada ou limitação de suporte artificial de vida é defendida por diversos consensos internacionais quando buscar a ortotanásia, ou seja, a morte da forma mais natural possível, desde que haja consenso entre equipes, família e paciente.

Via subcutânea

O uso da via subcutânea para aplicação de medicamentos ou infusão de soluções encontra amplo respaldo na literatura internacional. No Brasil, porém, essa prática não é ensinada como rotina nos cursos de graduação, o que faz com que ela seja ainda vista com injusta desconfiança.[32] Há controvérsia, inclusive, com respeito à nomenclatura. O termo "hipodermóclise" corresponde ao uso da via subcutânea para infusão contínua de soluções em volumes maiores. Quando um determinado medicamento é infundido em bólus ou diluído em pequeno volume, não cabe descrever essa aplicação como hipodermóclise, mas sim como "uso da via subcutânea".

A camada mais profunda da pele é a hipoderme, composta, predominantemente, de tecido adiposo organizado em lóbulos. A absorção de medicamentos por via subcutânea depende dos capilares sanguíneos e linfáticos presentes nos septos da hipoderme.

Em pacientes na fase final de vida, a via oral pode tornar-se impraticável por fatores que comprometam a biodisponibilidade dos fármacos, como redução do nível de consciência ou perda funcional da absorção pelo tubo digestivo. A administração de fármacos endovenosos pode ser inconveniente nessa fase, tanto por fragilidade da rede venosa, como por desconforto e maior complexidade técnica do acesso. Nesse cenário, a via subcutânea pode ser utilizada para a administração de soluções e medicamentos. Quando se compara a biodisponibilidade de medicamentos por vias diferentes (Figura 36.5), percebe-se que o perfil de absorção pela via subcutânea é o que mais se assemelha ao da via oral.[32]

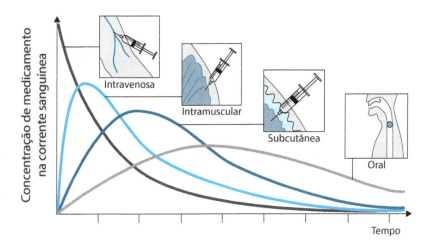

Figura 36.5. Variação da concentração do medicamento com o tempo na corrente sanguínea conforme a via de administração.

Fonte: Azevedo DL. (org.) O uso da via subcutânea em geriatria e cuidados paliativos. Rio de Janeiro: SBGG, 2016.

A via subcutânea é segura e conveniente, possui baixo custo e baixíssima taxa de complicação. A sua indicação mais importante é o controle farmacológico dos sinais e sintomas inerentes ao processo de morrer, quando a pessoa doente, inevitavelmente perde a capacidade de deglutir e requer uma via para oferta de medicamentos que lhe garantam o máximo conforto possível até o momento da morte. Pode ser utilizada também para correção da desidratação que não exija rápida reposição de volume. As contraindicações absolutas são: recusa do paciente, anasarca e plaquetopenia grave.

A maioria das medicações utilizadas em cuidados paliativos pode ser utilizada pela via subcutânea. Para mais informações sobre a técnica de punção, diluição e forma de administração de medicamentos, sugerimos consultar "O uso da via subcutânea em geriatria e cuidados paliativos – um guia da SBGG e da ANCP para profissionais", disponível em: https://sbgg.org.br/wp-content/uploads/2017/11/SBGG_guia-subcutanea_2aedicao.pdf).

Considerações finais

O avanço da medicina moderna salvou inúmeras vidas, no entanto, levou para outras sofrimento e desumanização no momento da morte. Os Cuidados Paliativos emergem como abordagem que entende a morte como parte natural da vida, procurando oferecer qualidade de vida por meio do alívio de sintomas físicos, psíquicos e espirituais dos pacientes que enfrentam a morte e de seus familiares. É imperativo que o médico que trabalha no DE tenha as habilidades necessárias para cuidar das pessoas que estão no estágio final de suas vidas. Este cuidado deve ser proativo, multidisciplinar, centrado no paciente e atencioso com sua família.

Pontos-chave

- A procura de pacientes por atendimento no DE nos seus últimos dias ou horas de vida é inevitável em decorrência dos avanços da medicina.
- Os médicos que trabalham no DE devem desenvolver habilidades para os cuidados de fim de vida e adotar uma abordagem proativa para aprimorá-los, propiciando uma morte digna.
- É importante conhecer ferramentas que avaliem a funcionalidade e que auxiliem na avaliação do prognóstico, definindo pacientes elegíveis para CP.
- Incluir habilidades avançadas de comunicação e competências em cuidados paliativos nos currículos de medicina, enfermagem e das outras profissões da área da saúde é essencial.
- Estabelecer os objetivos do cuidado tranquilizará os pacientes e seus familiares.

Referências bibliográficas

1. Dawood M. End of life care in the emergency department. Emerg Med J. 2020 May;37(5):273-278. doi: 10.1136/emermed-2019-208632. Epub 2019 Aug 13. PMID: 31409635.
2. McNamara R. Emergency palliative care. Emerg Med J. 2020 May;37(5):260-261. doi: 10.1136/emermed-2020-209464. Epub 2020 Mar 22. PMID: 32201377.
3. Grudzen CR, Richardson LD, Hopper SS, Ortiz JM, Whang C, Morrison RS. Does palliative care have a future in the emergency department? Discussions with attending emergency physicians. J Pain Symptom Manage. 2012 Jan;43(1):1-9. doi: 10.1016/j.jpainsymman.2011.03.022. Epub 2011 Jul 30. PMID: 21802899; PMCID: PMC4657449.
4. Teoli D, Kalish VB. Palliative Care. 2020 Jul 10. In: StatPearls [Internet]. Treasure Island (FL): StatPearls Publishing; 2021 Jan–. PMID: 30725798.
5. Fulmer T, Escobedo M, Berman A, Koren MJ, Hernández S, Hult A. Physicians' Views on Advance Care Planning and End-of-Life Care Conversations. J Am Geriatr Soc. 2018 Jul;66(6):1201-5. doi: 10.1111/jgs.15374. Epub 2018 May 23. PMID: 29797314.
6. World Health Organization (WHO). Definição de Cuidados Paliativos (OMS). Disponível em: https://www.who.int/news-room/facts-in-pictures/detail/palliative-care. Acesso em: 12 de janeiro de 2023.

7. McEwan A, Silverberg JZ. Palliative Care in the Emergency Department. Emerg Med Clin North Am. 2016 Aug;34(3):667-85. doi: 10.1016/j.emc.2016.04.013. PMID: 27475020.

8. Chow GV, Czarny MJ, Hughes MT, Carrese JA. CURVES: a mnemonic for determining medical decision-making capacity and providing emergency treatment in the acute setting. Chest. 2010 Feb;137(2):421-7. doi: 10.1378/chest.09-1133. PMID: 20133288.

9. George N, Phillips E, Zaurova M, Song C, Lamba S, Grudzen C. Palliative Care Screening and Assessment in the Emergency Department: A Systematic Review. J Pain Symptom Manage. 2016 Jan;51(1):108-19.e2. doi: 10.1016/j.jpainsymman.2015.07.017. Epub 2015 Aug 31. PMID: 26335763.

10. O'Callaghan A, Laking G, Frey R, Robinson J, Gott M. Can we predict which hospitalised patients are in their last year of life? A prospective cross-sectional study of the Gold Standards Framework Prognostic Indicator Guidance as a screening tool in the acute hospital setting. Palliat Med. 2014 Sep;28(8):1046-52. doi: 10.1177/0269216314536089. Epub 2014 May 22. PMID: 24854032.

11. Haydar SA, Strout TD, Bond AG, Han PK. Prognostic value of a modified surprise question designed for use in the emergency department setting. Clin Exp Emerg Med. 2019 Mar;6(1):70-76. doi: 10.15441/ceem.17.293. Epub 2019 Mar 28. PMID: 30944292; PMCID: PMC6453688.

12. Highet G, Crawford D, Murray SA, Boyd, K. Development and evaluation of the Supportive and Palliative Care Indicators Tool (SPICT): a mixed-methods study. BMJ Support Palliat Care. 2014;4(3):285-90. DOI: http://dx.doi.org/10.1136/bmjspcare-2013-000488.

13. Manual da Associação Nacional de Cuidados Paliativos (ANCP). 2. ed. 2013.

14. Karnofsky DA, Burchenal JH. The clinical evaluation of chemotherapeutic agents in cancer. In: McLeod CM, ed. Evaluation of chemotherapeutic agents. New York: University Press, 1949.

15. Oken MM, Creech RH, Tormey DC, Horton J, Davis TE, McFadden ET. Toxicity and response criteria of the Eastern Cooperative Oncology Group. Am J Clin Oncol. 1982;5:649-55.

16. Anderson F, Downing GM, Hill J, Casorso L, Lerch N. Palliative performance scale (PPS): a new tool. J Palliat Care. 1996 Spring;12(1):5-11. PMID: 8857241.

17. BRASIL. Constituição (1988). Constituição da República Federativa do Brasil. Brasília: Senado, 1988. Disponível em: http://www.planalto.gov.br/ccivil_03/constituicao/constituicao.htm

18. São Paulo (Estado). Lei n° 10.241, de 17 de março de 1999. Dispõe sobre os direitos dos usuários dos serviços e das ações de saúde no Estado e dá outras providências. São Paulo, 1999. Disponível em: https://www.camara. leg.br/proposicoesWeb/prop_mostrarintegra;jsessionid=066C4D198D4045159D125D6425E47581.proposicoes Web2?codteor=224907&filename=LegislacaoCitada+-PL+3686/2004.

19. Conselho Federal de Medicina (CFM). Resolução CFM nº 1805 de 28 de novembro de 2006. Conselho Federal de Medicina, 2006. Disponível em: https://sistemas.cfm.org.br/normas/visualizar/resolucoes/BR/2006/1805.

20. Conselho Federal de Medicina (CFM). Resolução CFM n° 1995 de 9 de agosto de 2012. Dispõe sobre as diretivas antecipadas de vontade dos pacientes. Conselho Federal de Medicina, 2012. Disponível em: http://www. portalmedico.org.br/resolucoes/CFM/2012/1995_2012.pdf.

21. Conselho Federal de Medicina (CFM). Código de Ética Médica – Resolução CFM n° 2.217, de 27 de setembro de 2018, modificada pelas Resoluções CFM no 2.222/2018 e 2.226/2019. Brasília: Conselho Federal de Medicina, 2019. Disponível em: https://portal.cfm.org.br/images/PDF/cem2019.pdf.

22. Torre, JHR. Ortotanásia não é homicídio nem eutanásia. In. MORITZ, R.D. (org.) Conflitos bioéticos do viver e do morrer. Câmara técnica sobre terminalidade da vida e cuidados paliativos do conselho federal de Medicina, Brasília: CFM; 2011. Disponível em: https://portal.cfm.org.br/images/stories/biblioteca/conflitos.pdf. Acesso em: 3 abr. 2020.

23. Walsh D, Donnelly S, Rybicki L. The symptoms of advanced cancer: relationship to age, gender, and performance status in 1,000 patients. Support Care Cancer. 2000 May;8(3):175-9. doi: 10.1007/s005200050281. PMID: 10789956.

24. Carvalho RT, Souza MR, Franck EM. Manual da residência em cuidados paliativos. Barueri: Manole, 2017.

25. Azoulay E, Demoule A, Jaber S, Kouatchet A, Meert AP, Papazian L, et al. Palliative noninvasive ventilation in patients with acute respiratory failure. Intensive Care Med. 2011 Aug;37(8):1250-7. doi: 10.1007/s00134-011-2263-8. Epub 2011 Jun 9. PMID: 21656292.

26. Eagles D. Delirium in older emergency department patients. CJEM. 2018 Nov;20(6):811-812. doi: 10.1017/cem.2018.468. PMID: 30484424.

27. Kittelson SM, Elie MC, Pennypacker L. Palliative Care Symptom Management. Crit Care Nurs Clin North Am. 2015 Sep;27(3):315-39. doi: 10.1016/j.cnc.2015.05.010. PMID: 26333754.

28. Velasco IT, Ribeiro SCC. Cuidados paliativos na emergência. 1. ed. Barueri: Manole, 2021.

29. Malec M, Shega JW. Management of Gastrointestinal Symptoms (Nausea, Anorexia and Cachexia, Constipation) in Advanced Illness. Med Clin North Am. 2020 May;104(3):439-454. doi: 10.1016/j.mcna.2019.12.005. Epub 2020 Feb 13. PMID: 32312408.

30. Azevedo LCP, Taniguchi LU, Ladeira JP, Besen BAMP. Medicina intensiva: abordagem prática. 4. ed. rev. e atual. Barueri: Manole, 2020.

31. Arantzamendi M, Belar A, Payne S, Rijpstra M, Preston N, Menten J, et al. Clinical Aspects of Palliative Sedation in Prospective Studies. A Systematic Review. J Pain Symptom Manage. 2021 Apr;61(4):831-844.e10. doi: 10.1016/j.jpainsymman.2020.09.022. Epub 2020 Sep 19. PMID: 32961218.

32. Azevedo DL. O uso da via subcutânea em geriatria e cuidados paliativos. 2. ed. Rio de Janeiro: SBGG, 2017.

Uso Inadequado dos Serviços de Urgência/Emergência

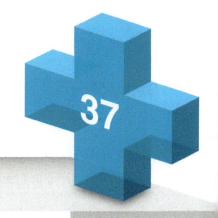

Rodrigo Díaz Olmos

Introdução

A utilização inadequada dos serviços de emergência (SE) é uma questão importante mundialmente e que tem sido alvo de avaliações há mais de 3 décadas. O problema mais recorrentemente mencionado como sendo relacionado causalmente à utilização inapropriada dos serviços de emergência é a falta de acesso a um médico (ou equipe de saúde) de referência na atenção primária à saúde (APS). Entretanto, há um sem número de outras causas potenciais, como facilidade de acesso a consultas e a exames complementares, acesso facilitado a consultas com especialistas, crença na superioridade do cuidado produzido por serviços hospitalares em detrimento de serviços ambulatoriais e de atenção primária, falta de acesso a serviços de atenção primária (ou acesso burocratizado e pouco resolutivo), falta de coordenação e continuidade de cuidado na APS, desconhecimento sobre seu funcionamento, dentre outros.[5,6,8,9] Aliada à discussão do uso inapropriado de serviços de emergência, há também a questão mais ampla da superlotação dos prontos-socorros (PS). Essa discussão conjunta é importante, pois existem alguns mitos e desconhecimento do fato de que um dos principais motivos para a superlotação dos serviços de emergência não são os casos de baixa acuidade/complexidade (incluídos na categoria "utilização inadequada"), mas sim a dificuldade de internação dos casos mais graves.

A utilização inadequada é problemática por inúmeros motivos: alto custo para o sistema de saúde, alta probabilidade de sobrediagnóstico e sobreutilização de recursos desnecessários com alta probabilidade de iatrogenias, desvio do cuidado de pacientes mais graves para casos de menor complexidade (uma forma da Lei dos Cuidados Inversos), dentre outros.

Definições

Uso inapropriado

A definição de "uso inapropriado" dos serviços de emergência é difícil de caracterizar. Naouri et al.[1,2] realizaram um estudo transversal com médicos de serviços de emergência na França e a determinação da adequação de visitas aos serviços foi baseada na (A) opinião do médico, (B) determinação do médico da possibilidade de cuidado ambulatorial ou (C) utilização de recursos. Outras definições incluem o tempo para atendimento baseado na classificação de risco e a avaliação médica do risco de morte ou complicação grave. Outro modo de caracterizar estes casos seria o fato de poderem ser avaliados na atenção primária com efetividade e segurança.

É importante ressaltar que a definição de uso inapropriado não deve ser considerada sem levar em conta fatores contextuais mais amplos (como organização do sistema de saúde, acesso, universalidade, cultura, dentre outros), sob o risco de culpar pessoas individualmente por comportamentos cuja origem tem um grande componente situacional e cultural e não apenas questões relacionadas a personalidade e escolhas pessoais.[2] Determinar visitas ao SE como inapropriadas sem considerar estas questões mais amplas pode ser considerado um viés de atribuição – tendência de dar muita ênfase para explicar comportamentos por escolhas individuais e baseadas na personalidade ao mesmo tempo que enfatizam insuficientemente fatores contextuais mais amplos.

Superlotação

O Colégio Americano de Médicos Emergencistas (*The American College of Emergency Physicians* [ACEP]) define superlotação dos prontos-socorros como "uma situação em que a necessidade identificada de serviços de emergência supera os recursos disponíveis no PS".[4] Essa situação ocorre nos PSs dos hospitais quando seus profissionais e leitos são insuficientes para atender o número de pacientes, o que provoca tempos de espera excessivos e atrasos em tratamentos críticos, podendo se associar a desfechos negativos.[3] A superlotação, tipicamente, envolve pacientes sendo atendidos em áreas que não são de tratamento (como corredores e macas), enquanto aguardam leitos no PS ou na internação (enfermarias e UTIs). A superlotação também pode envolver uma incapacidade para triar adequadamente os pacientes, o que faz com que grande número de pessoas fique na sala de espera em uma categoria qualquer de avaliação". Cinco fatores estão associados a superlotação do PS: desvio de ambulâncias para outros serviços, internação, aumento do número de pacientes deixando o PS sem atendimento ou tratamento, número elevado de pacientes aguardando tratamento e tempo excessivo de espera.

Outros autores definem superlotação quando todos os leitos do SE estão ocupados, há pacientes acamados nos corredores, o tempo de espera para atendimento encontra-se acima de uma hora, há alta tensão na equipe assistencial e grande pressão para novos atendimentos. Indica, em última instância, baixo desempenho do sistema de saúde, como um todo e do hospital em particular, e induz à baixa qualidade assistencial.[5]

No Brasil, parece estar havendo algo semelhante aos EUA em termos de superlotação dos SE. Nos EUA ao longo dos últimos anos tem havido um aumento nas consultas de emergência muito maior que o aumento da população (entre 1995 e 2010, houve um aumento nas visitas aos SE de 34%, quase o dobro do crescimento populacional). Além disso, houve uma redução de cerca de 11% no número de serviços de emergência hospitalar, com um crescimento menor de SE isolados.[7] Caso semelhante vem ocorrendo no Brasil com referenciamento da maioria dos prontos-socorros hospitalares, fechamento de serviços e abertura de unidades de pronto atendimento (UPA), assistência médica ambulatorial (AMA) e PS isolados.

Baixa acuidade

O conceito de casos de baixa complexidade ou não urgentes (ou baixa acuidade) tem sido descrito como situações clínicas que não necessitam de avaliação e tratamento imediato, muitas vezes sem a necessidade de recursos de imagem ou laboratoriais. Geralmente, são pacientes que podem ser atendidos e tratados ambulatorialmente na atenção primária com segurança e resolutividade.

Consequências da superlotação e do uso inapropriado

Para os pacientes

Superlotação está associada a vários desfechos negativos aos pacientes, como atrasos em antibioticoterapia para pneumonia e outras infecções graves, menor satisfação do usuário com mais reclamações, atrasos em medicação analgésica para condições dolorosas agudas, atraso em intervenções críticas tempo-sensíveis {trombólise em infarto agudo do miocárdio (IAM) e acidente vascular cerebral (AVC), intervenções percutâneas para IAM, craniotomia para hematomas extradurais, laparotomias exploradoras para abdomes agudos}, problemas relacionados à privacidade dos pacientes, maiores taxas de erros médicos e complicações.[3] O uso inapropriado pode levar a sobrediagnóstico e sobretratamento de condições simples, medicalização e maior probabilidade de iatrogenias. Além disso, pode haver desvio de recursos e tempo de pacientes mais graves e complexos para pacientes com problemas de baixa acuidade e gravidade.

Para o hospital e a comunidade

Superlotação desorganiza a prestação de cuidados para pacientes críticos na emergência, sobrecarrega a equipe levando a *burnout*, traz insatisfação e insegurança aos pacientes e à comunidade e aumenta o número de desvios de ambulâncias. O uso inapropriado leva a custos desnecessários ao hospital e indiretamente à comunidade.

Para o staff

A sobrecarga da equipe (principalmente de enfermagem), com perda de produtividade, desagregação da equipe, afastamentos por saúde mental devido a insatisfação e estresse, dificuldades de recrutamento de novos profissionais, impacto negativo em ensino e pesquisa são alguns dos principais problemas associados à superlotação. Medley et al.,[12] em um estudo observacional, encontraram uma associação estatisticamente significante entre períodos de superlotação do PS e violência contra o *staff*, sugerindo mais um efeito negativo da superlotação e recomendando que procedimentos operacionais de segurança do *staff* sejam incluídos nas rotinas e políticas dos prontos-socorros.

Causas de superlotação

Podemos dividir as causas em três categorias (Figura 37.1).

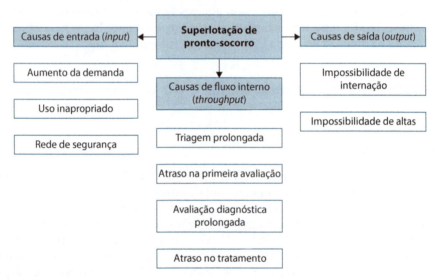

Figura 37.1. Categorias de causas de superlotação.

Entrada de pacientes no PS (input)

O uso inapropriado por pacientes da atenção primária é um dos principais problemas relacionados à entrada dos pacientes nos PS. Sabemos que este tipo de uso é frequente em muitos locais do mundo, incluindo o Brasil. Há inúmeras razões para que este tipo de paciente procure os SE. Há vários estudos e revisões sobre causas e intervenções realizadas para mitigar o uso inapropriado dos SE. Morgan et al.[9] avaliaram 5 categorias relacionadas ao uso inapropriado dos serviços de emergência: educação do paciente, criação de capacidade de atendimento adicional não emergencial (AMA, UPA, unidades básicas de saúde – UBSs), cuidado gerenciado (maneira de pagamento na APS e necessidade de avaliação do médico da APS), encaminhamento pré-hospitalar, incentivos financeiros aos pacientes. Os autores concluíram que dois terços das intervenções estudadas mostraram reduções na utilização dos serviços de emergência, e avaliam que estudos mais robustos do ponto de vista de desenho (p. ex.: ensaio clínico randomizado) deveriam ser realizados para minimizar fatores de confusão e medir consequências não intencionais da redução da utilização dos SE, como aumento da demanda por outros serviços, desfechos em saúde e efeitos financeiros.

Difícil acesso aos serviços de atenção primária

A dificuldade de acesso a serviços de atenção primária (AP), aliada à falta de continuidade e coordenação dos cuidados, à falta de resolutividade da AP e ao desconhecimento do funcionamento da AP são fatores comumente associados a uma procura inadequada aos SE de um grande contingente de pacientes passíveis de serem avaliados e tratados no contexto da atenção primária.

Uso dos SE para acesso a especialistas e exames

Outro motivo associado à busca de pacientes de baixa acuidade e complexidade aos serviços de emergência é uma possível facilidade de acesso a médicos especialistas e a exames complementares. Parte deste motivo relaciona-se à crença da superioridade dos cuidados de especialistas e à crença da necessidade de exames complementares para diagnóstico e cuidado adequado de qualquer condição. Entretanto vale ressaltar que esta situação pode, de fato, representar uma maneira de acesso legítima em locais em que o acesso ao cuidado adequado é inexistente ou difícil.

Uso dos SE por pessoas sem seguro-saúde (não é o caso do Brasil)

Em locais sem acesso gratuito e universal à saúde, a procura aos SE pode representar uma rede de segurança para pessoas sem seguro-saúde.

População com alta acuidade na comunidade

Alta procura por serviços de emergência também pode representar uma população com alta acuidade e complexidade na comunidade. Isso pode ocorrer em locais com alta prevalência de idosos com múltiplas comorbidades.

Passagem dos pacientes pelo PS (flow)

Falta de funcionários (médicos e enfermeiros) para o número de pacientes atendidos

Uma das primeiras análises a serem realizadas em um PS superlotado é a avaliação da adequação do número de funcionários para o número médio de pacientes atendidos e internados pelo pronto-socorro. O principal limitante em termos de recursos humanos para um PS, são os profissionais de enfermagem (enfermeiros e técnicos de enfermagem). Há vários modos de calcular o número de profissionais de acordo com o número, complexidade e grau de dependência dos pacientes atendidos.

Processos ineficientes no PS

Processos ineficientes, burocráticos e lentos durante a passagem de pacientes no PS são uma das principais causas de superlotação. Uma análise dos processos deve ser realizada por uma equipe com expertise para que intervenções sejam realizadas de modo adequado. Há inúmeras ferramentas que podem ser utilizadas e combinadas como ferramentas Lean (5S, Mapa de Fluxo de Valor – *Value Stream Mapping*, Matriz esforço-impacto e Diagrama do espaguete) e outras teorias como Plano de Capacidade Plena (*Full Capacity Protocol*), *Daily Huddle*, teoria da variabilidade e estratégias de fluxo.

Falta de espaço físico

Espaço físico inadequado, pequeno ou com distribuição espacial inadequada é um fator para a superlotação. Muitos prontos-socorros de hospitais foram projetados há mais de duas, três décadas numa época em que a superlotação ainda não era um grande problema.

Aumento da idade, da complexidade e da acuidade dos pacientes que frequentam o PS

A transição epidemiológica altera sobremaneira o perfil epidemiológico dos pacientes atendidos no PS. O número de idosos com múltiplas morbidades tem aumentado nas últimas décadas e com isso sua complexidade e acuidade. Há comunidades em que isso causa um grande impacto na superlotação do PS.

Saída dos pacientes do PS (output)

- Falta de leitos de internação pode ocorrer por motivos como falta de espaço físico (instalação hospitalar inadequada para a comunidade que assiste), leitos bloqueados por reformas ou por falta de pessoal ou falta de equipamentos adequados.
- Processo de internação demorado por muitos fatores (aprovação da chefia de plantão, avaliação do grau de dependência pela enfermagem, limpeza dos leitos da internação, avaliação do paciente pelos residentes da enfermaria). Nem todos estes fatores estão presentes em todos os serviços, mas sua existência pode retardar a internação de um paciente que já foi avaliado e já teve a sua internação definida.
- Duração excessiva do tempo de internação dos pacientes, fazendo com que o *turnover* de pacientes fique mais lento e, portanto, com menos vagas sendo liberadas para os novos pacientes do PS.
- Falta de serviços de retaguarda para convalescência principalmente de idosos com múltiplas comorbidades.

Uso Inadequado dos Serviços de Urgência/Emergência

- Falta de serviços de transição de cuidados, geralmente serviços ambulatoriais para avaliação precoce de pacientes internados, facilitando a alta hospitalar.

Mitos sobre a superlotação dos prontos-socorros

Há vários mitos sobre o problema da superlotação que são repetidos à exaustão e pouco contribuem para a resolução do problema.[11]

"Pacientes da atenção primária são a principal causa de superlotação do PS".

"O PS deve resolver seu próprio problema de superlotação. Não há nada que minha divisão ou departamento possa fazer sobre isso".

"Uma vez admitido, o paciente receberá o mesmo nível de cuidado independente do local em que estiver".

"Cancelar procedimentos eletivos no hospital ou remarcá-los quando o PS estiver superlotado".

"Convocar ou contratar mais médicos e enfermeiros para atender os pacientes adicionais esperando por leitos de internação".

Possíveis soluções

As soluções para as causas de superlotação relacionadas à entrada de pacientes no PS têm relação com o uso inapropriado dos SE por pacientes da atenção primária (baixa acuidade e baixa complexidade). Campanhas de educação sobre o uso apropriado do PS, acesso facilitado para serviços de AP (com extensão do horário de funcionamento e menor número de pessoas por equipe de Estratégia Saúde da Família), triagem rápida no PS com encaminhamento de casos de baixa acuidade para a APS[10] (esta medida tem várias resistências e causa insatisfação, tornando-a uma medida impopular, mas factível a depender do local), instituição de um serviço de *fast-track* nos PS hospitalares para resolução rápida dos casos de baixa acuidade,[6] sem necessidade de uso de recursos hospitalares, instituição de serviço com médico de AP dentro ou próximo do hospital para resolução dos casos de baixa acuidade são situações que devem ser alvo de apreciação na tentativa de mitigar a superlotação nos serviços de urgência. A triagem por enfermeiro com encaminhamento para serviços de atenção primária na comunidade é realizada em inúmeros locais do mundo, mas sofre resistências no Brasil relacionadas aos órgãos de representação principalmente médicos que tem uma visão provinciana das atividades de saúde e representam interesses de classe sem relação com desfechos positivos em saúde. De qualquer modo, esta atividade, mesmo que exercida por médico após a classificação de risco do enfermeiro, tem resistências do staff da linha de frente, pois muitas vezes causa insatisfação e reclamação, principalmente dos usuários. Ela pode funcionar se for realizada com ampla informação e educação dos pacientes, comprometimento de toda a equipe do PS, incluindo seguranças, pessoal administrativo e todos os profissionais de saúde e associada a melhor oferta de serviços de AP efetivos e acessíveis.

Independe do modo e do momento em que os pacientes de baixa acuidade/complexidade serão encaminhados para a AP, é importante que essa comunicação seja efetiva, principalmente quando pacientes que utilizam muito o SE são identificados.[5] Este tipo de identificação e comunicação com a AP muitas vezes depende de serviços de registro eletrônico, com interface com a AP, o que não é a realidade dos serviços do Sistema Único de Saúde (SUS), mas que tem se desenvolvido em serviços privados com bons resultados.

Quanto às causas de superlotação relacionadas à passagem (e permanência) dos pacientes pelos serviços de urgência, avaliação dos fluxos de triagem, atendimento médico, solicitação de exames, medicação, reavaliação clínica, bem como dimensionamento de recursos humanos, deve ser realizada preferencialmente por equipe externa com as ferramentas já mencionadas acima.

Por fim, as causas relacionadas à saída dos pacientes do PS também devem ser minuciosamente avaliadas, incluindo o dimensionamento de recursos humanos e espaço físico, bem como os fluxos de internação, alta e transição de cuidados, como também descritos acima.

Referências bibliográficas

1. Naouri D, Ranchon G, Vuagnat A, et al. Is inappropriate emergency department use still an appropriate concept? findings from a cross-sectional national study in France. *BMJ Qual Saf* 2020;29:449-64.

2. Chaiyachati K, Kangovi S. Inappropriate ED visits: patient responsibility or an attribution bias? BMJ Qual Saf 2020;29:441-2.

3. Pines JM, Hilton JA, Weber EJ, et al. International Perspectives on Emergency Department Crowding. Acad Emerg Med 2011;18(12):1358-70.

4. American College of Emergency Physicians. Policy Statement. Crowding. Revised, April 2019. (https://www.acep.org/patient-care/policy-statements/crowding/). Accessed March 11th, 2021.

5. Bittencourt RJ, Hortale VA. Intervenções para solucionar a superlotação nos serviços de emergência hospitalar: uma revisão sistemática. Cad. Saúde Pública 2009;25(7):1439-54.

6. Bakhsh A. Crowding in the Emergency Department: Strategies to End It. 2015. (http://www.emdocs.net/edcrowding/). Accessed March 11th, 2021.

7. Smith K. Emergency department overuse: routing low-acuity visits away from the ED with virtual care. Becker's Hospital Review, 2017. https://www.beckershospitalreview.com/healthcare-information-technology/emergency-department-overuse-routing-low-acuity-visits-away-from-the-ed-with-virtual-care.html.

8. Carret MLV, Fassa AGF, Domingues MR. Inappropriate use of emergency services: a systematic review of prevalence and associated factors. Cad. Saúde Pública 2009;25(1):7-28.

9. Morgan SR, Chang AM, Alqatari M, Pines JM. Non-emergency department interventions to reduce ED utilization: a systematic review. Acad Emerg Med 2013; 20:969-85.

10. Derlet RW, Richards JR. Ten solutions for emergency department crowding. West J Emerg Med. 2008; 9:24-7.

11. Richardson DB, Mountain D. Myths versus facts in emergency department overcrowding and hospital access block. Med J Aust 2009; 189:369-74.

12. Medley DB, Morris JE, Stone K, Song J, Delmas T, Thakrar K. An association between occupancy rates in the emergency department and rates of violence toward staff. J Emerg Med 2012; 43(4):736-44.

13. Morley C, Unwin M, Peterson GM, Stankovich J, Kinsman L. Emergency department crowding: A systematic review of causes, consequences, and solutions. PLoS ONE 2018; 13(8): e0203316.

Indicação e Transporte do Doente para a Unidade Crítica

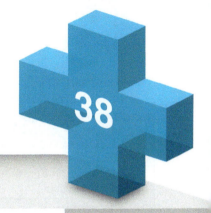

38

Cícero Nardini Querido

O paciente crítico e a indicação de cuidados intensivos

A unidade de terapia intensiva (UTI, ou unidade de cuidados intensivos) é um recurso hospitalar de alta complexidade, destinado à assistência de pacientes críticos.

Entende-se por paciente crítico aquele que apresenta pelo menos uma das duas condições seguintes:
- Disfunção de um ou mais sistemas orgânicos, com risco de morte e necessidade de recursos terapêuticos de suporte, tais como ventilação mecânica e hemodiálise.
- Alto risco de instabilização ou evolução clínica desfavorável e, portanto, necessidade de vigilância e monitorização contínuas.

Segundo o mais recente levantamento da Associação de Medicina Intensiva Brasileira (AMIB), o Brasil possuía, em Janeiro de 2020, 45.848 leitos de UTI, configurando uma relação de aproximadamente 2,2 leitos a cada 10.000 habitantes, com grande disparidade regional e entre os sistemas público (1,4 leitos por 10.000 habitantes) e privado (4,9 leitos por 10.000 habitantes).[1]

As indicações de internação e alta da unidade de terapia intensiva (UTI) são de competência do médico intensivista, e devem levar em consideração fatores como: características inerentes à doença aguda, condições de base e valores do paciente sob cuidados, e o contexto de disponibilidade de recursos.[2]

Evidências atuais sugerem que a indicação adequada de cuidados em UTI, bem como a agilidade na implementação dessa decisão, podem influenciar os desfechos clínicos nessa unidade.[3]

Dada a complexidade envolvida no processo e a escassez de leitos de terapia intensiva, alguns sistemas de suporte de decisão foram desenvolvidos a fim de guiar a indicação de internação em UTI ou em leito de cuidados intermediários, como o apresentado na Tabela 38.1.

Tabela 38.1. Diretrizes do Reino Unido para admissão e alta das unidades de terapia intensiva e cuidados intermediários.

Indicação de cuidados em unidade de terapia intensiva	Indicação de cuidados em unidade de cuidados intermediários
Pacientes com necessidade de suporte respiratório avançado (ou provável evolução para essa necessidade)	Pacientes com necessidade de suporte para um sistema (à exceção dos dependentes de suporte respiratório avançado)
Pacientes com necessidade de suporte para dois ou mais sistemas	Pacientes necessitando de observação ou monitorização mais intensivas do que o ofertado em uma enfermaria comum
Pacientes com uma ou mais comorbidades causando restrição de atividades diárias, e que necessitam de suporte por uma insuficiência orgânica aguda e reversível	Pacientes que já não precisam de cuidados em UTI, mas não se apresentam suficientemente estáveis para que permaneçam em uma enfermaria comum
	Pacientes em pós-operatório com necessidade de observação por mais do que algumas horas

Adaptada de "© Department of Health (1996). Guidelines on Admission to and Discharge from Intensive Care and High Dependency Units. London: NHS Executive."[4]

No mesmo sentido, o Conselho Federal de Medicina (CFM) publicou, em 2016, uma resolução que normatiza alguns critérios de priorização para admissão na UTI, sendo eles:

- Prioridade 1: pacientes que necessitam de intervenções de suporte à vida, com alta probabilidade de recuperação e sem nenhuma limitação de suporte terapêutico.
- Prioridade 2: pacientes que necessitam de monitorização intensiva, pelo alto risco de precisarem de intervenção imediata, e sem nenhuma limitação de suporte terapêutico.
- Prioridade 3: pacientes que necessitam de intervenções de suporte à vida, com baixa probabilidade de recuperação ou com limitação de intervenção terapêutica.
- Prioridade 4: pacientes que necessitam de monitorização intensiva, pelo alto risco de precisarem de intervenção imediata, mas com limitação de intervenção terapêutica.
- Prioridade 5: pacientes com doença em fase de terminalidade, ou moribundos, sem possibilidade de recuperação. Em geral, esses pacientes não são apropriados para admissão na UTI (exceto se forem potenciais doadores de órgãos). No entanto, seu ingresso pode ser justificado em caráter excepcional, considerando as peculiaridades do caso, e condicionado ao critério do médico intensivista.[2]

Apesar de sua utilidade como potenciais norteadores de decisão, as diretrizes ou critérios acima apresentados não devem suplantar a avaliação clínica do médico diretamente envolvido no cuidado.

Aspectos éticos e cuidados paliativos

Na assistência a doentes críticos, candidatos à admissão em terapia intensiva, sempre devem ser levados em consideração aspectos de cuidados paliativos, como respeito à autonomia e valores do paciente.

É fundamental que o processo de indicação de admissão em UTI leve em consideração valores e preferências do sujeito sob cuidados, tendo em vista que esses fatores podem moldar o plano terapêutico e limitar a realização de determinadas intervenções, com o intuito de evitar a obstinação terapêutica e o prolongamento desnecessário de sofrimento.

Em situações onde o potencial benefício da admissão em UTI é incerto, uma tentativa (*trial*) nessa unidade pode ser implementada (assegurados o esclarecimento e a concordância do paciente ou responsável legal), com reavaliações periódicas do plano de cuidados e eventual transição para cuidados de conforto exclusivos, se constatada falência terapêutica.

Transporte de pacientes para a unidade crítica

Todo procedimento de transporte de paciente, intra-hospitalar ou inter-hospitalar, está associado a um importante risco de eventos adversos. Esse risco é ainda maior na assistência a pacientes gravemente doentes, e as estimativas apontam que em até dois terços dos transportes de pacientes críticos ocorra algum evento adverso.

São eventos adversos potencialmente graves: quedas, extubação, assincronia entre paciente e ventilador, agitação psicomotora, mau funcionamento de equipamentos envolvidos no transporte etc.

A monitorização de eventos adversos, o treinamento da equipe e a implementação de melhorias no processo de comunicação podem minimizar o risco de complicações.

Conforme recomendado por uma diretriz publicada pelo American College of Critical Care Medicine, especial atenção deve ser dada a quatro fatores envolvidos no processo de transporte do paciente crítico: comunicação entre as equipes envolvidas na transição de cuidados, adequação da equipe responsável pela transferência, equipamentos disponíveis e monitorização durante o procedimento, conforme esquematizado na Tabela 38.2.

Tabela 38.2. Sumário de recomendações para o transporte de pacientes críticos.[5]

Comunicação	- Comunicar, entre equipes médicas e equipes de enfermagem, a condição do paciente e plano de cuidados
	- Confirmar com equipe do setor de destino a prontidão para receber o paciente
	- Informar aos membros da equipe de transporte os equipamentos necessários
	- Documentar em prontuário a transferência do paciente

(continua)

Tabela 38.2. Sumário de recomendações para o transporte de pacientes críticos.[5] (continuação)

Equipe	- Envolver, pelo menos, 2 profissionais no transporte, sendo um deles um médico capacitado em suporte avançado à vida - Permanecer responsável pelo paciente até a completa transferência do cuidado
Equipamentos	- Verificar a presença e o bom funcionamento de equipamentos de monitorização, como, por ex., oxímetro de pulso - Assegurar a pronta disponibilidade de: desfibrilador cardíaco, material para obtenção e manejo de via aérea, drogas para ressuscitação básica (p. ex.: epinefrina) - Certificar o correto funcionamento do ventilador de transporte e o acoplamento do paciente a esse, quando em uso de ventilação mecânica
Monitorização	- Garantir parâmetros mínimos de monitorização: oximetria de pulso, monitorização eletrocardiográfica contínua, e medidas seriadas de FC, FR e PA

Pontos-chave

- Indicação de cuidados intensivos.
- Transporte do paciente crítico.

Referências bibliográficas

1. Associação Brasileira de Medicina Intensiva (AMIB) apresenta dados atualizados sobre leitos de UTI no Brasil. [publicação na internet]. 2020. [acesso em 19 de Agosto de 2020]. Disponível em: https://www.amib.org.br/fileadmin/user_upload/amib/2020/abril/28/dados_uti_amib.pdf.

2. Conselho Federal de Medicina (CFM). Resolução nº 2.156, de 17 de novembro de 2016. Estabelece os critérios de admissão e alta em unidade de terapia intensiva [resolução na internet]. Brasília, 2016 [acesso em 04 de Agosto de 2020]. Disponível em: https://sistemas.cfm.org.br/normas/visualizar/resolucoes/BR/2016/2156.

3. Bion J, Dennis A. Oxford Textbook of Critical Care. ICU admission and discharge criteria: Oxford University Press; 2016.

4. Executive N. Guidelines on admission to and discharge from intensive care and high dependency units: Department of Health; 1996.

5. 5. Warren J, Fromm RE, Orr RA, Rotello LC, Horst HM. Guidelines for the inter-and intrahospital transport of critically ill patients. Critical care medicine. 2004;32(1):256-62.

Resumo de Alta da Unidade de Urgência

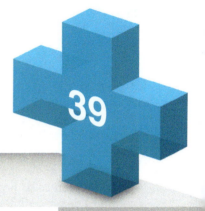

39

Paulo Andrade Lotufo

Princípios básicos

A documentação é elemento fundamental do ato médico porque materializa todo a ação profissional realizada para um determinado paciente. As anotações em prontuário relativas à admissão com história, exame físico e condutas realizadas junto com a prescrição são os documentos básicos. Contudo, pela extensão e complexidade, os dados existentes em um prontuário não permitem um manuseio fácil, principalmente em ambientes de salas de emergência e prontos-socorros.

Outros aspectos importantes são que, apesar do avanço da tecnologia de informação e da legislação, o acesso do paciente ao prontuário ainda encontra obstáculos e a comunicação entre médicos continua sendo um dos pilares de qualidade assistencial adequada.

O médico é o elemento central na documentação em uma unidade hospitalar ou básica de saúde, no entanto, a responsabilidade maior é institucional. Enfermagem, fisioterapia e farmácia hospitalar tem participação fundamental na precisão das informações constante em toda documentação.

Cabe à administração ter um quadro fixo de nosologistas que mantenham a informação qualificada, atualizada e disponibilizada da melhor maneira possível para auditorias ou para pesquisas administrativas e científicas.

O encaminhamento entre serviços de emergência deve seguir as normas das Centrais de Regulação de Vagas onde as informações deverão ser alimentadas tanto pelo local de encaminhamento como de recepção. De preferência, o Hospital que faça o encaminhamento deverá emitir, ao tempo da saída do paciente, o resumo de alta, mesmo que haja o compromisso em receber o paciente após avaliação no outro serviço.

Resumo de alta

O resumo de alta é o momento onde o médico que atendeu ao paciente deverá ter capacidade de síntese e apresentar os principais dados que servirão tanto ao paciente como outros médicos que possam se envolver em atendimento futuro.

O resumo de alta será utilizado além do paciente e médico de outra instituição, como dentro da própria instituição para anotações de estatística hospitalar e de cobrança de procedimentos.

O ideal será que os resumos de alta sejam padronizados, como a declaração de óbito para permitir que sejam base de um programa de dados tanto para interesse do paciente como para efeito de estatísticas de saúde.

Para tanto, torna-se necessária a incorporação da Família Internacional de Classificação com suas codificações que permitem comparação temporal e entre países. Elas são a Classificação Internacional de Doenças, Classificação Internacional de Funcionalidade, Incapacidade e Saúde (CIF) e, no futuro, a Classificação Internacional de Procedimentos em Saúde, ainda em teste. Além dos diagnósticos, é imprescindível que as medicações utilizadas tanto em caráter crônico ou restrita à internação conste no resumo de alta seguindo a Denominação Comum Brasileira da Agência Nacional de Vigilância à Saúde, que segue o padrão da Organização Mundial de Saúde, a Anatomical Therapeutic Chemical (*ATC*).

O resumo de alta deve constar dos seguintes campos citados na Tabela 39.1.

Tabela 39.1. Campos que devem constar no resumo de alta e equipe competente para o seu preenchimento.

1	Identificação	Administração
2	Motivo da Internação	Médico
3	Evolução na internação	Médico
4	Condições de saída (alta ou óbito)	Médico
5	Diagnósticos	Anotação: médico Codificação: administração (CID)
5	Procedimentos	Anotação: médico Codificação: administração (CIPS)
6	Incapacidades	Anotação: médico/fisioterapeuta Codificação: administração (CIF)
7	Medicamentos	Anotação: Médico Codificação: farmácia hospitalar
	Somente para altas	
8	Cuidados necessários pós-alta	Anotação: médico/enfermeiro
9	Sequência do tratamento/retorno com agendamento com data e hora	Anotação: médico Codificação: administração
10	Identificação dos emitentes com contato	Administração

Cada campo específico implica cuidados especiais:

- **Identificação:** além dos dados pessoais, o Hospital deverá prover o nome, endereço e telefone da Unidade Básica de Saúde mais próxima da residência do paciente incluindo contatos nas Secretarias Municipais de Saúde.
- **Motivo de internação:** constar somente o que motivou a hospitalização com a devida avaliação de gravidade e o local inicial dos cuidados: terapia intensiva, enfermaria ou observação em unidade de emergência.
- **Evolução:** sintetizar diagnóstico e tratamentos em sequência temporal.
- **Diagnósticos, incapacidades e medicamentos:** citar todos os relacionados ao paciente em ordem hierárquica.
- **Cuidados pós-alta:** detalhar o máximo possível o quanto o paciente e família foram informados dos procedimentos pós-alta. Nos casos, em que o paciente está em cuidados paliativos indicar isso cuidadosamente nesse campo.
- **Sequência do tratamento:** se, houver retorno ao Hospital, a data e horário já devem constar no resumo. Indicar sempre ao outro serviço qual será a parte do tratamento que se espera que conduzam no paciente que está sendo referido a esse serviço.
- **Identificação dos emitentes:** no momento onde a telemedicina é uma realidade, os hospitais devem emitir o contato com o médico, enfermeiro, farmacêutico e fisioterapeuta emitentes com nome e modo de contato direto que não sejam endereços eletrônicos institucionais ou telefones fixos dos serviços.

Finalmente, tornam-se necessárias padronizar a forma de redação para evitar os problemas principais de comunicação como o uso de abreviaturas, acrônimos, nomes comerciais, juízo de valor e termos muito específicos, principalmente em outra línguas.

Referências bibliográficas

1. Organização Mundial da Saúde (OMS). Classificação Estatística Internacional de Doenças e Problemas Relacionados à Saúde: CID-10 Décima revisão. Trad de Centro Colaborador da OMS para a Classificação de Doenças em Português. Vol 2. 3. ed. São Paulo: EDUSP, 1996.

2. Organização Mundial da Saúde (OMS). CIF: Classificação Internacional de Funcionalidade, Incapacidade e Saúde. Trad. de Centro Colaborador da Organização Mundial da Saúde para a Família de Classificações Internacionais. São Paulo: EDUSP, 2003.

3. Moretto LD, Mastelaro R. (Coord.) MDCB: Manual das Denominações Comuns Brasileiras. São Paulo: Sindusfarma, 2013. (Manuais SINDUSFARMA; v. 16).

Pesquisa Científica na Unidade de Urgência

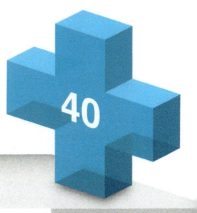

Alessandra Carvalho Goulart
Rodrigo Díaz Olmos

Destaques

- A pesquisa científica no âmbito das unidades de urgência ainda é grande desafio.
- Elementos-chave para uma pesquisa bem sucedida é o estimulo e o envolvimento da equipe de saúde que trabalha no setor de emergência.
- Assim como em outros cenários clínicos, pesquisas em emergências devem seguir todos os trâmites éticos, metodológicos, de análise e divulgação por meio de publicação científica.

Introdução

Pesquisa científica na unidade de emergência, como em qualquer outro contexto de atenção à saúde, é pedra fundamental para o progresso e desenvolvimento dos cuidados de emergência. Evidências provenientes de novas pesquisas clínicas são a base para o aperfeiçoamento nos cuidados clínicos à beira do leito, além de subsidiar políticas de saúde. Entretanto, a despeito desta necessidade, a condução de pesquisas nas unidades de emergência é um grande desafio.[1] Dentre vários aspectos, a superlotação e o excesso de trabalho das equipes de saúde das unidades de emergência talvez sejam o principal obstáculo ao desenvolvimento de pesquisas neste cenário clínico. Apesar do surgimento constante de temas relevantes a serem investigados no âmbito das emergências, tais como questões científicas relacionadas à pandemia da Covid-19, por exemplo, a grande sobrecarga emocional e de trabalho faz com que muitos profissionais de saúde se sintam desestimulados em participar ativamente de todas as etapas que envolvem uma pesquisa científica, seja clínica ou acadêmica. A saber, entende-se por pesquisa clínica um ensaio clínico ou estudo clínico que envolve um processo de investigação científica em seres humanos para desenvolvimento de novos fármacos ou tratamentos possíveis. No meio acadêmico, a pesquisa é um dos pilares da atividade universitária, cujo objetivo é produzir conhecimento para uma disciplina acadêmica, contribuindo para o avanço da ciência e para o desenvolvimento social.[2]

Uma pesquisa bem delineada envolve desde a concepção do melhor tipo de estudo, para responder à pergunta científica em questão, a inclusão de participantes, nos quais o termo de consentimento livre e esclarecido (TCLE) deve ser aplicado, coleta de dados, formulação/confecção do banco de dados e em algumas pesquisas, principalmente as que envolvem desfechos fatais, seguimento dos casos.[3] Nesse contexto, o engajamento e motivação dos profissionais de saúde, e a inclusão de pacientes são as principais barreiras encontradas para aplicabilidade de estudos, uma vez que em situações emergenciais nem sempre há tempo hábil para uma boa comunicação com o participante potencial ou seus responsáveis legais como em geral ocorre em outros contextos de assistência.[3] Além do rigor científico demandado, há outro aspecto a ser considerado quando os profissionais aceitam participar, a saber, a possível interferência nas atividades assistenciais, tanto do ponto de vista de tempo dispendido como do ponto de vista de modificação da prática clínica vigente durante a participação no estudo. Em virtude destas considerações, estratégias para estimular profissionais de saúde e serviços de emergência a participarem de pesquisas científicas são absolutamente necessárias (Quadro 40.1).

Quadro 40.1. Estratégias e abordagens chave para pesquisa cientifica bem sucedida[4]

- Motive sua equipe
- Viabilize apoio técnico e educação continuada direcionada
- Convoque reuniões regulares e efetivas (preferivelmente de curta duração)
- Crie uma marca ao redor de seu estudo
- Esteja disponível e seja abordável
- Promova seu estudo para os médicos do PS
- Considere a utilização de incentivos apropriados
- Use um sistema de captura/coleta de dados online
- Defina objetivos, reconheça pequenos ganhos e celebre conquistas

Embora todos estes nove pontos listados acima sejam importantes, alguns deles são fundamentais para que um estudo no serviço de emergência (SE) seja viabilizado, a saber, a promoção e a conversa contínua dos pesquisadores com os profissionais de saúde da área, a criação de uma marca envolvendo o estudo e a utilização de sistemas on-line de fácil preenchimento e acesso. A criação de formas simples e ágeis para coleta de dados, além da compreensão e aceitação do estudo por parte da equipe aumentam as chances de uma pesquisa bem sucedida no âmbito emergencial.

Ainda nesse contexto, o treinamento da equipe através de Boas Práticas Clínicas (do inglês *Good Clinical Practices* [GCP]), o qual compõe o conjunto de normas e orientações éticas e científicas para o desenho, condução, registros e divulgação de resultados de estudos clínicos é fundamental.[5]

Ética e regulamentações em pesquisa

Toda pesquisa deve ser conduzida de modo ético sob rigoroso padrão de qualidade de modo a garantir o sigilo dos dados coletados e consequentemente o anonimato do participante. Os princípios éticos subjacentes a todos envolvidos em pesquisas desenvolvidas em SE são baseados no respeito pelas pessoas, beneficência, justiça como bem como mérito e integridade.[10,11] Consentimento e risco são fundamentais questões éticas a serem abordadas em todos os estudos.[10]

De acordo com a Resolução CNS 466/12, toda pesquisa envolvendo seres humanos deverá ser submetida à apreciação de um Comitê de Ética em Pesquisa (CEP). Portanto, antes que a pesquisa seja iniciada, toda documentação, incluindo o TCLE, a brochura do estudo, projeto e cronograma, independentemente do tipo do estudo, deverá ser enviada a CEP via Plataforma Brasil (https://plataformabrasil.saude.gov.br/login.jsf). No caso de ensaios clínicos ou pesquisas em parcerias com instituições internacionais, os documentos serão encaminhados para o Comitê Nacional de Ética em Pesquisa (CONEP).

Condução da pesquisa científica

Questão de pesquisa

A questão da pesquisa, que deve preceder o estudo, é o ponto de partida para formular de maneira clara e cuidadosa a pesquisa per se com todos os outros elementos, incluindo objetivo e métodos do estudo.[12] Uma boa pergunta de pesquisa deve ser original (garantir que isso requer uma pesquisa detalhada da literatura), relevante, viável com base em recursos, habilidades, tempo, ter plausibilidade com base científica e claramente definida e ética.[12]

Uma questão bem formulada constitui a base do protocolo do estudo e pode ser definida em termos da sigla *PICOT*:

- Population: População – quem deve estar no estudo?
- Indicator: Indicador – qual é a intervenção ou exposição de interesse?
- Comparator: Comparador, se aplicável – qual é o padrão ouro? Comparação *versu* linha de base? Comparação *versus* grupo controle?
- Outcome: Desfecho – qual é o resultado de interesse?
- Time frame: Prazo – em que período de tempo?

Particularmente, deve haver um desfecho primário claramente definido (por exemplo, morte atestada oficialmente por órgãos públicos, melhora de dor por meio de escala visual analógica). O desfecho primário deve responder à pergunta do estudo e, portanto, o mesmo deve ser clinicamente relevante e definido antes das análises, idealmente, antes do início do estudo. Não obrigatoriamente, mas outros desfechos secundários, geralmente menos relevantes, podem ser investigados num mesmo estudo, por exemplo, mudança nos níveis de algum parâmetro laboratorial.[12] Também

Manual de Condutas da Unidade de Urgência e Emergência do HU-USP

podem ser avaliados desfechos compostos, por exemplo, morte ou internação na UTI ou reinternação em 30 dias.

Revisão da literatura e níveis de evidência

A revisão da literatura deve fornecer o pano de fundo para a questão do estudo. Bancos de dados de literatura como "Pubmed", Medline-BIREME, "Google scholar", "Internet Search Engines", "Cochrane library" e EMBASE são alguns exemplos de bases que podem ser consultadas. A literatura médica pode ainda ser classificada de acordo com o nível de evidência científica levando-se em consideração a qualidade da pesquisa. Existe uma série de sistemas de classificação usados internacionalmente para graduar o nível de evidência, aqui abordaremos o sistema sugerido pela Cochrane, o *Grading of Recommendations Assessment, Development and Evaluation* (GRADE), por ser esse um modo de classificação bastante ampla e criteriosa. A abordagem GRADE especifica quatro níveis de certeza para um corpo de evidências para um determinado desfecho: alto, moderado, baixo e muito baixo (Tabela 40.1). No geral, a avaliação do nível de evidência pelo GRADE é determinada pelos seguintes fatores:

- Delineamento do estudo.
- Limitações metodológicas (risco de viés).
- Inconsistência.
- Evidência indireta.
- Imprecisão.
- Viés de publicação.
- Magnitude de efeito.
- Gradiente dose-resposta.
- Fatores de confusão residuais.[13]

Tabela 40.1. Qualidade das evidências de acordo com o sistema GRADE.

Nível de evidência	Definição	Implicações
Alto	Forte confiança de que o verdadeiro efeito esteja próximo daquele estimado	Muito improvável que estudos adicionais venham modificar a estimativa do efeito
Moderado	Moderada confiança no efeito estimado	Trabalhos futuros poderão modificar a confiança na estimativa de efeito, podendo, inclusive, modificar a estimativa
Baixo	Limitada/baixa confiança no efeito	Trabalhos futuros provavelmente terão um impacto importante e nossa confiança na estimativa de efeito
Muito baixo	Muito limitada/muito baixa a estimativa de efeito. Há um grau de incerteza importante nos achados	Qualquer estimativa de efeito é incerta

Tipos de pesquisa no departamento de emergência

Para além de pesquisas relacionadas a intervenções médicas no pronto-socorro (PS), como as pesquisas clínicas nos moldes de ensaios clínicos de medicamentos para condições específicas, ou comparando duas abordagens distintas (tratamento clínico *versus* cirúrgico), avaliação de fluxos de atendimento para condições específicas, há inúmeros outros tipos de pesquisas acadêmicas que podem ser desenvolvidas no PS. Estudos de decisão clínica utilizando os conceitos de probabilidade pré-teste[6] e limiares de teste e tratamento,[6] estudos de prevalência e definição de desfechos,[7] estudos de implementação,[8] estudos de custo efetividade,[9] dentre outros. Além destes temas mais amplos, há que se definir que tipo de desenho de estudo será realizado no departamento de emergência (DE). Há vários modos de agrupar ou classificar os tipos de estudo. Os estudos podem ser de ciência básica (p. ex.: avaliar a interação de certas drogas com receptores específicos) ou clínicos (ex.: ensaios clínicos randomizados (ECR) ou não randomizados para avaliar o efeito clínico dessa mesma droga); os estudos clínicos podem ser observacionais ou experimentais (de intervenção); os estudos observacionais podem ser descritivos ou analíticos; os estudos de intervenção podem ser randomizados ou não; além disso, também podem ser estudos de efetividade ou de eficácia. A escolha do desenho dependerá da pergunta que se quer responder.

Diretrizes de estudos

Ao publicar um estudo, existem certas informações que devem ser incluídas na publicação. Para padronizar os relatos da metodologia, condução e resultados dos estudos há uma série de diretrizes que idealmente devem ser seguidas. A mais conhecida é a declaração CONSORT (*Consolidated Standards of Reporting Trials*, ensaios clínicos) – um formato de *check list* baseado em evidências que visa melhorar a qualidade e integridade de relatórios para ECRs.[14] O *check list* do CONSORT consiste de uma lista de 25 itens dividida em subcategorias: título e resumo, introdução, métodos, resultados, discussão e outras informações. Dentre as informações são abordados critérios de elegibilidade da amostra, randomização (seleção aleatória dos casos), alocação dos casos levando-se em consideração princípios como intenção de tratar (*intention to treat*), ou seja, os participantes devem ser considerados no grupo para o qual foram alocados, seguimento e detalhes sobre a análise dos dados. O diagrama de fluxo, por sua vez, fornece aos leitores uma imagem clara do progresso de todos os participantes no estudo, a partir do momento em que são randomizados até o final de seu envolvimento.[12,15] Ambos os documentos são também muito úteis na fase de delineamento do estudo e para garantir que o protocolo de pesquisa seja abrangente e lógico. Existem também uma série de diretrizes de relatórios para estudos que não são ECRs, como STARD (*STAndards for the Reporting of Diagnostic accuracy studies*, estudos para avaliar acurácia diagnóstica), STROBE (*STrengthening the Reporting of OBservational studies in Epidemiology*, estudos observacionais em epidemiologia), PRISMA (*Preferred Reporting Items for Systematic Reviews and Meta-analyses*, revisões sistemáticas e metanálises), que substituiu recentemente QUOROM, e o MOOSE

(*Meta-analysis Of Observational Studies in Epidemiology*, metanálises de estudos observacionais).[12] Ao projetar um estudo, é útil ter em mente essas diretrizes para garantir que o protocolo seja abrangente e que os dados relevantes necessários para o estudo sejam coletados. Informações sobre essas diretrizes, incluindo as principais listas de verificação e diagramas de fluxo estão listados no Site da EQUATOR (http://www.equator-network.org).

Documentação

Uma boa documentação é a chave para um estudo bem-sucedido. Os documentos devem ser mantidos juntos e completos, datados, seguros e facilmente acessíveis. Deve haver uma trilha clara de todos os dados da publicação do banco de dados ao formulário/relatório clínico para documento de origem. Todas as mudanças devem ser datadas e rubricadas; sem o uso de técnicas para apagar as mudanças realizadas. Todas as versões dos documentos devem ser datadas e registradas como parte da documentação original da pesquisa. Todas as reuniões de investigadores para discutir o projeto ou realização de um estudo deve ter atas e essas devem ser enviadas por e-mail a todas as pessoas relevantes envolvidas no estudo.[12]

Consentimento dos participantes

O TCLE é o documento mais importante para a análise ética de um projeto de pesquisa e garante ao participante da pesquisa o respeito aos seus direitos. Por isso, o TCLE é documento obrigatório nos projetos, inclusive nos quais serão realizadas entrevistas, grupos focais ou outras intervenções. O mesmo deve ser redigido de maneira clara, em linguagem leiga, evitando-se terminologias científicas, contendo informações claras sobre os riscos, mesmo que mínimos, benefícios da pesquisa, sigilo dos dados e direito do participante a se retirar da pesquisa a qualquer momento que desejar (Quadro 40.2).[10]

Em algumas circunstâncias, a dispensa de TCLE pode ser solicitada ao CEP como para estudos retrospectivos, nos quais a pesquisa envolve apenas consulta de prontuários médicos, por exemplo.[10]

As normas de rigor na conduta de pesquisa devem estabelecidas pelos princípios das Boas Práticas Clínicas. Embora em muitos casos seja obrigatório seguir estes documentos regulamentares, seguindo-os também há maior garantia de que os resultados são realmente verdadeiros, e que os resultados não foram produzidos intencionalmente, ou mais comumente, não intencionalmente corrompidos.[4,10]

Pesquisa Científica na Unidade de Urgência

Quadro 40.2. Direitos dos participantes de pesquisa (*)

- Receber as informações do estudo de forma clara.
- Ter oportunidade de esclarecer dúvidas.
- Ter o tempo que for necessário para a tomada de uma decisão autônoma.
- Ter liberdade de recusa em participar do estudo.
- Ter liberdade de retirar o seu consentimento a qualquer fase da pesquisa.
- Ter liberdade de retirar o consentimento de uso e guarda do material biológico.
- Receber assistência (integral e imediata) por danos, de forma gratuita.
- Requerer indenização por danos.
- Receber ressarcimento de gastos (incluindo os de acompanhantes).
- Ter acesso aos resultados dos exames realizados durante o estudo.
- Solicitar retirada dos seus dados genéticos de bancos onde estejam armazenados.
- Ter acesso gratuito pós-estudo ao produto investigacional (quando for o caso).
- Ter acesso gratuito ao método contraceptivo escolhido (quando for o caso).
- Receber aconselhamento genético gratuito (quando for o caso).
- Ter assegurada a confidencialidade dos seus dados.
- Ter assegurada sua privacidade.
- Receber uma via do TCLE (assinada e rubricada pelo participante da pesquisa e pelo pesquisador).

(*) Baseados nas Resoluções CNS Nº 466 de 2012, 441 de 2011, 340 de 2004 e 251 de 1997.[10]

Bancos de dados

Uma boa gestão de dados deve ser cuidadosamente planejada desde os primeiros dados coletados até sua análise, caso contrário, valores implausíveis e inconsistências podem surgir na fase de análise dos dados, etapa em que a correção de erros é muito difícil. Um banco de dados consiste em um programa de software de computador onde os dados são inseridos e armazenados em uma tabela ou arquivo, que é chamado o arquivo de dados. Um conjunto de dados consiste em registros que se referem aos dados sobre cada sujeito da pesquisa organizado em variáveis definidas (ou campos como sexo) com valores específicos (por exemplo, masculino).[12] Cada registro deve ter um identificador único diferente do registro hospitalar do paciente, garantindo o sigilo dos sujeitos da pesquisa pela anonimização dos dados conforme prevê a Lei Geral de Proteção de Dados Pessoais (LGPD), Lei nº 13.709, de 14 de agosto de 2018.[16]

Os nomes das variáveis devem ser informativos e os valores devem ser organizados em um formato consistente e lógico e com base em dados brutos, não resumidos (datas de admissão e alta e não somente dias de internação). Mesmo para bancos de dados simples, um "manual de codificação" deve ser criado para explicar nomes de variáveis, descrevendo as variáveis e suas unidades, com especificação do número de decimais etc. Os dados eletrônicos devem ser salvos diariamente. Ainda, *backups* devem ser providenciados em uma área protegida, e os dados devem ser copiados em um servidor em unidade externa.[12]

Manejo de risco e eventos adversos

A detecção e notificação de quaisquer eventos adversos (EA) associados com um estudo, no caso daqueles que envolvem alguma intervenção como medicamentos, é importante e obrigatória.[12] O protocolo deve indicar como os eventos adversos serão definidos, como serão detectados e como serão gerenciados e relatados. Os EA (graves ou não) são definidos como quaisquer ocorrências médicas indesejáveis em um sujeito de estudo temporariamente associado ao estudo, se está ou não relacionado ao estudo ou se os pesquisadores pensam que existe uma relação causal ou não.[12]

Encerramento do estudo

Assim que a coleta de dados for concluída e todos os dados forem inseridos, analisados e publicados, um estudo deve ser formalmente encerrado. Um relatório final deve ser enviado à CEP. Muitos CEPs exigirão relatórios resumidos dos resultados a serem enviados aos participantes do estudo. Os documentos do estudo devem ser anomizados para armazenamento, exceto o número do estudo com a lista de identificação do sujeito (número de estudo e identificadores de paciente correspondentes) deverão ser mantidos separadamente. Caso os documentos do estudo estejam em papel devem ser encaixotados e rotulados com o título do estudo, investigador principal e data de estudo para armazenamento em local seguro.[12] Segundo a Resolução 466/12, ao pesquisador cabe manter os dados da pesquisa em arquivo, físico ou digital, sob sua guarda e responsabilidade, por um período de 5 anos após o término da pesquisa.

Pontos-chave

Os principais passos para a condução de uma boa pesquisa científica em qualquer ambiente clínico, incluindo no DE, devem conter:[11]

- Pergunta da pesquisa.
- Revisão da literatura e dos níveis de evidência.
- Apreciação dos tipos de estudo.
- Avaliação das diretrizes de divulgação (*Reporting Guidelines*).
- Registro nos estudos do tipo ensaios clínicos (https://clinicaltrials.gov/).
- Documentação.
- Consentimento dos participantes.
- Banco de dados.

- Manejo de risco e eventos adversos.
- Fechamento do estudo.
- Trabalho em equipe.
- Autoria.

Referências bibliográficas

1. McRae AD, Perry JJ, Brehaut J, Brown E, Curran J, Emond M, et al. Engaging emergency clinicians in emergency department clinical research. CJEM 2018:1-5.

2. Goergen P. Dossiê: Universidade em tempos difíceis. Educ. Soc. 19 (63) 1998. Acessado em 05/06/2021. Disponível em: https://doi.org/10.1590/S0101-73301998000200005.

3. Buckley JM, Irving AD, Goodacre S. How do patients feel about taking part in clinical trials in emergency care? Emerg Med J 2016;33:376-80.

4. Probst MA, Caputo ND, Chang BP. Behind the Scenes of Successful Research in Emergency Medicine: Nine Tips for Junior Investigators. AEM Edu Train 2020; 4(S1):S75-S81.

5. CITI PROGRAM. Good Clinical Practice (GCP). Acessado em 05/06/2021. Disponível em:

6. https://about.citiprogram.org/en/series/good-clinical-practice-gcp/.

7. Pellatt R, Purdy E, Keijzersa G. A primer for clinical researchers in the Emergency department: Part XI. Inertia before investigation: Pre-test probability in emergency medicine. Emerg Med Australasia 2020;32:377-82.

8. Craig S, Graudins A, Dalziel SR, Powell CVE, BABL FE. A primer for clinical researchers in the emergency department: Part VI. Measuring what matters: Core outcome sets in emergency medicine research. Emerg Med Australasia 2019;31:29–34.

9. Tavender E, Babl FE, Middleton S. A primer for clinical researchers in the emergency department: Part VIII. Implementation science: An introduction. Emerg Med Australasia 2019;31: 332-38.

10. April MD, DPhil, Murray BP. Cost-effectiveness Analysis Appraisal and Application: An Emergency Medicine Perspective. Acad Emerg Med 2017; 24(6):754-68.

11. Conselho Nacional de Saúde. Comissão de Ética em Pesquisa (CONEP/CNS/MS). Manual de Orientação: Pendências frequentes em protocolos de orientação: Pendências frequentes em protocolos de pesquisa clínica. Acessado em 05/06/2021. Disponível em: https://conselho.saude.gov.br/Web_comissoes/conep/aquivos/documentos/MANUAL_ORIENTACAO_PENDENCIAS_FREQUENTES_PROTOCOLOS_PESQUISA_CLINICA_V1.pdf.

12. Davidson A, Babl FE. A primer for clinical researchers in the emergency department: part I: ethical and regulatory background. Emerg Med Australas. 2010; 22(5):399-406.

13. Babl FE, Davidson A. A primer for clinical researchers in the emergency department: Part II: Research science and conduct. Emerg Med Australasia 2010; 22:407-17.

14. Schunemann HJ, Higgins JPT, Vist GE, Glasziou P, Akl EA, Skoetz N, et al. On behalf of the Cochrane GRADE ing Methods Group (formerly Applicability and Recommendations Methods Group) and the Cochrane Statistical Methods Group. Capítulo 14: Completing 'Summary of findings' tables and grading the certainty of the evidence. Cochrane Training. Acessado 05/06/2021. Disponível em: https://training.cochrane.org/handbook/current/chapter-14.

15. Altman DG, Schulz KF, Moher D, et al. The revised CONSORT Statement for reporting randomized trials: explanation and elaboration. Ann. Intern. Med. 2001; 134 (8): 663-94.
16. CONSORT group. The CONSORT Statement. Acessado em 10/06/2021. Disponível: http://www.consort-statement.org/downloads/consort-statement
17. Ministério da Defesa. Governo Federal. Proteção de Dados – LGPD. Acessado em 10/06/2021. Disponível em:https://www.gov.br/defesa/pt-br/acesso-a-informacao/lei-geral-de-protecao-de-dados-pessoais-lgpd.

Ultrassom *Point-of-Care* na Unidade de Urgência

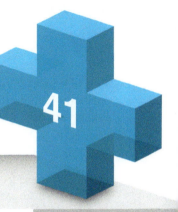

Brenda Margatho Ramos Martines
Fernando Arturo Effio Solis

Introdução

A ultrassonografia *point-of-care* (POCUS) é útil para o médico na sala de emergência. O treinamento abrangente em POCUS é fundamental para a prática da medicina de urgência/emergência. Sua utilização tem sido cada vez mais frequente na prática clínica de todo mundo, por ser um método de realização rápida, com baixo custo, desprovido de radiação ionizante, com boa sensibilidade, dinâmico e que pode ser repetido no pronto-socorro.

O *American College of Emergency Medicine* (ACEP) publicou um documento de posição em 1990,[1] que apoiava o uso de POCUS; isso foi seguido por um documento semelhante escrito pela *Society for Academic Emergency Medicine*, em 1991.[2] Em 2001, o ACEP desenvolveu diretrizes de ultrassom de emergência[3] que descrevem a prática do POCUS focada em sete competências de ultrassom: trauma, gestação, aorta abdominal, avaliação cardíaca, biliar, do trato urinário e para guiar procedimentos. Estes foram expandidos em 2009 para incluir avaliação de trombose venosa profunda (TVP), avaliação da pleura e pulmão, ocular e de tecidos moles/musculoesqueléticos.[4,5] O espectro de atuação do POCUS é bastante extenso e deve ser abordado na sala de emergência de maneira individual, dependendo da correlação clínica.

Neste capítulo daremos ênfase na avaliação do paciente crítico na sala de emergência.

Ultrassonografia torácica (pulmão e pleura)

A avaliação POCUS do tórax na sala de emergência permite ao médico avaliar um paciente em insuficiência respiratória, de maneira rápida, identificando diferentes padrões, tais como: aeração pulmonar normal, pneumotórax, lesão intersticial, consolidação ou derrame pleural.[6]

Os protocolos, em geral, são específicos e relacionados com o quadro clínico do paciente. Usando ultrassonografia torácica, os médicos podem diferenciar pacientes com pneumonia, pneumotórax, edema agudo de pulmão e disfunção diafragmática.[11,12]

Técnica

Utiliza-se frequentemente o transdutor convexo multifrequencial (2-6 MHz), pois ele permite avaliar tanto o parênquima pulmonar como a pleura.

A varredura é feita nos dois quadrantes anteriores delimitados pelas linhas paraesternal, axilar anterior e mamilar; dois quadrantes laterais, delimitados pelas linhas axilar anterior, axilar posterior e mamilar; dois quadrantes posteriores, delimitados pelas linhas axilar posterior, paravertebral e prolongamento da linha mamilar.

Totaliza-se, no final, seis quadrantes, e cada quadrante examinado recebe pontuação de 0 a 3, de acordo com o padrão de acometimento definido pelo Score LUS (*lung ultrasound score*), havendo pontuação máxima de 36 pontos, que apresenta correlação prognóstica (Tabela 41.1).

Tabela 41.1. Escore LUS.

Pontuação	Padrão ultrassonográfico
0	Pulmão com aeração normal
1	Síndrome intersticial (3-5 linhas B)
2	Edema alveolar (> 5 linhas B)
3	Consolidação

Análise

O pulmão é um órgão composto basicamente por ar. Portanto, em um pulmão normal só veremos artefatos de reverberação horizontal que são denominadas linhas "A" (Figura 41.1). A ausência de linhas "A" indica que algo está ocupando o interstício e o espaço aéreo pulmonar, podendo ser líquido, sangue ou material inflamatório/infeccioso. Quando o alvéolo está cheio de fluido, as ondas sonoras geram artefatos chamados linhas "B" (Figura 41.2). Essas linhas podem coalescer resultando em consolidação (Figura 41.3).

A presença de mais de duas linhas B em um espaço intercostal é diagnóstico de síndrome intersticial,[7] devendo-se relacionar com a clínica para melhor definição da etiologia (Figura 41.2).

A consolidação pulmonar não indica diagnóstico etiológico, podendo corresponder a processo inflamatório/infeccioso, infarto, edema agudo, neoplasia e até atelectasia.[8,9] Nesses casos, a ultrassonografia apresenta limitação uma vez que a consolidação deve atingir a periferia pulmonar para ter representação ultrassonográfica. O padrão pode variar desde normalidade até áreas de consolidação com broncograma aéreo (Figura 41.3).

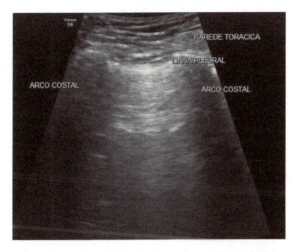

Figura 41.1. Rastreamento ultrassonográfico do tórax em paciente hígido.

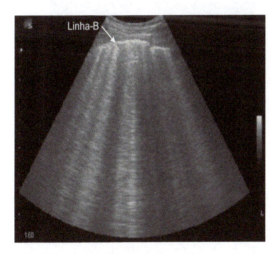

Figura 41.2. Rastreamento ultrassonográfico do tórax evidenciando linhas B.

O derrame pleural é visualizado no ultrassom como a presença de líquido, geralmente material hipoecogênico ou anecogênico, junto dos folhetos pleurais, mais frequentemente localizado na região posteroinferior do hemitórax (Figuras 41.4 e 41.5).[9] A presença de septações e debris são sinais de derrame pleural complicado.

A avaliação do pneumotórax[10] é feita pelo modo M, com perda da interface pleuropulmonar fisiológica (sinal da "praia") e aparecimento do sinal denominado "código de barras", que representa a ausência de deslizamento pleural (Figura 41.6).

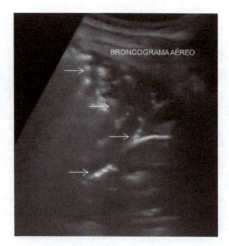

Figura 41.3. Rastreamento ultrassonográfico do tórax evidenciando consolidação com broncograma aéreo.

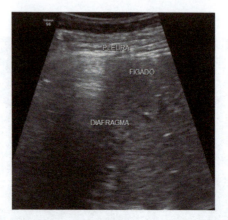

Figura 41.4. Rastreamento ultrassonográfico do tórax sem derrame pleural.

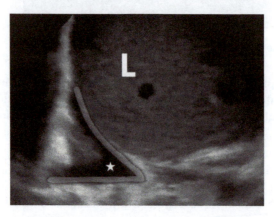

Figura 41.5. Rastreamento ultrassonográfico do tórax demonstrando derrame pleural (*).

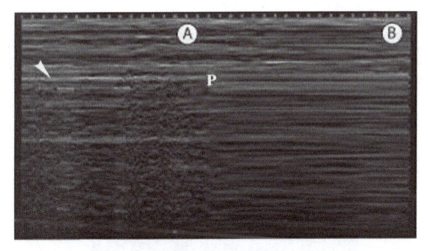

Figura 41.6. Rastreamento ultrassonográfico do tórax: letra A representando "sinal da praia", letra B representando "código de barras". O ponto P é a transição entre pneumotórax e a região com deslizamento pleural preservado.

Ultrassonografia abdominal

Por ser realizada na sala de emergência, a rotina do exame do abdome difere da padronização habitual realizada por radiologistas. A abordagem POCUS deve ser limitada à identificação de fluido livre intra-abdominal, avaliação do quadrante superior direito, da aorta, de hidronefrose e distensão vesical.

Técnica

Utiliza-se, frequentemente, o transdutor convexo de baixa frequência (2-6 MHz), pois ele permite avaliação de estruturas mais profundas, sobretudo da aorta. A varredura é realizada dependendo da região a ser analisada e, lembrando que a ultrassonografia é um exame dinâmico, a análise sempre deve ser feita em vários eixos. O paciente deve estar posicionado em decúbito dorsal horizontal na maior parte das vezes. O médico deverá se posicionar à direita do paciente com o monitor à sua frente.

- Estudo da aorta: o transdutor deve ser colocado na linha abdominal mediana e o rastreamento deve ser feito desde o epigástrio até o hipogástrio (bifurcação aorta e ilíacas).
- Vias biliares: o rastreamento deve ser feito no hipocôndrio direito (Figura 41.7 e 41.8).
- Rins e vias urinárias: o transdutor deve ser colocado na região dos flancos para pesquisa de hidronefrose e em região suprapúbica para análise da repleção vesical.
- Líquido livre: a avaliação dos fluidos livres deve ser feita no hipocôndrio direito (espaço hepatorrenal ou Morrison), hipocôndrio esquerdo (esplenorrenal) e região suprapúbica.

Análise

A avaliação POCUS do hipocôndrio direito é útil para avaliação de colecistite aguda, ajudando na localização de fonte de sepse oculta. Os cálculos da vesícula biliar aparecem como estruturas hiperecogênicas formando sombra acústica posterior. O diagnóstico de colecistite aguda (Figura 41.10 e 41.11) é feito pelos seguintes achados: espessamento da parede da vesícula biliar (> 3 mm); hidropsia da vesícula biliar (> 4,0 cm no eixo transverso); cálculo impactado no infundíbulo; Sinal de Murphy ultrassonográfico positivo, que consiste na sensibilidade dolorosa à compressão pelo transdutor sobre a vesícula biliar. A avaliação mais detalhada hepatobiliar deve ser realizada por exame dirigido.

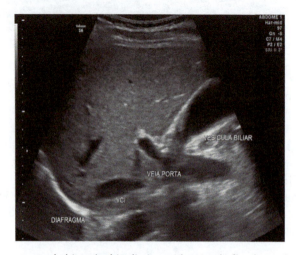

Figura 41.7. Rastreamento do hipocôndrio direito evidenciando fígado, vesícula biliar e veia porta.

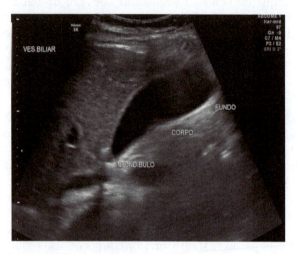

Figura 41.8. Corte longitudinal da vesícula biliar.

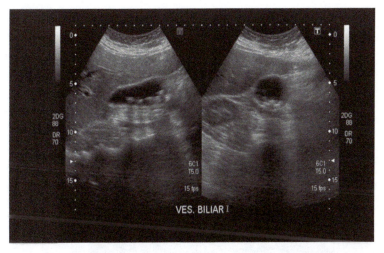

Figura 41.9. Corte longitudinal e transversal da vesícula biliar com múltiplos cálculos no interior.

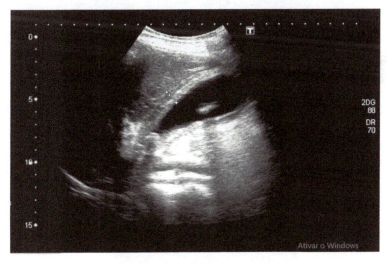

Figura 41.10. Rastreamento do hipocôndrio direito com sinais de colecistite aguda, caracterizados por espessamento da parede vesicular e cálculo impactado no infundíbulo.

O POCUS tem elevada acurácia na detecção de líquido livre intraperitoneal, que é caracterizado por material anecóico que se amolda entre as estruturas adjacentes. As principais regiões analisadas são os espaços hepatorrenal, esplenorrenal (Figura 41.11) e na pelve (Figura 41.12). A diferenciação dos diferentes tipos de fluídos é limitada pelo método.

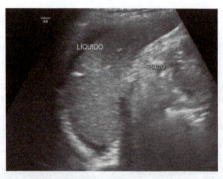

Figura 41.11. Líquido livre no espaço esplenorrenal.

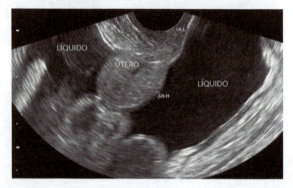

Figura 41.12. Líquido livre na pelve.

O estudo da aorta inclui calibre (Figuras 41.13 e 41.14), presença de coleções perivasculares e de "flap" miointimal.[13] A visualização da aorta abdominal de calibre normal afasta o diagnóstico de ruptura de aneurisma de aorta abdominal (AAA). Desse modo, médicos emergencistas são capazes de identificar AAA com sensibilidade de 99% e especificidade de 98% (Figuras 41.15 e 41.16).[13]

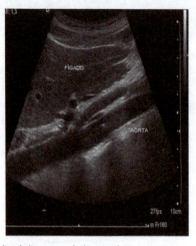

Figura 41.13. Corte longitudinal da aorta abdominal.

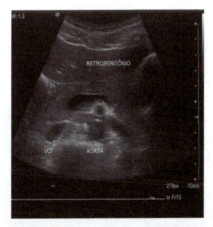

Figura 41.14. Corte transversal do retroperitônio com visualização da aorta e veia cava inferior.

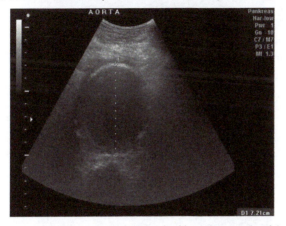

Figura 41.15. Corte transversal da aorta evidenciando dilatação aneurismática.

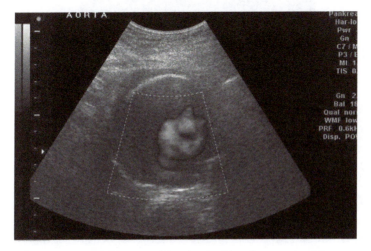

Figura 41.16. Corte transversal da aorta evidenciando dilatação aneurismática.

A avaliação do sistema urinário (Figuras 41.17 a 41.19) auxilia no manejo de lesão renal aguda, infecção do trato urinário e uropatia obstrutiva.[14] Ausência de hidronefrose classifica os pacientes com cólica renal como de baixo risco para complicações. O ultrassom é uma excelente ferramenta para diagnóstico de retenção urinária aguda bem como para avaliar o posicionamento do balão vesical.

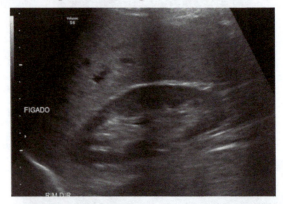

Figura 41.17. Corte longitudinal no flanco/hipocôndrio direito demonstrando rim direito e fígado.

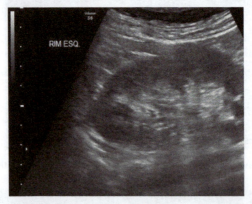

Figura 41.18. Corte longitudinal do rim esquerdo normal.

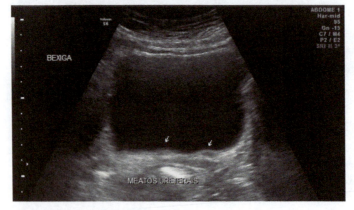

Figura 41.19. Avaliação da bexiga e meatos ureterais.

Ultrassom cardíaco

A avaliação POCUS do coração visa uma análise qualitativa e semi-quantitativa da função ventricular e também uma rápida identificação da presença de derrame pericárdico.

Como indicações para a realização dessa análise, temos: dor torácica, dispneia, hipotensão, choque e parada cardíaca.

Cabe lembrar que o POCUS cardíaco não deve substituir o exame físico e muito menos o ecocardiograma realizado por especialista.

O exame deve ser realizado com transdutor de ultrassom setorial ou convexo de 2 a 8 MHz.

As janelas ecocardiográficas mais usadas estão esquematizadas a seguir na Figura 41.20 e na Tabela 41.2.

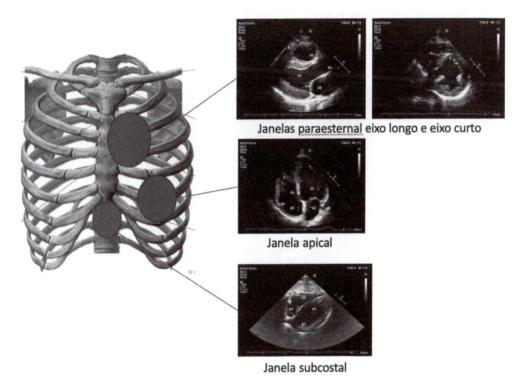

Figura 41.20. Janelas ecocardiográficas.

Para a avaliação da função ventricular esquerda usamos 4 parâmetros descritos a seguir. Ter os 4 parâmetros inalterados é indicativo de função ventricular preservada, enquanto identificar os 4 parâmetros alterados define disfunção sistólica importante do ventrículo esquerdo (VE) com fração de ejeção estimada em menos de 30%.

Tabela 41.2. Janelas ecocardiográficas.

Janela paraesternal esquerda	No 3° ou 4° espaço intercostal, adjacente ao esterno, com transutor perpendicular à parede do tórax
	Eixo longo: marcador do probe direcionado para o ombro direito do paciente
	Eixo curto: girar o probe 90 graus em sentido horário a partir do eixo longo
Janela apical	No ictus, com transdutor direcionado ao ombro direito, e com orientação do marcador do probe para o ombro esquerdo do paciente
Janela subcostal	No epigástro, com o transdutor apontando para o ombro esquerdo do paciente e com orientação do marcador do probe para as 3 horas

Encurtamento longitudinal

Na janela apical, observamos a distância entre o plano do anel mitral e o ápice. Se essa distância, na diástole com relação à sístole (distância X na Figura 41.21), variar menos que 1 cm, é sugestivo de disfunção importante. Se variar 1cm é sinal de função sistólica normal.

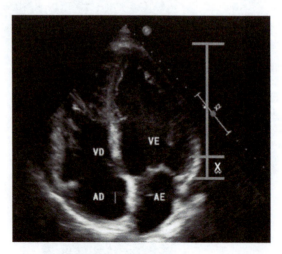

Figura 41.21. Encurtamento longitudinal.

Movimentação da cúspide anterior da valva mitral

Na janela paraesternal de eixo longo, devemos observar a movimentação da região distal da cúspide anterior da valva mitral. Se essa cúspide se movimentar em direção ao septo, além da linha média que divide o ventrículo esquerdo em duas metades longitudinalmente (linha laranja), no final da diástole, é indicativo de função sistólica preservada. Se a cúspide anterior na mitral não ultrapassar esta linha, temos sinal de disfunção sistólica (Figura 41.22).

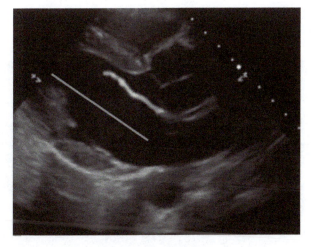

Figura 41.22. Movimentação da cúspide anterior da mitral.

Variação do espessamento da parede

Essa análise é melhor avaliada na janela paraesternal eixo curto, mas pode ser observada nas ouras janelas. Se a espessura da parede do VE na sístole aumentar mais de 1/3 com relação à espessura da parede na diástole, temos sinal de função preservada. O contrário é indicativo de disfunção de VE (Figura 41.23).

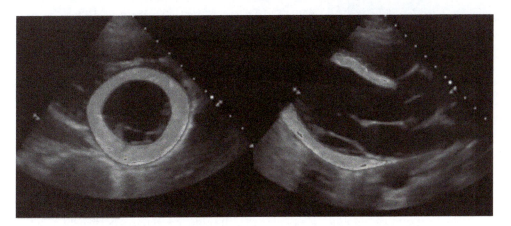

Figura 41.23. Espessura de parede nas janelas paraesternal eixo curto e eixo longo.

Variação da área da cavidade

Melhor analisada na janela paraesternal eixo curto mas também nas outras janelas. Uma redução de pelo menos 1/3 da área da cavidade na sístole com relação à diástole indica função sistólica preservada. Diferença de menos de 1/3 sugere disfunção sistólica (Figura 41.24 e Tabela 41.3).

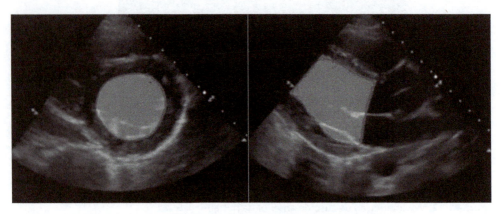

Figura 41.24. Área da cavidade nas janelas paraesternal eixo curto e eixo longo.

Tabela 41.3. Estimativa de fração de ejeção do ventrículo esquerdo pelo ecocardiograma (POCUS).

Parâmetro	Normal (FEVE > 55%)	Disfução importante (FEVE < 30%)
Encurtamento longitudinal do plano do anel mitral	> 1 cm	< 1 cm
Movimentação da cúspide anterior da valva mitral na janela paraesternal eixo longo	Ultrapassa a linha média	Não ultrapassa a linha média
Variação do espessamento da parede	Aumento maior ou igual a 1/3 da espessura de parede	Aumento menor que 1/3 da espessura de parede
Variação da área da cavidade	Variação de ao menos 1/3 da maior área	Variação menor que 1/3 da maior área

Análise da presença de derrame pericárdico

No contexto de choque, a presença de líquido no espaço pericárdico deve levantar a suspeita de tamponamento cardíaco. A melhor janela para avaliação de líquido pericárdico é subcostal. Normalmente coração e fígado estão intimamente relacionados. O derrame é identificado pela presença de uma "faixa preta" (liquido) separando o fígado do coração. Se a largura desta faixa for maior que 2 cm, é indicativo de derrame importante (Figura 41.25).

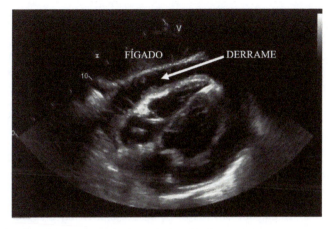

Figura 41.25. Janela subcostal com derrame pericárdico importante.

Análise da veia cava inferior

Apesar de apresentar diversas limitações como uso de ventilação mecânica e doença pulmonar prévia, o diâmetro da veia cava inferior e sua variabilidade respiratória tem sido usados para inferir a pressão venosa central.

Em pacientes com respiração espontânea, uma veia cava inferior com diâmetro medindo < 1,5 cm com colabamento completo durante a inspiração está associada com resposta volêmica e baixa pressão venosa central (< 5 cm). Por outro lado, uma VCI com diâmetro medindo > 2,5 cm sem variação respiratória representa uma PVC > 20 mmHg e baixa probabilidade de aumento do débito cardíaco com infusão de volume. Esta avaliação deve ser feita pela janela subcostal apontando o probe para o ombro direito e ligeiramente para baixo (Figura 41.26).

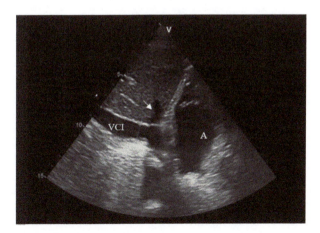

Figura 41.26. Veia cava inferior desembocando no átrio direito

Ultrassonografia na orientação de procedimentos

A ultrassonografia é usada pelo médico na sala de emergência para orientação de uma variedade de procedimentos que são necessários para o manejo do paciente crítico.[15,16] A ultrassonografia reduz a taxa de complicações de uma ampla variedade de procedimentos, como toracocentese (tanto diagnóstica quanto terapêutica), paracentese, anestesia regional, punção lombar, inserção de cateter vascular, drenagem de abscessos e manejo das vias aéreas.[17,18]

Referências bibliográficas

1. American College of Emergency Physicians. Council resolution on ultrasound. ACEP News. 1990;9(11).

2. Society for Academic Emergency Medicine. Ultrasound position statement. SAEM Newsletter. 1991; summer.

3. American College of Emergency Physicians ACEP emergency ultrasound guidelines 2001. Ann Emerg Med. 2001;38 (4):470-81. doi: 10.1016/S0196-0644(01)70030-3.

4. American College of Emergency Physicians Emergency ultrasound guidelines. Ann Emerg Med. 2009;53(4):550-70. doi: 10.1016/j.annemergmed.2008.12.013.

5. Laursen CB, Sloth E, Lambrechtsen J, Lassen AT, Madsen PH, Henriksen DP, et al. Focused sonography of the heart, lungs, and deep veins identifies missed life-threatening conditions in admitted patients with acute respiratory symptoms. Chest. 2013;144(6):1868-75.

6. Pivetta E, Goffi A, Lupia E, Tizzani M, Porrino G, Ferreri E, et al. Lung ultrasound-implemented diagnosis of acute decompensated heart failure in the ED: a SIMEU multicenter study. Chest. 2015;148(1):202.

7. Volpicelli G, Elbarbary M, Blaivas M, Lichtenstein DA, Mathis G, Kirkpatrick AW, et al. International evidence-based recommendations for point-of-care lung ultrasound. Intensive Care Med. 2012;38(4):577-91.

8. Al Deeb M, Barbic S, Featherstone R, Dankoff J, Barbic D. Point-of-care ultrasonography for the diagnosis of acute cardiogenic pulmonary edema in patients presenting with acute dyspnea: a systematic review and meta-analysis. Acad Emerg Med. 2014;21(8):843-52. doi: 10.1111/acem.12435.

9. Nazerian P, Volpicelli G, Vanni S, Gigli C, Betti L, Bartolucci M, et al. Accuracy of lung ultrasound for the diagnosis of consolidations when compared to chest computed tomography. Am J Emerg Med. 2015;33(5):620-5. doi:10.1016/j.ajem.2015.01.035.

10. Alrajhi K, Woo MY, Vaillancourt C. Test characteristics of ultrasonography for the detection of pneumothorax: a systematic review and meta-analysis. Chest. 2012;141(3):703-8. doi: 10.1378/chest.11-0131.

11. Sekiguchi H, Schenck LA, Horie R, Suzuki J, Lee EH, McMenomy BP, et al. Critical care ultrasonography differentiates ARDS, pulmonary edema, and other causes in the early course of acute hypoxemic respiratory failure. Chest. 2015;148(4):912-8.

12. Koenig S, Chandra S, Alaverdian A, Dibello C, Mayo PH, Narasimhan M. Ultrasound assessment of pulmonary embolism in patients receiving CT pulmonary angiography. Chest. 2014;145(4):818–23. doi: 10.1378/chest.13-0797.

13. Noble VE, Brown DF. Renal ultrasound. Emerg Med Clin North Am. 2004;22(3): 641-59.

14. Rubano E, Mehta N, Caputo W, Paladino L, Sinert R. Systematic review: emergency department bedside ultrasonography for diagnosing suspected abdominal aortic aneurysm. Acad Emerg Med. 2013;20(2):128-38.

15. Barr L, Hatch N, Roque PJ, Wu TS. Basic ultrasound-guided procedures. Crit Care Clin. 2014;30(2):275-304.

16. Hatch N, Wu TS. Advanced ultrasound procedures. Crit Care Clin. 2014;30(2):305-29.

17. Karakitsos D, Labropoulos N, De Groot E, Patrianakos AP, Kouraklis G, Poularas J, et al. Real-time ultrasound-guided catheterisation of the internal jugular vein: a prospective comparison with the landmark technique in critical care patients. Crit Care. 2006;10(6):R162.

18. Hind D, Calvert N, McWilliams R, Davidson A, Paisley S, Beverley C, et al. Ultrasonic locating devices for central venous cannulation: meta-analysis. BMJ. 2003;327(7411):361.

19. Gabriel Prada, et al. Focused Cardiac Ultrasonography for Left Ventricular Systolic Function, N Engl J Med 2019;381:e36.